新文京開發出版股份有限公司
NEW WCDP
新世紀 · 新視野 · 新文京 — 精選教科書 · 考試用書 · 專業參考書

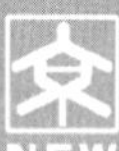

New Wun Ching Developmental Publishing Co., Ltd.
New Age · New Choice · The Best Selected Educational Publications—NEW WCDP

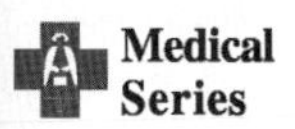

全方位護理
應考e寶典

書中QR碼
下載試題

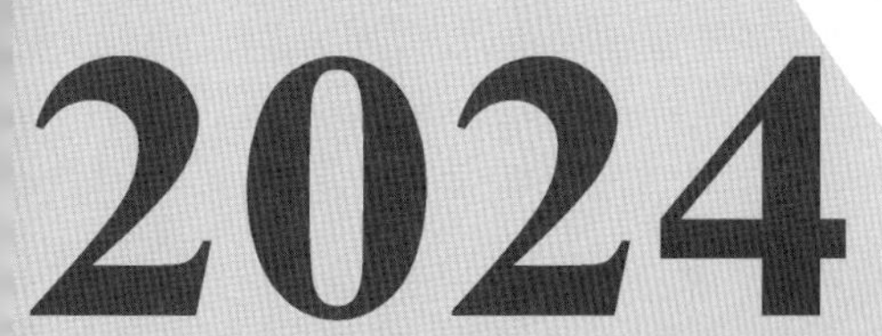

2024

必勝秘笈 考前衝刺

解剖生理學

李意旻 吳泰賢 莊曜禎 陳淑瑩 ◎編著

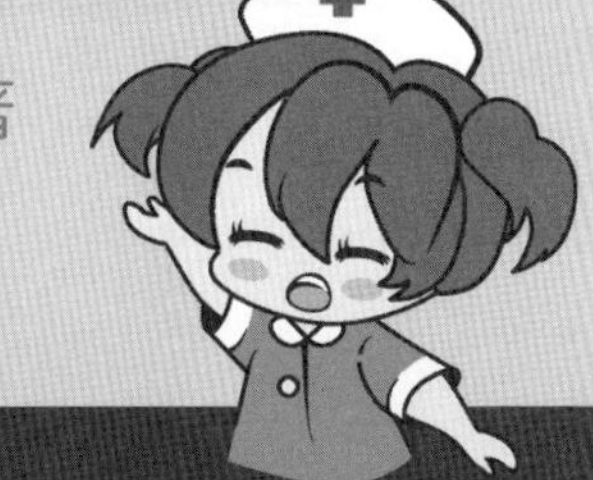

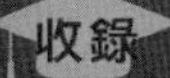

護理師國考試題｜助產師國考試題｜二技統一入學測試題

★ 護理、助產相關科系升學及執照考試專用

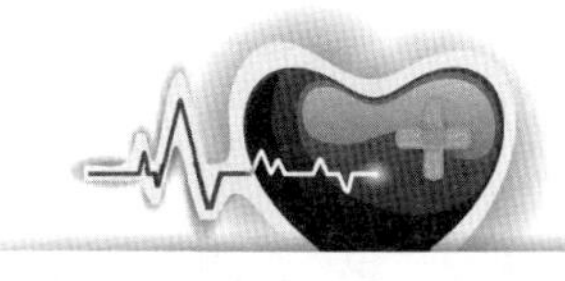

完勝國考三步驟

按照下面三個步驟練習，《全方位護理應考e寶典》就能幫你在考前完整複習，戰勝國考！挑戰國考最高分！

✔ **Step 1　了解重點**

詳讀「重點彙整」**黑體字國考重點**，學會重要概念。♥標示點出命題比例，考前先知得分區。

✔ **Step 2　訓練答題技巧**

讓專家為你解析考題，藉由「題庫練習」歷屆考題，複習考試重點，找到自己的弱點。

✔ **Step 3　模擬試題**

考前的實戰練習，讓你應考更得心應手。

覺得練習不足嗎？《全方位護理應考e寶典》還**收錄歷屆考題QR code**，不管是「升學、考照、期中期末考」，《全方位護理應考e寶典》永遠能幫你在最短時間內，做好最佳的準備！

考選部於2022年啓動國家考試數位轉型發展及推動計畫，將國家考試擴大為電腦化測驗，以順應數位化趨勢。有關國家考試測驗式試題採行電腦化測驗及各項應考注意事項請至考選部應考人專區查詢。

應考人專區 QR code 

❤ **新文京編輯部祝你金榜題名** ❤

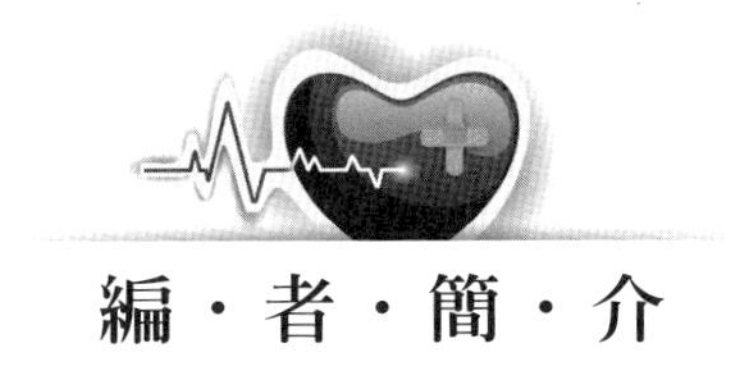

編・者・簡・介

｜李意旻｜

學歷　東海大學生命科學系碩士

曾任　中臺科技大學生理學群助理教授

｜吳泰賢｜

學歷　國立陽明大學生物醫學影像暨放射科學博士

現職　台灣肥胖醫學會肥胖管理醫療院所認證計畫助理

　　　中臺科技大學基礎醫學中心兼任助理教授

｜莊曜禎｜

學歷　國立台灣大學生理學研究所博士

現職　澳門鏡湖護理學院副教授

｜陳淑瑩｜

學歷　國防醫學院生命科學研究所博士

現職　弘光科技大學護理學系助理教授

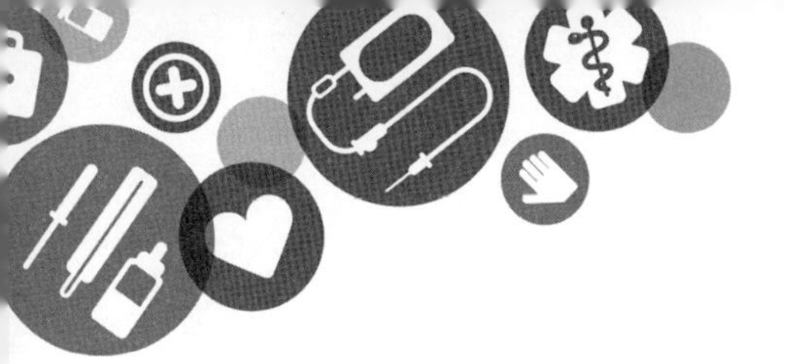

CONTENTS 目錄

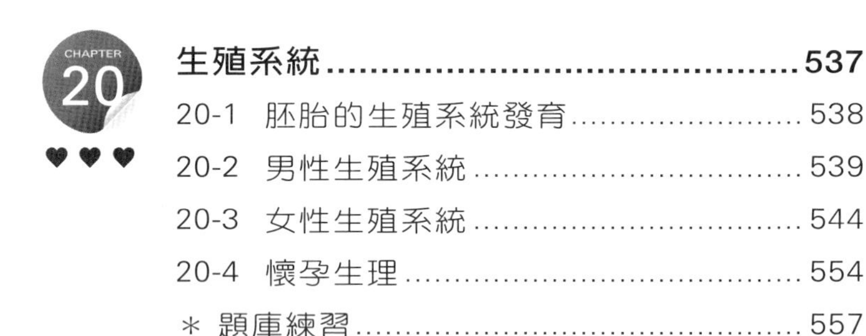

掃描QR code

或至reurl.cc/ezM8DL下載題庫

緒　論

出題率：♥♡♡

- 解剖學與生理學的定義
- 人體的構造階層
- 解剖學姿勢及解剖術語
  - 方位術語
  - 身體的切面
- 體　腔
  - 背側體腔（後腔）
    - 顱腔
    - 脊髓腔
  - 腹側體腔（前腔）
    - 胸腔
    - 腹盆腔
      - 九分法
      - 四象限
- 恆定現象
- 機化作用的化學階段
  - 碳水化合物
  - 脂類
  - 蛋白質
  - 去氧核糖核酸
  - 核糖核酸
  - 腺嘌呤核苷三磷酸
  - 環腺嘌呤核苷單磷酸

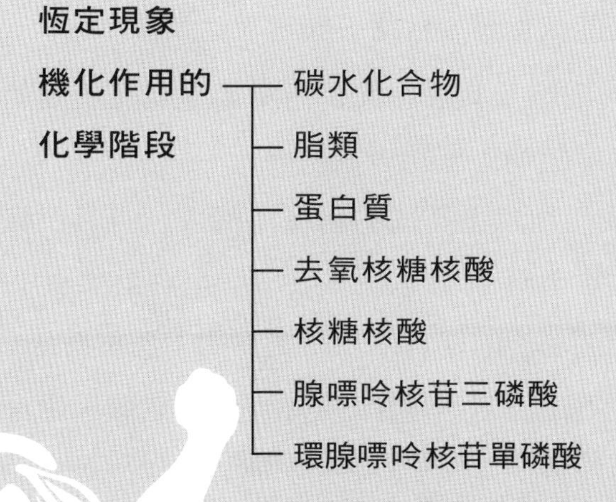

Physiology and Anatomy

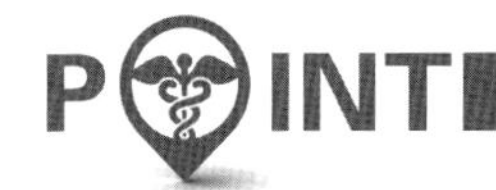

重點彙整

1-1 解剖學與生理學的定義

1. 解剖學：研究組成身體的構造及各構造間關係之科學。
2. 生理學：研究身體各部位構造如何執行其功能之學問，從細胞、組織、器官至系統的層級，探討**生物體如何運作以完成維持生命所需的功能**。

1-2 人體的構造階層

1. 化學：原子是機化的最低階層，兩個或更多的原子結合形成分子，例如：氧分子(O_2)。
2. 細胞：**所有生命體構造及功能之基本單位**，由數種化學物質所組成，細胞的基本功能為生長、代謝、興奮與生殖等。
3. 組織：由數群相似的細胞及其細胞間質所構成，並可一起執行特殊的功能者。如上皮組織、神經組織。
4. 器官：至少由兩種或兩種以上不同的組織所構成，且具明確形狀及功能的構造；如胃、腸。
5. 系統：由一群具有相關功能的器官所組成，例如：消化系統。
6. 生物體：機化的最高階段。生物體即為有生命的個體，由身體所有的系統相互配合所構成，以執行生理功能。

1-3 解剖學姿勢及解剖術語

一、方位術語

解剖學家使用標準術語描述身體構造間的關係，例如定位頭部時說頭在頸之上方。解剖學姿勢(anatomical position)是指受測者身體直立，雙腳並攏面對觀察者，手臂自然下垂置於身體兩側，**手掌面朝前**。

二、身體的切面

1. 矢狀切面：沿著身體長軸，將身體劃分成的左右兩半。通過身體中線的矢狀切面稱為正中矢狀切面。
2. **冠狀（額）切面**：與身體矢狀面垂直的切面，**將身體或器官分前後兩部分**。
3. **水平（橫）切面**：平行地面的平面，**將身體水平分割成上下兩切面**。

1-4 體 腔

一、背側體腔（後腔）

位於身體後方，外圍由頭顱骨及脊柱形成保護。

1. 顱腔：由頭顱骨構成，內含有腦。
2. 脊髓腔：由脊椎骨形成，內含有脊髓與脊神經。

二、腹側體腔（前腔）

位於身體前方，包含胸腔及腹盆腔。

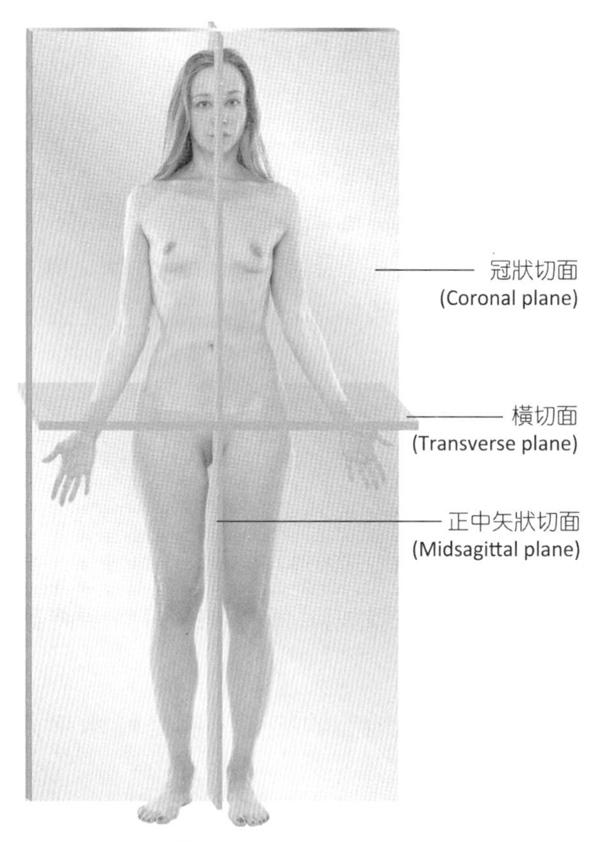

圖 1-1 身體切面

(一) 胸 腔

1. **胸膜腔**：左右各一，每個肺臟由胸膜圍繞，**胸膜臟層**覆蓋著肺臟，襯於胸腔壁上的則是**胸膜壁層**。兩層膜之間的空腔便是**胸膜腔**，內含液體稱胸膜液，做為潤滑用，可避免呼吸時膜之間的摩擦。胸膜腔內不含任何器官，其內壓力**恆為負壓**。
2. 縱膈腔：位於兩肺之間，包含**肺以外的所有胸腔內容物**，如胸腺、氣管、食道、淋巴管及神經、血管。其中，**主動脈弓**只位於縱膈腔中。縱膈腔可再分為上、下縱膈腔：

(1) **上縱膈腔**：內含**胸腺**、氣管、食道、大血管。

(2) 下縱膈腔：可分為前、中、後縱膈腔。

3. **心包腔**：為介於心臟表面的**心包膜**臟層與壁層間的空腔，位於縱膈腔內。

(二) 腹盆腔

1. 腹腔：位於骨盆腔的上方，為**最大的體腔**，其內主要含消化系器官。

2. 骨盆腔：位於腹腔的下方，骨盆腔從腹腔向後突出約 45°，其內含生殖器官、膀胱、乙狀結腸、直腸等。

◆ 九分法

為了能描述腹盆腔內器官位置，腹盆腔可被 2 條水平和 2 條垂直的假想線劃分成九個區域（圖 1-2）。兩條水平線其一為肋下線（經左、右第十根肋骨下緣之連線）及**髂結節間連線（兩髂骨結節間之連線）**，兩條垂直線分別為通過左、右腹股溝韌帶中點的垂直線（表 1-1）。

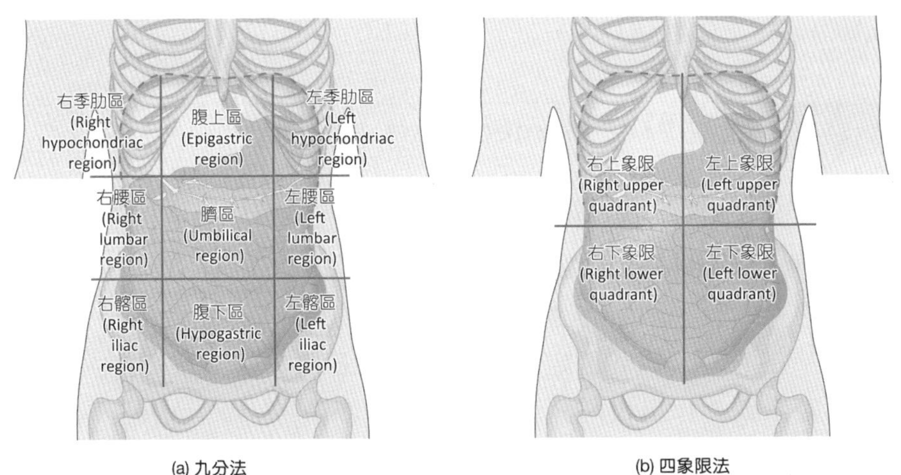

圖 1-2 腹腔分區

表 1-1 九分法

右季肋區	腹上區	左季肋區
肝臟右葉、**膽囊**及右腎臟上 1/3	**肝臟**左葉及右葉中間部分、**胃幽門**、胃小彎、十二指腸、胰臟體及頭上部以、左右腎上腺	**胃底**及**胃體**、**脾**、結腸左彎、左腎臟上 2/3 及胰臟尾部
右腰區	**臍區**	**左腰區**
盲腸上部、升結腸、結腸右彎、右腎臟下 1/3、小腸	十二指腸下部、空腸、迴腸、橫結腸中間部、腎門、腹主動脈及下腔靜脈	左腎下 1/3、小腸、降結腸
右髂區	**腹下區**	**左髂區**
盲腸下端、**闌尾**、小腸	**膀胱**、小腸及部分乙狀結腸、直腸	降結腸、乙狀結腸、小腸

◆ 四象限

在臨床上，為了定出腹盆腔的異常處，腹盆腔可被通過臍部的假想水平及垂直線劃分成四個象限：右上象限(RUQ)、左上象限(LUQ)、右下象限(RLQ)、左下象限(LLQ)（圖 1-2）。

1-5 恆定現象(Homeostasis)

1. 恆定現象指身體內在環境**維持在某範圍內的動態平衡現象**。
2. 維持恆定的調節機制可分為兩大類：
   (1) 內在的：被調節的器官本身就擁有的機制。
   (2) 外在的：身體的恆定**受到神經系統及內分泌系統調控，而神經系統的作用較內分泌系統的作用為快**。
3. 身體恆定現象的維持是靠**負迴饋系統**的作用而達成。

1-6 機化作用的化學階段

一、碳水化合物

含碳、氫和氧，**比例通常為 1：2：1**，分子式以$(CH_2O)_n$表示（表 1-2）。

表 1-2 碳水化合物的種類

種類	構造	例子
單醣	含有 3~7 個碳原子的化合物，其中五碳糖和六碳糖對人體特別重要	1. 五碳糖：去氧核糖是基因的成分之一 2. 六碳糖：葡萄糖為身體組織的能量來源
雙醣	兩個單醣反應結合成一個雙醣分子	1. 乳糖：葡萄糖和半乳糖組成 2. 麥芽糖：兩個葡萄糖組成 3. 蔗糖：葡萄糖和果糖組成
多醣	三個以上的單醣，經由去水合成反應而結合成一個分子。分子式為$(C_6H_{10}O_5)_n$	1. 澱粉：植物中常見由數千個葡萄糖分子鍵結形成的多醣 2. 肝醣：存於動物肝臟和肌肉，由許多葡萄糖分子形成，具有高度分枝結構

二、脂 類

脂質不溶於水，但可溶於酒精、氯仿及乙醚等非極性溶劑。依其組成可分類為表 1-3。

三、蛋白質

兩種以上的胺基酸以胜肽鍵結合的化合物即為胜肽(peptide)，胜肽再組合成蛋白質。其分類包括：結構蛋白、調節蛋白、收縮蛋白、免疫作用、輸送蛋白等。

表 1-3 脂質的種類

種類		說明
三酸甘油酯＝1 甘油＋3 脂肪酸	**飽和脂肪酸**	每個碳原子為氫原子所占滿。一般存在於**高膽固醇的動物食品中**，例如：牛肉、豬肉、奶油。亦存在於植物產品中，例如：可可脂、棕櫚油及椰子油
	不飽和脂肪酸	1. 單元不飽和脂肪酸：其碳原子之間含有一個雙鍵，對膽固醇的含量沒有顯著影響。例如：油酸 2. **多元不飽和脂肪酸**：碳原子之間具有兩個或兩個以上的雙鍵。這類脂肪**可以降低血液中的膽固醇含量**。例如：玉米油、紅花油、芝麻油及大豆油
磷脂類		含許多不同種類的脂質，但都含有磷酸鹽基。卵磷脂是細胞膜的基本成分，腦磷脂與神經磷脂則存在於腦與神經組織中
固醇類	**膽固醇**	所有動物細胞結構、血液及神經組織中均含有膽固醇，亦為**類固醇激素**及維生素 D 及膽鹽的**前驅物質**
	膽鹽	是膽汁的成分之一，其功能是將脂肪乳化成極小的乳化顆粒，亦為吸收**脂溶性維生素**(A, D, E, K)所必需
	維生素D	皮膚暴曬紫外線所產生，經肝臟及腎臟活化；可促進消化道吸收鈣、磷；為骨骼生長、發育及修復所必需

四、去氧核糖核酸(DNA)

1. DNA 為**基因**的主要成分，帶有遺傳密碼，可**決定遺傳的特性**及細胞的活動。

2. 核苷酸中五碳糖為**去氧核糖，含氮鹼基有腺嘌呤(A)、胸腺嘧啶(T)、胞嘧啶(C)及鳥糞嘌呤(G)**，由去氧核糖及磷酸根纏繞成雙股螺旋構造。
3. **DNA 分子中嘌呤和嘧啶的數目是相等的**，以 A-T、C-G 方式互相連結。

五、核糖核酸(RNA)

1. RNA 為**單股**的多核苷酸鏈構造，核苷酸為核糖，不含胸腺嘧啶，而是以**尿嘧啶(U)取代**。
2. 在細胞內至少有三種不同的 RNA 分子：
   (1) 傳訊 RNA (mRNA)：在細胞核中 DNA **轉錄**為 mRNA，攜帶 DNA 之遺傳密碼(codon)，決定蛋白質合成順序。
   (2) 移轉 RNA (tRNA)：與 mRNA 鹼基互補配對的反密碼，攜帶胺基酸至核糖體，依 mRNA 密碼順序，轉譯合成蛋白質（**經轉譯後修飾使蛋白質醣基化**，形成具活性的蛋白質）。
   (3) 核糖體 RNA (rRNA)：構成核糖體架構。

六、腺嘌呤核苷三磷酸(ATP)

ATP＝3 磷酸根＋1 嘌呤核苷，水解時釋出大量能量，一莫耳 ATP 水解成 ADP 時，可釋放出 **7 仟卡**熱量供細胞活動時使用。

七、環腺嘌呤核苷單磷酸(cAMP)

cAMP 是腺苷環化酶作用分解 ATP 所形成，可當第二傳訊者傳遞細胞訊息，**經磷酸雙酯酶**(phosphodiesterase)**轉變為 AMP 而停止作用**。某些激素或神經傳遞物質與接受器結合時，需活化 G 蛋白(G protein)擔任傳遞與溝通的任務。**G 蛋白位於細胞膜上，其活性會受鳥糞嘌呤核苷酸（GDP 與 GTP）所影響而得名**。

QUESTION 題庫練習

1. 下列何者具協調身體內各器官活動之功能？(A)骨骼系統 (B)肌肉系統 (C)循環系統 (D)神經系統 (98專普一)
2. 在腹部的九分區中，胃主要位於哪兩個區內？(A)腹上區與左季肋區 (B)腹上區與右季肋區 (C)臍區與左季肋區 (D)臍區與右季肋區 (98專高一)
3. 氣管位於下列哪一個體腔中？(A)縱膈腔 (B)胸膜腔 (C)顱腔 (D)脊髓腔 (98專普二)
4. 在腹部的九個區域中，肝臟主要位在：(A)右季肋區與右腰區 (B)左季肋區與左腰區 (C)腹上區與左季肋區 (D)右季肋區與腹上區 (98專高二)
5. 有關闌尾的敘述，下列何者錯誤？(A)位於左腹股溝區 (B)與盲腸相連 (C)是大腸的一部分 (D)屬於腹膜內器官 (98專高二)
6. 下列何者可將人體分成上下兩半？(A)矢狀切 (B)冠狀切 (C)水平切 (D)額狀切 (99專高一)

   解析 (A)矢狀切是將身體分成左右兩半；(B)(D)冠狀切即額狀切，是將身體分成前後兩半。
7. 在腹部的九分區中，膀胱主要位於哪一區內？(A)腹上區 (B)臍區 (C)腹下區 (D)右腹股溝區 (99專普一)
8. 下列何者可將人體分成前後兩片？(A)矢狀切 (B)冠狀切 (C)水平切 (D)橫切 (99專普二)

   解析 (A)矢狀切將人體分成左右兩片；(C)(D)水平切即橫切，將人體切成上下兩片。
9. 在腹部的九分區中，胃的幽門部位於哪一區？(A)左季肋區 (B)右季肋區 (C)腹上區 (D)臍區 (100專高一)
10. 在腹部的九分區中，膽囊主要位於：(A)右季肋區 (B)左季肋區 (C)右腰區 (D)左腰區 (100專高二)

    解析 右季肋區包括有肝右葉、膽囊、1/3右腎等。

解答： 1.D 2.A 3.A 4.D 5.A 6.C 7.C 8.B 9.C 10.A

11. 肝臟超音波檢查的主要部位是：(A)左腰區 (B)右腰區 (C)左季肋區 (D)右季肋區 (100專普二)

解析 肝臟大部分的位置在右季肋區與腹上區，一小部分在左季肋區。

12. 在腹骨盆腔的九個區域中，大部分的胃位於：(A)右季肋區 (B)左季肋區 (C)腹上區 (D)臍區 (100專普二)

解析 大部分的胃在左上腹區，一小部分的胃在左季肋區。

13. 因車禍造成右季肋區器官破裂，下列何者最可能受損？(A)右肺 (B)胰臟 (C)脾臟 (D)肝臟 (101專高一)

解析 (A)腹部九分區法中，不包含肺臟；(B)胰臟位於臍區；(C)脾臟在左季肋區。

14. 下列何者只位於胸縱膈中？(A)氣管 (B)主動脈弓 (C)迷走神經 (D)交感神經鏈 (101專高二)

15. 脾臟位於腹腔的哪個區域？(A)左季肋區 (B)右季肋區 (C)腹上區 (D)腹下區 (101專普二)

16. 下列何種碳水化合物不屬於單醣？(A)葡萄糖 (B)果糖 (C)半乳糖 (D)麥芽糖 (101專普二)

解析 麥芽糖是由2分子葡萄糖所組成的雙醣。

17. 下列有關體腔與體膜的敘述，何者錯誤？(A)顱腔內壁皆貼附著硬腦膜 (B)胸腔內壁皆貼附著胸膜 (C)腹腔內壁皆貼附著腹膜 (D)骨盆腔內壁皆貼附著腹膜 (102專高一)

解析 胸腔可分為左右兩個胸膜腔及中間的縱膈，左右肺臟及鄰近胸壁襯有胸膜，縱膈中的心臟及其鄰近胸壁則襯有心包膜。

18. 在腹部的九分區中，下列何者劃分臍區與腹下區？(A)通過髂前上棘的水平線 (B)通過肚臍的垂直線 (C)通過左右肋骨下緣的水平線 (D)通過左右髂骨結節的水平線 (102專高二)

19. 下列有關胸縱膈的敘述，何者正確？(A)內含心臟及肺臟 (B)是胸腔內的密閉體腔 (C)主動脈不經過胸縱膈 (D)底部由橫膈與腹腔分隔 (103專高二)

解答： 11.D 12.C 13.D 14.B 15.A 16.D 17.B 18.D 19.D

解析 (A)不含肺臟；(B)非密閉體腔；(C)主動脈有經過胸縱膈，特別是主動脈弓只位於胸縱膈。

20. 下列有關縱膈腔之敘述，何者正確？(A)是背側體腔的一部分 (B)覆蓋整個肺臟表面 (C)腔內含氣管與食道 (D)為體內最大的體腔 (104專高一)

解析 (A)是腹側體腔的一部分；(B)包含肺以外的所有胸腔內容物；(D)體內最大的體腔是腹腔。

21. 腹骨盆腔九分區的假想線中，最下方水平線通過下列何者？(A)髂嵴 (B)恥骨聯合上緣 (C)恥骨聯合下緣 (D)第1、2腰椎之交界處 (107專高一)

22. 有關脂質(lipid)與脂肪(fat)的敘述，下列何者正確？(A)大部分的脂肪都可以溶於水 (B)飽和性脂肪主要由雙鍵的碳氫鏈所組成 (C)動物性脂肪比植物性脂肪含更多的飽和性脂肪 (D)磷脂質(phospholipid)分子不含脂肪酸 (107專高一)

23. 就人體組成的階層而言，去氧核糖核酸屬於何種階層？(A)化學 (B)細胞 (C)組織 (D)器官 (108專高二)

解析 去氧核糖核酸為人體的化合物之一。

24. 左季肋區器官因肋骨刺入而大出血，下列何者最可能受損？ (A)左肺 (B)心臟 (C)胰臟 (D)脾臟 (109專高二)

解析 脾的髓質與靜脈竇皆儲存相當量的血液，易因外傷而致大出血。

25. 碳水化合物(carbohydrate)的碳、氫、氧原子數目的比率是：(A) 1：1：1 (B) 1：2：1 (C) 1：3：1 (D) 1：4：1 (111專高一)

解答： 20.C 21.A 22.C 23.A 24.D 25.B

細胞及組織

出題率：♥♥♡

- 細胞
  - 細胞膜
  - 細胞質及胞器
  - 細胞核及基因表現
  - 細胞週期與細胞分裂
- 物質通過細胞膜的方式
  - 主動運輸
  - 被動運輸
  - 胞吞作用及胞吐作用
- 組織
  - 上皮組織
    - 覆蓋的及內襯的上皮組織
    - 腺體上皮組織
  - 結締組織
  - 肌肉組織
  - 神經組織
  - 組織修復
- 體膜
  - 上皮膜
  - 滑液膜

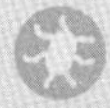

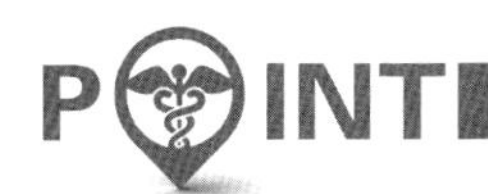

重 | 點 | 彙 | 整

2-1 細 胞

人體內的液體約 **67%的身體水分保存在細胞內，稱為細胞內液**(intracellular fluid, ICF)，其餘 **33%留在細胞外區間，稱為細胞外液**(extracellular fluid, ECF)。在細胞外液中約有 20%的細胞外液以血漿(plasma)的方式存在心臟血管裡面。其餘 80%的細胞外液則位於細胞之間，稱為細胞間液(interstitial fluid)。

一、細胞膜

(一) 組成及構造

1. 組成：除脂質和蛋白質外，尚含有少數膽固醇、水、碳水化合物（醣類）及離子（圖 2-1）。
2. 構造：由雙層**磷脂質與膜蛋白**以**流體鑲嵌模型**方式排列而成。
   (1) 磷脂質：排成二列形成磷脂雙層。磷酸根的極性端（親水性）朝細胞外、與細胞質液接觸，非極性（厭水性）端朝內，形成細胞膜中間的親脂性區域，使水、水溶性分子和離子不易通過。
   (2) 膜蛋白：
      a. 鑲嵌型蛋白：即**本體蛋白**，在磷脂雙層之間，位於膜內外表面或完全貫穿，**某些則形成通道或接受器**。
      b. 周邊蛋白：只有部分埋入雙層膜的一邊，主要位於細胞質側，與細胞骨架的組成相連，可影響細胞的形狀與運動。疏鬆的結合在膜表面，易分離。

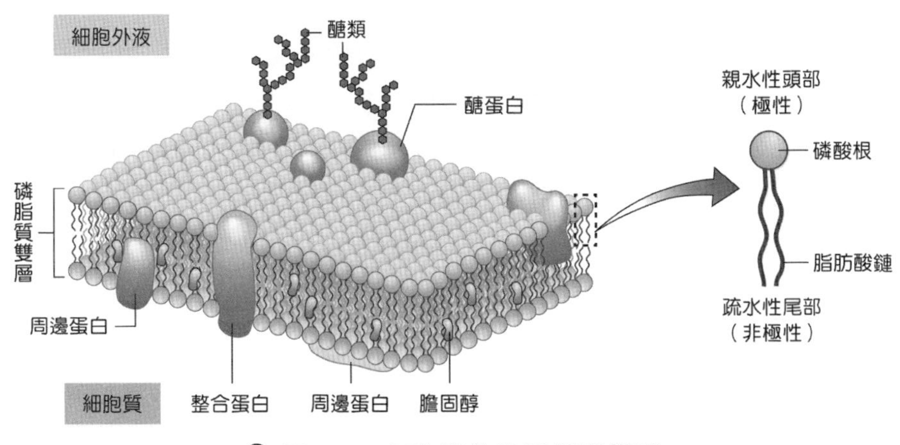

圖 2-1 細胞膜的流體鑲嵌模型

(3) **膽固醇**：可避免細胞膜變為固態，而增加細胞膜的**柔軟度**。

(4) **醣蛋白：醣分子與蛋白質結合為醣蛋白**，對於細胞間彼此的**身分確認**及**交互作用**上扮演重要角色。如細胞膜外側表面的**蓋醣**(glycocalyx)，由多種醣類分子組成，**可作為細胞間的辨識與環境互動**。

3. 功能：細胞膜為**選擇性半透膜**，可選擇性地控制物質的進出細胞，以及進出細胞漿液與胞器之間，**進行訊息傳遞、細胞辨識與細胞黏附**。膜蛋白可作為離子通道(ion channel)、載體蛋白(carrier)、接受器(receptor)。

(二) 細胞接合

1. **胞橋小體**(desmosome)：能將兩個相鄰細胞緊密相連。張力絲由細胞膜伸入細胞質，附於細胞骨架，將兩個細胞膜連接再一起，**位於常受拉扯的組織中**，如皮膚。半胞橋體(hemi-desmosome)則如同鉚釘狀結構，僅存在單一細胞的細胞膜上，用來連接細胞與細胞外基質，就像把繩子釘在牆上的「釘子」。

2. **緊密接合**(tight junction)：使兩細胞間藉此完全融合，封閉了細胞間所有的通道，**存在於上皮細胞間**，例如：覆蓋腸道的內襯上皮層，這可限制已完全消化的粒子不能在細胞的間隙通行，如此才能自消化道擴散到血液。
3. **間隙接合**(gap junction)：讓兩細胞膜上的特定蛋白接合，形成通道，只有相連細胞間的離子可以通過。例如：心肌細胞之間傳遞動作電位。

二、細胞質

1. 細胞質由 75%的水、蛋白質、碳水化合物、脂肪及無機物質所組成，其中 K^+ 為細胞內含量最豐富之陽離子。
2. 細胞質為細胞內進行化學反應的場所，如**糖解作用**(glycolysis)。

三、胞器

胞器可以將細胞內不同的化學反應隔開，進行特定的生理功能（表 2-1）。

表 2-1 胞器

	胞器	構造	功能
細胞骨架	**微絲**(microfilament)	由肌動蛋白(actin)或肌凝蛋白(myosin)組成，是細胞骨架的主成分	參與肌細胞收縮，或協助支援整個細胞的運動（如分泌、吞噬及胞飲作用）
細胞骨架	**微小管**(microtubule)	由管蛋白組成，與微絲一起散布於細胞質中	**提供細胞成形**、**形成傳送管道**、**鞭毛**、**纖毛**、中心粒及**紡錘絲**構造，幫助偽足的形成，協助**染色體**移動

表 2-1 胞器(續)

胞器	構造	功能
細胞骨架(續) **中間絲** (intermediate filament)	由不同的蛋白質組成的空心纖維結構	維持細胞核膜的穩定、參與胞橋體及半胞橋體的組成、參與細胞內訊息傳遞和物質運輸、維持細胞的形態結構和功能
粒線體 (mitochondria)	1. **由兩層膜所包圍**，外膜平滑，**內膜**呈皺摺狀，稱為嵴 (cristae) 2. 能量需求大的細胞粒線體特別多，如肝、腦、**肌肉**、骨骼及內分泌腺體等	1. **含自己的** DNA，只遺傳自母親，**可自我複製**。當細胞對 ATP 的需要量增加時，就會自我複製 2. **嵴上富含酵素，能參與細胞呼吸，產生** ATP，又被稱為**細胞的發電廠**
核糖體 (ribosomes)	1. 由 rRNA 及蛋白質組成 2. 固定在內質網上的核糖體稱為固定性核糖體，分布在細胞質內則稱為游離性核糖體	根據 mRNA 基因資訊轉譯**製造蛋白質** 1. **游離核糖體：合成供應細胞內部自行使用**的蛋白質 2. **固定性核糖體：合成送至細胞外使用**的蛋白質
內質網 (endoplasmic reticulum, ER)	**與細胞膜相連所構成**，分為有**核糖體附著的粗糙內質網**，和沒有核糖體附著的**平滑內質網**	1. **粗糙內質網**：核糖體製造的蛋白質，經內質網輸送至高基氏體包裝 2. **平滑內質網**： (1) **細胞主要鈣離子儲存及釋放的場所** (2) 形成**磷脂質**及**膽固醇**

表 2-1 胞器（續）

胞器	構造	功能
高基氏體 (Golgi complex)	**在某些分泌細胞內，其高基氏體和粗糙內質網皆較發達**	1. 粗糙內質網製造的**蛋白質、平滑內質網製造的脂肪經高基氏體包裝，分泌至胞外** 2. **合成醣類**，和蛋白質結合成**醣蛋白**分泌至細胞表面
溶小體(lysosome)	由**高基氏體所分泌，含消化酵素**及強酸，**巨噬細胞**即富含溶小體	**細胞老化、凋亡時**，釋放酵素將細胞分解。如**神經細胞受傷後，尼氏體會發生溶解現象**
過氧化體 (peroxisomes)	1. 含數種與過氧化氫(H_2O_2)相關酵素，如**觸酶**(catalase) 2. 肝臟及腎臟的過氧化特別大且活躍	可將過氧化氫分解為水及氧，與過氧化自由基以及老化有關（H_2O_2—觸媒→H_2O ＋O_2）
中心體(centrosome) 中心粒(centrioles)	1. 中心粒為**成對**圓柱體，二個中心粒**互相垂直**形成中心體 2. 中心粒由 **9 束微小管**環形排列而成，每一束微小管由 3 條微小管組成	1. **中心粒**與粒線體一樣**可以自我複製** 2. **有絲分裂時形成紡錘絲** 3. 中心體星狀體又稱為**有絲分裂器** 4. **多數神經細胞不具中心體**，破壞後**無法再生**
鞭毛(flagella) 纖毛(cilia)	上皮細胞的突起，突起數目少且長者稱為鞭毛，若突起數目多且短，則稱為纖毛。由微小管構成	1. 人類細胞中只有**精子**具有**鞭毛** 2. **纖毛**則多在管狀構造出現，幫助運送，如**呼吸道、輸卵管**等

四、細胞核(Nucleus)

(一) 細胞核

1. 核膜：具有內膜和外膜的雙層膜，膜上有核孔，使細胞核能與細胞質內的內質網相交通，物質可經由此小孔進出細胞核。
2. 核質：為充滿於細胞核內的液體。mRNA 主要儲存在核質中，並經由核孔出入。
3. **核仁**：細胞含有一個或二個以上的核仁。主要由蛋白質、RNA 及 DNA 所構成，是**製造核糖體 RNA (rRNA)的地方**。
4. **染色質**：由 DNA 組成的遺傳物質，細胞不分裂時，DNA 會和蛋白質結合形成鬆散的線狀集團，稱為染色質，染色質中的蛋白質屬於組織蛋白(histone)，DNA 則環繞在組織蛋白上。在細胞分裂前，染色質縮短並捲曲成桿狀體，稱為染色體。

(二) 基因表現

1. **轉錄**(transcription)：
   (1) 轉錄是指**依 DNA 上的遺傳訊息**（由核苷酸序列所構成的密碼）**合成單股的 mRNA** 的過程。
   (2) 在高等細胞中，DNA 會先轉錄出 pre-mRNA（mRNA 的前驅物），pre-mRNA 必須在核中經過修飾加工成為成熟的 mRNA 後，mRNA 再進入細胞質進行蛋白質的合成。
2. **轉譯**(translation)：**依 mRNA 上的密碼合成蛋白質**的過程。
   (1) mRNA 進入細胞質後，與核糖體結合，攜帶有特定胺基酸之 tRNA 再以其上的反密碼子依序與 mRNA 上的密碼子結合，胺基酸連接形成多胜肽鏈。
   (2) 核糖體合成的多胜肽鏈或蛋白質，須再經由顆粒性內質網及高基氏體的修飾加工及包裝，才會成為有功能的蛋白質。
   (3) **蛋白質醣基化主要發生在轉譯後修飾**。

四、細胞週期與細胞分裂

(一) 細胞週期(Cell Cycle)

細胞會進行**分化**，發展出執行特化功能的不同種類的細胞，**此過程由基因加以控制**。細胞週期依序可分為四期（圖 2-3），其中的前三期(G_1, S, G_2)合稱**間期**，此時期的染色體呈展開的型態。

(二) 細胞分裂的過程

包括細胞核分裂與細胞質分裂。這兩個步驟組成了細胞週期中的有絲分裂期（**M 期**）（表 2-2）。有絲分裂發生在**體細胞**。減數分裂發生在**生殖細胞**（配子細胞；**精子及卵子**）。

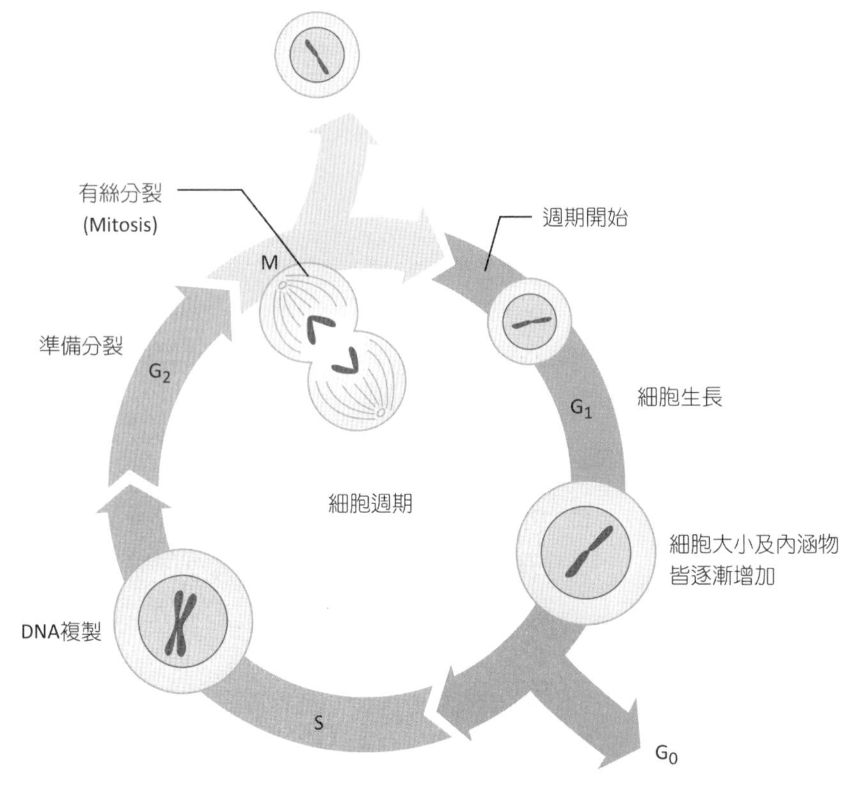

圖 2-3　細胞週期

表 2-2 細胞週期

分期		過程
間期	G_1 期	**細胞核含 46 個單股染色質，染色質呈絲狀**，且此期的染色體呈展開的型態，同時會進行 RNA 的合成；透過引導 RNA 的合成，基因可調控細胞的代謝
	S 期	**染色體的 DNA 複製**成為雙倍，產生**兩條染色分體**(chromatid)，以中節相連，並出現二對中心粒。細胞亦再合成另一份胞器
	G_2 期	成對中心粒開始移動，做為細胞分裂的引導，此期細胞做分裂的最後準備，染色質在 G_2 期會濃縮成粗短似棒狀的結構，結束 G_2 期後細胞即發生分裂
M 期	前期	1. 染色質變短且粗（由於 DNA 捲曲所致）而捲成染色體；染色體配對，並集結在靠近赤道平面區域 2. 中心粒移到細胞兩極；**紡錘絲自中心體放射而出**，中心體控制其移向兩極 3. 核仁消失，核膜開始消失
	中期	1. **染色體（46 個）沿細胞赤道板排列在紡錘絲的中央，每一對染色分體在中節處的著絲點連有紡錘絲** 2. 核膜消失
	後期	由中節分裂為二，而使二組完全相同的**染色體**（染色分體）**移向細胞的對側**
	末期	1. 新染色體開始展開（DNA 開始不捲曲），並且較不明顯，呈現染色質型態 2. 核仁及核膜出現，紡錘絲消失 3. **細胞質分裂**：又稱為**胞漿移動**(cytokinesis)，經常在細胞核分裂**後期**開始，而與細胞核分裂末期同時結束。細胞中央部分凹進，形成分裂溝，由細胞的赤道延伸向內進行，最後使細胞分裂成兩個新的子細胞

(三) 細胞死亡(Cell Death)

當細胞沒有血流供應時會先腫脹，接著細胞膜破裂，最後整個細胞脹裂。這樣的細胞死亡稱為**壞死**(necrosis)。在某些狀況下，細胞萎縮，細胞膜保持完整，但會有液泡出現，而且細胞核會濃縮，這樣的現象稱為**細胞凋亡**(apoptosis)。

計畫性細胞死亡通常發生於胚胎發育時組織的重新塑造、成年人組織的汰換更新和免疫系統的功能執行。

2-2 物質通過細胞膜的方式

一、主動運輸

1. 定義：**物質由低濃度區送至高濃度區**（逆濃度梯度運送），需耗能，故要在**活細胞**內進行。
2. 初級主動運輸：載體蛋白通常稱為幫浦(pump)，例如：Na^+-K^+ pump（**鈉鉀幫浦**），可將 Na^+打出細胞，K^+打入細胞。
3. 次級主動運輸：Na^+運輸的同時，物質藉膜上運輸體蛋白逆濃度差的跨膜運輸，能量來自細胞外高 Na^+儲備，最終由鈉幫浦提供能量、間接消耗 ATP。

二、被動運輸

物質由**高濃度區送到低濃度區**（順濃度梯度運送），**不需要能量供應**。

(一) 擴散作用(Diffusion)

1. 定義：利用膜內外濃度差異，分子自由運動通過膜，使膜內外濃度達平衡。是血漿和組織間液間物質運輸最重要的方式。

2. **濃度差**、**擴散面積**、溫度等與**擴散速率呈正比**，而擴散距離之大小及分子的大小與擴散速率呈反比。

3. 非極性物質與小分子物質可藉擴散作用運輸，如**氧氣**、**二氧化碳**、尿素等，離子可藉離子通道來進行擴散。

(二) 滲透作用(Osmosis)

1. 定義：**水分子從水濃度較高區域向水濃度低的區域移動**。吸引水分子流動的壓力稱為**滲透壓**，決定因素與溶質分子數有關，分子數越多則吸引水分子的能力越強，滲透壓越高，例如：**1 莫耳的葡萄糖**（180 克）**溶解於 1 公升的水中滲透壓為** 180 (g) / 180 (g/mol)＝1 Osmol/L，NaCl 因可解離為 1 莫耳 Na^+、1 莫耳 Cl^-，滲透壓為葡萄糖的 2 倍。

2. 濃度：
   (1) **等張溶液：濃度 0.85~0.9%的**生理食鹽水、**5%葡萄糖水**為**紅血球的等張溶液**及**等滲溶液**。靜脈注射 5% 葡萄糖水，一段時間後由於葡萄糖會被代謝，會相當於低張溶液。
   (2) **高張溶液：濃度大於 0.9%**的食鹽水。將紅血球置於**高張溶液**中，紅血球會因水分大量流出而**皺縮**。
   (3) 低張溶液：濃度小於 0.85%的食鹽水；紅血球置於**低張溶液中**則會因水分大量進入而**脹破溶血**。

(三) 過濾作用(Filtration)

在選擇性膜兩端存有**壓力差**，物質因壓力的緣故而由高壓區移至低壓區的作用，例如：腎絲球的過濾作用。

(四) 促進性擴散(Facilitated Diffusion)

1. 物質由高濃度區送至低濃度區，不需能量，但**需載體蛋白**。

2. 體細胞受胰島素作用加速運送葡萄糖進入體細胞之過程屬此。

三、胞吞作用及胞吐作用

大分子物質（如大分子蛋白質）無法以載體蛋白方式運輸，可利用此法，激素及神經傳導物質的分泌亦可利用此法。

1. 胞吞作用(endocytosis)：細胞膜摺入細胞形成小袋並且脫離，造成細胞內由膜包圍的小囊。
   (1) 胞噬作用：固態物質在偽足的作用下吞入細胞，如巨噬細胞吞噬細菌、病毒或老化的細胞。
   (2) 胞飲作用：液態物質經細胞膜內摺進入細胞內。
2. 胞吐作用(exocytosis)：分泌小泡和細胞膜癒合並將其內含物釋放到細胞外液。

(a) 胞吞作用 (Endocytosis)

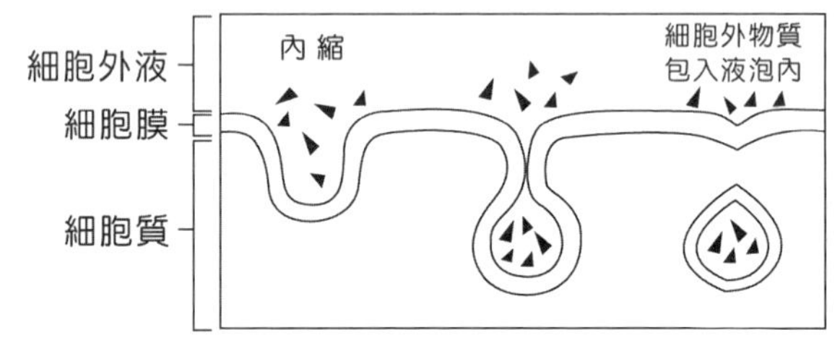

(b) 胞吐作用 (Exocytosis)

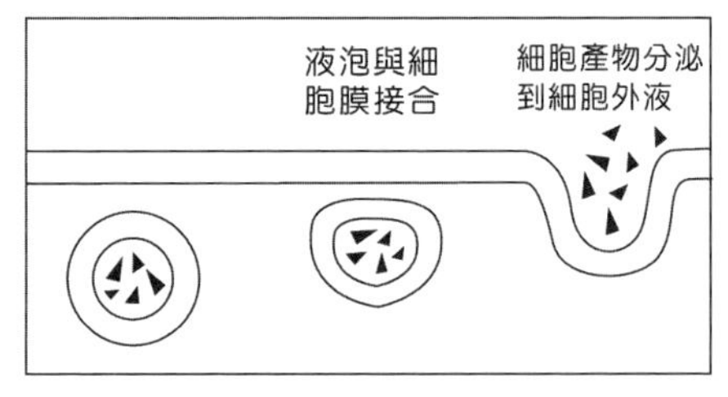

圖 2-2　胞吞作用及胞吐作用

2-3 組 織

1. 一群胚胎來源及構造相似的細胞，彼此間以細胞間質緊密相連，共同執行特定功能的構造，稱為組織(tissue)。
2. 胚胎學：胚胎時期具有三層獨立之原胚層，在出生後各有其衍生物（表 2-3）。

表 2-3 三層胚層

胚層	衍生物
外胚層	神經組織、**水晶體**、角膜、皮膚、**內耳**、毛髮、**腎上腺髓質**、松果腺、**腦下腺**前葉及**後葉**
中胚層	心臟、**淋巴**、血液、**肺臟**、骨、**軟骨**、**肌肉**、腎臟、生殖腺、結締組織、滑液膜、脾臟以及網狀內皮系統等
內胚層	肝、胰、甲狀腺、副甲狀腺、胸腺、膀胱、陰道、尿道的內襯上皮

一、上皮組織

一般作用為保護、分泌、吸收、滲透及過濾作用。可細分為下列二種型態：覆蓋的和內襯的上皮組織及腺體上皮組織。

(一) 覆蓋的及內襯的上皮組織

依其細胞層數又可區分為：單層上皮、複層上皮組織（表 2-4）。

表 2-4 上皮組織

	種類	構造	功能	分布
單層上皮	**單層鱗狀上皮**	單層**扁平**上皮構成，即**內皮**	**擴散、滲透及過濾作用**，器官內襯。多存在於磨損與撕裂較少的區域	**肺泡**、腎絲球及**心臟、血管**、淋巴管內皮、腹膜、胸膜、心包膜等漿膜之內襯
	單層立方上皮	細胞呈立方形且排列緊密，形成腺體	覆蓋、**分泌**黏液、汗水及酵素等，**吸收**體液及其他物質	卵巢、甲狀腺濾泡、腎小管近曲小管上皮表面有微絨毛
	單層柱狀上皮	由一層柱形細胞所形成，有**纖毛或微絨毛**	**杯狀細胞**分泌黏液，保護、進行規律性運動（如或卵子在輸卵管的移動）	**消化道（胃、膽囊、腸）**、**上呼吸道（咽喉、氣管、支氣管）**、子宮與**輸卵管**
	偽複層上皮組織	看似複層，柱狀細胞單層附著於基底膜，有纖毛則稱為偽複層纖毛柱狀上皮	保護、分泌黏液、排出痰液	**上呼吸道**、副睪
複層上皮	**複層鱗狀上皮**	表層為扁平鱗狀上皮細胞，底層為柱狀或多面形上皮細胞	1. 非角質化複：**防止磨損與撕裂**，如口、舌、食道及小陰唇、陰道、子宮頸內襯 2. 角質化：表面含角質蛋白，具防水及耐磨功能，可防止細菌入侵，如皮膚	**常摩擦、可能受傷或發生乾燥**的區域。如**皮膚**、**食道**、**口腔**、**陰道**、**肛門黏膜層**

表 2-4 上皮組織（續）

種類		構造	功能	分布
複層上皮(續)	複層立方上皮	多層排列，表層由立方形細胞組成	保護、分泌	**汗腺管道**、皮脂腺、結膜穹窿、**男性尿道海綿體**、咽部及會厭
	複層柱狀上皮	表層為柱狀，底層不規則多角形細胞，有些具有纖毛	保護、分泌	潮濕表面，如男性尿道內襯、乳腺乳管、咽與軟腭的表面、肛門黏膜
	變形上皮	**即移行上皮**，表面細胞未展開時形狀是圓的，當展開時變扁平	**組織能被伸張**，幫助組織形狀改變時，**防止器官的破裂**	**膀胱**、輸尿管、尿道

(二) 腺體上皮組織

功能為分泌。胚胎時，腺體均衍化自腺體上皮組織。

1. **內分泌腺：無管腺**，分泌物直接進入血液，分泌物稱為激素。
2. 外分泌腺：它們分泌的產物進入管道，開口至身體表面。分泌物包括：黏液、汗、乳汁、唾液及消化液。

◆ 外分泌腺的構造

1. 單細胞腺體：人體中唯一的例子是杯狀細胞，可分泌黏液，位於胃腸道及呼吸道的內襯上皮。
2. 多細胞腺體（表 2-5）：依導管部的數量可分為單純式（一個腺體只有一個不分枝）、複合式（一個主要輸出導管再分出數個分枝）。

表 2-5 外分泌腺構造

導管部	分泌部	特色	分布
單純式	管狀	分泌部為直管狀	腸腺
	分枝管狀	分泌部為簡單管狀	腸腺
	螺旋管狀	分泌部為捲曲管狀	**汗腺**
	腺泡狀	分泌部呈泡狀	**皮脂腺**
	分枝腺泡狀	分泌部簡單分枝呈泡狀	皮脂腺
複合式	管狀	分泌部為管狀	尿道球腺體、睪丸、肝
	腺泡狀	分泌部為泡狀	**乳腺**、舌下腺、頷下腺
	管泡狀	分泌部具管狀及泡狀	耳下腺、胰腺

◆ 外分泌腺的分泌方式

1. 局泌腺(merocrine gland)：以胞外分泌的方式將分泌物釋出，例如：唾液腺及胰臟。
2. 頂泌腺(apocrine gland)：分泌物連同細胞的頂端部分一起釋出，例如：乳腺。
3. **全泌腺**(holocrine)：腺體細胞內含分泌物，分泌時，細胞破裂、死亡，死亡細胞連同分泌物一起排出，人體內唯一的例子是**皮脂腺**。

二、結締組織

結締組織是**身體含量最多的組織**。可分三種：細胞、纖維及基礎物質，細胞與纖維的主要型式如圖 2-4。

結締組織的纖維分為三種：**膠原纖維**(collagenous fiber)、**網狀纖維**(reticular fiber)和**彈性纖維**(elastic fiber)。膠原纖維和網狀纖維主要是由膠原蛋白構成，而彈性纖維主要由彈性蛋白構成。

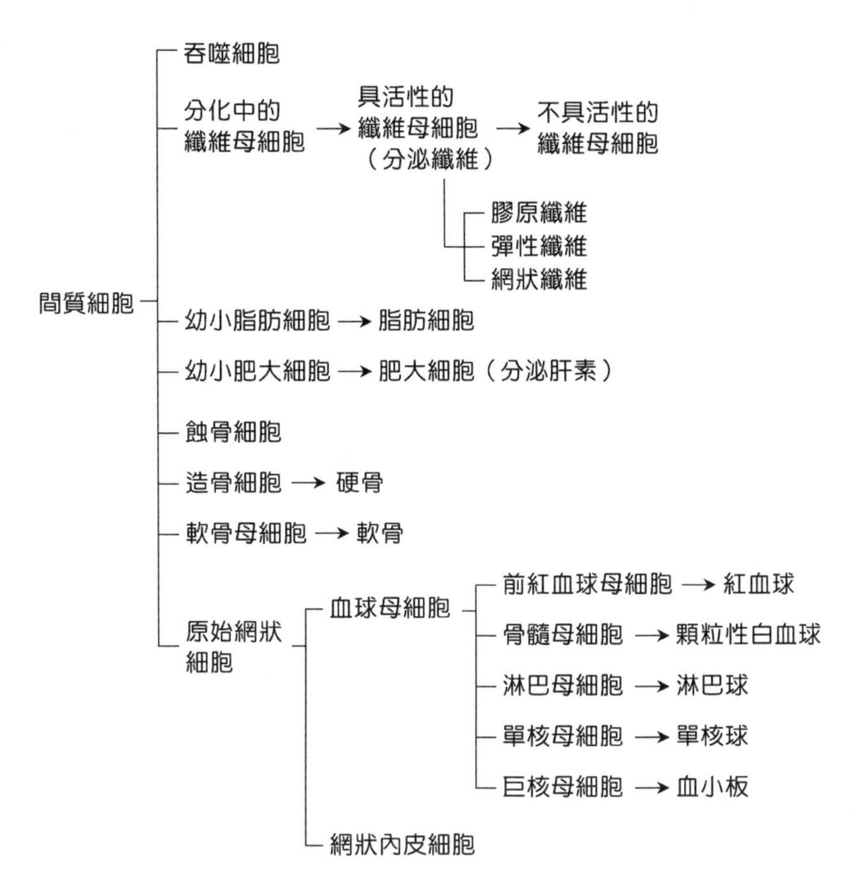

圖 2-4 由間質組織衍生之結締組織細胞的主要型式

(一) 胚胎的結締組織：間葉組織、黏液結締組織

存於胚胎或胎兒，當胚胎發育的前兩個月，胚胎細胞分化後只保留非常少的間葉組織，黏液結締組織則從兩個月至出生都有。

1. 間葉組織：源自胚胎期的中胚層，由網狀組織及不定形的細胞間質所構成。它圍繞著發育中的骨，其功能為分化成許多不同功能的結締組織。

2. 黏液結締組織：由扁平或紡錘形的細胞所組成，含有細的膠原纖維，形成胎兒的臍帶內血管的襯墊，具有支持作用，預防胎兒在子宮內與臍帶纏在一起。

(二) 成人的結締組織

1. 固有結締組織：依纖維排列的密度、種類可分類為表 2-6。

表 2-6 固有結締組織

種類	特色	功能	分布
疏鬆結締組織（蜂窩組織）	由膠原纖維、彈性纖維、網狀纖維、纖維母細胞、巨噬細胞、漿細胞及肥大細胞以及基質組成	具彈性，有支持作用	**皮下層**，圍繞著血管與神經之間以及介於身體器官之間
脂肪組織	脂肪細胞所組成，細胞核被脂肪擠在邊緣	減少熱量散失，儲存能量，支持、固定及保護器官	皮下層、心臟及腎臟周圍，長骨骨髓及關節附近
緻密結締組織	由**膠原纖維**組成，其間含纖維母細胞。依纖維排列成規則與不規則緻密結締組織	提供強力的支持、固定與連結	規則緻密結締組織：**肌腱**、韌帶（如**髕韌帶**）、筋膜及腱膜 不規則緻密結締組織：真皮
彈性結締組織	彈性（黃色）纖維所組成，纖維母細胞則存在纖維之間的空間	使各種器官能伸張、懸吊、具彈性	**肺組織**、喉軟骨、**動脈壁**、氣管、**支氣管**、**耳殼**、**真聲帶**、**陰莖懸韌帶**及脊椎的黃韌帶
網狀結締組織	由網狀纖維形成之網狀結構	形成骨髓、肝臟、脾臟、淋巴結的骨架	骨髓、肝、**脾**、**淋巴結**以及扁桃體

2. 軟骨：

(1) **透明軟骨**：含大量的軟骨細胞，為軟骨中最豐富的一種；在**長骨的末端**，鼻、肋骨的末端；喉的一部分（甲狀軟骨）；氣管、**支氣管**及胚胎的骨骼；提供**關節**部分的運動、彎曲及支持。

(2) **纖維軟骨**：位於**恥骨聯合及椎間盤**。具支持與聯合之功能。

(3) **彈性軟骨**：在**會厭**、喉的一部分，**外耳**（耳殼）及**耳咽管**，具支持作用及維持形狀。

3. 硬骨組織：體內最堅硬的結締組織。

4. 血液組織：體內唯一的液體結締組織。

三、肌肉組織

1. 骨骼肌：為橫紋肌，能受意志支配。

2. 平滑肌：或稱內臟肌，不受意志支配、但受激素、細胞膜的自發性電位改變及動作電位影響。常見於血管壁、淋巴管、呼吸道、大部分的消化管壁、膀胱及子宮。

3. 心肌：心臟特有的肌肉組織、具有橫紋、不受意志支配。

四、神經組織

構成身體的控制中樞以及聯絡網，負責衝動的產生及傳導。

五、組織修復

組織修復是因舊組織可能因老化或受損後更換新組織的過程。由實質細胞、締結組織參與修復，傷口若由實質細胞填補，則可回復功能；**若傷口太大、太深，便由纖維結締組織填充，形成疤痕組織**。組織修復必經的階段如表 2-7。

表 2-7 組織修復階段

階段	作用
血塊形成期	產生血塊堵住傷口，將受傷的組織與外界隔離，以防組織再受到感染
發炎期	吞噬性白血球進入傷口清除異物或受傷的組織
細胞移動期	血塊會變乾後形成結痂，位於兩端的上皮細胞會往中間移動並進行填補的工作
增殖期	為**將表皮傷口填平，上皮細胞會開始增生**，且皮下組織深處傷口會有纖維進入，將其填滿；且會開始**重新修補血管的裂口**
成熟期	當組織修復完全，原形成結痂的部分將開始脫落，此時期過程將需花費 2 週的時間

2-4 體膜

為薄組織，內襯於身體部位或把器官隔開（表 2-8）。

表 2-8 體膜

種類		構造	功能	位置
上皮膜	黏膜	由柱狀上皮細胞及其結締組織所構成，**部分的上皮細胞特化成杯狀細胞**	1. 分泌黏液，防止體表乾燥、捕捉進入呼吸道的灰塵、潤滑通過消化道的食物 2. 分泌消化酶，協助食物的消化與吸收 3. 將血管固定在特定位置 4. 保護底下的肌肉以防止摩擦或刺激	內襯於開口在體表的通道。例如：口腔、消化道、呼吸道、生殖道以及泌尿道

表 2-8 體膜（續）

種類		構造	功能	位置
上皮膜(續)	漿膜	**覆蓋著一層間皮的疏鬆組織薄層**，呈囊形 1. **壁層**：覆於體壁。**組成胸膜壁層的上皮組織又稱間皮** 2. **臟層**：覆於器官表面的部分	1. 分泌：**分泌漿液**，使器官彼此之間以及器官與體腔壁之間很容易滑動 2. 保護：覆蓋在器官表面，具有保護的功能	1. **胸膜**：襯於胸腔而覆蓋肺臟表面 2. 心包膜：襯於心包腔而覆蓋心臟表面 3. **腹膜**：襯於腹腔而覆蓋腹部及骨盆器官表面
滑液膜		一層扁平細胞排列於結締組織上 **沒有上皮膜**，由具彈性纖維的疏鬆結締組織及不等量脂肪組成	分泌滑液，對關節有潤滑的作用，可營養關節軟骨，同時清除關節腔內的有害物質	襯於可移動之關節腔、腱鞘以及滑液囊中

QUESTION 題庫練習

1. 下列何者富含溶小體？(A)表皮細胞 (B)心肌細胞 (C)蝕骨細胞 (D)杯狀細胞 (98專高一)
2. 有關鈉鉀幫浦(sodium-potassium pump)之敘述，下列何者正確？(A)運作時不須消耗ATP (B)屬於主動運輸 (C)屬於促進性擴散 (D)是一種離子通道(ion channel) (98專普二)
3. 下列何者不是細胞膜的主要組成成分？(A)磷脂質 (B)蛋白質 (C)膽固醇 (D)核糖核酸 (98專普二)
4. 下列何種物質無法經由簡單擴散(simple diffusion)方式通過細胞膜？(A)一氧化碳分子 (B)二氧化碳分子 (C)氧分子 (D)葡萄糖 (98專高二)

   解析 要藉由簡單擴散來通過細胞膜的物質，必須具備以下其中一種特性：(1)小分子物質（例如：氣體分子、尿素）；(2)脂溶性物質（與細胞膜相同特性）。而葡萄糖為水溶性分子，須藉由載體來運輸。

5. 有關人體細胞分裂的敘述，下列何者正確？(A)減數分裂時染色體複製一次，再經連續兩次分裂 (B)有絲分裂只發生在生殖細胞 (C)有絲分裂時，同源染色體會配對出現聯會的現象 (D)減數分裂後會形成四個雙套染色體的細胞 (98專高二)
6. 年輕成人之恥骨聯合(pubic symphysis)屬於下列何種組織？(A)硬骨 (B)纖維軟骨(fibrous cartilage) (C)彈性軟骨(elastic cartilage) (D)透明軟骨(hyaline cartilage) (98專高二)
7. 細胞分裂時，下列何者也會分裂，並形成紡綞體的兩極？(A)核糖體 (B)核仁 (C)中心體 (D)內質網 (99專高一)
8. 多醣類合成主要在哪一胞器進行？(A)溶小體(lysosome) (B)粒線體(mitochondria) (C)高基氏體(Golgi complex) (D)核糖體(ribosomes) (99專高一)

解答： 1.C 2.B 3.D 4.D 5.A 6.B 7.C 8.C

解析 (A)溶小體可消化、合成物質；(B)粒線體的功能是產生ATP化學反應；(D)核糖體的功能合成蛋白質。

9. 有絲分裂的哪一期，染色體明顯往兩極移動？(A)前期 (B)中期 (C)後期 (D)末期 (99專高二)

10. 下列何種結構常存在於上皮細胞間（例如消化道上皮細胞），以阻止物質由細胞間通過？(A)緊密接合(tight junction) (B)胞橋小體(desmosomes) (C)間隙接合(gap junction) (D)接合質(connexons) (99專普一)

解析 緊密接合(tight junction)幾乎沒有細胞外的空間，以阻止物質由細胞間通過。

11. 有關9% NaCl溶液之敘述，下列何者正確？(A)是高張溶液 (B)細胞處於此溶液中會脹大 (C)細胞處於此溶液中形態及功能均正常 (D)可用於大量靜脈輸注補充體液 (99專普一)

解析 9% NaCl屬高張溶液，水分由細胞移出，使細胞萎縮，不宜用於大量靜脈輸注補充體液。

12. 下列何者有細胞內的消化系統之稱？(A)核糖體 (B)溶小體 (C)高爾基體 (D)粒線體 (99專普二)

解析 (A)核糖體的功能是合成蛋白質；(B)溶小體含有酸性水解酶，可分解物質；(C)高爾基體的功能是包覆與分泌醣蛋白；(D)粒線體的功能是提供能量，有「細胞的能量工廠」之稱。

13. 下列何種細胞含豐富的粒線體？(A)肌肉細胞 (B)表皮細胞 (C)杯狀細胞 (D)紅血球 (100專高一)

解析 粒線體可將養分轉換成細胞能量來源，消耗能量大的組織或器官，如腦、肌肉、骨骼及內分泌腺體等，其細胞所含的粒線體數目也較豐富。

14. 耳殼的骨組織屬於下列何種？(A)硬骨 (B)纖維軟骨(fibrocartilage) (C)彈性軟骨(elastic cartilage) (D)透明軟骨(hyaline cartilage) (100專高一)

解析 椎間盤、肩或髖關節凹窩等處為纖維軟骨；鼻、氣管等處為透明軟骨。

解答： 9.C 10.A 11.A 12.B 13.A 14.C

15. 對人體細胞而言，下列何者為等張溶液？(A) 0.1% NaCl溶液（分子量58.8克／莫耳） (B) 0.5% NaCl溶液 (C) 5%葡萄糖溶液（分子量180克／莫耳） (D) 10%葡萄糖溶液 （100專高一）

解析 0.9%的NaCl溶液及5%的葡萄糖溶液為等張溶液，故(A)(B)為低張溶液，(D)為高張溶液。

16. 下列何者含DNA且具有自行複製的能力？(A)核糖體 (B)溶小體 (C)粒線體 (D)高爾基體 （100專普一）

解析 (A)核糖體的功能是合成蛋白質；(B)溶小體具有消化的功能；(D)高爾基體的功能是分泌、包裝醣蛋白。

17. 下列何者的內襯屬於複層鱗狀上皮？(A)胃 (B)十二指腸 (C)結腸 (D)肛門 （100專高二）

解析 胃、消化道主要是單層上皮。

18. 下列何者由軟骨組成？(A)軟腭 (B)聲帶 (C)骨骺板 (D)心肌的閏盤 （100專高二）

解析 骨骺板是一種透明軟骨厚板。

19. 以下何種化學物質可以無需任何蛋白質的協助就可以自由通透細胞膜？(A)氧分子 (B)鉀離子 (C)葡萄糖 (D)胺基酸 （100專高二）

20. 內分泌腺屬無管腺，其胚胎發生來源起源於：(A)上皮組織 (B)結締組織 (C)神經組織 (D)肌肉組織 （100專高二）

解析 腺體上皮組織發展成為內分泌腺。

21. 輸卵管的上皮組織是屬於：(A)單層鱗狀上皮 (B)單層柱狀上皮 (C)複層鱗狀上皮 (D)複層柱狀上皮 （100專普二）

22. 下列何者不含軟骨？(A)滑液（膜）關節 (B)主支氣管 (C)椎間盤 (D)軟腭 （100專普二）

解析 軟腭由肌肉、黏膜組成。

23. 下列何種化學物質可以不藉蛋白質等載體之協助，自行擴散通過脂質細胞膜？(A)二氧化碳 (B)鈉離子 (C)鈣離子 (D)葡萄糖 （100專普二）

解答： 15.C 16.C 17.D 18.C 19.A 20.A 21.B 22.D 23.A

24. 下列胞器中，何者含有許多分解酵素？(A)核糖體 (B)溶小體 (C)細胞核 (D)粒線體 （101專高一）

解析 溶小體含有多種水解酵素，是負責分解作用的細胞器官。

25. 下列何者內襯單層鱗狀上皮？(A)肺泡 (B)膀胱 (C)輸卵管 (D)十二指腸 （101專普一）

解析 (B)膀胱內層是移行（變形）上皮細胞；(C)輸卵管為杯狀細胞之單層柱狀上皮；(D)十二指腸是單層柱狀上皮。

26. 下列何者之上皮組織屬於移形上皮？(A)膀胱 (B)子宮 (C)陰道 (D)直腸 （101專普一）

解析 (B)子宮為杯狀細胞之單層柱狀上皮；(C)陰道是複層鱗狀上皮；(D)直腸是單層柱狀上皮。

27. 某物質以擴散方式通過細胞膜，則該物質之主要運送方向為何？(A)由高濃度區運送至低濃度區 (B)由低濃度區運送至高濃度區 (C)由胞內向胞外運送 (D)由胞外向胞內運送 （101專普一）

解析 由低濃度區運送至高濃度區為主動運輸。

28. 髕韌帶主要由下列何者構成？(A)弓狀纖維 (B)網狀纖維 (C)膠原纖維 (D)彈性纖維 （101專高二）

解析 髕韌帶屬於緻密結締組織，主要由膠原纖維所組成。

29. 下列何者具發達的粗糙內質網？(A)紅血球 (B)硬骨的骨細胞 (C)胰臟的腺泡細胞 (D)皮膚角質層的細胞 （101專高二）

解析 粗糙內質網的表面有核糖體，主要存於蛋白質合成及分泌作用旺盛的細胞中，例如內分泌及外分泌腺體。

30. 染色質位於以下何種胞器？(A)細胞核 (B)核糖體 (C)內質網 (D)高基氏體 （101專普二）

31. 下列何者不是細胞骨架？(A)微絲 (B)中間絲 (C)橫小管 (D)微小管 （102專高二）

解析 細胞骨架主要包括微絲、微小管及中間絲。橫小管是肌細胞的細胞膜（肌漿膜）向內凹陷所形成，可傳遞動作電位。

解答： 24.B 25.A 26.A 27.A 28.C 29.C 30.A 31.C

32. 正常細胞週期(cell cycle)之各分期的順序為何？(A) $G_1 \rightarrow S \rightarrow G_2 \rightarrow M$ (B) $G_1 \rightarrow M \rightarrow G_2 \rightarrow S$ (C) $S \rightarrow M \rightarrow G_1 \rightarrow G_2$ (D) $M \rightarrow S \rightarrow G_1 \rightarrow G_2$ (102專高二)

33. 有關鈉鉀幫浦之正常生理運作，下列敘述何者正確？(A)鈉鉀幫浦是種次級主動運輸子 (B)鈉鉀幫浦從細胞內打出二個鈉離子到細胞外 (C)鈉鉀幫浦從細胞內打出二個鉀離子到細胞外 (D)鈉鉀幫浦的淨反應是讓細胞內多出一個負電荷 (103專高一)

解析 (A)鈉鉀幫浦是種初級主動運輸子；(B)鈉鉀幫浦從細胞內打出三個鈉離子到細胞外；(C)鈉鉀幫浦從細胞外打出二個鉀離子到細胞內

34. 將剛分離出來的人體紅血球放入1% NaCl食鹽水中，相隔20分鐘後，在顯微鏡下觀察紅血球細胞體積，會發生下列何種變化？(A)變小 (B)變大 (C)細胞破裂 (D)沒有明顯改變 (103專高一)

解析 1% NaCl食鹽水為高張溶液，紅血球會因水分流出而變小。

35. 下列何者不屬於結締組織？(A)硬骨 (B)軟骨 (C)指甲 (D)血液 (104專高一)

解析 指甲屬於上皮組織。

36. 如果細胞膜之鈉鉀幫浦(Na^+-K^+ pump)停止運作，下列何種運送(transport)方式會最顯著的降低運送速率？(A)簡單擴散(simple diffusion) (B)促進性擴散(facilitated diffusion) (C)胞吞作用(endocytosis) (D)次級主動運輸(secondary active transport)

解析 因主動運輸需靠鈉鉀幫浦產生能量來輸送。 (104專高一)

37. 下列有關上皮組織的敘述，何者錯誤？(A)心包腔內襯著上皮組織 (B)身體表面皆覆蓋著上皮組織 (C)骨骼表面皆包覆著上皮組織 (D)整條消化道皆內襯著上皮組織 (104專高二)

解析 骨骼表面皆包覆著緻密不規則結締組織。

38. 下列何者具有進行減數分裂之能力？(A)卵原細胞 (B)初級卵母細胞 (C)顆粒細胞 (D)內膜細胞 (104專高二)

解答： 32.A 33.D 34.A 35.C 36.D 37.C 38.B

解析〉減數分裂發生在生殖細胞，而卵原細胞停在第一次減數分裂的前期（未完成減數分裂），形成初級卵母細胞；初級卵母細胞在進入女性青春期時才會完成一次減數分裂後形成次級卵母細胞。

39. 將5 mL高張食鹽水(1% NaCl)緩緩注入麻醉之大鼠股靜脈，下列何種激素在血液中濃度可能增加？(A)腎上腺素 (B)生長激素 (C)細胞激素 (D)抗利尿激素 （104專高二）

解析〉高張生理食鹽水會使血中Na^+濃度上升，而使抗利尿激素分泌增加。

40. 生物體最基本的構造與功能單位為何？(A)細胞核 (B)細胞質 (C)細胞膜 (D)細胞 （105專高二）

解析〉細胞是所有生命體構造及功能上之基本單位，細胞膜、細胞質與胞器及細胞核皆是組成細胞的部分。

41. 下列有關水分運輸的敘述何者正確？(A)水透過半透膜的擴散作用也稱為滲透 (B)水從滲透壓高的地方往滲透壓低的地方擴散 (C)紅血球放入高張溶液後，會因為水進入細胞內而漲大 (D)水通道是透過次級主動運輸的方式來輸送水分子 （105專高二）

解析〉(B)水從滲透壓高的地方往滲透壓低的地方滲透；(C)紅血球放入高張溶液後，會因為水排出細胞內而皺縮；(D)水通道是透過被動運輸的方式來輸送水分子。

42. 下列何者的內襯上皮不是單層柱狀？(A)胃 (B)十二指腸 (C)食道 (D)降結腸 （106專高二）

解析〉食道屬於常摩擦、可能受傷或發生乾燥的區域，故其內襯上皮為複層鱗狀。

43. 鈉鉀幫浦(sodium-potassium pump)運送鈉鉀離子的作用方式屬於下列何者？(A)簡單擴散(simple diffusion) (B)主動運輸(active transport) (C)滲透(osmosis) (D)胞噬作用(endocytosis)

（106專高二）

解析〉鈉鉀幫浦運送鈉鉀離子的作用為耗能反應，故其屬主動運輸。

解答： 39.D 40.D 41.A 42.C 43.B

44. 下列何者不是上皮組織衍生的構造？(A)甲狀腺 (B)胰臟的腺泡 (C)腦下腺後葉 (D)腎上腺皮質 (106專高二補)

解析 腦下腺後葉又稱垂體神經部，由外胚層衍生而來，是下視丘往下突出的部分。

45. 細胞凋亡(apoptosis)過程中會釋出酵素將細胞水解的胞器是：(A)過氧化氫酶體(peroxisome) (B)中心體(centrosome) (C)溶小體(lysosome) (D)核醣體(ribosome) (106專高二補)

解析 當細胞受損或老化時，溶小體亦會釋放消化酵素，將細胞本身分解，溶小體因此又被稱為自殺袋以及細胞的清道夫。

46. 在皮膚修復過程中，進行機化(organization)時，可見下列何者大量增生？(A)軟骨 (B)微血管 (C)骨小樑 (D)橫紋肌肉束

解析 當組織因老化或受損而由新組織更替的過程稱為組織修復，修復到增殖期時上皮細胞及血管會進行增生，以填補表皮的傷口及血管的裂口。 (106專高二補)

47. 有絲分裂時，哪一時期染色體會排列在赤道板上？(A)前期 (B)中期 (C)後期 (D)末期 (107專高一)

48. 神經細胞受傷後，下列何種胞器常會發生「溶解」現象？(A)高爾基氏體 (B)尼氏體 (C)粒線體 (D)核糖體 (107專高一)

49. 關於「粒線體特性」的敘述，下列何者正確？(A)內腔結構充滿基質(matrix) (B)粒線體DNA與組蛋白(histone)結合 (C)粒線體的形成可靠粒線體本身DNA轉錄、轉譯完成 (D)提供身體約20%的核苷三磷酸(ATP)能量來源 (107專高二)

解析 (B)粒線體含有自己的DNA，可自我複製；(C)粒腺體的形成是靠DNA的自我複製；(D)細胞內大部分的ATP是由粒線體所產生（占95%以上）。

50. 下列何者的內襯上皮具有纖毛？(A)尿道 (B)輸精管 (C)十二指腸 (D)主支氣管 (108專高一)

解析 氣管的上皮組織是屬於偽複層纖毛柱狀上皮，纖毛從表面上皮細胞的頂端凸出，能移動陷入其中的微粒以幫助清潔肺臟。

解答： 44.C 45.C 46.B 47.B 48.B 49.A 50.D

51. 有關胸膜與腹膜的敘述，下列何者錯誤？(A)皆屬於漿膜(serosa) (B)皆有壁層與臟層之分 (C)皆具有單層上皮 (D)前者包覆所有胸腔的臟器，後者包覆所有腹腔的臟器 (108專高一)

解析 胸膜只包覆肺臟，腹膜襯於腹腔而覆蓋在腹部及某些骨盆器官表面的漿膜。

52. 核仁(nucleolus)的主要功能為何？(A)製造DNA (B)製造核膜 (C)維持DNA穩定性 (D)製造rRNA (108專高一)

53. 有關各器官之上皮結構何者錯誤？(A)食道，複層鱗狀上皮 (B)胃，單層柱狀上皮 (C)膽囊，複層鱗狀上皮 (D)升結腸，單層柱狀上皮 (108專高二)

解析 膽囊是單層柱狀上皮細胞，會分泌黏液。

54. 如果細胞之中心體(centrosome)受到破壞，下列何項細胞活動將無法完成？(A)染色體複製(replication) (B)轉錄(transcription) (C)轉譯(translation) (D)有絲分裂(mitosis) (108專高二)

解析 中心體周圍有星狀體，與細胞分裂有關，又稱為有絲分裂器。

55. 下列胞器中，何者負責製造 ATP？(A)核糖體 (B)溶小體 (C)高爾基體 (D)粒線體 (109專高一)

解析 細胞內95%以上的ATP是由粒線體所產生。

56. 下列何者具複層扁平上皮？(A)胃幽門部 (B)十二指腸 (C)闌尾 (D)肛門 (109專高一)

解析 消化道（例如：胃）大多為柱狀上皮細胞。複層鱗狀扁平上皮存在於常摩擦、可能受傷或發生乾燥的區域，例如：陰道、肛門黏膜層。

57. 蛋白質醣基化(glycosylation)主要發生在哪個步驟？(A) DNA 轉錄(transcription) (B)轉錄後修飾(post-transcritional modification) (C) DNA 轉譯(translation) (D)轉譯後修飾(post-translational modification) (109專高一)

解答： 51.D 52.D 53.C 54.D 55.D 56.D 57.D

58. 缺血性心肌梗塞後，死亡的心肌細胞是由何種組織取代？(A)結締組織 (B)心肌細胞 (C)微血管 (D)巨噬細胞 （109專高一）

解析 細胞受損後會由纖維結締組織填充，形成斑痕組織。

59. 一莫耳葡萄糖（即180克）溶解於1公升水中所產生的滲透壓濃度為多少Osmol/L？(A) 1 (B) 2 (C) 3 (D) 4 （109專高二）

解析 1L溶液中含有葡萄糖180g。葡萄糖的原子質量為180。所以莫耳濃度＝180(g)/180(g/mol)=1 Osmol/L。

60. 有關細胞膜的主要生理功能，下列何者錯誤？(A)媒介細胞物質運輸 (B)進行訊息傳遞 (C)產生細胞骨架 (D)細胞辨識與細胞黏附 （110專高二）

解析 細胞骨架由微絲、微小管及中間絲所形成，為細胞質內的酵素及胞器提供機械性支持作用。

61. 下列何者主要是由膜(membrane)構成的胞器？(A)核仁 (B)內質網 (C)核糖體 (D)中心粒 （111專高一）

解析 (C)由與細胞膜彼此相連所形成。

62. 下列哪一種人類細胞中，巴氏體(barr body)的數量會超過一個？(A)正常女性 (B)超女性症(super female) (C)透納氏症(Turner's syndrome) (D)柯林菲特氏症(Klinefelter's syndrome) （111專高二）

解析 巴氏體是具有兩個以上X染色體的細胞，為避免染色體基因過度表現，而將其中一條X染色體去活化成為染色質體。

63. 下列哪一種胞器負責分類、包裝並運送蛋白質與脂質？(A)粒線體(mitochondria) (B)過氧化氫酶體(peroxisome) (C)溶小體(lysosome) (D)高爾基體(Golgi complex) （112專高三）

解析 (A)含DNA，可自我複製。能參與細胞呼吸，產生ATP；(B)可將過氧化氫分解為水及氧，與過氧化自由基以及老化有關；(C)細胞老化、凋亡時，釋放酵素將細胞分解。

解答： 58.A 59.A 60.C 61.B 62.B 63.D

64. 細胞膜外側表面的醣醣(glycocalyx)最主要的功能為何？(A)穩定細胞核構造 (B)進行細胞間的辨識與環境互動 (C)構成細胞的間隙接合(gap junction) (D)構成細胞的緊密接合(tight junction)

(112專高三)

解析 醣醣是細胞膜外側的多糖結構，存在於某些細菌、真核上皮細胞表面。可作為細胞識別標記，幫助細胞相互識別和結合。

65. 下列胞器，何者是由兩層膜組成？(A)粒線體 (B)溶酶體 (C)過氧化體 (D)核糖體 (113專高一)

解析 粒線體由兩層膜所包圍，外膜平滑，內膜呈皺摺狀，稱為嵴。

66. 科林菲特氏症(Klinefelter's syndrome)患者的白血球細胞核旁，最多可以看到幾個巴氏體(Barr body)？(A) 0 (B) 1 (C) 2 (D) 3

(113專高一)

解析 不活化的X染色體存在於細胞核中，可在細胞分裂的間期被識別(identifiable)出來，稱為巴氏體(Barr body)。而柯林菲特氏症因多出一個X染色體，所以會有一個巴氏體。

解答： 64.B 65.A 66.B

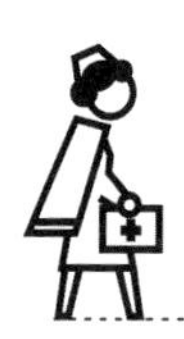

MEMO

皮膚系統

出題率：♥♡♡

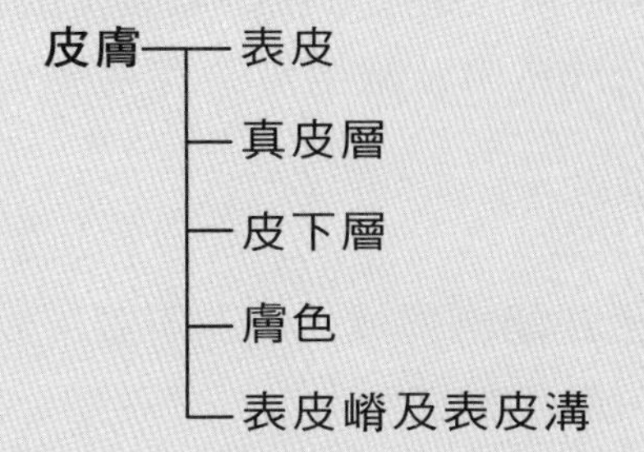

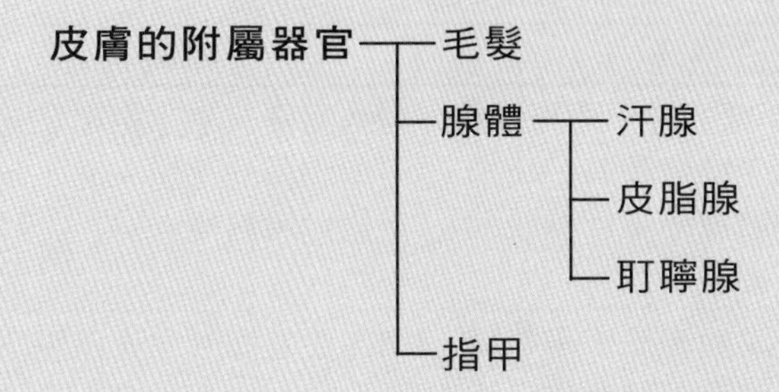

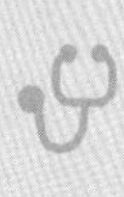

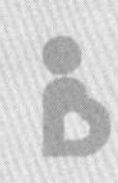
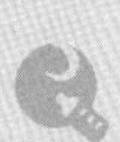
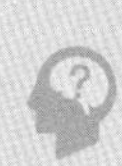
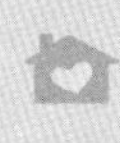
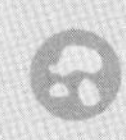
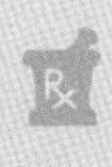
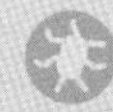

Physiology and Anatomy

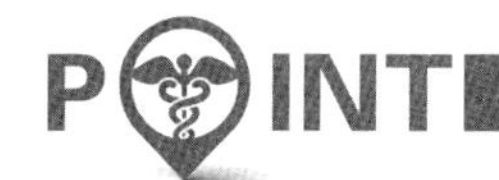

重點彙整

3-1 皮膚

皮膚系統為**身體最大的器官**。一般成年人皮膚的表面積大約有 200 m^2，厚度約 0.5~3 mm。具保護、免疫、維持體溫、接受環境刺激、保存化學物質、排泄、合成激素及維生素 D 等功能。

一、表 皮

外層較薄部分，由**複層鱗狀上皮組織**構成，分為五層（表 3-1），包含角質細胞、蘭格罕細胞、**黑色素細胞**。

表 3-1 表皮分層

分層	構造	功能
角質層 (stratum corneum)	由 25~30 層的扁平死細胞組成。細胞內由角質蛋白所填充，會因摩擦而不斷的脫落並被下層細胞取代	對抗光線、熱、細菌及多種化學物質的傷害，防水及防止體內水散失
透明層 (stratum lucidum)	**僅見於手掌和腳底**，由數層透明扁平、含有角質蛋白的死細胞所組成	增加手掌和腳底表皮層厚度
顆粒層 (stratum granulosum)	由 3~5 層的扁平細胞構成。此層的細胞開始死亡。細胞內含有深染色的顆粒透明物質稱為角質(keratohyalin)，角質可再轉變成角質蛋白	由角質細胞(keratinocytes)所製造的角質蛋白可填充於角質層細胞
棘狀層 (stratum spinosum)	占比最大，含 8~12 層緊密結合的多邊形細胞，呈多棘狀	含黑色素顆粒，具分裂能力，**與基底層合稱為表皮生發層**

表 3-1 表皮分層（續）

分層	構造	功能
基底層 (stratum basale)	為**單層的立方或柱狀細胞**，並**含有黑色素細胞**	具**分裂的能力**。當細胞增殖時，舊細胞往表面推且變為棘狀層的一部分。最後由表皮的頂層脫落

二、真皮層

手掌與足底較厚，眼瞼、陰莖、陰囊等處較薄；在身體背面的比在腹面的厚。其中並**分布許多血管**、神經、腺體與毛囊（表 3-2）。

表 3-2 真皮層

分層	構造	功能
乳頭層 (papillary layer)	1. 真皮淺層，上與表皮層相接，約占真皮的 1/5 2. 由細彈性纖維之疏鬆結締組織組成 3. 表面因真皮乳頭 (dermal papillae)的指狀突起而增大	含**觸覺受器梅斯納氏小體** (Meissner's corpuscle)及**游離神經末梢**(free nerve ending)，可感受觸覺及痛覺
網狀層 (reticular layer)	1. 真皮深層，**造成皮膚厚度不同** 2. 由**緻密不規則結締組織所組成**，含膠原纖維與彈性纖維，使皮膚具強度、伸展性及彈性 3. 纖維空間充滿小量脂肪組織、毛髮、神經、**皮脂腺**及汗腺導管 4. 藉皮下組織附著到下方骨骼及肌肉 5. 含有對**壓力敏感**的神經末梢**巴齊氏小體**(Pacinian corpuscle)	1. 膠原纖維走向決定分裂線方向。手術時平行於分裂線的切口疤較不明顯；垂直的切口癒合後會產生較明顯的疤 2. 可不斷被蛋白酶分解，並由**纖維母細胞**合成新的纖維

三、皮下層

真皮底下為皮下組織，是由蜂窩組織及脂肪組織所構成，由真皮來的纖維往下延伸將皮膚固定到皮下組織。

四、膚 色

表皮層的顏色由**黑色素**(melanin)造成，而真皮層的顏色由胡蘿蔔素及真皮之微血管內的血液所造成。

(一) 黑色素

1. 由位於**基底層**或**棘狀層**之間的**黑色素細胞**所合成。黑色素細胞受紫外線刺激，經細胞內酪胺酸酶合成黑色素蛋白。
3. 皮膚顏色差異決定於**黑色素的合成量**及**分布、代謝情形**，與**黑色素細胞總數無關**。遺傳、紫外線、腎上腺皮質刺激素(ACTH)及黑色素細胞刺激素(MSH)都會影響黑色素的產量。
4. 黑色素可對抗輻射、保護皮膚、防止曬傷及皮膚癌。
5. 白化症：因缺乏**酪胺酸酶**，不能製造黑色素，使毛髮、虹膜及皮膚皆不具黑色素而呈現白色的症狀。
6. 雀斑：黑色素細胞碎片的形成。

(二) 微血管內的血液

1. 皮膚微血管數量或微血管內的血量，決定皮膚的紅潤程度。循環血量少者則較為蒼白。
2. 血紅素亦可影響膚色，血紅素大多與氧氣結合成氧合態時膚色較紅潤；大多與二氧化碳結合則呈暗紅色；若一氧化碳中毒則皮膚呈粉紅色。

(三) 胡蘿蔔素

1. 存在於東方人皮膚的角質層及真皮的脂肪區。

2. 與黑色素一起作用造成黃種人的膚色。

五、表皮嵴及表皮溝

1. 手掌、手指、足底及腳趾的皮膚外表有凹凸的指紋，凸出者稱為表皮嵴(epidermal ridges)，凹陷者稱為表皮溝。**汗腺開口於表皮嵴頂端**，當手指或腳趾碰到平滑物體時，就會留下痕跡。

2. 可增加摩擦力以增加手或腳的握力。紋路由基因決定，終身不改變的。可當作鑑定的基礎。

3-2 皮膚的附屬器官

一、毛 髮

(一) 分 布

除手掌、腳底、指尖、趾尖外，幾乎遍布整個皮膚。

(二) 縱向構造

1. 毛幹：突出在皮膚表面外的毛髮。

2. 毛根：在皮膚內的毛髮，穿入真皮甚至進到皮下組織。

3. 毛囊：包住毛根之部分，每根毛髮均有毛囊，呈保齡球形。

4. 毛球：毛囊基部膨大呈球狀。內含生發層細胞，以細胞分裂方式使毛髮生長。亦含黑色素細胞，以決定毛髮顏色。

5. 毛乳頭：毛球底部中央呈中空狀，為疏鬆結締組織，含有血管可提供毛髮生長之營養。

6. 豎毛肌：與毛囊相連的平滑肌，受交感神經 ACh 節後纖維支配，可收縮以產熱。

(三) 橫向構造

1. 外層：為外皮，由薄的鱗狀細胞組成，內含硬角蛋白。
2. 中層：為皮層，由數層細胞構成，是毛髮中最厚的一層，內含黑色、黃色或棕色三種色素，以組合成不同顏色的毛髮。
3. 內層：為髓質，當髓質內充滿空氣，則毛髮呈現灰或白色。

(四) 毛髮的生長週期

1. 生長期：毛髮由毛囊中長出，至某一程度後停止。
2. 萎縮期：停止生長後毛囊開始萎縮。
3. 休息期：毛囊萎縮後，毛髮的生長進入休止狀態，一段時間後毛髮即脫落。

二、腺 體

(一) 汗 腺

分泌只受交感神經調控，依型態可分為兩類：

1. 局泌汗腺：
   (1) **分布於全身**，手掌及足底最多，但指甲床、唇緣、陰蒂、小陰唇、龜頭、鼓膜、中耳沒有此汗腺。
   (2) 屬單式螺旋管狀腺體，**位於皮下層，開口於表皮層表面**。
2. 頂漿汗腺：
   (1) 分布於腋下、會陰部及乳暈等處。
   (2) 屬於單式分枝管狀腺體，位於真皮，汗管開口於毛囊。
   (3) 多在青春期產生功能，分泌較黏稠、易產生異味的液體。

(二) 皮脂腺

1. 與毛髮有關的皮脂腺**開口於毛囊頸部**；與毛髮無關的則開口於皮膚表面。手掌與足底沒有皮脂腺。
2. 腺體位於真皮層，屬於**全泌腺**(holocrine)。可分泌皮脂以潤滑毛髮，並協助保持皮膚水分。
3. 皮脂腺開口若阻塞，則導致腺體發炎造成痤瘡（青春痘）。

(三) 耵聹腺

1. 分布於外耳道，屬於**汗腺**的變形。
2. 分泌物與皮脂腺的分泌物混合可形成耳垢。

三、指 甲

(一) 結 構

1. 指甲體：又稱指甲床，下含微血管網，使指甲表面呈粉紅色。
2. 游離緣：指甲多出指尖的部分。
3. 指甲根：位於皮膚深部，連接指甲基質。
4. 指甲弧：指甲體近根部半月形，因不含血管而呈現白色。
5. 指甲基質：指甲體之近側端，為活細胞，負責指甲生長。
6. 護膜：指甲體根部之皮膚皺摺，居指甲與皮膚之間，為死細胞，可防止異物侵入。

(二) 特 性

1. 硬角蛋白使指甲堅硬。可保護、協助取物、攻擊、防禦。
2. 手指甲的生長速度快於腳，夏天的生長速度快於冬天。

QUESTION 題庫練習

1. 下列何種表皮細胞具分裂能力？(A)角質層 (B)顆粒層 (C)基底層 (D)透明層 (93師檢二；94士檢二)
2. 下列有關皮脂腺的敘述，何者正確？(A)分泌物經由毛囊排至體表 (B)細胞分泌時本身並不損失，又稱為全泌腺 (C)分泌細胞分布於表皮和真皮 (D)耵聹腺和瞼板腺均屬特化的皮脂腺

   解析 (B)細胞分離時本身並不損失的是部分分泌腺，全泌腺於細胞分泌時會損失死亡；(C)分泌細胞分布於上皮；(D)耵聹腺屬汗腺。

   (101專高一)
3. 下列有關真皮的敘述，何者錯誤？(A)屬於疏鬆結締組織 (B)指紋與真皮乳頭的分布有關 (C)含觸覺、壓覺及痛覺等受器 (D)皮膚燒燙傷出現水疱表示已損害真皮層 (103專高二)

   解析 (A)屬於緻密結締組織。
4. 有關皮膚的敘述，下列何者正確？(A)真皮網狀層是由疏鬆結締組織所構成 (B)皮脂腺主要位於皮下層 (C)曝曬紫外線會大量增加黑色素細胞數量，導致膚色變深 (D)頂漿汗腺(apocrine sweat gland)的排泄管開口於毛囊 (105專高一)

   解析 (A)真皮網狀層是由緻密結締組織所構成；(B)皮脂腺主要位於真皮層；(C)膚色變深主要決定於黑色素的合成量及分布，與黑色素細胞總數無關。
5. 下列有關表皮的敘述，何者正確？(A)富含微血管 (B)屬於複層柱狀上皮 (C)底層的細胞具增生功能 (D)底層由角質細胞組成，淺層無此類細胞 (106專高一)

   解析 (A)血管分布在真皮層；(B)屬於複層鱗狀上皮組織；(D)基底層是由單層的立方或柱狀細胞組成。

解答： 1.C 2.A 3.A 4.D 5.C

6. 下列有關皮膚表皮的敘述，何者正確？(A)最淺層的表皮細胞完全角質化 (B)最底層的表皮細胞部分已完全角質化 (C)黑色素細胞位於表皮淺層，可分泌黑色素以抗紫外線 (D)厚的皮膚表皮具有五層構造，薄的皮膚表皮則僅有兩層 (107專高一)

7. 有關表皮的敘述，下列何者錯誤？(A)由角質化複層鱗狀上皮組成 (B)黑色素細胞主要位於基底層 (C)可見到許多成纖維母細胞(fibroblasts) (D)沒有血管分布 (108專高二)

解析 成纖維母細胞(fibroblasts)位於真皮層。

8. 下列有關汗腺的敘述，何者正確？(A)只分布於腋窩、乳暈及肛門周圍 (B)其分泌受交感和副交感神經調控 (C)分泌時，細胞會解體而與汗液一起排出 (D)導管穿越表皮層，直接開口於皮膚表面 (109專高一)

解析 (A)排泄汗腺分布於全身，除了指甲床、唇緣、陰蒂、小陰唇、龜頭、鼓膜、中耳之外的皮膚。頂漿汗腺分布於腋下、會陰部及乳暈等處；(B)分泌只受交感神經調控；(C)為頂泌型，細胞不會與分泌物一起排出。

9. 下列何者不是皮膚表皮(epidermis)的細胞層？(A)基底層(stratum basale) (B)棘狀層(stratum spinosum) (C)顆粒層(stratum granulosum) (D)網狀層(reticular layer) (110專高二)

解析 皮膚表皮由外至內分別為：角質層、透明層、顆粒層、棘狀層、基底層。

10. 在皮膚的構造，與壓覺有關的巴齊尼小體(Pacinian corpuscle)主要分布於何處？(A)基底層(stratum basale) (B)棘狀層(stratum spinosum) (C)顆粒層(stratum granulosum) (D)網狀層(reticular layer) (112專高一)

解析 真皮層分為乳頭層與網狀層，巴齊尼小體主要位於真皮網狀層的底層接近皮下層。

解答： 6.A 7.C 8.D 9.D 10.D

MEMO

骨骼系統

出題率：♥♥♡

- 骨骼組織
  - 功能
  - 組織學
  - 骨化
    - 膜內骨化
    - 軟骨內骨化
  - 骨骼的生長
- 中軸骨骼
  - 骨骼的類型及骨骼表面的標記
  - 骨骼系統之區分
  - 頭顱骨
  - 脊柱
  - 胸廓
    - 胸骨
    - 肋骨
- 附肢骨骼
  - 肩帶
  - 上肢
  - 骨盆帶及骨盆
  - 下肢

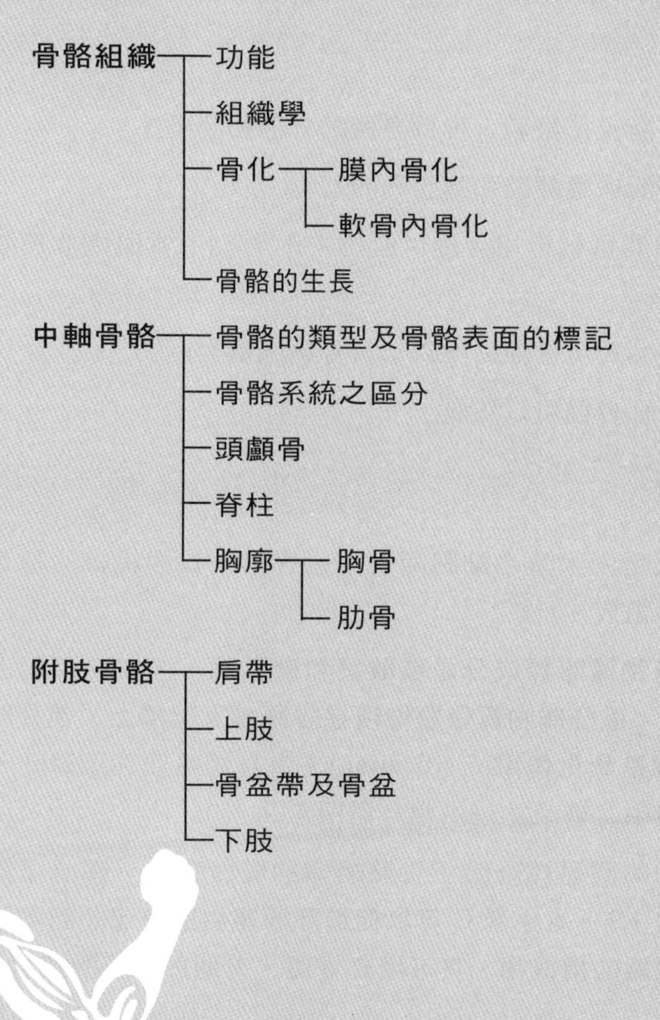

Physiology and Anatomy

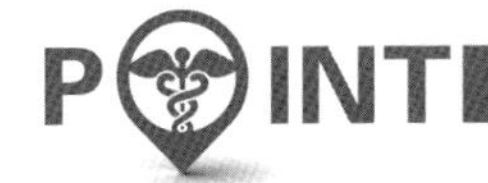

重|點|彙|整

4-1 骨骼組織

一、功 能

1. 支持：骨骼能支撐身體，維持身體的外形和姿勢。
2. 保護：骨骼能保護顱腔和胸腔內的器官。
3. 運動：骨骼能當槓桿用，提供肌肉的附著點。當肌肉收縮時便可產生動作。
4. 儲存：骨骼基質可儲存鈣與磷；黃骨髓則儲存脂肪。
5. 製造血球：紅骨髓可以造血。

二、組織學

骨骼組織是由大量之細胞間質（包含基底質與纖維的基質）包圍著細胞所組成。

主要的礦物質鹽類成分是碳酸鈣和磷酸鈣，尤其磷酸鈣占骨骼重量的 2/3，這些礦物質鹽類堆積在膠原纖維架構上，使骨骼組織變硬，也就是骨化作用(ossification)，當身體需要鈣或磷時，骨骼可釋出結構中之磷或鈣以供應身體所需。

在基質內的膠原纖維給予骨骼組織強度與彈性。膠原纖維約占骨骼重量的 1/3，**維生素 C 可以促進膠原蛋白的分泌，而膠原蛋白則為膠原纖維的構成物，其可填充骨質，有助於骨折的癒合。**

(一) 典型長骨之解剖學

長骨是人體常見的骨骼，其特色如表 4-1。

表 4-1 長骨解剖學構造

項　目	說　明
骨幹(diaphysis)	骨主要長軸部分，為緻密骨
骨骺端(epiphysis)	又稱骨骺，為骨之兩末端，內為海綿骨，可造血
骨骺板 (metaphysis)	為透明軟骨板。在成熟骨中，骨幹和骨骺端相連交接之部分稱為骨骺板，即成長之軟骨的鈣化區。**與長骨的縱向生長有關**
關節軟骨(articular cartilage)	覆蓋在骨端外面的透明軟骨，為骨骼和另一個骨骼形成關節之處
骨外膜 (periosteum)	**包圍骨表面**的一層**緻密不規則組織。為骨骼生長、修補及營養所必需**，肌腱或韌帶之附著處。常藉膠原纖維附著至下方骨骼。骨外膜含兩層： 1. 外層：纖維層，含有血管、淋巴管及神經 2. 內層：附在骨幹，為生骨層，含彈性纖維、血管及造骨細胞，**骨骼生長、修補時負責形成新骨**
骨髓腔(bone marrow cavity)	1. **紅骨髓：負責造血**。造血機能隨年齡增加而降低，20 歲後僅有不規則骨、扁平骨、長骨兩端等仍見紅骨髓 2. **黃骨髓**：位於長骨骨幹內，主要含有**脂肪細胞**
骨內膜 (endosteum)	襯於骨髓腔內壁，含有**蝕骨細胞**(osteoclast)，負責破壞硬骨並加大骨髓腔

(二) 緻密骨與海綿骨組織

1. 緻密骨(compact bone)：

   (1) 結構緊密堅硬，含有極少的空隙，主要是提供保護及支持的作用，此種結構有助於長骨抵抗其所承受之重量壓力。

(2) 緻密骨由許多同心層之骨板組成。這種同心層之骨板形成哈氏系統(Haversian system)，或稱**骨元**(osteons)。

(3) 一個**哈氏系統（骨元）**包括下列構造：

項　目	說　明
哈氏管 (Haversian canal)	又稱中央管(central canals)，為和骨幹之長軸平行的縱向管腔，內含血管、神經與淋巴管
骨板(lamellae)	鈣化的細胞間質所形成之同心層
骨隙(lacunae)	位於骨板間的小空間，是骨細胞所在
骨細胞(osteocyte)	成熟之**造骨細胞**(osteoblast)，不具造骨能力，位於骨隙內
骨小管(canaliculi)	從每一個骨隙放射出，即骨隙之間以骨小管相通，內有骨細胞之細胞突起

(4) **佛氏管**(Volkman's canal)：和骨幹之長軸互相垂直，為緻密骨中之**橫向**管道。骨骼外血管和神經穿過骨膜經佛氏管進入緻密骨，和哈氏管內之血管、神經相連接。

(5) 間骨板(interstitial lamellae)：在兩個哈氏系統間的骨板，為造骨過程中被蝕骨細胞所破壞之哈氏系統遺留下的骨板。

2. **海綿骨**(spongy bone)：

(1) 構成大部分之骨骼內部、短骨、扁平骨及不規則骨，以及長骨骨骺端。含有很多紅骨髓。

(2) 不具有哈氏系統，主要**由海綿構造突出的骨小樑**(trabeculi)**之薄骨片所組成**。骨小樑具有骨隙，裡面含有骨細胞

三、骨　化(Ossification)

骨骼形成之過程稱為骨化，人類胚胎的骨骼是由纖維膜或透明軟骨組成，兩者均具有骨骼的形狀，可作為骨化之媒介。骨化

始於胚胎第 6 或第 7 週，並持續至出生後 25 歲為止。骨化又分為膜內骨化與軟骨內骨化兩種。

(一) 膜內骨化(Intramembranous Ossification)

由間葉細胞特化而來的造骨細胞聚集在纖維膜上，形成骨骼的過程稱為膜內骨化，如**頭顱骨的圓頂**、顏面的扁平骨、部分的下頷骨以及部分的**鎖骨**。其步驟如下：

1. 間葉細胞形成骨化中心：間葉細胞分化成造骨細胞，聚集在纖維膜分泌類骨質(osteoid)。
2. 鈣化(calcification)：鈣鹽沉積到間質內，形成初期骨骼。
3. 網狀骨形成：初期骨骼分布於網狀血管周圍，形成網狀骨，外圍被軟骨膜包圍。
4. 緻密骨及海綿骨形成：新生的造骨細胞持續分泌骨質於網狀骨周圍，形成骨骼外圍的緻密骨，包圍骨骼原有之結締組織則轉變成骨外膜(periosteum)。網狀骨的骨小樑互相融合並骨化成為海綿骨。

(二) 軟骨內骨化 (Endochondral Ossification)

軟骨被硬骨取代的現象稱軟骨內骨化，**人體大部分的骨骼是經由此方式形成**，例如：長骨（股骨、脛骨、肱骨、尺骨等）。

1. 在胚胎早期，軟骨模型已形成，模型外表包著軟骨外膜。此軟骨外膜後來被骨外膜取代，硬骨環形成。
2. 血管穿過硬骨外層並進入基質中，這個骨幹之中央區域便稱為初級骨化中心(primary ossification center)。軟骨細胞變得肥大，最後破裂，使細胞外 pH 值趨向鹼性，而細胞間質開始鈣化。

3. 軟骨發生鈣化使軟骨細胞無法獲得營養，造成細胞死亡，接著細胞間質開始退化，在軟骨模型中央留下一個大的空隙。許多大的空隙互相融合，便形成骨髓腔(marrow cavity)，內有血管通過。
4. 骨膜內之造骨細胞將一層層的骨骼向外堆積，使硬骨增厚。血管進入骨骺端(epiphysis)，出生後，近側骨骺端出現第一個次級骨化中心(secondary ossification center)。2 歲時，在遠側骨骺端出現第二個次級骨化中心。
5. 當兩個次級骨化中心都形成時，其餘的軟骨皆被骨組織取代，只有骨端之關節面仍覆蓋軟骨，所以又稱為關節軟骨(articular cartilage)。軟骨也以一扁平形狀存在於骨幹和骨骺端之間，叫做骨骺板(epiphyseal plate)。
6. **骨骺板的活動是骨幹增加長度唯一的方法**。骨骺板之軟骨細胞具生長能力，直到成年為止（女性約 18 歲，男性約 20 歲），軟骨細胞才停止分裂。骨骺板退化之後形成**骨骺線**(epiphyseal line)。

四、骨骼的生長

(一) 長度的生長

即間質成長，是骨頭的**縱向生長**，使骨頭長度增加，例如**骨骺板的骨骼生長**。

(二) 寬度的生長

即添加性生長，是骨頭口徑寬度的成長，蝕骨細胞由內往外移除骨細胞，增加骨髓腔容量，同時，造骨細胞由外往內分泌骨基質，增加骨幹厚度。

4-2 中軸骨骼

一、骨骼的類型及骨骼表面的標記

(一) 骨骼的類型

身體所有的骨骼，依形狀可區分成五大類型：

1. **長骨**：長度大於寬度，如肱骨、**脛骨**。
2. **短骨**：長寬的尺寸大約相當，如**手腕**和腳踝之骨。
3. **扁平骨**：薄而扁平，薄片狀，如顱骨、**肋骨**、**胸骨**和**肩胛骨**。
4. **不規則骨**：形狀不規則，如脊椎骨、某些**顏面骨**與髖骨。
5. **種子骨**：為包埋在肌腱內的小骨，通常位於產生相當大壓力並越過長骨關節的肌腱內，例如：**髕骨（膝蓋骨）為人體內最大的種子骨**。

(二) 表面標記

骨骼之表面顯現各種構造，以適應特殊之功能，這些構造稱為表面標記。骨之凸起（如髁、棘、轉子、結節、粗隆）適宜作為肌肉、韌帶和肌腱之附著點，骨之凹陷（如窩、溝、切迹）可容納血管、神經、肌腱等。

二、骨骼系統之區分

成年人有 206 塊骨骼，分成兩大類：

1. 中軸骨骼(axial skeleton)：形成身體的縱軸，包括頭顱骨、脊柱、胸骨和肋骨。
2. 附肢骨骼(appendicular skeleton)：包括上肢骨、下肢骨以及將四肢連到中軸骨之肩帶和骨盆帶。

三、頭顱骨(Skull)

共 22 塊，分成腦顱骨(cranialbones)及顏面骨(facial bones)。

1. 腦顱骨 8 塊由前至後依序為：額骨(1)、頂骨(2)、顳骨(2)、枕骨(1)、蝶骨(1)及篩骨(1)。腦顱骨包圍並保護腦及眼耳等器官。
2. 顏面骨 14 塊，形成鼻與口腔骨架：鼻骨(2)、上頷骨(2)、顴骨(2)、下頷骨(1)、淚骨(2)、腭骨(2)、下鼻甲(2)及犁骨。

(一) 骨 縫

各顱骨間，以不動關節彼此聯合，稱之為骨縫。

1. 矢狀縫：位於左右頂骨之間。
2. **冠狀縫**：位於**額骨**和**頂骨**之間。
3. **人字縫**：位於頂骨與枕骨之間。
4. **鱗狀縫**：位於**顳骨**和**頂骨**之間。

(二) 囟 門

頭顱骨在出生後未完全骨化的骨骼之間，由纖維膜填充之空間稱囟門(fontanel)，共有 6 個囟門（表 4-2、圖 4-1）。

表 4-2 囟門

項 目	位 置	閉合時間
前囟／額囟	**額骨與頂骨間，矢狀縫和冠狀縫交會處**，菱形，是**最大的囟門**	**出生後** 18~24 個月，**最晚閉合**
後囟／枕囟	頂骨和枕骨間，**矢狀縫和人字縫交會**處，三角形	出生後 2~8 週，**最早閉合**
外前囟／蝶囟	左右各一，位於額骨、頂骨、顳骨和蝶骨接合處	出生後約 3 個月
外後囟／乳突囟	左右各一，**位於頂骨、枕骨和顳骨接合處**	出生後 1 年完全閉合

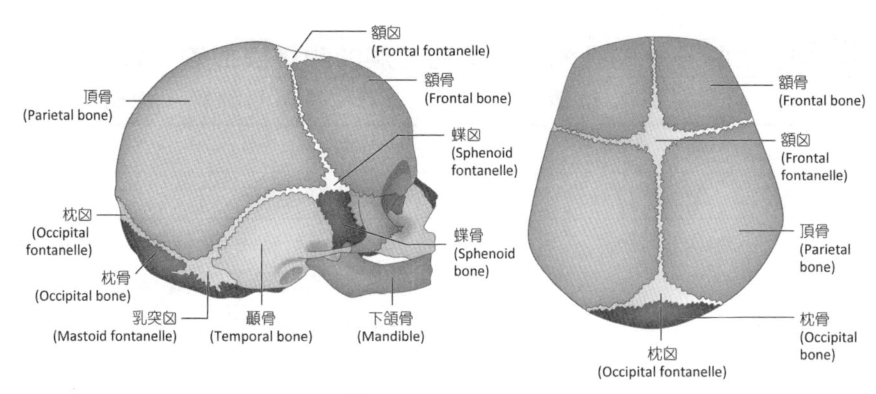

圖 4-1 囟門

(三) 孔 洞

頭顱骨上有許多孔洞為神經、血管的通道（表 4-3）。

表 4-3 頭顱骨上的孔洞

孔(foramina)	位置	通過的神經、血管
眶上裂	蝶骨小翼與大翼之間	**動眼神經、滑車神經**、三叉神經眼分枝及外旋神經（CN3、4、6 及 CN5-1）
嗅神經孔(olfactory)	篩骨的篩骨水平板	**嗅神經**(CN1)
視神經孔 (optic foramen)	**蝶骨**小翼的底部	**視神經**(CN2)及眼動脈
眶下裂	上頜骨與碟骨大翼間	眶下血管
圓孔	蝶骨前部與內側部分的交接	**三叉神經的第二（上頜）分枝**(CN5-2)
卵圓孔	**蝶骨的大翼**	**三叉神經的第三（下頜）分枝**(CN5-3)
棘孔	蝶骨的後角	**中腦膜動脈**
內耳道	顳骨岩部	**顏面神經，前庭耳蝸**神經(CN7、8)

表 4-3 頭顱骨上的孔洞以及通過孔洞的神經與血管（續）

孔洞	位置	通過的神經、血管
莖乳突孔	顳骨	顏面神經
頸動脈孔	**顳骨**的岩部	**內頸動脈**
頸靜脈孔	介於顳骨岩部及枕骨之間	內頸靜脈、**舌咽神經**、**迷走神經**、**副神經**及乙狀竇
舌下神經孔	枕骨髁的基部上方	舌下神經及上升的咽動脈分枝
枕骨大孔	枕骨	**延腦**、**脊髓膜**、**副神經**、**椎動脈**、脊動脈及腦膜
眶上孔	眼眶的眶上緣	眶上神經及動脈
眶下孔	在**上頜骨**眼眶下方	眶下神經及動脈
門齒孔	門齒後	下降的**腭**血管分枝及鼻**腭**神經
下頜孔	下頜枝的內側面	下齒槽神經及血管
頦孔	下頜第二前臼齒下方	頦神經及血管
破裂孔	前為蝶骨，後為顳骨岩部而內側為蝶骨及枕骨	內頸動脈及上升的咽動脈分枝

註：CN 為腦神經。

(四) 副鼻竇(Paranasal Sinuses)

鼻腔周圍氣腔，內襯黏膜為鼻黏膜之延續，主要功能為減輕顱骨重量、作為發聲之共鳴箱（表 4-4）。

表 4-4 副鼻竇

項目	位置	開口
蝶竇	蝶骨	上鼻道
額竇	額骨	中鼻道
上頜竇	上頜骨	中鼻道，**為最大的副鼻竇**
篩竇	篩骨	上鼻道（篩後竇）和中鼻道（篩前竇）

(五) 頭顱骨之分類

頭顱骨除了腦顱骨 8 塊及顏面骨 14 塊之外，其他頭顱骨 7 塊包括舌骨(1)、聽小骨(6)（圖 4-2、表 4-5）。

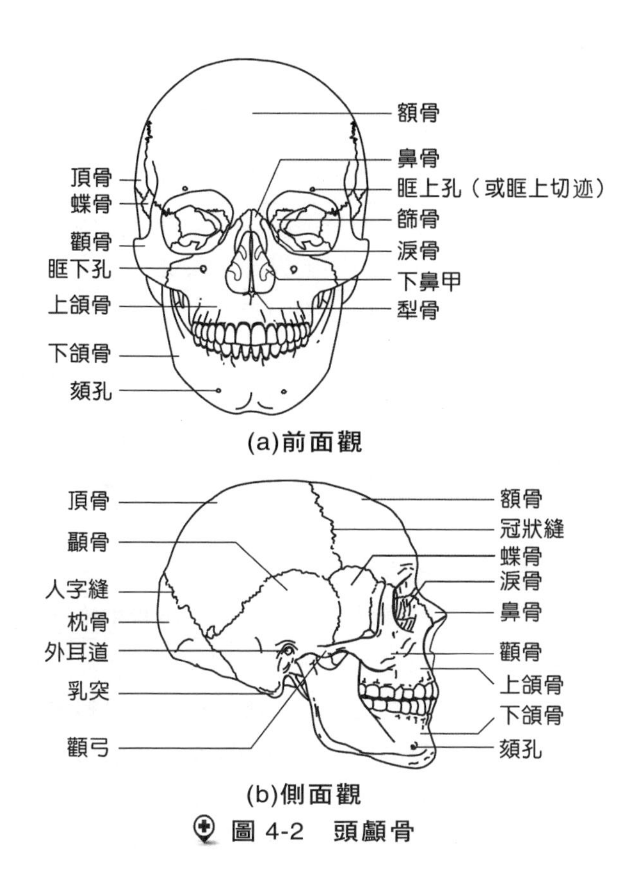

圖 4-2 頭顱骨

表 4-5 頭顱骨

骨骼構造		說明
額骨 (frontal bone)	額縫	額骨形成額頭及眼眶上部，原本左、右各一，出生後彼此以額縫相連，約在 6 歲前消失，2 塊額骨便連在一起
	鱗部	構成前額
	眼眶部	形成眼眶頂部
	眶上緣	眼眶上增厚的部分
	眶上孔	眶上緣內側的小孔，有眶上神經及動脈穿過
頂骨 (parietal bone)	上顳線、下顳線	**兩塊**頂骨形成顱腔之頂及側面的一部分，內表面含有許多硬腦膜血管壓迹
	頂孔	提供連接頭顱內面上矢狀竇和頭顱外面頭皮靜脈的靜脈導管通過
顳骨 (temporal bone)	鱗部	形成骨顱腔側面，為頭顱骨最薄之處 1. 顴突：和顴骨之顳突形成**顴骨弓** 2. 下頷窩：鱗部和岩部間的窩，位於顳骨之底，前方有關節結節 3. **顳骨下頷關節**(TMJ)：下頷窩、關節結節和下頷骨髁突共同構成，**頭骨中唯一的可動關節**
	岩部	1. **位於顳骨之底**，向顱內延伸形成顱底 2. **內耳道**：**顏面神經與前庭耳蝸神經通過** 3. **頸靜脈孔**：**頸內靜脈**、**舌咽神經**、**迷走神經**與**副神經**通過 4. 頸動脈孔：頸內動脈通過 5. 莖突：從岩部下面向下突出的是莖突，此突起長而尖，是舌骨肌肉附著處
	乳突部	**耳廓**(pinna)**後下方可觸摸到的骨突出物**，**內含有氣室**，可減輕顱骨之重量
	鼓室部	形成外耳道及鼓室腔的內壁，為鼓膜附著之處

表 4-5 頭顱骨（續）

骨骼構造		說　明
枕骨 (occipital bone)	**枕骨大孔**	**枕骨**形成**顱骨後面及底部，它的基部具有一孔稱為枕骨大孔**。提供脊髓、神經、血管通過
	枕髁	位於枕骨大孔旁，為一卵圓形凸起，和**第一頸椎（寰椎）**組合形成**環枕關節**
	舌下神經管	**成對位於枕髁外側，是舌下神經通過之管道**
蝶骨 (sphenoid bone)	體部	蝶骨**形成顱底之中間部分，它與其他所有的顱骨均形成關節**，因此又稱為**「顱骨的樞紐」** 1. 蝶竇(sphenoidal sinus)：位於篩骨和枕骨間 2. **蝶鞍**(sella turcica)：體部上表面鞍狀凹陷，內含**腦下垂體**
	小翼	1. 位於大翼前上方，形成部分顱底及**眼眶**後面 2. **視神經孔**(optic foramen)：**位於體部及小翼之間**，有**視神經**和眼動脈通過
	大翼	1. 由體部向顳骨側面突出，構成顱底之前外側底板，其上有**圓孔、卵圓孔、棘孔**等三孔 2. **眶上裂**(superior orbital fissure)：體部外側大小翼間的裂縫，有**動眼神經、滑車神經、三叉神經眼分枝**及**外旋神經**通過
篩骨 (ethmoid bone)	垂直板	篩骨**形成眼眶之內側壁，鼻中隔**之上面部分以及鼻腔頂部及側壁之大部分，垂直板形成鼻中隔上 2/3 部分
	水平板	又稱篩板，構成前顱腔底部，篩板有篩孔，**嗅神經**通過這些孔由鼻黏膜通至腦部。其上有一垂直突起，稱**雞冠**，為腦膜附著處
	篩骨迷路	位於鼻腔兩側，構成鼻腔與眼眶間的部分，**具上鼻甲和中鼻甲**，內含數個氣室，稱篩竇
腭骨(palatine bone)		成對，呈 L 形，構成口腔上**硬腭後 1/3 部分，鼻腔之側壁及底板，以及眼眶底板**

表 4-5 頭顱骨（續）

骨骼構造		說明
鼻骨(nasal bone)		鼻骨構成**鼻樑**之一部分，為成對小的長方形骨
上頷骨(maxillary bone)	**上頷竇**	**最大的副鼻竇**
	顴突	沿外眼眶緣延伸，和顴骨關節，形成顴弓
	腭突	構成**硬腭之前 2/3** 的部分。**上頷骨及腭骨、腭軟骨共同構成口腔之上部**
	齒槽突	含齒槽，固定上排牙齒之位置
	眶下緣	**形成眼眶底板**、**鼻腔底板**與側壁
顴骨(zygomatic bone)	體部	位於臉頰，構成**眼眶底板**及側面
	顳突	向後突出，和**顳骨之顴突**形成**顴弓**
	上頷突	與額突構成眼眶外下緣
下頷骨(mandible bone)	下頷體	呈水平馬蹄狀，下頷骨為**顏面骨中最大且最強壯之骨**，也是**頭顱骨中唯一可動之骨**
	髁突	**與顳骨下頷窩形成顳下頷關節**
	喙狀突	為顳肌附著處，與**髁突**之間有下頷切迹
淚骨(lacrimal bone)		成對，為**眼眶側壁的薄骨，是最小之顏面骨**
下鼻甲(inferior nasal conchae)		1. 形成鼻腔外側壁，左右各一，位於中鼻甲下 2. 上、中、下鼻甲共同形成上、中、下鼻道，上、中鼻道為鼻竇分泌液出口，而**鼻淚管引入下鼻道**
犁骨(vomer)		為單一塊的顏面骨，構成**鼻中隔**之下後部分，**和中隔軟骨、篩骨垂直板共同組成鼻中隔**，鼻中隔將鼻子分成左、右鼻孔
舌骨(hyoid bone)		**不與任何其他骨構成關節**，由體部、大角、小角共同組成
聽小骨(auditory ossicles)		**顳骨**岩部形成鼓室上壁，鼓室內有聽小鼓，由外而內依序為鎚骨、砧骨、鐙骨，**鐙骨為全身最小的骨骼**

四、脊 柱

成人脊柱由 **26 塊**脊椎骨組成：其中包含頸椎(C) 7 塊、胸椎(T) 12 塊、腰椎(L) 5 塊、薦骨(S) 1 塊（或稱骶骨，由 5 塊薦椎癒合）和**尾骨**(Co) **1 塊（由 4 塊尾椎癒合）**。脊柱骨之間由一系列稱為椎間盤的纖維軟骨聯合在一起，對頸部與軀幹形成一強壯可彎曲的支撐。

(一) 彎 曲

1. 類型：由側面觀，脊柱具有四個彎曲(curve)，向後彎的是原發性彎曲，向前彎的是次發性彎曲（圖 4-3）。

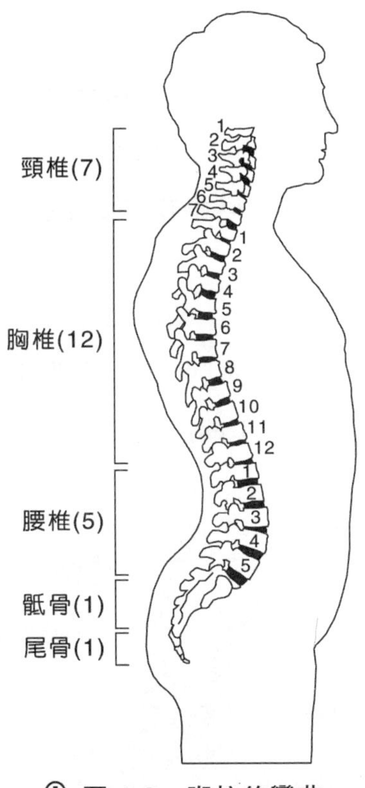

圖 4-3 脊柱的彎曲

(1) 頸部彎曲：在出生後第 3 個月出現，持續增加彎曲至 9 個月大時，為學習頭部之直立而產生，此彎曲為次發性彎曲。

(2) 胸部彎曲：胎兒期內產生的，為原發性彎曲。

(3) **腰部彎曲：約出現在出生後 12~18 個月大，小孩開始站立及走路而產生的，也屬於次發性彎曲**。

(4) 薦部彎曲：胎兒期內產生的，為原發性彎曲。

2. 功能：原發性彎曲在胎兒時期已經存在，而次發性彎曲是為了加強脊柱之強度，幫助保持在直立位置的平衡，緩和走路時之衝擊，幫助保護脊柱以防斷裂而出現的。

(二) 典型之脊椎骨

1. **椎體**：為脊椎承受重量的部分，越近脊柱下端椎體越大。脊椎中以腰椎的椎體最大。**無椎體者**為**第一頸椎**。

2. 椎弓：為椎體向後延伸之部分，且椎弓與椎體圍繞形成**椎孔**。

3. **椎孔**：**脊髓所在之位置**，但**並非每個椎孔皆有脊髓通過，尾椎並無脊髓**。

4. 椎管：椎孔連起來形成椎管，圍繞住脊髓、脊髓膜及血管等。

5. **椎間孔**：椎弓根上下緣切迹排列形成椎間孔，**讓脊神經通過**。

6. 突起：橫突、上關節突、下關節突成對，棘突為單一突起。

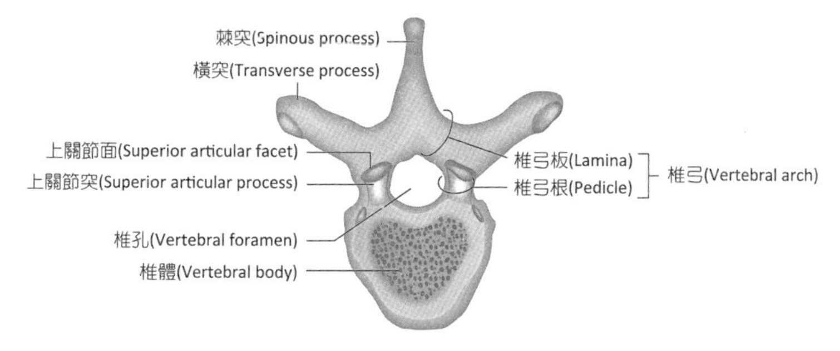

圖 4-4 典型的脊椎骨

(三) 脊椎骨之特徵

脊柱的脊椎骨之間由一系列的纖維軟骨（椎間盤）聯合在一起，對頸部與軀幹形成一強壯可彎曲的支撐（表 4-6）。

表 4-6 脊椎骨

構造		說明
頸椎	**第一頸椎（寰椎）**	1. **不具椎體和棘突體** 2. **枕寰關節**：和枕骨之枕髁形成，可做**點頭**動作 3. **和軸椎之間無椎間盤**
	第二頸椎（軸椎）	1. **齒狀突**：椎體向顱端的突起。 2. **有橫突孔及棘突** 3. **寰軸關節**：和第一頸椎構成，可做**轉頭**動作
	第七頸椎（隆椎）	1. 開始棘突較長，具分叉 2. **觸診時可在頸後摸到**
	橫突孔	橫突上有橫突孔，**提供椎動脈和椎靜脈通過**
胸椎	**棘突最長**，且向下伸。橫突與椎體交接處較其他脊椎骨多了一對與肋骨相接之關節面	
腰椎	1. 棘突四方形、短寬厚且**垂直朝後突出** 2. **第 3~4 腰椎之是脊髓穿刺**最好的位置	
薦椎	1. **5 塊薦椎癒合成一塊所形成**，提供骨盆力量與穩定性 2. 薦岬：為骨盆測量的標記，薦岬與恥骨聯合之假想平面是腹腔與骨盆腔分界，也是骨盆入口 3. 耳狀面：與髖骨相關節	

五、胸 廓

胸廓前面由 12 對肋骨、肋軟骨及一塊胸骨形成，後面則由 12 塊胸椎（含椎間盤）所組成。

(一) 胸 骨(Sternum)

1. **胸骨柄**：上端有一凹陷稱頸切迹，左右各有一鎖骨切迹，鎖骨切迹和鎖骨共同形成胸鎖關節，**胸鎖關節是肩帶直接附著至中軸骨骼的唯一位置**。此外，胸骨柄亦與第 1、2 肋骨之軟骨形成關節。
2. **胸骨體**：中間最大部分，直接和第 2~7 肋骨相關節。胸骨柄與體部的連接處形成一個小角度稱為胸骨角，**第二對肋骨與胸骨角之兩側形成關節。胸骨體是進行骨髓穿刺的地點**。
3. 劍突：位於胸骨體最下方，40 歲時才會完全骨化，進行心肺復甦術時若撞到劍突，可能會折斷。

(二) 肋 骨

肋骨頭和胸椎椎體形成關節；肋骨體是肋骨之主要部分。

1. **真肋：第 1~7 肋骨**以肋軟骨和胸骨直接形成關節。
2. **假肋：第 8~10 肋骨**，其肋軟骨彼此連接，然後再附著至第七肋骨上，不直接和胸骨關節，故稱假助。
3. **浮肋：第 11~12 肋骨**只和胸椎相關節，不和胸骨連接。

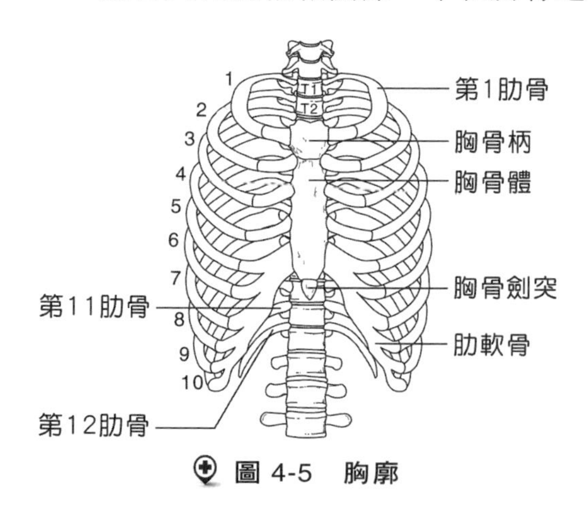

圖 4-5 胸廓

4-3 附肢骨骼

附肢骨骼由上肢及下肢所組成。上肢包括胸帶（或稱肩帶）、上臂、前臂及手部。下肢包括骨盆帶、大腿、小腿及足部。

一、肩 帶

肩帶將上肢骨連接到中軸骨，它是由**鎖骨**及**肩胛骨**組成。鎖骨與胸骨形成關節，但不和脊柱形成關節（表 4-7）。

表 4-7 肩帶

構造		說 明
鎖骨 (clavicle)	鎖骨幹	**鎖骨是出生時最容易發生骨折**
	胸鎖關節	內側端（胸骨端）和胸骨柄之鎖骨切迹形成，連接中軸骨與附肢骨
	肩峰鎖關節	鎖骨外側端（肩峰端）和肩峰形成（圖 4-6）
肩胛骨 (scapula)	位於胸廓背部約第 2~7 肋骨之間，為一大的三角形骨	
	肩胛棘	背面上方斜走之隆突，上下分別為棘上窩以及棘下窩
	肩峰 (acromion)	肩胛棘的末端，和鎖骨形成肩鎖關節
	肩胛下窩	肩胛骨腹面，是肌肉附著處
	下角	與**第七胸椎**同高
	關節盂	肩峰下方之凹陷，**與肱骨頭形成肩關節**
	喙狀突	關節盂內側上端直接向前方的突起，為肌肉之附著處

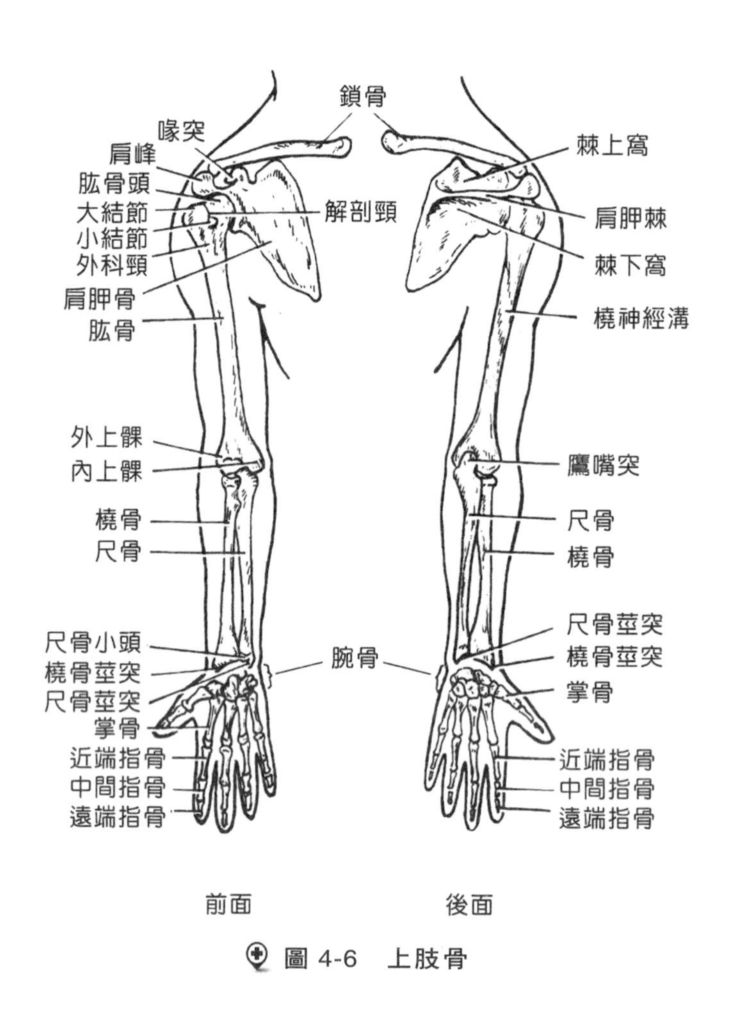

圖 4-6 上肢骨

二、上 肢

上肢骨由 64 塊骨骼所形成，除了構成肩帶的肩胛骨(2)、鎖骨(2)以外，還包括：上臂的肱骨(2)、前臂的橈骨(2)、尺骨(2)、腕部的腕骨(16)、手掌的掌骨(10)與手指的指骨(28)（表 4-8）。

表 4-8 上肢

構造		說　明
肱骨 (humerus)	肱骨頭	位於近端，和肩胛骨之關節盂形成肩關節，肩關節為全身活動範圍最大的關節，**網球肘患者感到疼痛的位置最接近此處**
	解剖頸	位肱骨頭與結節之間
	外科頸	**位於大、小結節下方，骨幹開始之處，較脆弱，易發生骨折，故稱外科頸**
	結節間溝	位於大結節、小結節之間，**又稱二頭肌溝，內有肱二頭肌長頭之肌腱通過**
	三角肌粗隆	**肱骨骨幹外側面中間，為三角肌附著的位置**
	橈神經溝	骨幹**後面**，有橈神經在內
	肱骨小頭	位於肱骨遠端，和橈骨頭相關節
	橈骨窩	**位於肱骨前側**，在前臂彎曲時容納橈骨頭
	鷹嘴窩	後側滑車上方，前臂伸展時容納尺骨**鷹嘴突**
	冠狀窩	前側滑車上方，前臂彎曲時容納尺骨**冠狀突**
	內髁及外髁	**內髁有尺神經通過**，當手肘內側撞擊時很容易撞到尺神經而造成前臂麻感
尺骨(ulna)	**鷹嘴突**	**尺骨是前臂內側骨，近端**由**鷹嘴突**組成
	冠狀突	近端前方
	滑車切迹	鷹嘴突和喙狀突間向內彎之區域，與肱骨滑車形成肘關節
	橈骨切迹	尺骨頭外側，和橈骨頭相關節
	莖突	尺骨**遠端**是窄的，有一個鈍釘狀莖突，被附著到分隔尺骨與腕骨的纖維軟骨盤
橈骨 (radius)	橈骨頭	**橈骨為前臂外側之骨**，近端橈骨頭和肱骨小頭及尺骨橈骨切迹相關節
	橈骨粗隆	內側的突起，為**肱二頭肌**之附著的位置
	遠側端寬大，與**舟狀骨**及**月狀骨**形成腕關節	

表 4-8 上肢（續）

構造		說明
腕骨 (carpus)	近側列	由外至內依序為舟狀骨、月狀骨、三角骨及豆狀骨，**豆狀骨**位於最內側，最外側**舟狀骨**為腕骨中最容易骨折之處
	遠側列	依序為大菱形骨、小菱形骨、頭狀骨及鉤狀骨，最外側為大菱形骨。頭狀骨為腕骨中最大塊的
	腕隧道 (carpal unnel)	由屈肌支持帶及舟狀骨、大菱形骨、豆狀骨、鉤狀骨所形成的通道，內有正中神經及屈肌肌腱通過
掌骨 (metacarpus)	由 5 塊骨組成	
指骨 (phalanges)	由 14 塊骨組成	

三、骨盆帶

1. **骨盆帶**：由左右兩塊髖骨組成。2 塊髖骨的前面以恥骨聯合結合，後面則與薦骨相關節。
2. **骨盆腔：由薦骨、尾骨和髖骨共同形成。由恥骨聯合上緣至薦骨岬上緣**將骨盆腔分成假骨盆（大骨盆）和真骨盆（小骨盆），男性和女性骨盆之比較見表 4-9。
3. **髖臼**(acetabulum)：由恥骨、坐骨及髂骨共同融合之外側窩，為容納**股骨頭**之處，並形成**髖關節**
4. 髖骨：由三塊骨骼癒合而成。
   (1) **髂骨**：為三塊中**最大**的一塊，抽取骨髓檢體時，常抽取處為**髂嵴**。
   (2) **坐骨：坐骨粗隆為坐椅子時和椅面接觸之部位**。閉孔是由坐骨枝和恥骨結合而圍成。

(3) **恥骨**：為髖骨之前下部分，**左、右恥骨在前面以纖維軟骨相互結合，稱恥骨聯合**(pubic symphysis)**；恥骨聯合為微動關節，允許胎兒通過骨盆。鼠蹊韌帶延伸至恥骨結節與髂骨前上棘之間**。

表 4-9 男性與女性骨盆比較

項　目	男　性	女　性
一般構造	重而厚，**骨頭與肌肉附著處較明顯**，真骨盆口徑較**窄且深**	輕而薄，骨頭與肌肉附著處較不明顯，真骨盆口徑較**廣且淺**
關節面	大	**小**
骨盆上口	**心臟形**	**較大且接近卵形**
骨盆下口	**較小（呈漏斗形）**	**較大（呈圓形）**
薦骨	長、窄且平滑凹面	**短、寬且平坦、底部彎曲**
恥骨弓	**小於 90°**	**大於 90°**
髂窩	深	**淺**
髖臼	大	**小**
大坐骨切迹	小	大
閉孔	**圓形**	**卵圓形**

四、下 肢

下肢是由 62 塊骨骼所組成。包括：構成骨盆帶的髖骨(2)之外，還有大腿之股骨(2)、膝蓋之髕骨(2)、小腿之腓骨(2)、脛骨(2)、腳踝之跗骨(14)、足部之蹠骨(10)和腳趾之趾骨(28)（圖 4-7、表 4-10）。

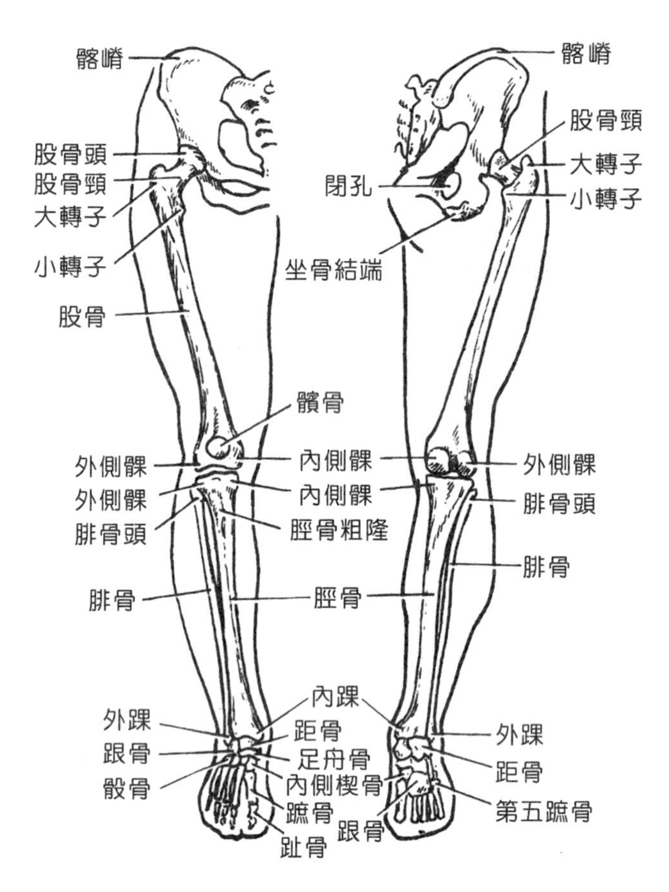

圖 4-7 下肢骨

表 4-10 下肢

構	造	說明
股骨 (femur)	股骨頭	**近端和髖骨髖臼形成髖關節**
	股骨頸	股骨頭下縮小處，**為老年人常發生骨折之處**
	大轉子 小轉子	股骨頸以下之突起，為大腿及臀部肌肉附著處
	粗線	骨幹後面一縱向狹長隆起，為肌肉附著處

表 4-10 下肢（續）

構造		說明
股骨 (femur)	**內髁** **外髁**	**遠側端**與脛骨及髕骨**形成膝關節，內髁比外髁大**，故走路時股骨會向內鎖住膝蓋
髕骨 (patella)		位於**股四頭肌**之肌腱內，為三角形骨，**亦為人體最大的種子骨。髕骨與股骨、脛骨共同形成膝關節**
脛骨 (tibia)	**脛骨粗隆**	位於脛骨近端前面之突起，有**髕韌帶**附著
	踝關節	遠側端**與距骨、腓骨共同形成踝關節**
腓骨 (fibula)		**是小腿外側之骨**，近側端不與股骨相關節。遠側端則分別與距骨、脛骨相關節
跗骨 (tarsals)	腳掌處	由外側之骰子骨、舟狀骨以及內側前方之 3 塊楔狀骨共同構成
	跟骨	最大、最強之跗骨，提供跟腱附著
	距骨	**跗骨中位置最高者，踝關節則是由脛骨、腓骨和距骨共同組成**
蹠骨 (metatarsus)		由 5 塊骨組成，和手掌掌骨同
趾骨 (phalanges)		數目與排列和手指的指骨相同
足弓		支援體重，提供槓桿作用，吸收行走時的震動，結合跟腱減少肌肉所需消耗一半的功
	縱弓	1. **內側縱弓**：由跟骨、**距骨**、舟狀骨、三塊楔骨和內側三個蹠骨組成，以**距骨**為基石；負擔大部分體重。若彎曲度減小會形成扁平足。**距骨為足弓的骨骼中位置最高者** 2. **外側縱弓**：由跟骨、**骰骨**和外側二個蹠骨組成，以骰骨為基石；它能平衡體重
	橫弓	前橫弓由蹠骨構成；中橫弓由楔狀骨和骰骨組成；後橫弓由骰骨和舟狀骨組成

QUESTION 題庫練習

1. 鷹嘴突(olecranon process)位在下列哪一塊上肢骨？(A)尺骨(ulna) (B)橈骨(radius) (C)肱骨(humerus) (D)肩胛骨(scapula) (98專高一)
2. 有關中鼻道的敘述，下列何者正確？(A)介於上鼻甲與中鼻甲之間 (B)蝶竇開口於此 (C)上頜竇開口於此 (D)鼻淚管開口於此 (98專高一)
3. 口腔硬腭由下列何者組成？(A)蝶骨與篩骨 (B)蝶骨與上頜骨 (C)腭骨與篩骨 (D)腭骨與上頜骨 (98專高一)
4. 下列何者是成對的顏面骨？(A)犁骨 (B)舌骨 (C)腭骨 (D)下頜骨 (98專普二)
5. 下列何者位於上頜骨？(A)篩孔 (B)門齒孔 (C)頦孔 (D)小腭孔 (98專普二)
6. 下列何者通過圓孔(foramen rotundum)？(A)視神經(optic nerve) (B)上頜神經(maxillary nerve) (C)下頜神經(mandibular nerve) (D)腦膜中動脈(middle meningeal artery) (98專高二)
7. 下列何者介於顳骨與頂骨間？(A)冠狀縫合(coronal suture) (B)矢狀縫合(sagittal suture) (C)人字縫合(lambdoid suture) (D)鱗狀縫合(squamous suture) (99專高二)

   解析 (A)冠狀縫合介於額骨與頂骨間；(B)矢狀縫合介於左右頂骨間；(C)人字縫合介於枕骨與頂骨間。
8. 下列何者是成對的顱骨？(A)額骨 (B)頂骨 (C)枕骨 (D)蝶骨 (99專普一)
9. 參與形成口腔硬腭的骨骼，除了腭骨之外還有：(A)蝶骨 (B)上頜骨 (C)下頜骨 (D)篩骨 (99專普二)

   解析 上頜骨的腭突(palatine process)水平延伸形成硬腭的前面部分。
10. 以形狀分類，腕骨(carpal bone)屬於下列何種骨頭？(A)長骨 (B)短骨 (C)扁平骨 (D)種子骨 (100專高一)

解答： 1.A 2.C 3.D 4.C 5.B 6.B 7.D 8.B 9.B 10.B

解析〉短骨的特徵是只存在於手腕或腳踝，其大小、長寬、厚度約相等。

11. 下列何者介於額骨與頂骨之間？(A)冠狀縫合(coronal suture) (B)矢狀縫合(sagittal suture) (C)人字縫合(lambdoid suture) (D)鱗狀縫合(squamous suture) （100專高一）

解析〉(B)矢狀縫合位於兩塊頂骨之間；(C)人字縫合位於頂骨和枕骨之間；(D)鱗狀縫合位於頂骨和顳骨之間。

12. 前囟通常在出生後多久會完全骨化閉合？(A) 3個月左右 (B) 6個月左右 (C) 1年左右 (D) 1年半左右 （100專普一）

解析〉後囟於出生後2個月左右閉合，前外側囟於出生後3個月左右閉合，後外側囟於出生後12個月完全閉合。

13. 下列哪一塊是人體內最大的種子骨？(A)腸骨 (B)恥骨 (C)髕骨 (D)坐骨 （100專普一）

解析〉種子骨是包埋在肌腱內的小骨頭，髕骨即人體內最大的種子骨。

14. 鷹嘴窩位於下列何者？(A)尺骨 (B)橈骨 (C)肱骨 (D)肩胛骨 （100專普一）

15. 舌下神經孔(hypoglossal canal)位於下列哪一塊骨頭上？(A)額骨(frontal bone) (B)篩骨(ethmoid bone) (C)枕骨(occipital bone) (D)顳骨(temporal bone) （100專高二）

解析〉舌下神經起源於延腦，經枕骨上面成對的舌下神經孔離開顱腔，分布至舌部肌肉。

16. 下列有關男、女骨盆的敘述，何者錯誤？(A)女性骨盆腔比男性深 (B)女性恥骨弓的角度比男性大 (C)女性骨盆出口的寬度比男性大 (D)女性左、右髂前上棘的距離比男性寬 （100專高二）

17. 下頜骨與下列何者形成關節？(A)顴骨 (B)上頜骨 (C)腭骨 (D)顳骨 （100專普二）

解析〉下頜骨的髁突與顳骨下頜窩形成顳下頜關節。

18. 鼻淚管開口於鼻腔的：(A)蝶篩隱窩 (B)上鼻道 (C)中鼻道 (D)下鼻道 （100專普二）

解答： 11.A 12.D 13.C 14.C 15.C 16.A 17.D 18.D

19. 下列何部位是臨床上常用以抽取腦脊髓液檢查的位置？(A)第一與第二腰椎之間 (B)第三與第四腰椎之間 (C)第三腦室 (D)大腦導水管 （100專普二）

解析 腰椎穿刺是由第三與第四腰椎之間抽取腦脊髓液，較不易傷害到脊髓神經。

20. 下列何者構成鼻中隔的一部分？(A)枕骨(occipital bone) (B)蝶骨(sphenoid bone) (C)篩骨(ethmoid bone) (D)顳骨(temporal bone)

解析 篩骨可形成鼻腔頂部與鼻中隔。 （101專高一）

21. 依形狀，股骨(femur)屬於下列何種骨？(A)長骨 (B)短骨 (C)扁平骨 (D)種子骨 （101專高一）

解析 骨骼長度大於寬度謂之長骨。

22. 下列何者通過頸靜脈孔？(A)頸內靜脈 (B)第七對腦神經 (C)第八對腦神經 (D)第十二對腦神經 （101專普一）

解析 第七對腦神經（顏面神經）通過莖乳孔；第十二對腦神經（舌下神經）通過舌下神經管。

23. 下列何者未參與組成骨盆？(A)腰椎 (B)髂骨 (C)薦骨 (D)尾骨

解析 骨盆是由髖骨（髂骨、坐骨、恥骨）、薦骨（即骶骨）、尾骨所組成。 （101專普一）

24. 足弓的骨骼中，位置最高的是下列何者？(A)跟骨 (B)距骨 (C)骰骨 (D)舟狀骨 （101專高二）

25. 有關下鼻道(inferior nasal meatus)的敘述，下列何者正確？(A)介於下鼻甲與中鼻甲之間 (B)蝶竇開口於此 (C)上頜竇開口於此 (D)鼻淚管開口於此 （101專高二）

解析 (A)下鼻甲與中鼻甲之間為中鼻道；(B)蝶竇開口於上鼻道；(C)上頜竇開口於中鼻道。

26. 下列有關脊柱的敘述，何者正確？(A)頸椎共8塊 (B)第11、12胸椎不與肋骨形成關節 (C)腰椎棘突短且呈水平延伸 (D)薦骨與坐骨形成骨盆 （101專普二）

解答： 19.B 20.C 21.A 22.A 23.A 24.B 25.D 26.C

解析 (A)頸椎共7塊；(B) 12塊胸椎皆與肋骨形成關節，第11及12肋骨因為只與胸椎連結，而未與胸骨連結，因此稱為浮肋；(D)骨盆是由髖骨（髂骨、坐骨與恥骨）、薦骨與尾骨所組成。

27. 蝶骨(sphenoid bone)屬於下列何種骨骼？(A)長骨　(B)短骨　(C)扁平骨　(D)不規則骨 （102專高一）

28. 人體最大的囟門是介於下列何者之間？(A)顳骨與頂骨　(B)枕骨與頂骨　(C)額骨與頂骨　(D)蝶骨與頂骨 （102專高二）

解析 前囟是最大的囟門，介於額骨與頂骨之間，位於矢狀縫和冠狀縫交會處。

29. 橈神經溝是下列何者的構造？(A)橈骨　(B)尺骨　(C)肱骨　(D)肩胛骨 （102專高二）

解析 橈神經溝位於肱骨骨幹後面，由內側到外側螺旋走向，有橈神經在內。

30. 下列有關顳骨的敘述，何者正確？(A)參與形成前顱窩　(B)與額骨形成骨縫　(C)內耳所在處　(D)含副鼻竇 （103專高一）

解析 顳骨中的岩部內含有內耳道。

31. 下列何者不圍成骨盆的出口？(A)尾骨　(B)薦岬　(C)坐骨粗隆　(D)恥骨聯合下緣 （103專高二）

解析 骨盆是由骶骨、尾骨和髖骨共同形成，(C)(D)皆是組成髖骨中的骨骼。

32. 網球肘造成患者前臂後側淺層伸肌群共同起點處的疼痛，疼痛的位置最接近下列何處？(A)鷹嘴　(B)橈骨頭　(C)尺骨粗隆　(D)肱骨外上髁 （103專高二）

33. 下列副鼻竇中，何者不開口於中鼻道？(A)額竇　(B)篩竇　(C)蝶竇　(D)上頜竇 （103專高二）

解析 (C)蝶竇開口於上鼻道。

34. 第2肋軟骨在下列何處與胸骨形成關節？(A)胸骨柄　(B)胸骨角　(C)胸骨體　(D)胸骨上切迹 （104專高一）

解答： 27.C/D　28.C　29.C　30.C　31.B　32.D　33.C　34.B

解析 胸骨柄與胸骨體體部的連接處形成一個小角度稱為胸骨角，第二對肋骨與胸骨角之兩側形成關節。

35. 下列何者同時參與足部內側縱弓及外側縱弓的形成？(A)跟骨(calcaneus) (B)距骨(talus) (C)骰骨(cuboid) (D)楔骨(cuneiform)

解析 內側縱弓由跟骨、距骨、舟狀骨、三塊楔骨和內側三個蹠骨組成；外側縱弓由跟骨、骰骨和外側二個蹠骨組成。 (104專高二)

36. 下列何者同時參與形成前顱窩、中顱窩？(A)篩骨 (B)蝶骨 (C)額骨 (D)顳骨 (104專高二)

解析 蝶骨形成顱底之中間部分，它與其他所有的顱骨均形成關節，因此又稱為「顱骨的樞紐」。

37. 下列有關蝶骨的敘述，何者錯誤？(A)含副鼻竇 (B)形成腦下垂體窩 (C)內有管道與眼眶相通 (D)與第一頸椎形成關節

解析 (D)與顱骨形成關節，又被稱為「顱骨的樞紐」。 (105專高一)

38. 抽取骨髓檢體時，常採髖骨明顯靠近體表之位置，較適合的抽取處為何？(A)恥骨肌線 (B)恥骨弓 (C)坐骨棘 (D)髂嵴 (105專高二)

39. 顴弓(zygomatic arch)是由顴骨與下列何者共同組成？(A)額骨 (B)顳骨 (C)蝶骨 (D)上頜骨 (106專高一)

解析 顴骨之顳突向後突出，和顳骨之顴突形成顴骨弓。

40. 下列何者參與形成踝關節？(A)蹠骨 (B)趾骨 (C)距骨 (D)跟骨

解析 脛骨遠側端與距骨、腓骨共同形成踝關節。 (106專高一)

41. 下列頭顱骨骼，何者負責與頸椎形成關節？(A)枕骨 (B)顳骨 (C)蝶骨 (D)篩骨 (106專高二)

解析 枕髁位於枕骨大孔旁，為一卵圓形凸起，和第一頸椎（寰椎）組合形成環枕關節。

42. 有關兩性骨盆的比較，下列何者男性大於女性？(A)骨盆入口的寬度 (B)恥骨弓的夾角 (C)骨盆出口的寬度 (D)真骨盆的深度

解析 (A)(C)女性骨盆出、入口寬度＞男性骨盆出、入口寬度；(B)男性恥骨弓的夾角＜90°、女性恥骨弓的夾角＞90°。 (106專高二)

解答： 35.A 36.B 37.D 38.D 39.B 40.C 41.A 42.D

43. 下列何者是海綿骨的結構成分？(A)骨小樑(trabecula) (B)骨單位(osteon) (C)中央管(central canal) (D)穿通管(perforating canal)

解析 海綿骨主要由海綿構造突出的骨小樑(trabeculi)之薄骨片所組成。 (106專高二補)

44. 上頜骨不參與形成下列哪個腔室？(A)顱腔 (B)眼眶 (C)鼻腔 (D)口腔 (107專高一)

解析 上頜骨之上部形成眼眶底板及部分的口腔頂部、鼻腔底板與側壁。

45. 下列何者是尺骨的表面標記？(A)鷹嘴(olecranon) (B)滑車(trochlea) (C)小頭(capitulum) (D)結節(tubercle) (107專高二)

46. 下列何者連接顱腔與椎管？(A)卵圓孔 (B)頸動脈管 (C)枕骨大孔 (D)頸靜脈孔 (108專高一)

解析 枕骨大孔位於枕骨，通過的神經、血管有延腦、脊髓膜、副神經、椎動脈、脊動脈及腦膜。

47. 下列何者含副鼻竇？(A)鼻骨 (B)顴骨 (C)腭骨 (D)額骨

解析 在額骨、篩骨、蝶骨、上頜骨的內部具有許多氣腔，稱副鼻竇。 (108專高一)

48. 下列何者介於蝶骨的小翼與大翼之間？(A)棘孔(foramen spinosum) (B)圓孔(foramen rotundum) (C)卵圓孔(foramen ovale) (D)眶上裂(superior orbital fissure) (108專高二)

解析 (A)(B)(C)位於蝶骨的大翼。

49. 下列哪一塊骨頭中不具有副鼻竇的構造？(A)上頜骨 (B)下頜骨 (C)篩骨 (D)蝶骨 (109專高一)

解析 額骨、篩骨、蝶骨、上頜骨的內部具有許多氣腔，稱副鼻竇。

50. 下列有關椎骨的敘述，何者錯誤？ (A)頸椎及胸椎皆有橫突 (B)椎間盤位於椎體之間 (C)每個椎孔皆有脊髓通過 (D)每個椎間孔皆有脊神經通過 (109專高二)

解析 脊髓最後終止在薦裂(sacral hiatus)，尾椎並無脊髓。

解答： 43.A 44.A 45.A 46.C 47.D 48.D 49.B 50.C

51. 在青春期，下列何者對長骨的「縱向生長」最為重要？(A)骨外膜(periosteum) (B)骨內膜(endosteum) (C)骨骺板(epiphyseal plate) (D)骨骺線(epiphyseal line) （110專高一）

解析 骨幹和骨骺端相連交接之部分稱為骨骺板，即成長之軟骨的鈣化區。與長骨的生長有關。

52. 下列椎骨中，何者的棘突(spinous process)最長？(A)第5頸椎 (B)第5胸椎 (C)第5腰椎 (D)第5薦椎 （110專高一）

53. 小腿脛骨(tibia)的外形，屬於下列何種骨骼？(A)長骨 (B)短骨 (C)扁平骨 (D)種子骨 （110專高二）

解析 長骨為長度大於寬度的骨頭。股骨、脛骨、肱骨、尺骨皆屬於長骨。

54. 腭骨(palatine bone)不參與下列何者的組成？(A)鼻腔 (B)眼眶 (C)上腭 (D)顱腔 （111專高二）

解析 腭骨形成部分硬腭、鼻腔和眼眶。

55. 脊柱側面觀的外形敘述，下列何者正確？(A)頸段呈後凸曲線 (B)胸段呈垂直直線 (C)腰段呈前凸曲線 (D)薦段呈垂直直線

解析 (1)脊柱向後彎是原發性彎曲：胸部彎曲、薦部彎曲；(2)向前彎是次發性彎曲：頸部彎曲、腰部彎曲。 （112專高一）

56. 三塊聽小骨(auditory ossicle)位在哪一塊骨頭之中？(A)顳骨(temporal bone) (B)篩骨(ethmoid bone) (C)蝶骨(sphenoid bone) (D)上頜骨(maxilla) （112專高三）

解析 聽小骨位於兩側顳骨的岩部內，從外到內側分別是鎚骨、砧骨和鐙骨。

57. 組成踝關節(ankle joint)的骨骼，除脛骨、腓骨之外還包括：(A)跟骨(calcaneus) (B)蹠骨(metatarsal bone) (C)骰骨(cuboid) (D)距骨(talus) （113專高一）

解答： 51.C 52.B 53.A 54.D 55.C 56.A 57.D

關　節

出題率：♥♡♡

- 關節的分類
  - 功能性分類
  - 構造性分類
- 纖維關節
  - 骨縫
  - 韌帶聯合
  - 釘狀縫合
- 軟骨關節
  - 軟骨結合
  - 聯合
- 滑液關節
  - 結構
  - 移動
  - 類型
- 人體的一些重要關節
  - 頭頸部及脊柱
  - 上肢
  - 下肢

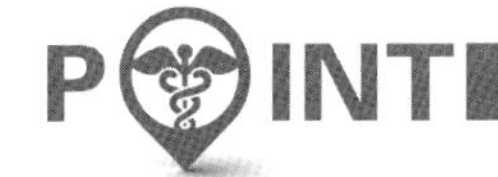

重點彙整

5-1 關節的分類

1. **功能性分類**：係依關節活動程度的差異來分。
   (1) 不動關節(synarthrosis)：此類關節不能運動，形成關節的骨骼之間呈緊密的結合。例如：顱骨之間的骨縫(suture)、齒根槽結合。
   (2) 微動關節(amphiarthrosis)：此類關節可做有限的、微微的活動，例如：恥骨聯合(symphysis pubis)、脊柱。
   (3) 可動關節(diarthrosis)：此類關節可做各種自由的活動。例如：肩關節、髖關節。
2. **構造性分類**：根據關節腔(joint cavity)的有無和結合骨骼間之結締組織種類來分類。
   (1) **纖維關節**(fibrous joint)：不具有關節腔，兩塊骨骼是由纖維結締組織結合在一起，通常是不動關節，例如：**骨縫**、韌帶聯合、釘狀縫合。
   (2) 軟骨關節(cartilaginous joint)：此種關節不具有關節腔，形成關節的骨骼之間係以透明軟骨板或纖維軟骨盤連接合在一起。例如：軟骨結合、聯合。
   (3) 滑液關節(synovial joint)：人體大部分的關節屬於滑液關節。具有**關節腔及滑液**，形成關節的骨骼是由包在骨骼外之關節囊(articular capsule)和一些副韌帶(accessory ligament)結合在一起，例如：肩關節、髕（膝）關節、髖關節等。

5-2 纖維關節

一、骨 縫 (Suture)

1. 只見於**頭顱骨之間**，頭顱骨之間由一層單薄之緻密纖維結締組織相結合，此接合面很不規則，以使其接合更強固。
2. 骨縫沒有活動性，功能上屬於**不動關節**。
3. 胎兒與幼童的骨縫是可以動的，新生兒的骨縫特性很適合生產時壓縮變形，順利通過母親狹窄的產道。

二、韌帶聯合 (Syndesmoses)

1. 其結合骨骼之纖維結締組織較多，但其結合程度並沒那麼緊密，這些纖維結締組織形成骨間膜或韌帶。
2. 功能上，韌帶聯合屬於**微動關節**，例如：尺骨和橈骨幹間的骨間韌帶。

三、釘狀縫合 (Gomphoses)

1. 由一個錐形釘狀的齒根插入上、下頜骨的齒槽中而形成，兩者靠齒周韌帶(preidental ligament)接合。
2. 功能上，釘狀縫合屬於**不動關節**，例如：**齒根和上頜骨、下頜骨之骨臼所形成的關節**。

5-3 軟骨關節

一、軟骨結合 (Synchondroses)

1. 又稱為初級軟骨關節，形成關節的骨骼之間以透明軟骨相接合。功能上屬於一種不動關節。

2. 最常見的例子是骨骺板(epiphyseal plate)，存在成長中之骨幹和骨骺之間的透明軟骨。第一肋骨和胸骨之間亦屬於軟骨結合。

二、聯　合 (Symphyses)

1. 又稱為次級軟骨結合，是由一寬而扁平的纖維軟骨盤所連接的軟骨關節。功能上屬於微動關節。
2. 僅存在於身體的中軸線上，可見於下列兩個部位：
   (1) 脊椎骨之間的**椎間盤**(intervertebral disc)。
   (2) **恥骨聯合**(pubic symphysis)。

5-4 滑液關節

一、結　構

(一) 基本結構

滑液關節不可缺的四種構造：**滑液腔**、**關節軟骨**、**關節囊**、**韌帶**（表 5-1）。因為關節腔及關節囊和其韌帶之特殊排列情形，使滑液關節具有高度之活動性，因此，功能上屬於可動關節。

表 5-1 滑液關節結構

結構	說　明
關節腔 (joint cavity)	關節裡的空腔，又稱滑液腔(synovial cavily)，位於形成關節的兩骨之間，如膝關節、肘關節等
關節軟骨	覆蓋在關節骨骼之外表，為透明軟骨
纖維軟骨	構成關節盤，可吸收震動，同時可調整關節內骨骼使緊密接合以增加關節的穩定度。如膝關節腔內的**半月板**(meniscus)

表 5-1 滑液關節結構（續）

結構		說明
關節囊 (articular capsule)	纖維囊 (fibrous capsule)	位於外層，由緻密結締組織所組成，附著於關節軟骨邊緣之骨膜上
	滑液膜 (synovial membrane)	1. 由含有彈性纖維之疏鬆結締組織和脂肪組織所構成 2. 分泌滑液(synovial fluid)以潤滑關節，同時供關節軟骨所需之營養 3. 滑液內有吞噬細胞，可移除微生物及關節受傷處撕裂之碎片
韌帶 (ligament)	囊內韌帶	位於關節囊內，例如膝關節內之十字韌帶
	囊外韌帶	位於關節囊外，由關節囊纖維層不斷增厚而成，如髂骨韌帶、脛骨側韌帶

(二) 關節之穩定度

滑液關節之穩定度受到下列三個因素之作用：

1. 關節面之大小：如髖關節比膝關節穩固。
2. 關節周圍肌肉的張力。
3. 關節韌帶之強度與張力。

(三) 臨床應用

1. 關節板之損傷通稱軟骨裂傷(torn cartilage)，經常發生於運動員。這使得股骨與脛骨的關節面變成楔形。這些受損之軟骨需接受外科切除，否則便會開始磨損，並造成關節炎。
2. 當膝蓋受到外側撞擊時，**脛骨側韌帶**較容易受傷；常採取跪姿者，則容易使**髕骨下囊**受傷。

二、移 動

滑液關節之移動種類如表 5-2。

表 5-2 滑液關節之移動

移動方式	說 明	
滑動	關節所能做之最簡單的動作，即前後或左右的移動，沒有角度或旋轉動作。如腕骨之間的活動	
角動	屈曲(flexion)	使相關節之兩骨的角度變小
	伸展(extension)	使相關節兩骨的角度變大
	外展(abduction)	使骨骼遠離身體之正中線
	內收(adduction)	將身體的一部分移向身體正中線
	迴旋	固定骨之近端，遠端做 360°旋轉運動，像空中畫出一假想的圓錐體。如手臂投球
旋轉	內旋(medial rotation)	將肢體之前表面向身體正中線轉動
	外旋(lateral rotation)	將其前表面遠離身體的正中線
特殊移動	內翻(inversion)	足底在踝關節處做朝內的動作
	外翻(eversion)	足底在踝關節處做朝外的動作
	足底彎曲(plantar flexion)	踝關節往足底下壓彎曲，踝關節無伸展動作
	足背彎曲(dorsiflexion)	踝關節往足背彎曲
	旋前(pronation)	手掌面向後面或向下之前臂運動
	旋後(supination)	手掌面轉向前或向上之前臂運動

三、類 型

(一) 依關節面之形狀差異分類

表 5-3 滑液關節的類型

類型	說 明	例子
滑動關節／平面關節	**骨骼之關節面經常為平的，因此只能做左右及前後之運動**，為單軸或多軸關節	**腕骨之間、跗骨之間、胸骨與鎖骨間之關節**
屈戍關節／樞紐關節	**為一骨骼之凸表面嵌入另一骨骼之凹的關節面**，此種關節能只做**屈曲**和**伸直**之單軸運動	**肘關節**（**肱尺關節**與**肱橈關節**）、踝關節和指間關節、**脛腓遠端關節**與膝關節
車軸關節	骨骼圓形或圓錐形表面被另一骨骼與韌帶所形成之環狀構造包圍環，其主要運動為內旋、外旋，為單軸關節	**寰椎**和**軸椎之寰軸關節**
橢圓關節／髁狀關節	骨骼之卵形髁嵌入另一骨骼之橢圓腔內，其主要運動為屈曲、伸直、外展及內收的動作，可做雙軸運動	掌指關節
鞍狀關節	兩塊骨骼之關節面皆為鞍形，一為凹面，另一為凸面。主要運動為屈曲、伸直、外展、內收、對掌和開掌，屬於多軸關節	大多角骨和拇指之間的腕掌關節
杵臼關節／球窩關節	**一骨骼之一球形表面嵌入另一骨之杯狀凹陷內，此種關節為活動性最大的關節，可做屈曲、伸直、外展、內收、旋轉、迴旋等動作**	**肩關節和髖關節**

(二) 依在幾個平面上的移動分類

1. 單軸關節(monaxial joint)：只在一平面上移動之關節，例如：屈戌關節、車軸關節。
2. 雙軸關節(biaxial joint)：在兩個平面上移動的關節，例如：橢圓關節。
3. 三軸關節(triaxial joint)：在三個平面上皆能移動，例如：杵臼關節。

5-5 人體的一些重要關節

一、頭頸部及脊柱

1. **顳下頜關節**(temporomandibular joint, TMJ)：
   (1) 由**顳骨（下頜窩及關節結節）**與**下頜骨（髁突）**構成。
   (2) 屬於屈戌及滑動關節，可做張口及閉口的動作。
   (3) 頭部唯一的可動關節。
2. 枕寰關節：由枕骨髁與寰椎構成，屬髁狀（橢圓）關節，可做點頭的動作。
3. 寰軸關節：寰椎及軸椎齒狀突間屬**車軸**關節；關節突之間屬滑動關節，可做轉頭的動作。
4. 脊椎間關節：相鄰椎骨的關節突間形成滑動關節；椎間盤則屬聯合（軟骨關節；微動關節）。整個脊柱可做屈曲、伸直、旋轉的動作。

二、上 肢

1. **肩關節：**
   (1) 由肱骨頭與肩胛骨的關節盂所組成。
   (2) 屬球窩（杵臼）關節，為人體中**活動程度最大**的關節。
   (3) 此關節穩定度多依賴附近的肌肉及肌腱包圍，與韌帶較無關，所以易有肩關節習慣性脫臼的情形出現。
2. 肘關節：包括兩部分，肱骨滑車與尺骨的滑車切迹之間，以及肱骨小頭與橈骨頭之間。屬於屈戌關節，可屈曲及伸直。
3. 腕關節（橈腕關節）：由橈骨與近側腕骨（舟狀骨、月狀骨、三角骨）組成，屬髁狀關節，可屈曲、伸展、內收、外展。
4. 腕掌關節：
   (1) **大多角骨**與**第一掌骨**之間，屬於**鞍狀**關節，可屈曲、伸展、內收、外展、迴旋。
   (2) 腕骨與拇指以外的其他掌骨之間，為滑動關節，可滑動。
5. 掌指關節：髁狀關節，可屈曲、伸展、內收、外展及迴旋。
6. 指間關節：屬屈戌關節，可屈曲及伸展。

三、下 肢

1. 髖關節：由髖骨臼與股骨頭構成，屬球窩關節，可做屈曲、伸展、內收、外展、旋轉及迴旋的動作。髖關節的**髂股韌帶為髖關節中最強韌之韌帶**。
2. **膝關節：**
   (1) 人體中最大的關節。
   (2) 由**股骨、脛骨及髕骨**構成。包括兩部分：股骨與脛骨之間屬於**屈戌關節**，而由髕骨與股骨髕面組成的髕股關節則屬於滑動關節。

(3) 膝韌帶由**股四頭肌之肌腱**構成。
(4) 前十字韌帶及後十字韌帶：在關節內連接股骨、脛骨。
(5) 具纖維關節盤，即內側、外側半月板。

3. **踝關節**：
(1) 由**脛骨**、**腓骨**及**距骨**構成，屬於屈戍關節，可做足背屈曲、足底屈曲及有限的內翻及外翻的動作。
(2) 踝關節扭傷：因外側韌帶較內側韌帶薄弱，因此較常因過度內翻而造成外側韌帶損傷。

4. 蹠趾關節：髁狀（橢圓）關節，可屈曲、伸展、內收、外展及迴旋。

QUESTION 題庫練習

1. 下頜骨(Mandible)的哪一部分參與形成顳頜關節(temporomandibular joint)？(A)髁狀突(condylar process) (B)冠狀突(coronoid process) (C)齒槽突(alveolar process) (D)顴突(zygomatic process) （97專高一）

解析 顳頜關節由顳骨的下頜窩和關節結節，以及下頜骨的髁狀突所組成。

2. 足踝因過度外翻而造成韌帶撕裂傷，下列何者最可能受損？(A)前十字韌帶 (B)脛骨側韌帶 (C)腓骨側韌帶 (D)足踝內韌帶

解析 足踝過度外翻會造成足踝內側的韌帶損傷。前十字韌帶、脛骨側韌帶、腓骨側韌帶為膝關節周邊之韌帶。 （102專高一）

3. 下列何者參與形成踝關節？(A)跟骨 (B)距骨 (C)骰骨 (D)舟狀骨 （102專高二）

解析 踝關節是由脛骨、腓骨及距骨構成。

4. 下列有關滑液（膜）關節的敘述，何者錯誤？(A)都有滑液囊 (B)都有關節腔 (C)都有關節盤 (D)都有關節軟骨 （105專高一）

解析 滑液關節的四種構造為：滑液腔、關節軟骨、關節囊及韌帶。

5. 下列何者位於膝關節腔內？(A)脛側副韌帶(tibial collateral ligament) (B)半月板(meniscus) (C)十字韌帶(cruciate ligament) (D)髕韌帶(patellar ligament) （106專高二補）

解析 (A)(C)(D)韌帶都在關節囊。

解答： 1.A 2.D 3.B 4.C 5.B

MEMO

神經系統的基本概念

出題率：♥♥♡

- 神經組織
  - 神經膠細胞
  - 神經元
- 神經生理
  - 離子通道
  - 平衡電位
  - 軸突的電性活動
    - 靜止膜電位
    - 動作電位
  - 突觸
  - 神經傳遞物質

Physiology and Anatomy

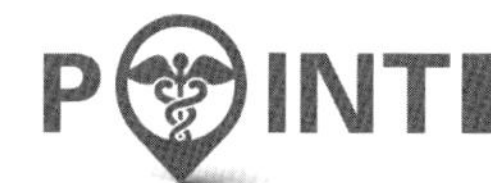

重點彙整

6-1 神經組織

神經系統主要由二種主要細胞—神經膠細胞及神經元組成。除**微小膠細胞源起於間葉細胞**，神經系統中的其他各種細胞均由**外胚層**細胞分化而成。

一、神經膠細胞(Neurogila)

神經膠細胞具有分裂、**支持**、**保護**神經元的功能（表 6-1）。

表 6-1 神經膠細胞

	種類	構造	功能
中樞神經	**星狀膠細胞** (astrocytes)	腦和脊髓內**最多**的支持細胞	1. 形成**血腦障壁**(BBB) 2. 與腦細胞**疤痕的形成**有關 3. 參與**腦的發育** 4. **調節** K^+ **濃度**的恆定性
	寡突膠細胞 (oligodendrocytes)	突起數少且較短	形成**中樞神經系統神經元軸突之髓鞘**
	微膠細胞 (microgila)	**來自單核球**，細胞最小	具**吞噬功能**，與免疫反應有關，**亦稱為腦的巨噬細胞**
	室管膜細胞 (ependyma)	具纖毛，為單層立方或柱狀上皮	**調節腦脊髓液分泌與流動**
周邊神經	**許旺氏細胞** (Schwann cells)	細胞膜環繞一部分軸突	形成**周圍神經系統的髓鞘**，**受損後可再生**
	衛星細胞 (satellite cell)	位於神經節內細細胞本體周圍	支持、保護神經節

二、神經元(Neuron)

或稱神經細胞，是神經系統的基本構造及功能單位。

(一) 構 造

1. 細胞體：神經元膨大部分，由含顆粒細胞質、細胞核及核仁所形成。**尼氏體**(Niss bodies)由**內質網**所組成，功能為合成蛋白質。
2. **樹突**(dendrites)：神經元向外延展的突起，**將訊息傳至細胞體**。
3. 軸突(axon)：**將衝動由細胞體傳出至其他神經元**、肌肉或腺體。
4. 髓鞘(myelin sheath)：可增加神經衝動傳導的速率，有**絕緣及支持作用**。髓鞘間的軸突空隙稱為**蘭氏結**(node of Ranvier)。
5. 神經纖維的分類（表 6-2）。

表 6-2 神經纖維的分類

纖維	髓鞘	傳導速度	直徑	功能
A α (I)	+	70~120 m/s	12~22	本體感覺及身體運動
A β (II)	+	30~70 m/s	5~13	粗觸覺、壓覺
A γ	+	15~30 m/s	3~8	**肌梭**的運動
A δ (III)	+	12~30 m/s	1~5	**快痛覺**、溫覺及輕觸覺
B	+	3~5 m/s	1~3	**交感神經節前纖維**
C (IV)	－ （麻醉劑敏感）	0.7~22 m/s	0.3~1.3	反射、**慢性痛覺**、交感神經節後纖維

(二) 種 類

1. 依**構造**分類：
   (1) **多極神經元**(multipolar)：有一軸突及數個樹突。在 CNS 中之大部分神經元屬之，如**脊髓前角的運動神經元**；其末稍會與骨骼肌形成「神經－肌連接點」。

(2) 雙極神經元(biopolar)：有一軸突及一樹突。存在眼睛的視網膜、內耳螺旋神經節及嗅覺上皮。

(3) **偽單極神經元**(pseudounipolar)：位於脊髓背根神經節中的**感覺神經元**即屬於此類。

2. 依**功能**分類：

(1) 感覺（輸入）神經元：將接受器所感應到的變化藉由神經衝動傳到中樞的腦及脊髓。

(2) **運動**（輸出）**神經元**：由中樞神經發出，將神經衝動傳到肌肉及腺體等動作器。

(3) 聯絡（中間）神經元：整個神經元都位於腦及脊髓內，負責聯繫感覺神經元與運動神經元。

(三) 再 生

1. 神經元在出生後不再具有分裂能力。故在細胞損傷過程中，**神經元細胞最易損傷**。

2. 軸突具有神經膜的神經纖維，受傷時可再生，其再生靠**許旺氏細胞**沿著軸突增殖。

3. 寡突膠細胞受損後不能再生，受傷區域因**星狀膠細胞**生成疤痕組織而阻礙再生，因此腦及脊髓的損傷是永久性的。

6-2 神經生理

一、離子通道

1. **電位控制離子通道**：受特定的電位刺激而開啟。

(1) 電位控制 Na^+通道：位於軸突上，受**去極化**(depolarization)的刺激而開啟，使 Na^+往細胞內移動，不過 Na^+通道上有個去活化的胜肽，可以暫時防止 Na^+的流動，造成動作電位的絕對不活化期產生。

(2) 電位控制 K^+通道：位於軸突上，受**電壓**的刺激而開啟，讓 K^+往細胞外移動。

(3) 電位控制 Ca^{2+}通道：位於神經末梢，靠近突觸，受動作電位刺激而開啟，使 Ca^{2+}往胞內移動，而引發神經傳遞物的釋放。

2. **化學控制離子通道**：神經傳遞物與接受器結合可經由兩種不同的機制開啟離子通道，位於突觸後細胞。

3. **K^+滲漏通道**：所有細胞的細胞膜上都有，使 K^+可因濃度差而擴散出細胞，是造成靜止膜電位的主因。

二、軸突的電性活動

(一) 靜止膜電位

1. 靜止的神經元細胞膜內外的電位差異稱**極化，在細胞膜內的總電荷呈負電性，而細胞膜外的總電荷呈正電性**（外正內負）。

2. **神經細胞**的靜止膜電位最常見者約為−70 mV；而**心肌細胞為**−90 mV。

3. **鈉鉀幫浦：具 ATP 水解酶**。Na^+與 Na^+-K^+-ATPase 結合而耗用 ATP，3 **個 Na^+打出細胞外，換** 2 **個 K^+進入細胞**，造成細胞外陽離子以 Na^+最多，細胞內以 K^+最多的現象。

(二) 動作電位

表 6-3 動作電位

相期	活動	離子流動
去極化 (depolarization)	1. **電位控制鈉離子通道開放，使通透性增加**，膜內電位負→正 2. Na^+**通道正迴饋開啟更多通道，使電位會快速去極化**	**Na^+通道開啟** **Na^+流入**
再極化 (repolarization)	K^+通透性增加、**Na^+通道不活化，電位由正轉往負值**，膜內電位下降恢復極化現象	**K^+通道開啟** **K^+流出**
過極化 (hyperpolarization)	電位下降比靜止膜電位更低	**K^+通道開啟** **K^+大量流出**
極化期	經 Na^+-K^+幫浦作用再恢復靜止電位	–

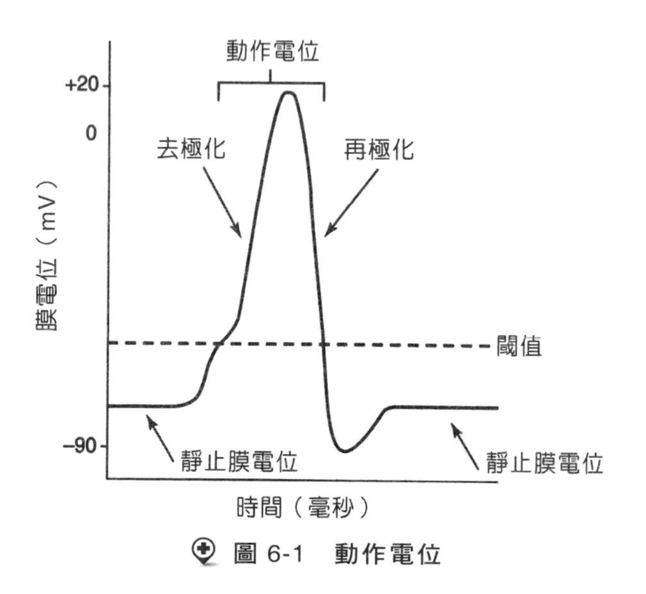

圖 6-1 動作電位

◆ 特 性

1. **全有全無律**：低於閾值的刺激不引發動作電位，**刺激強度達閾值**時，**無論刺激強度的大小**，神經元均可產生可**動作電位**。
2. 動作電位無大小之分，**傳遞訊息**之強弱是以**動作電位的數目多少（頻率）來決定**。
3. **不反應期**：即兩個閾值刺激施加於同一個神經元軸突上，如果第二個刺激太接近第一個刺激，於第一個刺激後的不反應期中，則第二個刺激無法產生神經衝動，使動作電位**單方向傳遞**。不反應期有兩種，分別為：
   (1) 絕對不反應期：電位控制鈉通道被胜肽去活化，出現於動作電位早期，即去極化及再極化前 1/3，任何刺激皆無法使神經元再產生一個新的動作電位。
   (2) 相對不反應期：部分電位控制鈉通道恢復其活性，出現於再極化後 2/3。給予一個較強刺激可產生另一個動作電位。
4. 影響神經衝動傳遞速率的因素：
   (1) **神經纖維直徑**：直徑越大，傳導速度越快。
   (2) **髓鞘有無**：有髓鞘神經纖維採跳躍式傳導，由一蘭氏結跳到下一個蘭氏結，故傳導速率較快，耗能較少。
   (3) **蘭氏結距離**：距離越大傳導速率越快。
   (4) **溫度**：溫度越高，傳導速率越快。
   (5) **缺氧**會阻斷神經衝動的傳導。

四、突 觸(Synapse)

(一) 電性突觸(Electrical Synapses)

為**雙向傳遞**，電流透過兩細胞間的**間隙接合**(gap junctions)傳遞，速度快，幾乎無延遲情形，例如心肌或單一單位平滑肌。

(二) 化學性突觸(Chemical Synapses)

1. **單向傳導**，由突觸前神經分泌化學物質刺激突觸後細胞。
2. 當**神經衝動抵達突觸前神經元軸突終球時**，會引起**細胞外液的** Ca^+ 進到終球內與**攜鈣素**(calmodulin)結合，活化蛋白激酶(protein kinase)，再透過蛋白質激酶作用，**促進突觸小泡**(synaptic vesicles)**將神經傳遞物質以胞吐作用的方式釋出**。

(三) 突觸後電位

1. **興奮性突觸後電位**(EPSP)：突觸後細胞對 Na^+ 的通透性增加。興奮性神經傳遞物質與突觸後細胞膜上之受器作用，改變突觸後細胞的靜止膜電位，使膜電位更接近正值，而易於興奮。
2. **抑制性突觸後電位**(IPSP)：突觸後細胞膜對 Na^+ 的通透性降低，或 **K^+ 流出**、**Cl^- 流入**所造成。**抑制性神經傳遞物質可降低突觸後細胞的膜電位，造成過極化，降低其興奮性**。

(四) 突觸後電位的加成作用

突觸後電位可以加成，連續的閾下刺激累積總和超過閾值時，可引發動作電位。

1. 時間加成(temporal summation)：由同一神經元多次刺激同一突觸後細胞的總和而稱之。
2. 空間加成(spatial summation)：由多個神經元在不同位置一起產生興奮並傳導刺激於同一突觸後細胞而稱之。

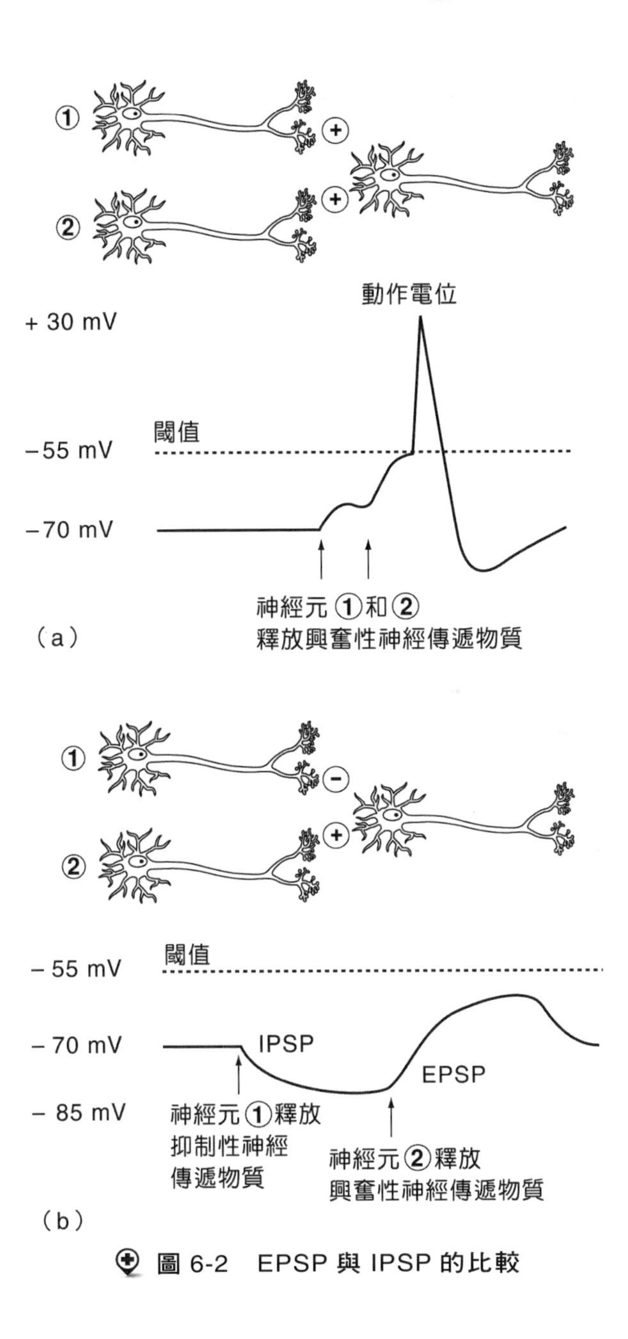

圖 6-2 EPSP 與 IPSP 的比較

五、神經傳遞物質(Neurotransmitters)

表 6-4 神經傳遞物質

種類	分泌部位	作用
乙醯膽鹼(ACh)	由**膽鹼**及**乙醯輔酶** A 所合成，可被**乙醯膽鹼酯酶**(AChE)分解，但沙林(Sarin)毒氣可抑制 AChE	1. 具興奮性，使子宮肌細胞對 Na^+ 通透性增加，**加強未懷孕子宮收縮力**。但迷走神經分泌之 ACh 可使**心臟節律細胞 K^+ 通透性增加，使心跳減緩，有抑制的作用** 2. 交感及副交感節前傳遞物質、副交感節後傳遞物質 3. **重症肌無力：ACh 受器被自體免疫破壞**，可用乙醯膽鹼酯酶抑制劑治療，以增加乙醯膽鹼濃度 4. **阿茲海默症：腦部 ACh 神經元退化**
兒茶酚胺 **正腎上腺素**(NE)	**由腦幹或下視丘神經元細胞體分泌**	1. 同時具有興奮和抑制性 2. **交感神經節後傳遞物質**
兒茶酚胺 腎上腺素(Epi)	**兒茶酚胺**由**酪胺酸**合成	1. 同時具有興奮和抑制性 2. **交感神經節後傳遞物質**
兒茶酚胺 **多巴胺**(DA)	**黑質分泌，分布於基底核紋狀體**	1. 在中樞多為**抑制性** 2. **帕金森氏症：黑質退化**造成多巴胺分泌**不足** 3. **思覺失調症**：多巴胺分泌過多
血清素(serotonin, 5-HT)	由**色胺酸**所合成	1. 抑制性，**在脊髓抑制痛覺傳遞**，與情緒、睡眠、行為、食慾有關 2. **憂鬱症**：血清素**分泌不足**

表 6-4 神經傳遞物質（續）

	種類	分泌部位	作用
胺基酸	**麩胺酸** (glutamate)	使 Ca^{2+}及 Na^{+}進入突觸後細胞，由大腦皮質分泌	興奮性傳遞物質
	天門冬胺酸 (aspartate)	–	興奮性傳遞物質
	γ-胺基丁酸 (GABA)	由**麩胺酸**修飾而來，腦中有 1/3 的神經元以 GABA 作為神經傳遞物質	1. 抑制性，會**開啟 Cl^- 通道**而引起過極化 2. **亨丁頓氏舞蹈症**：GABA 分泌不足造成
	甘胺酸(glycine)	脊髓內的突觸所分泌	1. 抑制性，會**開啟 Cl^- 通道**而引起過極化 2. 馬錢子素：阻斷甘胺酸，使橫膈無法鬆弛而窒息
神經胜肽	**內生性鴉片**	大腦及腦下垂體分泌，如 β-腦內啡、腦啡肽	抑制性，刺激腦內類鴉片受器，進而產生**止痛**的效果
	神經胜肽 Y (neuropeptide Y)	–	參與腦中反應壓力、調節生理時鐘、控制心血管循環、抑制海馬迴內麩胺酸釋放及**刺激食慾**
	物質 P (substance P)	基底核及下視丘、**痛覺神經末梢在脊髓背角分泌**	興奮性，傳入神經纖維受刺激時，**會分泌物質 P 而導致痛覺**
其他	一氧化氮(NO)	**精胺酸**(L-arginine)合成而來	可促進**第二傳訊者 cGMP 的濃度上升**，與學習、發育、藥物耐受性及陰莖勃起有關
	一氧化碳(CO)	–	作用方式與 NO 相似，可促進 cGMP 產生

QUESTION 題庫練習

1. 下列何者與神經衝動的跳躍傳導最不相關？(A) A型神經纖維 (B) C型神經纖維 (C)蘭氏結 (D)髓鞘 （98專普一）
2. 有關電性突觸之性質，下列何者錯誤？(A)常見於肌肉細胞 (B)不需要神經傳導物質 (C)可產生抑制性突觸後電位 (D)為雙向性傳導 （98專高一）

   解析 電性突觸為間隙接合，細胞間藉孔洞相連接，但產生抑制性突觸後電位的突觸卻是利用分泌神經傳遞物質來傳遞神經訊息的化學性突觸。

3. 動作電位具有下列何種特性？(A)空間加成性 (B)時間加成性 (C)刺激強度越大，引發之動作電位振幅越大 (D)遵循全有全無律 （98專普二）
4. 神經傳遞物質是經何種機制由軸突釋出？(A)擴散作用 (B)主動運輸 (C)胞吐作用 (D)被動運輸 （98專普二）
5. 下列何者形成周圍神經的髓鞘？(A)許旺氏細胞 (B)寡突膠細胞 (C)微小膠細胞 (D)星狀膠細胞 （98專普二）
6. 大部分的動作電位都是在神經細胞的何處產生？(A)樹突 (B)髓鞘 (C)突觸 (D)軸突丘 （98專高二）
7. 神經動作電位的傳遞速度與下列何者成正比關係？(A)軸突直徑 (B)樹突數目 (C)不反應期長度 (D)靜止膜電位大小 （98專高二）
8. 多巴胺系統的過度活化，可能會導致下列何種疾病？(A)帕金森氏症 (B)憂鬱症 (C)精神分裂症 (D)失語症 （99專高一）

   解析 (A)帕金森氏症為多巴胺減少所致；(B)憂鬱症可能與血清素、雌性素分泌不平衡，或腦下視丘－腦下垂體－腎上腺軸(Hypothatamic-Pituitary-Adrennal axis)過度活化有關；(D)失語症多因腦傷所致。

9. 下列何者最不可能是化學性突觸？(A)軸突－細胞體之間 (B)軸突－軸突之間 (C)軸突－樹突之間 (D)肌肉細胞之間 （99專高二）

解答： 1.B 2.C 3.D 4.C 5.A 6.D 7.A 8.C 9.D

10. 治療重症肌無力可使用乙醯膽鹼酯酶抑制劑(acetylcholinesterase inhibitor)減輕症狀，其作用機轉為何？(A)增加乙醯膽鹼(acetylcholine)接受器數量 (B)增加神經肌肉接合處(neuromuscular junction)之乙醯膽鹼濃度 (C)促進神經釋放乙醯膽鹼 (D)直接刺激肌肉收縮 (99專普一)

11. 依外形，運動神經元屬於：(A)單極性神經元 (B)偽單極性神經元 (C)雙極性神經元 (D)多極性神經元 (99專普一)

解析 運動神經元屬多極性神經元，有一個軸突與多個樹突，如腦、脊髓神經元屬之；單極神經元有一個突起，分為二，一連接中樞，一連接周邊感覺接受器，如周邊感覺神經元屬之；雙極性神經元有一個軸突、一個樹突，如耳蝸神經、嗅神經等屬之。

12. 下列何者之細胞膜纏繞在神經纖維外形成髓鞘？(A)星狀膠細胞 (B)微小膠細胞 (C)寡突膠細胞 (D)室管膜細胞 (99專普二)

解析 (A)星狀膠細胞具有神經組織與微血管間的物質交換功能；(B)微小膠細胞是巨噬細胞，具有清除壞死神經原功能；(D)室管膜細胞具有分泌腦脊髓液的功能。

13. 下列何者在神經系統中負責支持、保護的功能？(A)神經細胞 (B)上皮細胞 (C)神經膠細胞 (D)結締組織細胞 (99專普二)

解析 神經膠細胞並沒有神經衝動傳導的功能，其功能是支持、保護神經。

14. 下列何者與腦組織受傷後，疤的形成最有關係？(A)寡樹突膠細胞 (B)微小膠細胞 (C)星狀膠細胞 (D)許旺氏細胞 (100專高一)

解析 星狀膠細胞可修補受傷腦組織分泌細胞外間質，形成神經膠疤(glial scar)。

15. 治療憂鬱症的藥物主要針對下列哪種神經傳導物質的功用？(A)乙醯膽鹼 (B)血清張力素 (C)神經胜肽Y (D)麩胺酸 (100專高一)

16. 下列何者不屬於突觸後電位之性質？(A)膜電位過極化 (B)全有全無律 (C)加成作用 (D)離子通道開啟 (100專普一)

解答： 10.B 11.D 12.C 13.C 14.C 15.B 16.B

17. 某神經纖維的絕對不反應期為5毫秒，此神經纖維理論上最快每秒鐘可產生幾次動作電位？(A) 20次 (B) 50次 (C) 200次 (D) 500次 （100專普二）

解析 1秒（1,000毫秒）÷5毫秒／次＝200次。

18. 位於中樞神經系統血管旁的膠細胞，最可能是下列何者？(A)星狀膠細胞 (B)微小膠細胞 (C)寡樹突膠細胞 (D)許旺氏細胞

解析 (A)星狀膠細胞有足板(foot plate)與微血管相連；(B)微小膠細胞散布於神經系統中；(C)寡樹突膠細胞大多位於灰質、白質；(D)許旺氏細胞為周邊神經膠細胞。 （100專普二）

19. 下列何者具有引導周邊神經再生的功能？(A)衛星細胞 (B)許旺氏細胞 (C)星狀膠細胞 (D)寡樹突膠細胞 （101專高一）

解析 (A)衛星細胞如同神經膜細胞，可滋養神經元；(C)星狀膠細胞可進行物質交換，維持細胞外液物質濃度；(D)與髓鞘形成有關。

20. 關於突觸電位(synaptic potential)的特性，下列何者錯誤？(A)刺激需達到閾值方可發生 (B)不遵守全或無定律 (C)可產生加成作用 (D)無不反應期 （101專高一）

解析 突觸電位不需刺激達到閾值方可發生，動作電位才需刺激達到閾值方可發生。

21. 鈉鉀幫浦(sodium-potassium pump)運送鈉鉀離子的比例(Na^+:K^+)為何？(A) 1:1 (B) 1:3 (C) 2:3 (D) 3:2 （101專高二）

22. 下列何種神經纖維不具有髓鞘？(A) Aα型纖維 (B) B型纖維 (C) C型纖維 (D) Aγ型纖維 （101專高二）

23. 有關神經突觸之性質，下列何者錯誤？(A)神經傳導物質是由胞吐作用釋放出來 (B)電性突觸會有短暫時間的突觸延遲 (C)化學性突觸的特徵是具有突觸隙裂 (D)人體神經與肌肉間之訊息傳遞是屬於化學性突觸 （101專高二）

解析 電性突觸中，衝動可經由突觸前與突觸後細胞之間的間隙接合直接傳導，不會中斷。而化學性突觸因神經傳導物質通過突觸隙裂需一段時間(0.2~0.5 msec)，此稱為突觸延遲(synaptic delay)。

解答： 17.C 18.A 19.B 20.A 21.D 22.C 23.B

24. 感覺刺激越強，則傳入神經元之動作電位的最常見變化為何？(A)頻率越高 (B)傳導速率越快 (C)峰值越大 (D)時間寬度越窄 (101專高二)

25. 下列何者形成中樞神經系統神經纖維的髓鞘？(A)許旺氏細胞 (B)寡突膠細胞 (C)微小膠細胞 (D)星狀膠細胞 (101專普二)

26. 下列有關靜止膜電位之敘述，何者錯誤？(A)為細胞處於一種極化的狀態 (B)為細胞內負電較多而細胞外正電較多的現象 (C)鈉－鉀幫浦有助於建立靜止膜電位 (D)一般神經細胞之靜止膜電位為+50 mV (101專普二)

解析 一般神經細胞之靜止膜電位為–70 mV。

27. 下列何種構造與化學性突觸無關？(A)隙裂接合(gap junction) (B)突觸小泡(synaptic vesicles) (C)神經傳導物質 (D)突觸後細胞膜接受器 (102專高一)

解析 隙裂接合可傳遞動作電位，屬電性突觸。

28. 依突起數目多寡分類，背根神經元屬於下列何種類型？(A)多極神經元 (B)雙極神經元 (C)偽單極神經元 (D)無軸突神經元 (102專高二)

解析 位於脊髓背根神經節中的感覺神經元屬於偽單極神經元。

29. 下列何種神經傳導物質為色胺酸(tryptophan)之衍生物？(A)多巴胺 (B)血清素 (C)乙醯膽鹼 (D)正腎上腺素 (102專高二)

解析 多巴胺及正腎上腺素為兒茶酚胺類，是由酪胺酸所合成；乙醯膽鹼由膽鹼及乙醯輔酶A所合成。

30. 下列何種接受器之作用不需透過G－蛋白(G-protein)產生？(A)蕈毒鹼類膽鹼接受器 (B) β型腎上腺素性接受器 (C) α型腎上腺素性接受器 (D)尼古丁類膽鹼接受器 (103專高一)

解析 本身即為Na^+-K^+的離子通道，主要由Na^+進入突觸後細胞膜而產生去極化的興奮性突觸後電位。

解答： 24.A 25.B 25.D 27.A 28.C 29.B 30.D

31. 下列分泌何種物質的腦部神經元退化與阿茲海默症(Alzheimer disease)之關係最為密切？(A)腎上腺素 (B)多巴胺 (C)乙醯膽鹼 (D) P物質 (103專高一)

解析 乙醯膽鹼接受器有兩類，其一為尼古丁接受器(nicotinic receptor)，於腦中可加強注意力、學習及記憶的能力，故阿茲海默症患者與乙醯膽鹼系統的退化有關。

32. 重症肌無力症(myasthenia gravis)的特徵是肌肉軟弱無力，下列何者是主要原因？(A)運動神經釋出乙醯膽鹼少於正常量 (B)乙醯膽鹼受器被自體抗體阻斷 (C)乙醯膽鹼與其受器的親和力降低 (D)乙醯膽鹼酯酶活性過強 (103專高一)

解析 重症肌無力症是因乙醯膽鹼接受器被破壞而導致。

33. 下列何者增加未懷孕子宮收縮力？(A)腎上腺素 (B)泌乳激素 (C)乙醯膽鹼 (D)生長激素 (104專高一)

34. 關於跳躍式傳導(saltatory conduction)的特性，下列何者錯誤？(A)發生於有髓鞘的神經纖維 (B)傳導速度較快 (C)需消耗較多的能量 (D)動作電位沿著蘭氏結產生 (104專高二)

解析 有髓鞘的纖維傳遞速度較無髓鞘的纖維快，消耗的能量也較少。

35. 下列何者並非神經纖維髓鞘之主要功能？(A)組成白質 (B)跳躍式傳導 (C)提供ATP予神經纖維 (D)包覆A型神經纖維

解析 (A)白質由神經纖維構成，即因髓鞘外觀顏色為白色故稱為白質；(B)髓鞘的功能是增加神經衝動傳導的速率並作為軸突的絕緣及支持作用；(D)神經纖維即為由軸突與其外所包覆的髓鞘構成的，具髓鞘的類型為A纖維及B纖維。 (105專高一)

36. 下列何者並非星狀膠細胞的功能？(A)分泌腦脊髓液 (B)形成血腦障壁 (C)當中樞神經損傷時，形成疤痕組織 (D)回收神經末梢釋出之神經傳遞物質 (105專高二)

解析 (A)分泌腦脊髓液的功能應是室管膜細胞而非星狀膠細胞。

37. 下列何者並非動作電位的特性？(A)具不反應期 (B)遵守全或無定律 (C)具加成作用 (D)具傳導性 (106專高一)

解答： 31.C 32.B 33.C 34.C 35.C 36.A 37.C

解析 一般而言動作電位並不具加成作用，但在突觸後細胞上若產生連續的閾下刺激可累積總和，產生加成作用引發動作電位的發生。

38. 下列何種神經傳遞物質，生成後並不儲存於突觸囊泡內？(A)一氧化氮 (B)麩胺酸 (C)正腎上腺素 (D)乙醯膽鹼 （106專高二）

解析 氣體類的神經傳遞物質如一氧化氮跟一氧化碳，不同於其他類別的神經傳遞物質是被神經元末梢的小胞囊釋出至突觸後再與作用器之接受器結合的機制，而是透過細胞內的NO合成酶，利用L-精胺酸產生NO後再透過環鳥糞嘌呤核酸酶促進鳥糞嘌呤核單磷酸合成，進而發揮生理作用。

39. 動作電位過極化時：(A)鈉離子流入細胞內，鉀離子流出細胞外 (B)鈉離子流入細胞內，鉀離子難以通過細胞膜 (C)鈉離子難以通過細胞膜，鉀離子流出細胞外 (D)鈉、鉀離子皆難以通過細胞膜

解析 K^+流出過多，致膜內電位下降比靜止膜電位更低，稱為過極化或超極化。 （106專高二）

40. 下列何者的末梢會與骨骼肌形成「神經－肌連接點」？(A)單極神經元 (B)偽單極神經元 (C)雙極神經元 (D)多極神經元

（106專高二補）

41. 有關寡突膠細胞(oligodendrocyte)之特性，下列何者錯誤？(A)與中樞神經系統白質的形成有關 (B)一個寡突膠細胞只形成一個軸突之髓鞘 (C)具有抑制神經元軸突再生的作用 (D)只分布於中樞神經系統 （106專高二補）

解析 寡突膠細胞主要形成中樞神經系統的神經元軸突之髓鞘，一個軸突髓鞘會由多個寡突膠細胞形成。

42. 當神經衝動傳到神經纖維末梢時，神經傳遞物會以胞吐作用方式釋放出來。此一作用與下列何種離子在胞內濃度改變最直接相關？(A) Na^+ (B) K^+ (C) Ca^{++} (D) Mg^{++} （106專高二補）

解析 當神經衝動傳送到末梢附近時，末梢會打開Ca^+通道，提供鈣離子從胞外到胞內；這些鈣離子能使具神經傳遞物質的突觸小泡移到突觸的末端，接著突觸小泡的細胞膜會與在突觸處的細胞膜先相互融合後將突觸小泡內的神經傳遞物質以胞吐的方式釋放。

解答： 38.A 39.C 40.D 41.B 42.C

43. 下列何種情況會使神經元產生去極化(depolarization)現象？(A)鈉離子流出細胞外 (B)鉀離子流出細胞外 (C)氯離子流入細胞內 (D)鈉離子流入細胞內 (107專高一)

44. 副交感神經分泌何種神經傳導物質，會刺激淚腺大量分泌淚液？(A)正腎上腺素 (B)多巴胺 (C)乙醯膽鹼 (D)腎上腺素 (107專高一)

45. 下列何者參與形成血腦障壁？(A)星狀膠細胞 (B)寡突膠細胞 (C)許旺氏細胞 (D)室管膜細胞 (107專高二)

解析 星狀膠細胞能附著到血管上，形成血腦障壁。

46. 下列何種毒素會抑制乙醯膽鹼酯酶(acetylcholinesterase, AChE)？(A)河豚毒(tetrodotoxin) (B)沙林神經毒氣 (C)南美箭毒(curare) (D)殺蟲劑裡的有機磷 (107專高二)

47. 重症肌無力(Myasthenia gravis)肇因於何種神經傳導物質的受器受損，導致神經訊號無法傳遞至肌肉？(A)腎上腺素(epinephrine) (B)乙醯膽鹼(acetylcholine) (C)血清素(serotonin) (D)麩胺酸(glutamate) (108專高一)

48. 包圍周邊神經軸突的髓鞘(myelin sheath)，主要組成為何？(A)神經元所分泌的囊泡(secretory vesicles) (B)神經元細胞體的外突(external process) (C)許旺細胞(Schwann cells) (D)微膠細胞(microglia) (108專高二)

49. 下列何者不是星狀細胞(astrocytes)的功能？(A)吞噬外來或壞死組織 (B)形成腦血管障蔽 (C)參與腦的發育 (D)調節鉀離子濃度

解析 微小膠細胞(microgila)來自單核球，具巨噬細胞的吞噬功能關。

(109專高一)

50. 下列何者不是常見的神經傳導物質(neurotransmitter)？(A)多巴胺(Dopamine) (B)甘胺酸(glycine) (C)血清素(serotonin) (D)胰島素(insulin) (109專高一)

解答： 43.D 44.C 45.A 46.BD 47.B 48.C 49.A 50.D

51. 治療憂鬱症主要針對下列何種神經傳導物質進行調節？(A)GABA(γ-aminobutyric acid) (B)血清素(serotonin) (C)乙醯膽鹼(acetylcholine) (D)腎上腺素(epinephrine) (109專高二)

解析 血清素的前身是色胺酸(tryptophan)，與心情、睡眠等息息相關，若缺乏會造成憂鬱症。

52. 有關靜止膜電位(resting membrane potential)之敘述，下列何者正確？(A)細胞外鉀離子濃度增加，靜止膜電位減小 (B)細胞外鉀離子濃度減少，靜止膜電位減小 (C)細胞內鉀離子濃度增加，靜止膜電位減小 (D)細胞內鉀離子濃度增加，靜止膜電位不變

(110專高一)

解析 細胞內的主要陽離子為K^+，細胞外的主要陽離子為Na^+，神經細胞在靜止的狀態下，細胞膜內為負電位，細胞膜外為正電位，細胞的靜止膜電位(rest membrane potential, RMP)為－70mV。細胞外鉀離子濃度增加時，靜止膜電位的電壓更帶負電位。

53. 下列哪一種神經膠細胞(neuroglia cells)可幫助調節腦脊髓液(cerebrospinal fluid)的生成與流動？(A)室管膜細胞(ependymal cell) (B)星狀細胞(astrocyte) (C)微膠細胞(microglia) (D)寡突細胞(oligodendrocyte) (110專高一)

解析 (B)星狀細胞能附著到血管上，形成血腦障壁；(C)微膠細胞來自單核球，執行巨噬細胞的吞噬功能；(D)寡突細胞形成中樞神經系統的神經元軸突之髓鞘。

54. 下列何種細胞受損對血腦障壁(blood-brain barrier)的功能影響最大？(A)微膠細胞(microglia) (B)寡突細胞(oligodendrocytes) (C)星狀細胞(astrocytes) (D)室管膜細胞(ependymal cells)

(110專高二)

解析 星狀細胞是腦和脊髓內最多的支持細胞，幫助調節中樞神經系統內神經元之外在環境，其能附著到血管上，形成血腦障壁。

解答： 51.B 52.A 53.A 54.C

55. 有關突觸後電位(postsynaptic potentials)的敘述，下列何者正確？(A)均為動作電位(action potential) (B)均為興奮性(excitatory) (C)均為抑制性(inhibitory) (D)缺乏不反應期(refractory period)

（111專高二）

解析 突觸後電位可分為興奮性及抑制性兩種，不同於動作電位，突觸後電位有大小、強弱之分，且電位可加成。

56. 下列何者屬於胜肽類神經傳導物質？(A)一氧化氮(nitric oxide) (B) P物質(substance P) (C)多巴胺(dopamine) (D)血清素(serotonin)

（112專高一）

解析 一氧化氮由精胺酸(L-arginine)合成而來；多巴胺屬於兒茶酚胺類神經傳導物質；血清素由色胺酸所合成。

57. 重症肌無力(Myasthenia Gravis)與下列何者之異常最相關？(A) serotonin (B) acetylcholine (C) histamine (D) epinephrine

（112專高二）

解析 重症肌無力為乙醯膽鹼(ACh)受器被自體免疫破壞，可以增加乙醯膽鹼濃度來治療。

解答： 55.D 56.B 57.B

中樞神經系統及周邊神經系統

出題率：♥♥♥

緒論
- 神經組織的集合
- 神經系統的組成

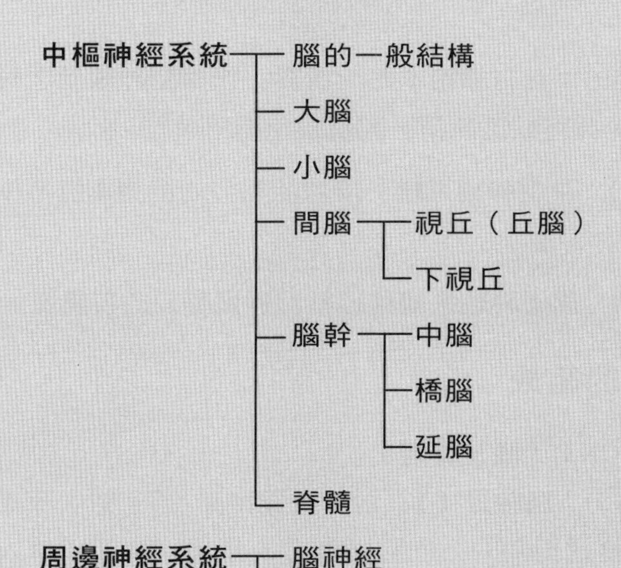

周邊神經系統
- 腦神經
- 脊神經

Physiology and Anatomy

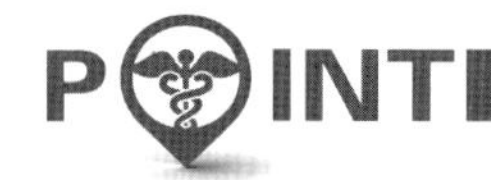

重點彙整

7-1 緒論

一、神經組織的集合

1. 白質(white matter)：由具**髓鞘**的軸突聚集而成，髓鞘為白色，故稱白質。
2. 灰質(gray matter)：含有**細胞本體**、樹突、無髓鞘神經元之軸突或神經膠細胞，此區缺乏髓鞘，因呈灰色而稱灰質。
3. 神經核(nucleus)：**中樞神經系統**一群功能相似的細胞本體聚集成的**灰質**塊。
4. 神經節(ganglia)：**周邊神經系統**神經細胞體聚集成的**灰質**塊。

二、神經系統的組成

1. **中樞神經系統**(CNS)：**腦**及**脊髓**。
2. **周邊神系統**(PNS)：**腦神經**（**12 對**）及**脊神經**（**31 對**）。周邊神經系統又依傳遞衝動的方向與功能分為感覺神經元（傳入神經元）和運動神經元（傳出神經元）。
   (1) 感覺神經：又分為軀體感覺神經與內臟感覺神經。
   (2) 運動神經：
      A. 軀體神經系統(SNS)：支配骨骼肌。
      B. 自主神經系統(ANS)：又分為交感神經與副交感神經，支配心肌、平滑肌、腺體。
   (3) 聯絡神經：介於感覺神經與運動神經之間。

7-2 中樞神經系統－腦及脊髓

一、腦的一般結構

(一) 腦 膜(Cranial Meninges)

腦膜圍繞著腦，與脊髓膜相連續。**由外而內依次為：**

1. **硬腦膜**：含有高比例的**膠原纖維**，有三個延伸。
   (1) **大腦鐮**(falx cerebri)：向下伸展，進入大腦縱裂，把大腦分成左右大腦半球。大腦縱裂上方的**上矢狀竇**是**兩層硬膜間形成的管腔**，匯流腦部的靜脈血，最後匯入內頸靜脈。
   (2) **小腦鐮**(falx cerebelli)：把小腦分成左右二個小腦半球。
   (3) **小腦天幕**(tentorium cerebelli)：隔開**大腦枕葉**與**小腦**。
2. **蜘蛛膜**：硬腦膜與蜘蛛膜之前的空間為硬腦膜下腔，與軟腦膜之前的空間為蜘蛛膜下腔，內有腦脊髓液循環。
3. **軟腦膜**：緊貼腦和脊髓的表面，在脊髓兩側伸出一**黃韌帶**(ligamentum flava)附著到硬腦膜(dura mater)。

(二) 腦 室

腦室共有四個（圖 7-1）：

1. 側腦室(lateral ventricles)：左、右各一，位於胼胝體下方的大腦半球中，**側腦室靠室間孔**(interventricular foramen)與**第三腦室**相交通。
2. 第三腦室(third ventricle)：**為 4 個腦室中體積最小的**。位於丘腦左右兩葉之間與下方。往下藉**大腦導水管**(cerebral aqueduct)與**第四腦室**相交通。
3. 第四腦室(fourth ventricle)：位於腦幹背側與小腦之間。藉正中孔(median aperture)及外側孔(lateral aperture)與蜘蛛膜下腔、小腦延髓池、脊髓中央管相交通，腦脊髓液亦則由此滲出。

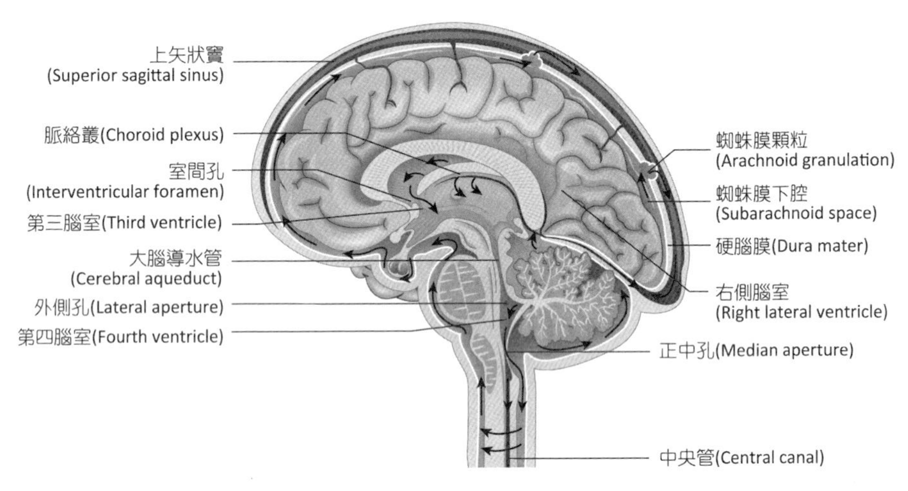

圖 7-1　腦室及腦脊髓液循環

(三) 腦脊髓液

1. 腦脊髓液約有 125 ml，其中 50 ml 存在於腦室中，75 ml 存在於腦與脊髓的蜘蛛膜下腔中（蜘蛛膜與軟腦膜之間），其**正常壓力為 130 mmH_2O，約為 10 mmHg**。
2. 生成：由軟腦膜特化之微血管網**脈絡叢**(choroid plexuses)分泌。
3. 成分：含有葡萄糖、蛋白質、尿素、白血球及鹽類，Mg^{2+}及 Cl^- 濃度遠高於血漿濃度，Na^+及 HCO_3^-濃度則幾乎與血漿濃度相等。
4. 功用：可循環由血液過濾的營養物質，協助移除腦的代謝物，另外可當作中樞神經系統的震盪吸收器。
5. 循環途徑：

左、右側腦室 → 室間孔 → **第三腦室** → **大腦導水管**

→ **第四腦室** ┬→ 正中孔 → 中央管（脊髓） → **蜘蛛膜下腔**
　　　　　　 └→ 外側孔 ──────────────↑

→ 蜘蛛膜絨毛 → **上矢狀竇**

6. 吸收：大部分的**腦脊髓液**經由**蜘蛛膜絨毛**(arachnoid villi)進入**上矢狀竇**，再流回靜脈，其製造及回收的速度相等，維持腦內壓力的恆定。
7. **水腦症**：腦脊髓液循環或回流受阻，造成腦脊髓液蓄積，導致腦室擴張。

(四) 血腦障壁(Blood Brain Barrier, BBB)

1. 由星狀膠細胞與腦部微血管共同構成。**腦部微血管為連續性微血管**，因缺乏細胞間孔道而形成血腦障壁。
2. 造成物質通過障礙，**使腦對物質的通透性較低**，保護腦細胞免受有害物質的傷害，避免過多液體滲出微血管而造成腦水腫。
3. 小分子物質與脂溶性物質，如氧、水、**葡萄糖**、酒精、二氧化碳、L-dopa 等**可迅速通過血腦障壁**。

(五) 血液供應

1. 腦部血液供應占心輸出量 14%。**血液供應主要來自內頸動脈及椎動脈形成之威爾氏環**(Willis cycle)。
2. **葡萄糖**是腦細胞的**主要能量來源**。而腦對氧的利用**約占整個身體對氧利用的 20%**，且其耗氧量**隨精神活動的程度而異**。
3. 短時間的血流中斷，可能會造成無意識。若**腦細胞缺氧**(hypoxia)**超過 4 分鐘**，則會**造成永久的損傷**。

二、大 腦

1. 腦回(gyrus)：皮質表面凹凸起伏的皺褶構造。
2. 腦裂(fissures)：皮質表面較深的凹陷。
   (1) 縱裂(longitudinal fissure)：最明顯的腦裂，將大腦分成左右兩半球(hemispheres)。

(2) **橫裂**(transverse fissure)：分隔**大腦與小腦**。

3. 腦溝(sulci)：皮質表面較淺的凹陷。**中央溝**(central sulcus)**分隔額葉與頂葉**；**側腦溝**(lateral cerebral sulcus)**分隔額葉與顳葉**；頂枕溝(parietooccipital sulcus)分隔頂葉與枕葉。

4. **胼胝體：負責連接兩大腦半球**。

(一) 腦 葉

大腦可分成**五葉**：額葉(frontal lobe)、頂葉(parietal lobe)、顳葉(temporal lobe)、枕葉(occipital lobe)、島葉(insula)。**額葉**其他部分可能與**人格行為**有關。腦島(insula)位於中央溝的深部。

(二) 大腦皮質(Cerebral Cortex)

1. 位於大腦表面，即大腦灰質，內含神經元細胞本體。
2. 被劃分成：運動區、聯絡區、感覺區（表 7-1、圖 7-2）。
3. 布羅曼(Brodmann)區分法：依構造及功能將大腦皮質分成 52 區，是目前最廣為採用的方法。

表 7-1 大腦皮質功能分區

分區	說　明	布羅曼分區
運動區	支配對側肢體，動作越精細所占皮質區域越大	
主要運動區(primary motor area)	在**額葉的前中央腦回**，為錐體徑路之起源，**可控制肌肉動作**	4 區
運動前區(premotor area)	位於額葉，**負責計畫肌肉的動作**	6 區
額葉視野區(frontal eye field area)	在**額葉皮質**，控制**眼球的隨意掃描動作，例如瀏覽**	**8 區**

表 7-1 大腦皮質功能分區（續）

分區	說　明	布羅曼分區
運動區（續）		
語言運動區 (language area)	**即布洛卡氏區**(Broca's area)，**於額葉側腦溝上方**，控制咽喉肌肉，受損時**造成表達性失語症**(aphasia)，**可理解他人言語，但表達困難**	44、45 區
感覺區	接受感覺衝動	
一般感覺區 (somesthetic area)	位於**頂葉中央溝正後方**的後中央腦回，主要**接受全身一般感覺**（觸、壓、冷、熱、痛覺）	3、1、2 區
視覺區(primary visual area)	**位於枕葉後端**，主要功能為**接受視覺**的刺激	17 區
主要聽覺區 (primary auditory area)	位於**顳葉**，**接受聲音**的刺激	41、42 區
聽覺聯絡區 (auditory association area)	於主要聽覺區的下方，對 41、42 **區轉來的訊息做判斷及解釋**	22 區
主要嗅覺區	位於顳葉、43 區的下方	28、34 區
主要味覺區 (primary gustatory area)	位於頂葉，3、1、2 區下方	43 區
聯絡區	解釋、判斷感覺，與情緒及智力有關	
體感覺聯絡區 (somesthetic association area)	位於**頂葉**，主要功能是負責**全身一般感覺的整合及解釋**	5、7 區
視覺聯絡區 (visual association area)	位於**枕葉禽距裂**(calcarine fissure) **兩側**。禽距裂為視覺動感相位及抽象性感覺意識的判斷中樞，**將 17 區傳來的視覺做判斷解釋**	18、19 區

表 7-1 大腦皮質功能分區（續）

分區	說明	布羅曼氏分區
聯絡區（續）		
語言感覺區	**即韋尼克氏區**(Wernick's area)，解釋、了解語言。若此區受傷會造成理解性失語症，即無法理解他人言語，本身說話雖流利，但為無意義的語句	22 區後部

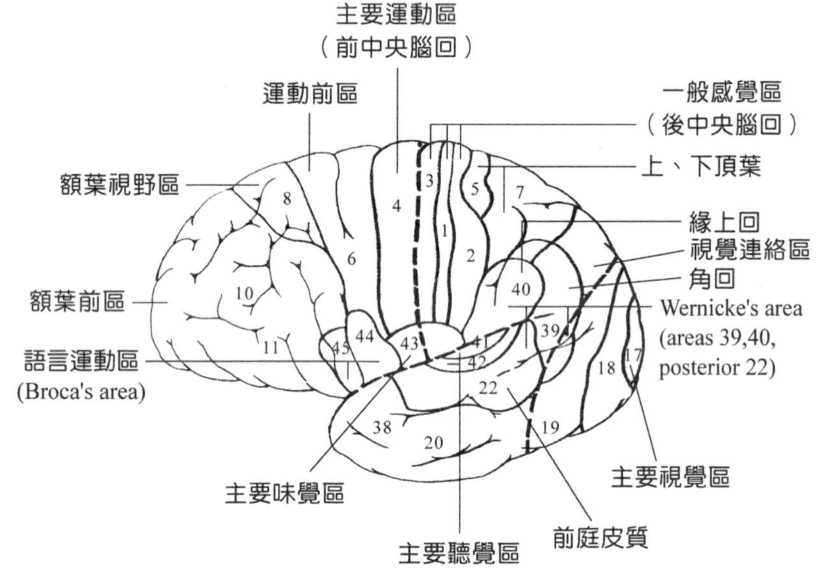

圖 7-2 大腦皮質功能區之分布圖（左側面觀）

(三) 大腦白質(Cerebral White Matter)

較厚，位於皮質之下，由有髓鞘的神經纖維構成。包括三種神經纖維：

1. **聯絡纖維**(association fibers)：傳遞**同側大腦半球內不同腦回間**之神經衝動。

2. **連合纖維**(commissural fibers)：傳遞**兩大腦半球之間的神經衝動**。三個重要的連合纖維群分別為：**胼胝體**(corpus callosum)、前接合(anterior commissure)及後接合(posterior commissure)。

3. 投射纖維(projection fibers)：由上行徑及下行徑組成，將衝動由大腦傳至其他腦部位或脊髓。

(四) 基底核(Basal Gangila)

1. **構造**：基底核為每一大腦半球白質內的灰質團塊。
   (1) **紋狀體**(corpus striatum)：由尾狀核、豆狀核組成。
      a. **尾狀核**(caudate nucleus)：損傷會導致**亨丁頓氏舞蹈症**(Huntington's chorea)。
      b. **豆狀核**(lentiform mucleus)：由**殼核**(putamen)及**蒼白球**(globus pallidus)所組成。**體內銅含量如果過高，會造成豆狀核病變及退化，致運動失調。**
   (2) 亦有學者將**帶狀核**(claustrum)、**黑質**(substantia nigra)、視丘下核(subthalamic nucleus)及紅核(red nucleus)**視為基底核的一部分**。

2. 功能：**負責計畫性隨意運動，抑制全身肌肉張力，抑制無用的動作形式以選擇及維持意欲達到的動作。若此區受損，會造成不正常的身體動作**，如震顫、骨骼肌不隨意的動作。

3. **帕金森氏病**(Parkinson's disease)：因**黑質被破壞**，使黑質紋體徑無法在殼核及尾核分泌足夠量之多巴胺(dopamine)。

(五) 邊緣系統(Limbic System)

邊緣系統並不是一個分離的構造，而是圍繞著腦幹的一圈構造，與複雜的神經元通路互相連結。

1. 構造：邊緣系統的成分包括下列的灰質區域。
   (1) 邊緣葉(limbic lobe)：由大腦半球的**帶狀回**與**海馬回**所組成。
   (2) **海馬**(hippocampus)：為海馬回的延伸，伸入側腦室的底板。海馬與**記憶**有關，**海馬回**可將短期記憶（持續數秒到數小時）轉換成長期記憶（記憶保留數日到數年），若**兩側海馬回失去功能則會喪失短期記憶**。
   (3) 杏仁核(amygdaloid nucleus)（杏仁體）：位於尾狀核的尾端。
   (4) **下視丘的乳頭體**(mammillary bodies)：為大腦腳附近靠近中線的兩個圓形質塊。
   (5) 視丘前核(anterior nucleus of the thalamus)：位於側腦室的底部。
2. 功能：負責嗅覺，又稱嗅腦。**與記憶、情緒、動機、性行為、防禦及不隨意行為之控制有關**，它同時與愉快、獎賞、痛苦、懲罰的感覺有關，故又稱「情緒腦」。

(六) 腦波圖(Electroencephalogram, EEG)

腦波的記錄稱為腦波圖，臨床上可用來診斷疾病並且提供有關睡眠及清醒的資料。正常個體可產生四種腦波：

1. **α 波**：又叫鬆懈波，**出現在清醒但眼睛閉著，鬆懈、愉快**、注意力降低時。
2. **β 波**：又叫**忙碌波，波形最快速，振幅小、頻率高，出現在清醒、努力思考、緊張，從事心智活動或接受感官刺激時。由閉眼休息狀態突然睜開眼睛時，亦可記錄到此波**。這與一個人對刺激產生的注意行為有關，與感覺本身無關。
3. θ 波：又叫欲睡波(drowsy wave)，波型減慢，當睡意降臨或者在失意挫折時會出現 θ 波。

4. **δ 波**：又叫**沉睡波**(deep sleep wave)，δ 波是**發生在嬰兒期的腦波，沉睡時或是受傷的大腦**亦會出現 δ 波。

(七) 睡眠週期

正常的睡眠可分成二種類型（表 7-2）。如果不受打擾，睡眠會持續以週期方式進行，由 NREM 的第一期到第四期，再由第四期回到第一期，中間穿插一段 REM。一個晚上由 4~5 個上述週期組成，每一個週期歷時 **90~100 分鐘**。

表 7-2 睡眠週期

睡眠階段	生理現象
非快速動眼期 (NREM)	又稱慢波睡眠，和**血清胺**(serotonin)有關。由第一期到第四期通常歷時 30~45 分鐘
第一期	α 波出現。呼吸規律、脈搏均勻且思想快速。若在此期被喚醒，往往認為自己並沒有入睡
第二期	梭形波出現。此期可能發生中斷的夢，眼球可慢慢的由一邊轉至另外一邊
第三期	出現梭形波及**沉睡波**。極為放鬆，**體溫及血壓開始下降**且**很難被喚醒**
第四期	振幅大、頻率低的沉睡波。處於深睡狀態，極度放鬆。**尿床與夢遊**皆發生在這一期
快速動眼期 (REM)	**和正腎上腺素有關**。占總睡眠時間 20%，雖具有警覺清醒的腦波，但不容易被喚醒。腦部耗氧量比 NREM 還要高，生理現象如下： 1. **作夢**、磨牙、陰莖勃起及陰道分泌 2. **安眠鎮定藥物會降低 REM**，醒來後仍感覺睡不飽 3. 眼球快速運動及呼吸與脈搏的速度增加，並且呈現不規則的呼吸與脈搏，**血壓波動大** 4. 骨骼肌張力下降（除了眼球外在肌） 5. 1 個 REM 約 5~10 分鐘，逐漸增長至最後約 50 分鐘

(八) 腦的單側化(Brain Lateralization)

腦的單側化是人類大腦因兩半球構造上之不對稱，而造成功能上的特化。

1. **左半球**：對頭部以下**右側肢體及右手**的控制，數字、**語言**、科學技術及理論等，又稱**科學半腦**。
2. **右半球**：對頭部以下**左側肢體及左手**的控制，藝術及音樂的了解、視覺空間及模型的理解、洞察力、想像力，對視覺、聲音、觸覺、味覺、嗅覺等產生精神想像，稱為**藝術半腦**。
3. 右大腦辨識各種不同臉型的能力優於左大腦，但是無法如左大腦敘述出臉部表情。右腦損傷的人在找路或閱讀地圖會有困難。而左腦損傷的人會造成語言問題，但唱歌的能力仍會保留。

三、小 腦(Cerebellum)

1. 小腦是腦的第二大部分，位於延腦及橋腦的後方，與**橋腦及延腦圍繞著第四腦室**。小腦**皮質**上有許多細長的平行嵴稱為**葉**(folia)。它藉著**橫裂**及**小腦天幕**與大腦枕葉相隔。
2. 小腦鐮(falx cerebelli)：將小腦分成左右兩個半球，中央區域稱為蚓部(vermis)。小腦半球可分成：(1)前葉(anterior lobe)；(2)後葉(posterior lobe)：與骨骼肌的潛意識運動有關；(3)**小結葉**(flocculonodular lobe)：接受半規管的訊息，**與平衡有關**。
3. 小腦核：白質深部有四對神經核，它們是齒狀核(dentate nucleus)、栓狀核(emboliform nucleus)、球狀核(globose nucleus)及室頂核(fastigial nucleus)。蚓部上有排列整齊分枝狀的**白質**稱為**小腦活樹**(arbor vitae)。
4. 小腦腳(cerebellar peduncles)：與腦幹聯繫。

(1) **上小腦腳**：主要由**中腦**到小腦傳導路徑所構成。
(2) **中小腦腳**：是**橋腦**到小腦的通路（即橋腦小腦徑）。
(3) **下小腦腳**：**延腦**到小腦的主要通路（如脊髓小腦徑、前庭小腦徑以及網狀小腦徑）。

5. 功能：可維持骨骼肌的張力與**平衡感**，協調**身體活動**。

6. 受損影響：**辨距不良症**（運動性距離判斷不良）、**運動失調**(ataxia)、**發音不良**、**眼球震顫**、**意向性震顫**（做隨意動作時出現震顫）、**張力微弱**、**步伐困難**等。

四、間　腦(Diencephalons)

間腦連接中腦與大腦半球，主要由視丘及下視丘組成。

(一) 視丘（丘腦）(Thalamus)

1. 構造：構成間腦的 4/5，由兩個卵形灰質塊所組成，每一灰質塊以內囊(internal capsule)與大腦半球相界。內囊為白質，由一些上升徑及下降徑的神經纖維組成。**視丘構成第三腦室的側壁**。

2. 功能：
(1) 感覺衝動（如痛、溫度、粗觸覺及壓力）的初步詮釋中樞。
(2) 視丘是**所有感覺（嗅覺除外）**傳入大腦皮質前的轉換站。
a. **內側膝狀核**：負責**聽覺**轉傳。
b. **外側膝狀核**：負責**視覺**轉傳。
c. 腹後核：負責一般感覺及味覺。
d. 前神經核：參與情緒與記憶，與邊緣系統相關。
e. 腹外側核：負責隨意動作轉傳。
f. 腹前核：隨意動作及清醒之維持。
(3) 與愉快感或不愉快感的神經衝動相連，故與情感的機制有關。
(4) 參與產生複雜反射的機制。

(5) 參與喚醒或警惕機制。

(二) 下視丘(Hypothalamus)

1. 構造：位於視丘的下方，形成**第三腦室的底部**及部分外側壁。**下視丘底部有初級血管叢**(primary plexus)。

2. 功能：
   (1) **調節自主神經：為自主神經系統的整合、協調中樞**。可控制腦幹上調節中樞（如心臟血管中樞），影響心跳、血壓、腸胃道蠕動與分泌等。
   (2) 調節情緒：下視丘為大腦皮質及自主中樞之間的轉遞站，屬於邊緣系統的一部分，具與情緒反應相關的神經核。
   (3) **調控內分泌**：釋放**調節因子**(regulating factors)刺激或抑制腦下腺前葉與後葉釋放的各種激素。
      a. **下視丘視上核**：製造**抗利尿激素**(ADH)
      b. **室旁核**：**製造催產素**(oxytocin)，透過下視丘－垂體徑的神經軸突，傳送到**腦下垂體後葉儲存**。
      c. **視交叉上核**：負責腎上腺皮質刺激素(ACTH)規律分泌。
   (4) 調節睡眠與甦醒週期：參與喚醒機制，尤其是**維持意識的清醒**。
   (5) 控制食慾及食量：
      a. **進食中樞**(feeding center)：位於下視丘**外側核區**，受饑餓的感覺刺激。
      b. **飽食中樞**(satiety center)：位於下視丘**腹內側核**(ventromedial nucleus)，可感受到吃飽，因而停止進食。
   (6) **體溫調節**：下視丘的前半部負責散熱，後半部則負責產熱以維持正常的體溫。失去下視丘，動物便會體溫失調。
   (7) **晝夜節律**(circadian rhythm)：**視交叉上核**調節**生物節律**。
   (8) 性反應：協助控制生殖機能、性行為、月經週期等。

五、腦 幹(Brain Stem)

(一) 中 腦(Middle Brain)

中腦位於腦幹最上方，介於間腦與橋腦之間，長約 2.5 cm。

1. **大腦導水管**：穿過中腦，**連接第三及第四腦室**。
2. **大腦腳**(cerebral peduncles)：位於中腦腹面有一對大腦腳，可將神經衝動由大腦皮質傳到橋腦、延腦及脊髓的運動纖維，含脊髓到視丘的感覺神經纖維。
3. **四疊體**(corpora quadrigemina)：位於**中腦背部**的四個圓形隆起。
   (1) **上丘**(superior colliculi)：位於上方，**是視覺反射中樞**。
   (2) **下丘**(inferior colliculi)：位於下方，**是聽覺反射中樞**。
4. **黑質**(substantia nigra)：為靠近大腦腳的一個大而富含色素的神經核，與運動功能有關，黑質受損使得多巴胺(dopamine)分泌不足，進而導致**帕金森氏症**。
5. **紅核**(red nucleus)：中腦**網狀結構**的主要神經核，由大腦皮質、基底核或小腦來的神經纖維均可經過紅核，而由紅核再發出紅核脊髓徑(rubrospinal tract)（下行徑），傳遞四肢靈巧的活動。
6. **內側蹄系**(medial lemniscus)：為一**白質帶**，是延腦、橋腦及中腦所共有的。它含有將精細觸覺、**本體感覺**、震動感及兩點辨別的衝動由延腦傳至視丘的上升徑軸突。
7. 神經核：動眼神經核、滑車神經核**發出動眼神經、滑車神經**。
8. **瞳孔反射中樞：副動眼核**(Edinger-Westphal nucleus)傳出衝動到**動眼神經**之副交感神經纖維使**雙側瞳孔收縮**。

(二) 橋 腦(Pons)

橋腦位在中腦下方，延腦的上方。

1. 白質：由兩種走向的纖維所構成。橫走纖維以**中小腦腳與小腦連接**；縱走纖維則連接脊髓與中腦。
2. 神經核：**第 V~VIII 對腦神經的神經核**位於橋腦，**三叉神經**(V)由**橋腦腹外側**延伸出，**外旋神經**(VI)、**顏面神經**(VII)、**前庭耳蝸神經之前庭枝**(VIII)則經由延腦與橋腦接合處發出。
3. 中樞：橋腦網狀結構有**呼吸調節中樞**(pneumotaxic center)及長吸中樞(apneustic center)，可整合延腦內呼吸中樞而調節呼吸作用。**網狀結構亦控制睡眠狀態的快速動眼期**。

(三) 延 腦

位於腦幹的最下方，上接橋腦，下連脊髓。聯絡脊髓與腦各部分之間的所有上行徑及下行徑，構成延腦的白質。

1. **錐體**(pyramids)：位於延腦腹側，為兩個約略呈三角形的構造，由**下行徑（皮質脊髓徑）**所構成。
   (1) **外側皮質脊髓徑**：由大部分(85%)的下降徑構成，在通過延腦錐體時會**交叉**至對側（**錐體交叉**）。可控制四肢靈巧的活動，尤其手指部分。
   (2) **前側皮質脊髓徑**：少部分(15%)的下降徑在通過延腦時並不產生交叉，而是下行至脊髓才交叉。主要控制軀幹的活動。
2. 神經核：
   (1) 薄核(nucleus gracilis)及楔狀核(nucleus cuneatus)：位於延腦背側，接受由脊髓而來的薄束及楔狀束（上行徑）的感覺纖維，將訊息傳到延腦的對側，再往上傳，最後抵達大腦皮質的感覺區。薄束、楔狀束傳遞精細觸覺、兩點辨別、震動感、本體感及輕觸覺。
   (2) 腦神經：包括舌咽神經(IX)、迷走神經(X)、副神經(XI)、舌下神經(XII)的神經核。

(3) **橄欖體**(olive)：位於**延腦**外側表面，在錐體兩旁，呈卵形突起，內含一個下**橄欖核**及兩個副橄欖核，這些神經核所發出的神經纖維經由**下小腦腳**與對側小腦相交通。

3. **網狀結構**(reticular formation)：指位於脊髓、腦幹及間腦內，由白質與灰質交織而成的部分。**網狀結構可執行意識及覺醒的功能**。

4. 中樞：

(1) **生命中樞**(vital center)：**延腦**的網狀系統內有**三個與生命維持有關的中樞**。

a. **心臟中樞**(cardiac center)：調節心跳及心收縮力。

b. **呼吸中樞**：為化學敏感區，對血液中之 CO_2 濃度極為敏感，可發出呼吸的基本規律（呼吸節律區）。

c. **血管運動中樞**(vasomotor center)：調節血管的收縮與舒張，因此影響血管的口徑大小，與**血壓**之控制有關。

(2) 非生命中樞：負責調整吞嚥、**嘔吐**、咳嗽、打噴嚏及打嗝等。

(3) **中樞性化學接受器**：受刺激時會產生噁心及嘔吐。

六、脊　髓

脊髓是中樞神經系統的一部分，位於椎管(vertebral canal)內，連接於腦幹下方的延腦，而**由枕骨大孔延伸到第一腰椎**的高度。

(一) 保護構造

脊髓受到椎管、腦脊髓膜(meninges)、腦脊髓液(CSF)及脊椎韌帶(spinal ligament)保護。

1. 腦脊髓膜：可分成硬腦膜、蜘蛛膜及軟腦膜，硬腦膜與蜘蛛膜於第二薦椎中止，**軟腦膜則向側面延伸形成齒狀韌帶**(denticulate ligament)，**將脊髓固定到椎管**。

2. **終絲**(filum terminale)：位於**脊髓圓錐下方**，由軟腦膜向下延伸，**終止於尾椎，可固定脊髓下半部**。

(二) 外部構造

1. 膨大部分：
   (1) **頸膨大**(cervical enlargement)：由此處所延伸出的脊神經分布至上肢。
   (2) **腰膨大**(lumbar enlargement)：由此處所延伸出的脊神經則分布至下肢。
2. **由脊髓圓錐**：腰膨大部位以下，**即 L1、L2 脊椎間**，脊髓逐漸變細所成的圓錐形構造。
3. **脊椎（腰椎）穿刺**(spinal or lumbar puncture)：為了避免傷害到脊髓，通常由 **L3 與 L4 或 L4 與 L5 之間的蜘蛛膜下腔**中抽出腦脊髓液。

(二) 內部構造

圍繞於灰質外的是白質。

1. 脊髓灰質：脊髓內部是的 **H 形**區域，由聯絡神經元與傳出神經元的細胞體與樹突、無髓鞘神經元的軸突所組成。
   (1) 灰質聯合(gray commissure)：H 的水平部分，與交叉反射有關。
   (2) 中央管(central canal)：貫穿整條脊髓，與第四腦室相連，內含腦脊髓液。
   (3) **前角（腹角）**：位於**脊髓腹側，為運動神經元細胞體所在之處，部分運動神經由前角發出**。其神經纖維分布到**骨骼肌**。
   (4) **後角（背角）**：位於背側面，**為聯絡神經元細胞體所在位置**。感覺神經的細胞體位於**背根神經節，其纖維經背根由後角傳入脊髓。**
   (5) **側角**：存在脊髓胸椎段、上腰椎段及薦椎段，是**交感神經節前神經元之細胞體**所在。為自主神經發出的地方。

2. 脊髓白質：劃分成三個區域：前柱（腹柱）、後柱（背柱）及側柱(lateral white columns)，每一柱由成束的上行及下行神經纖維通過，稱為神經徑，即上升徑與下降徑。

(三) 脊髓的功能

◆ 神經徑(Tracts)

1. 上行徑：為感覺徑，將感覺傳到腦部（表 7-3）。一般由三個神經元組成：
   (1) **一級神經元：位於背根神經元**，將神經衝動傳入中樞。
   (2) 二級神經元：位於脊髓或延腦，**衝動由此交叉**帶入視丘。
   (3) 三級神經元：位於視丘，再自視丘傳入大腦感覺皮質。
2. 下行徑：為運動徑，將運動衝動傳導到末梢（表 7-4）。一般由上運動神經元與下運動神經元組成：
   (1) 上運動神經元：自大腦運動皮質傳至脊髓。
   (2) 下運動神經元：又分為 α 與 γ 運動神經元，可將神經衝動自脊髓傳到骨骼肌。

表 7-3 上行徑

神經徑		位置	起點	終點	功能
後柱－內側蹄系徑	**薄束及楔狀束**	後柱	背根神經節	延腦薄核及楔狀核，止於視丘、大腦皮質	精細觸覺、兩點辨別、震動感、**本體感**及輕觸覺
脊髓視丘徑	**外側脊髓視丘徑**	側柱	脊髓灰質後角	視丘，最後傳到大腦皮質	**痛覺**與**溫度覺**
	前側脊髓視丘徑	前柱	脊髓灰質後角	視丘，最後傳到大腦皮質	**輕觸覺**
前脊髓小腦徑	後脊髓小腦徑	側柱	脊髓灰質後角	不交叉直接進入小腦	潛意識本體感
	前脊髓小腦徑	側柱	脊髓灰質後角	交叉或不交叉後進入小腦	潛意識本體感

表 7-4 下行徑

神經徑		位置	起點	終點	功能
錐體徑	**外側皮質脊髓徑**	側柱	**大腦皮質**	**於延腦交叉**，止於灰質前角	四肢**靈巧活動**尤其手指部分
	前側皮質脊髓徑	前柱	大腦皮質	在脊髓交叉，止於灰質前角	軀幹的活動
錐體外徑	紅核脊髓徑	側柱	中腦紅核	於中腦交叉，止於灰質前角	四肢靈巧的活動
	網狀脊髓徑	前柱 側柱	延腦與橋腦的網狀體	不交叉，止於灰質前角	維持姿勢
	前庭脊髓徑	前柱	延腦的前庭核	不交叉，止於灰質前角	維持姿勢

(四) 脊髓反射(Spinal Reflex)

反射為身體對內在或外在環境改變的刺激所產生之最快的不隨意的反應。

1. 反射弧(reflex arc)：有兩個或兩個以上的神經元，是神經系統的功能單位，依突觸的多寡可將反射弧分為單突觸反射弧及多突觸反射弧，其基本組成如下：
   (1) 接受器(receptor)：為感覺神經元樹突的遠側端特化而來，它能對內在或外在環境的變化產生神經衝動反應。
   (2) **感覺神經元**(sensory neuron)：**產生動作電位**，將衝動由接受器傳到中樞（脊髓）。
   (3) 中間神經元(interneuron)：聯絡感覺與運動神經。
   (4) 運動神經元(motor neuron)：將衝動傳至反應的動作器。
   (5) **動作器**(effector)：對運動衝動產生反應的組織，一般為骨骼肌、心肌、平滑肌或腺體，**為控制反射動作的反射弧之最終端**。

2. 內臟（自主）反射(visceral or autonomic reflex)：會造成平滑肌收縮、心肌收縮或腺體分泌的反射。其傳出神經元為交感及副交感神經，所以其傳出運動神經元有兩個（節前及節後纖維）神經元。

3. 軀體反射(somatic reflex)：造成**骨骼肌**收縮的反射。

(1) **伸張反射**(stretch reflex)：即牽張反射，如膝跳反射（圖 7-3），又稱**深腱反射**(deep tendon reflex)：

a. 反應過程：肌肉**伸張** → 接受器：**肌梭**受到刺激 → 產生神經衝動，沿 **Ia 感覺神經元**傳到脊髓 → 在灰質前角與運動神經元形成突觸 → 衝動由 **Aα 運動神經元**傳回被伸張的肌肉 → 引起此肌肉的收縮。伸張作用被中和，維持了肌肉的張力。

b. 特徵：

- **單突觸反射弧**(monosynaptic reflex arc)：由兩個神經元所構成的單突觸反射，**是身體內最簡單的反射**。
- **同側反射**(ipsilateral reflex)：**進入**脊髓的感覺神經元**與離開**脊髓的運動神經元都**在脊髓的同側**。

c. **肌梭**(muscle spindle)：為**肌肉內的接受器**，能偵測到**肌肉長度的改變**而產生神經衝動。與**肌肉張力偵測器、高爾基氏肌腱器**(Golgi tendon organ)同屬骨骼肌的感覺器(sense organ)。

(2) **屈肌反射**(flexor reflex)：又叫**縮回反射**(withdrawal reflex)，造成**屈肌收縮**，如前臂收縮遠離危險物（火源、**疼痛**等）以避免傷害：

a. 反應過程：接受器受到刺激 → 感覺神經元將衝動傳到**脊髓** → 衝動傳給聯絡神經元 → 衝動再傳給運動神經元 → 刺激肌肉收縮。

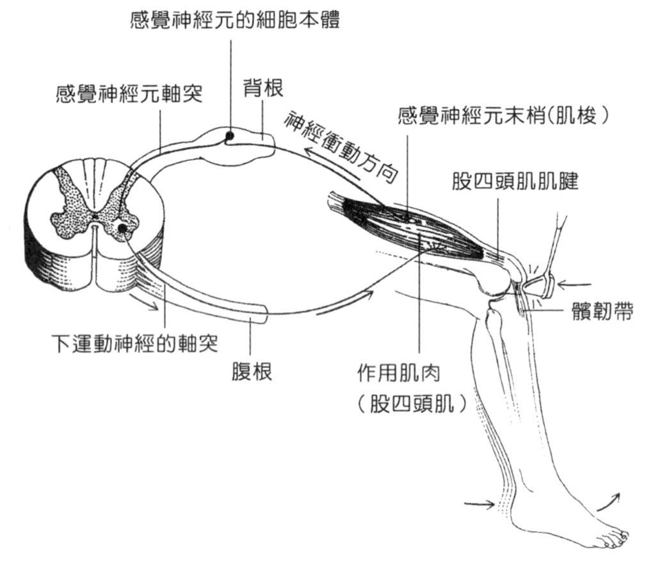

(a) 伸張反射

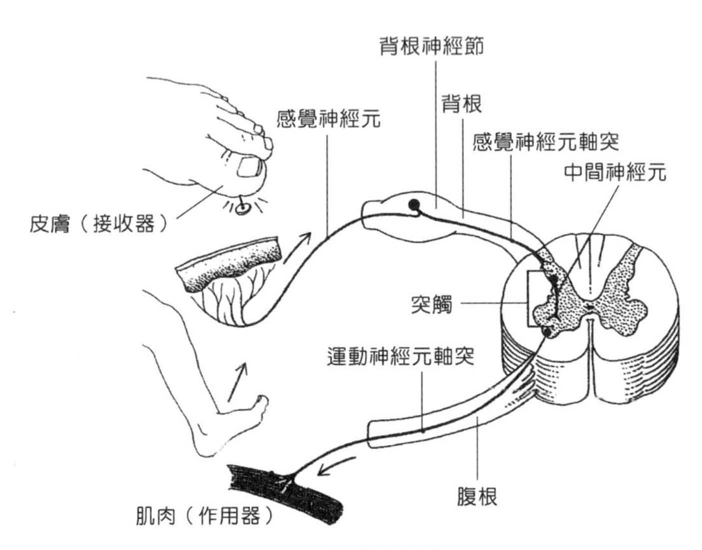

(b) 屈肌反射

圖 7-3 反射

b. 特徵：

- **多突觸反射弧**(polysynaptic reflex arc)：多個神經元參與，且一個單獨的感覺衝動便可造成數個運動反應，引起不只一條肌肉收縮。
- **同側反射**。

(3) **伸肌交叉反射**(crossed extensor reflex)：例如踩到大頭釘所造成的感覺衝動，不只引發**受傷腳回縮的屈肌反射**，同時引起**另一隻腳的伸肌反射以便站穩**。此輸入的感覺衝動在感覺刺激點的那一段或上下數段脊髓都有參與，並經由聯絡神經元交叉到脊髓的對側，造成對側膝部的伸張而保持平衡，屬於**多突觸反射**。

(4) 反伸張反射(inverse stretch reflex)：當肌肉過度被伸張，肌肉會轉為放鬆狀態來防止肌肉被扯斷。接受器在高爾基氏肌腱器(Golgi tendon organ)。

a. 反應過程：高爾基氏肌腱器的傳入感覺神經元屬於 Ib 型態 → 將衝動傳至**抑制性**聯絡神經元 → 衝動再透過抑制 Aα 運動神經元 → 肌肉不收縮 → 放鬆。

b. 特徵：是一種負迴饋式的反應，屬於多突觸反射弧。

c. 反伸張反射參與的神經元比伸張反射多了抑制性的中間神經元。

4. 反射的臨床應用：**反射減弱或消失**為**下運動神經元**痲痺的特徵；**上運動神經元**痲痺則為**反射增強**及出現**巴賓斯基徵象**。臨床上有幾個重要的反射如下。

(1) **膝跳反射**(knee jerk reflex)：敲打髕韌帶引起**股四頭肌**收縮，使膝部伸展。正常人**膝跳反射需時 20 毫秒**，若神經受傷或脊髓**第 2、3、4 腰椎內**的**反射中樞**有問題，則此反射受到抑制。其特徵如下：

a. **單突觸反射**。

b. 脊髓反射(segmental reflex)：因反射中樞在脊髓。

c. 節反射(semental reflex)：神經衝動的進出在同一節脊髓內。

d. 同側反射。

e. **伸張反射**：因刺激造成大腿肌肉（股四頭肌）拉長而引起肌肉反射式收縮。

f. 伸肌反射(extensor reflex)：由於股四頭肌為伸展小腿的肌肉，故此肌肉收縮會造成膝部與小腿的伸展。

g. **肌腱反射**(tendon reflex)：由於敲打肌腱所引起的反射。

h. 深層反射(deep reflex)：由於接受刺激的感覺器位於深層（在肌肉、肌腱內）。

(2) 跟腱（踝）反射(Achilles or ankle jerk reflex)：敲打跟腱(Achilles tendon)時，因跟腱為腓腸肌和比目魚肌的共同肌腱，因此引起腓腸肌與比目魚肌的收縮，此二肌為足底屈肌，故造成足底彎曲。

(3) **巴賓斯基徵象**(Babinski's sign)：輕微刺激足底外緣，**造成足部**大拇趾被伸張，其餘的腳趾則成扇形。此現象**只發生在一歲半以下的正常小孩**，正常成人的反應為趾頭彎曲，一歲半以後尚有此症候表示**皮質脊髓徑的損傷**（圖 7-4）。

(4) 腹部反射(abdominal reflex)：腹部外側劃一下後引起腹壁牽引(drawing)的動作，其反射中樞在第 9、10、11、12 節胸脊髓內。屬淺層反射（圖 7-5）。

(5) 角膜反射(corneal reflex)：接觸角膜時產生瞬間閉眼的反應，反射弧是由三叉神經眼分枝(ophthalmic branch)的感覺神經纖維進入橋腦，運動神經纖維則是經顏面神經(VII)產生動作。

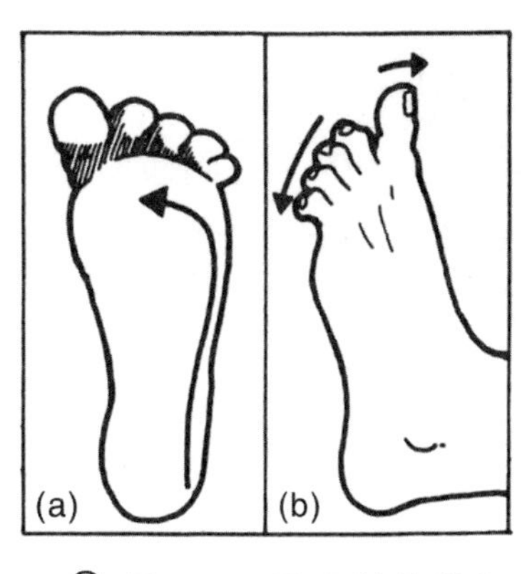

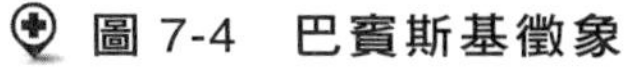
圖 7-4 巴賓斯基徵象

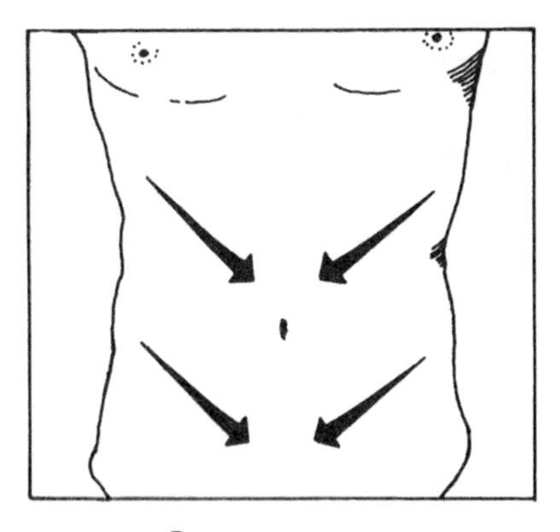

圖 7-5 腹部反射

7-3 周邊神經系統－腦神經及脊神經

周邊神經系統包含─┬─腦神經12對─┬─依功能又分為－
　　　　　　　　　└─脊神經31對─┘

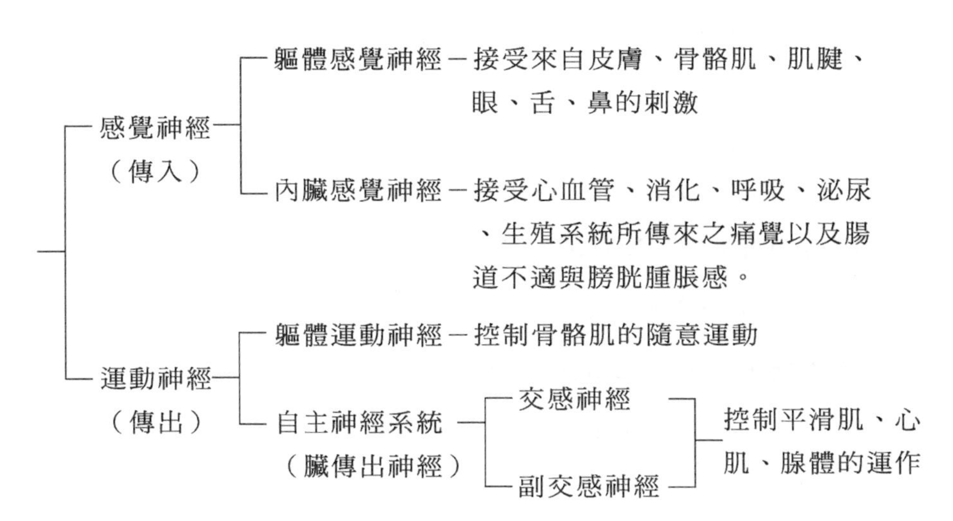

一、腦神經

腦神經共有 12 對，其中 10 對起源自腦幹，它們通過顱底的孔，到各自支配的部位（表 7-5）。重點整合如下：

1. 分類：
   (1) **純感覺神經**：第 I、II、VIII 對腦神經。
   (2) 運動神經：第 III、IV、VI、XI、XII 對腦神經是運動神經，並具有本體感神經纖維。
   (3) 混合神經：V、VII、IX、X 對腦神經。
   (4) **副交感神經纖維：第** III、VII、IX、X **對腦神經**。
2. 控制眼球：
   (1) CN III：上直肌、下直肌、內直肌、下斜肌、**提上眼瞼肌**。
   (2) CN IV：上斜肌。
   (3) CN VI：外直肌。
3. **臉部**：CN V **一般感覺**；CN VII **運動**。
4. **舌頭**：
   (1) 前 2/3：CN V 感覺；CN VII 味覺。
   (2) 後 1/3：CN IX 感覺、味覺。
4. **化學接受器**：CN IX 頸動脈體；CN X 主動脈體。
5. **壓力接受器**：CN IX 頸動脈竇；CN X 主動脈竇。

(一) I 嗅神經(Olfactory Nerve)

1. 感覺神經，負責**嗅覺的傳導**，為**雙極神經元**。其細胞體位於鼻腔的嗅黏膜。
2. 嗅神經的軸突通過**篩骨水平板上的篩孔**，而與其他次級神經元在**嗅球**(olfactory bulb)形成突觸，這些次級神經元的軸突組成**嗅徑**(olfactory tract)，最後終止於大腦皮質的**主要嗅覺區**。

表 7-5 十二對腦神經

神經	起源	路徑	功能
I 嗅神經	鼻黏膜	嗅神經孔	感覺：嗅覺
II 視神經	視網膜	視神經孔	感覺：視覺
III **動眼神經**	中腦	**眶上裂**	運動：上直肌、下直肌、內直肌、下斜肌、**提上眼瞼肌** 本體感：運動纖維所支配的肌肉 **副交感**：瞳孔括約肌、睫狀肌，可使**瞳孔縮小，水晶體調焦**
IV **滑車神經**	中腦	**眶上裂**	**運動：上斜肌** **本體感：上斜肌**
V 三叉神經 眼枝(V_1)	橋腦	**眶上裂**	感覺：角膜、頭皮前半部額頭、上眼瞼及結膜
V 三叉神經 上頷枝(V_2)	橋腦	**圓孔**	頰、上唇、上頷齒、鼻黏膜、腭及部分咽部的一般感覺
V 三叉神經 下頷枝(V_3)	橋腦	**卵圓孔**	**感覺：舌前 2/3、下頷齒、口腔底部黏膜及下頷皮膚的一般感覺** 運動：咀嚼肌 本體感：咀嚼肌
VI **外旋神經**	橋腦	眶上裂	**運動：外直肌** **本體感**：外直肌
VII **顏面神經**	橋腦		**感覺：舌前 2/3 的味覺** **運動：表情肌** **副交感**：**淚腺**、舌下腺、頷下腺，使**唾液腺及淚腺分泌**
VIII **前庭耳蝸神經**	橋腦	內耳道	**感覺**：聽覺（耳蝸枝）、平衡覺（前庭枝）
IX **舌咽神經**	**延腦**	頸靜脈孔	**感覺：舌後 1/3 味覺及上咽部** **運動：莖突咽肌**（吞嚥） **副交感：耳下腺**
X **迷走神經**	延腦	頸靜脈孔	**感覺**：會厭味蕾、內臟感覺、**主動脈竇** **運動**：咽喉部肌肉（吞嚥） 本體感：內臟肌肉 **副交感**：內臟功能調節

表 7-5 十二對腦神經（續）

神經	起源	路徑	功能
XI **副神經**	延腦	頸靜脈孔	**運動**：**咽喉部肌肉**（吞嚥）、胸鎖乳突肌與斜方肌 本體感：移動頭頸肩的肌肉
XII **舌下神經**	延腦	舌下神經管	**運動**：舌部肌肉（吞嚥、說話時舌頭的運動） 本體感：舌部肌肉

(二) II 視神經(Optic Nerve)

1. **為感覺神經，傳導視覺的神經衝動**。
2. 視神經是由視網膜之**神經節細胞**的軸突聚集而成。
3. 視覺的神經衝動發生於視網膜上的**桿細胞及錐細胞**。視覺傳遞路徑為：桿細胞、錐細胞 → **雙極神經元**(bipolar cells) → **節神經元** → **視神經（通過視神經孔）** → **視交叉** → **視徑** → **視丘的外側膝狀體**(lateral geniculate body) → 視放射 → **大腦皮質主要視覺區**。

(三) III 動眼神經(Oculomotor Nerve)

1. **運動**神經纖維：分布到**眼球外在肌**（上直肌、下直肌、內直肌、下斜肌）及**提上眼瞼肌**。本體接受器則位於眼球外在肌。
2. **副交感神經纖維**：控制虹膜的**環狀肌（瞳孔的大小）及睫狀肌（看遠近），支配瞳孔反射及負責水晶體的調節**。

(四) IV 滑車神經(Trochlear Nerve)

1. 混合神經，由**中腦背側發出，是腦神經中最小者**。
2. 其本體感覺及**運動纖維**都位於**上斜肌**。
3. **控制眼球的運動**。
4. **滑車神經通過眶上裂**。

(五) V 三叉神經(Trigeminal Nerve)

1. 混合神經，**腦神經中最粗大者**，但非最長。三叉神經三個分枝為：
   (1) **眼枝**(ophthalmic branch)：**感覺**神經，通過**眶上裂**，分布眼白、額頭、頭皮、上眼瞼、鼻腔上部的感覺。
   (2) **上頷枝**(maxillary branch)：**感覺**神經，通過**圓孔**(foramen rotundum)；分布到顴骨、**上齒槽**及口。
   (3) **下頷枝**(mandibular branch)：**混合**神經，通過**卵圓孔**(foramen ovale)，分布到下頷與**下齒槽**的感覺以及**咀嚼肌的運動**。
2. **三叉神經的感覺部分傳送臉部與觸、溫、痛覺有關的衝動**，細胞體位於**三叉神經節（又叫半月神經節）**，終止於橋腦的三叉神經核(main sensory nucleus)。
3. **與頭部、臉部的感覺、咀嚼肌之運動及鼓膜之緊張有關**。

(六) VI 外旋神經(Abducens Nerve)

1. 為混合神經。其本體感覺及運動神經纖維都位於**眼球之外直肌**。
2. 它通過**眶上裂**，為腦神經中顱腔內**爬行距離最遠的神經**。**損傷會造成內斜視**。

(七) VII 顏面神經(Facial Nerve)

1. 為混合神經。
2. 其運動部分負責**臉部表情肌**（除睜眼外）的所有動作。**分布到臉部、頭部的淺層表情肌**。
3. **感覺神經纖維（味覺）之接受器位於舌前三分之二的味蕾**。
4. 副交感神經纖維：控制唾液腺包括頷下腺(submaxillary gland)及舌下腺(sublingual gland)的分泌。

5. 顏面神經也包含有支配**淚腺**的副交感神經纖維。

6. 顏面神經的感覺神經與副交感神經穿過顳骨岩部的內耳道，支配臉部表情的運動神經則經莖乳突孔(stylomastoid foramen)離開顱骨。

7. 顏面神經受損會造成**口角歪斜，稱顏面神經麻痺或 Bell's 麻痺**。

(八) VIII 前庭耳蝸神經(Vestibulocochlear Nerve)

1. 為感覺神經，它有兩個分枝：
   (1) 前庭枝：來自半規管、球囊及橢圓囊，與平衡有關。
   (2) 耳蝸枝：來自內耳耳蝸內的柯蒂氏器(organ of Corti)，**負責聽覺的傳導**。

2. 此神經經**內耳道**分布到內耳。

(九) IX 舌咽神經(Glossopharyngeal Nerve)

1. 混合神經：
   (1) 感覺神經纖維：分布於咽部、**舌後 1/3 的味蕾**。
   (2) 運動神經纖維：控制**咽部的肌肉**。
   (3) 副交感纖維：經耳神經節到**耳下腺**。

2. 舌咽神經之作用與味覺、**吞嚥運動**、**唾液分泌**及血壓控制有關；**頸動脈體**(carotid body)（竇）**亦經舌咽神經將訊息傳導到呼吸中樞以控制呼吸作用**。

3. 舌咽神經經**頸靜脈孔**離開顱骨。

(十) X 迷走神經(Vagus Nerve)

1. 混合神經，**分布最廣的腦神經，包括頭、頸、胸部及腹部**。
   (1) 感覺神經纖維：負責**會厭味覺**、咽、喉頭、**主動脈體**（竇）及胸腹部內臟感覺。

(2) 運動神經纖維：由延腦發出，**到達各內臟**中之內部神經節(intrinsic ganglions)後，再換節後纖維而分布到**咽、喉的肌肉，與吞嚥、說話有關**。另外一部分則分布到胸、腹臟器的平滑肌。

2. 作用在支配器官的感覺及運動與肌肉收縮，可**影響呼吸深淺、腸胃蠕動、胃液分泌的刺激及嘔吐作用的傳導**。

3. 迷走神經通過**頸靜脈孔**。

(十一) XI 副神經 (Accessory Nerve)

為混合神經，它有兩個起源：

1. **延腦根**(cranial roots)：自延腦發出，通過**頸靜脈孔**，分布到咽、喉及軟腭等處的肌肉，與**吞嚥及發聲有關**。

2. **脊髓根**(spinal roots)：起源自脊髓頸部的前五段灰質前角，分布到**胸鎖乳突肌及斜方肌**，它能做**頭部轉動**和**聳肩**等動作。

(十二) XII 舌下神經 (Hypoglossal Nerve)

1. 為混合神經。

2. 運動神經纖維：起源於延腦，通過枕骨大孔外側的**舌下神經孔**，分布到**舌頭的肌肉，與說話及吞嚥有關**；舌下神經受傷，會造成**舌頭運動障礙**，但不影響味覺。

二、脊神經

脊神經共有 31 對，包括 8 對頸神經(cervical nerves; C1~C8)、12 對胸神經(thoracic nerves; T1~T12)、5 對腰神經(lumbar nerves; L1~L5)、5 對薦神經(sacral nerves; S1~S5)及 1 對尾神經(coccygeal nerves; C0)。第一對頸神經位於環椎(atlas)與枕骨之間，其餘的脊神經依序由相鄰脊椎骨之間的**椎間孔**離開脊柱。

(一) 組 成

1. **背根**(dorsal root)：又稱為**後根**，**含感覺性神經纖維**，**將衝動由末梢傳到脊髓灰質後角**。每一背根有一個膨大的部分，稱為**背根神經節**(dorsal root gangilon)，內含**感覺神經元**的細胞體。

2. **腹根**(ventral root)：又稱為前根，**含運動性神經纖維**，可將衝動由脊髓傳至末梢。

(二) 分 布

脊神經的背根及腹根在椎間孔處合而為一，形成一條脊神經。**脊神經為混合神經**，脊神經一離開椎間孔又分成數個分枝：

1. 背枝(dorsal ramus)：支配到軀幹背部深層的肌肉及皮膚和頭部後面的皮膚。

2. 腹枝(ventral ramus)：支配到背部表層的肌肉及四肢的所有構造及外側與腹側的軀幹。

3. 脊髓膜枝(meningeal branch)；此分枝經由椎間孔進入椎管，而後分布到脊椎、脊椎韌帶、脊髓的血管及腦脊髓膜。

4. **交通枝**(rami communicantes)：分布至內臟器官，**為自主神經（交感神經）的一部分**。

(三) 神經叢(Plexus)

除了**肋間神經**(T2~T11)以外，脊神經的腹枝在脊髓兩側和鄰近的神經作複雜的連接而形成神經叢。全身的脊神經形成五大神經叢（表 7-6）。

表 7-6 神經叢

重要分枝	脊神經	支配區域
頸神經叢(cervical plexus)		
耳大神經 (great auricular nerves)	C2、C3	耳朵下方、腮腺表面皮膚
枕小神經(lesser occipital nerves)	C2 或 C2、C3	耳朵後上方皮膚
橫頸神經(transverse cervical nerves)	C2、C3	頸部前側與外側皮膚
鎖骨上神經(supra-clavicular nerves)	C3、C4	肩膀與胸部上方皮膚
頸神經(cervical nerves)	C1、C2、C3	頸部舌骨運動的肌肉
膈神經(phrenic nerves)	**C3、C4、C5**	**橫膈，受傷時會影響吸氣的動作**
節分枝 (segmental branches)	C1~C5	胸鎖乳突肌、斜方肌、提肩胛肌等
臂神經叢(brachial plexus)		
橈神經(radial nerves)	C5~C8、T1	1. **臂神經叢的最大分枝** 2. 肱三角肌、肘肌、前臂伸肌群、肱橈肌、外展拇指長肌、旋後肌 3. **受損**時會造成**腕關節垂落症**(wrist drop)及拇指不能伸張 4. 肘反射是經橈神經傳導
肌皮神經 (musculocutaneous nerves)	C5~C8	上臂前面的肌肉以及前臂的皮膚

表 7-6 神經叢(續)

重要分枝	脊神經	支配區域
臂神經叢(brachial plexus)(續)		
正中神經 (median nerves)	C5~C8、T1	1. 支配**前臂**前側肌群及手掌橈側肌肉及皮膚 2. **受損將導致拇指無法行對掌動作而形成猿手**(ape hand) 3. **腕隧道症候群**主要是因**正中神經**受壓迫而引起
尺神經(ulnar nerves)	C8~T1	1. 支配**前臂尺側肌肉、掌面肌肉及皮膚,與手部靈巧運動關聯最大** 2. 受損會造成**爪形手**(claw hand)
腋神經(axillary circumflex nerve)	C5、C6	1. 支配**三角肌**、小圓肌和三角肌上的皮膚 2. 受損無法外展及旋轉手臂
肩胛上神經 (suprascapular nerve)	C5、C6	棘上肌、**棘下肌**
胸長神經 (long thoracic nerve)	C5~C7	前鋸肌
腰神經叢(lumbar plexus)		
閉孔神經 (obturator nerves)	L2~L4	**大腿的內收肌群**
股神經(femoral nerves)	L2~L4	1. **腰神經叢的最大分枝,亦是膝反射的感覺神經纖維** 2. 支配大腿前面、側面及腳的前面、內側面肌群 3. 受損無法屈大腿、會腰痛

表 7-6 神經叢（續）

重要分枝	脊神經	支配區域
薦神經叢(sacral plexus)		
坐骨神經 (sciatic nerves)	L4~S3	1. **體內最大的神經** 2. 支配**下肢（大腿後面、小腿）及足部皮膚、肌肉**
脛神經(tibial nerves)	L4~S3	**支配小腿後方肌肉（如比目魚肌）**、足底肌肉與皮膚
腓總神經(common peroneal nerves)	L4~S2	小腿前側與外側肌群與皮膚、足背及拇趾皮膚
陰部神經 (pudendal nerve)	S2~S4	**尿道外括約肌**
臀上神經 (superior gluteal nerve)	L4~S1	闊筋膜張肌、臀小肌、臀中肌
臀下神經 (inferior gluteal nerve)	L4~S2	**臀大肌**
尾神經叢 (coccygeal plexus)	S4~S、C0	1. 最小神經叢 2. 支配尾部皮膚及骨盆底肌肉

(四) 肋間胸神經(Intercostals Nerves)

T2~T11 稱為肋間神經或胸神經(thoracic nerves)，包括腹枝及背枝。

1. 腹枝：
   (1) T2：第二肋間隙的肋間肌及腋部及手臂後內側皮膚。
   (2) T3~T6：通行於肋骨的肋溝，分布至肋間肌及胸壁的前側及外側皮膚。
   (3) T7~T11：肋間肌、腹部的肌肉及皮膚。

2. 背枝：分布到胸廓背面的皮膚與深層的肌肉。

(五) 皮　節(Dermatomes)

由一脊神經的腹枝所分布的皮膚節段稱為皮節。

1. **除了 C1 神經外，所有的脊神經皆分布到皮膚**。
2. T4 約在乳頭高度，T10 約在肚臍高度。

QUESTION 題庫練習

1. 下列何者支配提上眼瞼肌？(A)顏面神經 (B)外旋神經 (C)三叉神經 (D)動眼神經 (98專高二)

2. 下列何者所含之副交感神經纖維與下頜腺之分泌有關？(A)三叉神經 (B)顏面神經 (C)舌咽神經 (D)舌下神經 (99專高一)

3. 下列何者損傷會導致感覺性之失語症(receptive aphasia)？(A)言語運動區(Broca's area) (B)前運動區 (C)沃爾尼克區(Wernicke's area) (D)輔助運動區 (99專高一)

   解析 言語運動區(Broca's area)損傷會導致說話與書寫困難；前運動區損傷會出現情感表達困難。

4. 嗅覺皮質大部分位於大腦何處？(A)枕葉 (B)顳葉 (C)頂葉 (D)腦島 (99專高一)

   解析 (A)枕葉為主要視覺區；(C)頂葉為主要軀體感覺區；(D)腦島(insula)即中央葉，與內臟活性有關。

5. 下列何者可通過血腦屏障(blood brain barrier)？(1)氧 (2)蛋白質 (3)葡萄糖 (4)二氧化碳：(A) (1)(2)(3) (B) (1)(3)(4) (C) (1)(2)(4) (D) (2)(3)(4) (99專高一)

   解析 血腦障壁由內皮細胞形成緊密結合，除了氧氣，二氧化碳和血糖之外，幾乎所有物質如電解質、蛋白質、大部分的藥物等分子結構過大的物質一般無法通過。

6. 牙齒的痛覺神經是：(A)面神經 (B)三叉神經 (C)舌咽神經 (D)迷走神經 (99專高二)

   解析 牙齒的痛覺神經主要是三叉神經的上頜支、下頜支。

7. 下列何者損傷會導致亨丁頓氏舞蹈症(Huntington's chorea)？(A)海馬迴 (B)乳頭體 (C)韁核(habenular nucleus) (D)尾核(caudate nucleus) (99專高二)

   解析 海馬迴損傷可能造成失智；乳頭體損傷可能造成記憶缺失。

解答： 1.D 2.B 3.C 4.B 5.B 6.B 7.D

8. 雙側海馬受損的患者會產生下列何種症狀？(A)失語症 (B)失憶症 (C)舞蹈症 (D)帕金森氏症 (99專高二)

解析 (A)傷及大腦皮質的語言中樞（如額下回後部的Broca's區、顳葉的Wernicke's區）可能會產生失語症；(C)傷及大腦皮質、基底核可能會產生舞蹈症；(D)基底核退化性病變時可能會產生帕金森氏症。

9. 飲食中樞位在下列哪個腦區？(A)視丘 (B)下視丘 (C)松果體 (D)腦下垂體 (99專高二)

解析 下視丘有飽食中樞、飢餓中樞、口渴中樞等調節中樞。

10. 下列何者損傷會造成內斜視？(A)視神經 (B)動眼神經 (C)滑車神經 (D)外旋神經 (99專高二)

解析 (A)視神經是感覺神經；(B)動眼神經牽動上、下、內直肌、下斜肌、眼瞼提肌；(C)滑車神經牽動上斜肌；(D)外旋神經牽動外直肌，外直肌可使眼球向外看，故損傷時會造成內斜視。

11. 人體唯一的單突觸反射是：(A)屈肌反射 (B)伸張反射 (C)感壓反射 (D)足底反射 (99專普一)

12. 下列何者不屬於周邊神經系統？(A)腦神經 (B)運動神經 (C)感覺神經 (D)下視丘 (99專普一)

解析 中樞神經系統包括腦（大腦、中腦、視丘、下視丘、小腦、橋腦等）、脊髓；周邊神經系統包括腦神經、脊神經（運動神經與感覺神經）。

13. 在針刺手指誘發縮手之反射弧中，下列何者為反射中樞？(A)視丘 (B)脊髓 (C)大腦 (D)腦幹 (99專普一)

14. 與語言表達有關的字羅卡氏區(Broca's area)位於：(A)額葉 (B)頂葉 (C)枕葉 (D)顳葉 (99專普一)

15. 腦部的腦脊髓液，由何處流入脊髓蜘蛛膜下腔？(A)側腦室 (B)第三腦室 (C)中腦導水管 (D)第四腦室 (99專普一)

解析 側腦室脈絡叢產生腦脊髓液→經室間孔流入第三腦室→經大腦導水管流入第四腦室→經第四腦室的小孔流入脊髓蜘蛛膜下腔。

解答： 8.B 9.B 10.D 11.B 12.D 13.B 14.A 15.D

16. 咽部的肌肉主要由下列何者支配？(A)舌咽神經 (B)迷走神經 (C)副神經 (D)舌下神經 (99專普一)

17. 下列何者不是基底核的構造？(A)殼核 (B)蒼白球 (C)海馬迴 (D)尾狀核 (99專普一)

解析 基底核包括殼核、蒼白球、尾狀核、視丘下核、黑質；海馬迴屬邊緣系統。

18. 下列何者支配舌後1/3的味覺？(A)三叉神經 (B)顏面神經 (C)舌咽神經 (D)舌下神經 (99專普一)

解析 舌咽神經支配舌後1/3味覺，顏面神經支配舌前2/3味覺。

19. 一般感覺區位於大腦何處？(A)頂葉 (B)顳葉 (C)額葉 (D)枕葉 (99專普一)

解析 一般感覺區位於大腦之後中央腦回，即頂葉。

20. 下列何者通過椎間孔？(A)脊神經 (B)視神經 (C)嗅神經 (D)顏面神經 (99專普一)

解析 脊椎構造中的椎間孔可供脊神經與其相關的血管通過。

21. 下列有關脊髓背索(dorsal funiculus)之敘述，何者正確？(A)內含運動神經纖維 (B)內含感覺神經纖維 (C)神經纖維為混合性 (D)具有神經細胞 (99專普二)

22. 下列何者不受動眼神經之支配？(A)提上眼瞼肌 (B)上直肌 (C)上斜肌 (D)下直肌 (99專普二)

解析 動眼神經支配提上眼瞼肌、上直肌、下直肌、內直肌、下斜肌；上斜肌由滑車神經支配

23. 下列何者含有副交感神經纖維？(A)動眼神經 (B)滑車神經 (C)三叉神經 (D)外展神經 (99專普二)

解析 動眼神經有副交感神經纖維，支配瞳孔括約肌、睫狀肌。

24. 下列哪個構造與情緒有關？(A)大腦腳 (B)小腦腳 (C)胼胝體 (D)邊緣系統 (99專普二)

解答： 16.B 17.C 18.C 19.A 20.A 21.B 22.C 23.A 24.D

25. 控制呼吸與心跳的反射中樞位在：(A)間腦 (B)中腦 (C)小腦 (D)延腦 (99專普二)

解析 延腦為呼吸、心跳、血管收縮與擴張的生命中樞。

26. 下列何者支配咀嚼肌？(A)迷走神經 (B)舌咽神經 (C)顏面神經 (D)三叉神經 (95專高一；100專普一)

解析 (A)迷走神經支配軟腭肌的吞嚥動作；(B)舌咽神經支配莖突咽肌的吞嚥動作；(C)顏面神經支配表情肌之運動。

27. 下列何種感覺訊息不經由視丘傳送至大腦？(A)視覺 (B)溫覺 (C)嗅覺 (D)平衡覺 (100專普一)

解析 嗅神經纖維傳送訊息至嗅球(olfactory bulbs)，經嗅小球(olfactory glomeruli)形成嗅徑(olfactory tract)，送至大腦皮質。

28. 下列哪個腦區與記憶功能最為相關？(A)黑質 (B)紅核 (C)海馬 (D)腦垂體 (100專普一)

解析 (A)黑質減少會導致運動協調問題；(B)紅核位於中腦，與視覺、聽覺、眼球轉動、身體動作有關；(D)腦垂體可調節身體活動、影響其他分泌。

29. 傳遞軀體感覺之神經纖維由下列何者進入脊髓？(A)背根 (B)腹根 (C)灰交通枝 (D)白交通枝 (100專高二)

解析 (B)腹根是傳遞軀體運動之神經纖維；(C)灰交通枝是節後神經纖維進入脊神經之通路；(D)白交通枝是節前神經纖維離開脊神經進入交感幹神經節之通路。

30. 當肌肉被過度拉長時，會引發何種反射作用以避免肌肉受傷？(A)縮回反射 (B)交互伸肌反射 (C)肌腱器反射 (D)牽張反射 (100專高二)

解析 牽張反射發生於肌肉被用力快速伸展、過度拉長時，肌纖維中的肌梭為了保護肌肉避免受傷，經神經纖維通過脊髓反射弧，刺激運動神經纖維對該肌纖維進行收縮，產生反射性收縮動作。

31. 下列何者與聽覺反射有關？(A)上丘 (B)下丘 (C)耳蝸神經核 (D)紅核 (100專普二)

解答： 25.D 26.D 27.C 28.C 29.A 30.D 31.B

32. 腰椎穿刺時主要是由下列何處抽取腦脊髓液？(A)硬膜上腔 (B)硬膜下腔 (C)蛛網膜下腔 (D)脊髓中央管 （101專高一）

解析 蜘蛛膜下腔充滿腦脊髓液與血管。

33. 有關正常快速動眼睡眠的特徵，下列何者錯誤？(A)四肢之活動絕少 (B)血壓上升或不規則 (C)男性可能出現陰莖勃起現象 (D)腦波呈現慢波 （101專高一）

解析 此期，大腦神經元的活動情形如同清醒時的狀況，腦波呈現快波。

34. 媽媽切菜時不慎切到手，食指流血劇烈疼痛，其產生痛覺的傳導路徑，下列何者錯誤？(A)經由Aδ型與C型神經纖維傳導 (B)初級感覺神經傳入脊髓前角 (C)次級感覺神經於脊髓交叉 (D)其傳導係經由外側脊髓視丘路徑 （101專高一）

解析 初級感覺神經傳入脊髓背角。

35. 下列何種構造不會出現在中樞神經系統？(A)神經核 (B)神經元 (C)神經節 (D)星狀膠細胞 （101專高一）

解析 神經節出現於自主神經系統。

36. 橈神經受損時，下列何者不受影響？(A)上臂背面肌群 (B)上臂前面肌群 (C)前臂背面淺層肌群 (D)前臂背面深層肌群

解析 橈神經支配移動前臂的肱三頭肌、旋後肌、肱橈肌、肘後肌與伸腕肌等。 （101專普一）

37. 位於左右視丘之間的腦室為下列何者？(A)側腦室 (B)第三腦室 (C)第四腦室 (D)中央管 （101專普一）

解析 (A)側腦室下面為嗅腦與基底核，上面是大腦皮質；(C)第四腦室位於延髓、腦橋、小腦之間；(D)中央管貫通第三腦室和第四腦室，通至脊髓。

38. 下視丘與晝夜節律有關的部位為：(A)室旁核 (B)視上核 (C)前核 (D)視交叉上核 （101專普一）

解析 (A)室旁核為滲透壓感受器，亦可分泌催產素；(B)視上核為滲透壓感受器，亦可分泌加壓素；(C)前核為邊緣系統的一部分，可影響情緒反應與行為。

解答： 32.C 33.D 34.B 35.C 36.B 37.B 38.D

39. 若某人臉部肌肉收縮困難導致表情僵硬，最可能受損的神經是下列何者？(A)三叉神經　(B)外展神經　(C)顏面神經　(D)迷走神經　(101專普一)

解析 (A)三叉神經受損會咀嚼困難；(B)外展神經受損會移動眼球困難；(D)迷走神經受損會吞嚥、說話困難。

40. 有關腦脊髓液的敘述，下列何者正確？(A)由脈絡叢過濾血液而產生的　(B)其成分與細胞內液相似　(C)其流動方向是：第四腦室→第三腦室→側腦室　(D)一般成人的腦脊髓液約為500毫升

解析 (B)成分與細胞外液相似，是一種細胞外液；(C)其流動方向是：側腦室→第三腦室→第四腦室；(D)一般成人的腦脊髓液約為150毫升。　(101專普一)

41. 下列哪個腦區受損會造成表達性的失語症？(A)阿爾柏特氏區(Albert's area)　(B)孛羅卡氏區(Broca's area)　(C)史特爾氏區(Stryer's area)　(D)沃爾尼克氏區(Wernicke's area)　(101專普一)

解析 Wernicke's area受損會造成理解性的失語症。

42. 下列何者不需經過視丘即可直接傳遞到大腦？(A)視覺　(B)聽覺　(C)觸覺　(D)嗅覺　(101專高二)

43. 腕隧道症候群中受壓迫的神經是：(A)正中神經　(B)橈神經　(C)尺神經　(D)肌皮神經　(101專高二)

44. 有關大腦皮質的敘述，下列何者正確？(A)每個大腦半球的皮質可分成七葉　(B)大腦皮質細胞主要分為三層　(C)大腦皮質主要輸出神經元是錐狀細胞(pyramidal cells)　(D)投射到大腦皮質的神經纖維主要來自小腦　(101專高二)

45. 掌管視覺功能的腦葉為：(A)額葉　(B)頂葉　(C)枕葉　(D)顳葉　(101專普二)

解答：　39.C　40.A　41.B　42.D　43.A　44.C　45.C

46. 有關白質與灰質的敘述，下列何者正確？(A)大腦與脊髓的灰質都在表面 (B)大腦與脊髓的白質都在表面 (C)大腦的灰質在表面、白質在內，而脊髓的白質在表面、灰質在內 (D)大腦的白質在表面、灰質在內，而脊髓的灰質在表面、白質在內 (101專普二)

47. 下列何者損傷會導致垂腕(wrist drop)？(A)橈神經 (B)正中神經 (C)肌皮神經 (D)尺神經 (102專高一)

48. 控制軀體肌肉的運動神經元主要聚集於脊髓的哪個部分？(A)前角 (B)後角 (C)外側角 (D)灰質連合 (102專高一)

49. 下列何種腦波頻率最快？(A) β (B) δ (C) α (D) θ (102專高一)

50. 下列何處之神經元退化與漢丁頓氏舞蹈症(Huntington's chorea)患者無法控制肢體動作有關？(A)脊髓 (B)邊緣系統 (C)基底核 (D)小腦 (102專高一)

51. 下列何者的訊息不經由視丘轉送至大腦？(A)嗅神經 (B)視神經 (C)三叉神經 (D)平衡聽神經 (102專高二)

解析 視丘是所有感覺（嗅覺除外）傳入大腦皮質前的轉換站。三叉神經的感覺部分傳送臉部與觸、溫、痛覺有關的衝動

52. 關於體運動系統(somatic motor system)，下列何者錯誤？(A)具有神經節 (B)具有運動終板 (C)只有支配骨骼肌 (D)始於大腦運動皮質 (102專高二)

53. 下列何者同時分布於頸部、胸縱隔與腹腔？(A)食道 (B)氣管 (C)胸主動脈 (D)迷走神經 (103專高一)

解析 迷走神經為混合神經，是分布最廣的腦神經，包括頭、頸、胸部及腹部。

54. 下列何者含有高比例的膠原纖維？(A)淋巴結 (B)硬腦膜 (C)主動脈壁 (D)氣管黏膜 (103專高一)

解答： 46.C 47.A 48.A 49.A 50.C 51.A 52.A 53.D 54.B

55. 有關脊髓頸膨大(cervical enlargement)之敘述，下列何者錯誤？(A)由C3至T1脊髓節段組成 (B)該段脊髓內含有較多的運動神經細胞 (C)其脊髓神經組成臂神經叢 (D)主要負責支配上肢之運動與感覺 (103專高一)

解析 由C5至T1脊髓節段組成。

56. 成年人最會出現α波的時機是在何時？(A)慢波睡眠期 (B)快速動眼睡眠期 (C)閉眼而放鬆的清醒狀態 (D)開眼或集中精神的清醒狀態 (103專高一)

解析 α波又稱鬆解波，通常出現在清醒但眼睛閉著，且在鬆懈、愉快、注意力降低時出現。

57. 手被刺傷的痛覺是由大腦何處掌管？(A)額葉 (B)頂葉 (C)枕葉 (D)顳葉 (103專高二)

解析 位於頂葉大腦中央溝正後方的後中央腦回為接受全身一般感覺的區域。

58. 下列何處是控制人體生物時鐘之最主要部位？(A)延腦 (B)橋腦 (C)視丘 (D)下視丘 (103專高二)

解析 下視丘主要控制人體生理時鐘、生物節律及女性的月經週期等。

59. 膝反射是透過下列何者傳導？(A)頸神經叢 (B)臂神經叢 (C)腰神經叢 (D)薦神經叢 (104專高一)

解析 股神經為腰神經叢的最大分枝，亦是膝反射的感覺神經纖維。

60. 上矢狀竇位於下列何處？(A)硬腦膜 (B)蜘蛛膜 (C)蜘蛛膜下腔 (D)軟腦膜 (104專高一)

解析 上矢狀竇為兩層硬膜間形成的管腔，此處匯流來自腦部的靜脈血。

61. 某人腦部受傷前，很害怕看恐怖影片，但受傷之後，不再懼怕看恐怖影片。請問造成他這項改變最可能的受損部位是：(A)尾核(caudate nucleus) (B)杏仁體(amygdaloid body) (C)紅核(red nucleus) (D)黑質(substantia nigra) (104專高一)

解析 杏仁體位於邊緣系統，邊緣系統又稱為情緒腦，掌管與情緒控制有關的功能。

解答： 55.A 56.C 57.B 58.D 59.C 60.A 61.B

62. 腦下垂體門靜脈系統與下列哪一項激素之分泌調控無關？(A)腎上腺皮質刺激素 (B)生長激素 (C)催產素 (D)黃體生成素

解析 催產素由腦下腺後葉分泌。 (104專高二)

63. 平均而言，成人脊髓末端與下列何者等高？(A)第1、第2腰椎之間 (B)第2、第3腰椎之間 (C)第3、第4腰椎之間 (D)第4、第5腰椎之間 (104專高二)

解析 脊髓的終絲由脊髓圓錐往下延伸並終止於尾椎（約於L1、L2脊椎間）。

64. 嗅覺以外的感覺訊號，先經過下列何者後進入大腦皮質？(A)延腦 (B)橋腦 (C)中腦 (D)丘腦 (104專高二)

解析 視丘（丘腦）是所有感覺（嗅覺除外）傳入大腦皮質前的轉換站。

65. 從網狀結構(reticular formation)傳送到前半腦部的訊息，主要與下列何種功能有關？(A)運動控制 (B)意識和醒覺 (C)呼吸和心跳速率控制 (D)攻擊行為 (104專高二)

解析 網狀結構可執行意識及覺醒的功能。

66. 某患者頭部受傷之後產生體感覺異常現象，下列何者最可能是其受損的腦葉？(A)顳葉 (B)額葉 (C)枕葉 (D)頂葉

解析 體感覺區位於頂頁大腦中央溝正後方的中央腦回，若有體感覺異常現象應為頂葉受損。 (104專高二)

67. 交感節前神經元的細胞體位於：(A)腦幹 (B)脊髓 (C)背根神經節 (D)交感神經鏈神經節 (105專高一)

解析 脊髓的灰質側角是交感神經節前神經元細胞體的所在位置，是自主神經發出的地方。

68. 下列何者負責將訊息傳到對側大腦半球？(A)紋狀體 (B)海馬體 (C)胼胝體 (D)乳頭體 (105專高一)

解析 胼胝體為白質，功能是負責連接兩大腦半球。

解答：　62.C　63.A　64.D　65.B　66.D　67.B　68.C

69. 關於外側皮質脊髓路徑(lateral corticospinal tract)之敘述，下列何者錯誤？(A)在脊髓交叉 (B)控制靈巧精細的動作 (C)屬於錐體路徑 (D)由大腦皮質出發 (105專高一)

解析 外側皮質脊髓徑在通過延腦錐體時會交叉至對側。

70. 患者無力將頭轉向，且肩部下垂、不能聳肩。此病人可能哪一腦神經受損？(A)滑車神經 (B)三叉神經 (C)迷走神經 (D)副神經

解析 (A)滑車神經：控制眼球的運動；(B)三叉神經：控制咀嚼肌的運動；(C)迷走神經：與咽、喉的肌肉有關。 (105專高一)

71. 林先生腦內某部位發生中風後，出現飢餓、多食、肥胖等症狀。下列何者是林先生最可能發生病變的部位？(A)視丘 (B)下視丘 (C)基底核 (D)小腦 (105專高一)

解析 進食中樞位於下視丘的外側區，飽食中樞位於下視丘的腹內側核。

72. 車禍導致右眼向外側移動困難並出現複視，最可能傷到下列何者？(A)視神經 (B)動眼神經 (C)三叉神經 (D)外展神經

解析 外展神經又稱外旋神經，主控制眼球外直肌的運動，損傷會造成內斜視。 (105專高二)

73. 下列何者是主要連結左右大腦半球的構造？(A)內囊 (B)穹窿 (C)大腦腳 (D)胼胝體 (105專高二)

解析 胼胝體為白質，功能為負責連接兩大腦半球。

74. 切斷迷走神經最可能會造成下列何種反應？(A)心跳加快 (B)胃液分泌增加 (C)瞳孔擴大 (D)排尿反射喪失 (105專高二)

解析 (B)迷走神經活化會刺激胃液分泌，如切除應造成無法刺激胃液的分泌而使分泌減少；(C)動眼神經控制瞳孔的縮放；(D)尿道外括約肌由薦部神經控制，尿道內括約肌由自主神經控制。

75. 腳踩到釘子引起疼痛。關於此痛覺傳遞途徑的敘述，何者錯誤？(A)此痛覺傳入之神經纖維由背根進入脊髓 (B)其初級傳入神經屬於多極神經元 (C) P物質(substance P)是其神經傳入脊髓後角，與後角神經元突觸連接的神經傳遞物質之一 (D)其傳導途徑經過對側之丘腦 (105專高二)

解答： 69.A 70.D 71.B 72.D 73.D 74.A 75.B

解析〉腳踩到釘子屬於身體的軀幹表層，其痛覺傳遞是傳入脊髓後沿感覺上行路徑傳抵視丘，再傳至大腦的後中央回；而位於脊髓背根神經節中的感覺神經元是屬偽單極神經元，而非多極神經元。

76. 室間孔連通下列何者？(A)左、右側腦室 (B)側腦室與第3腦室 (C)第3與第4腦室 (D)第4腦室與脊髓中央管 (106專高一)

解析〉每一個側腦室靠室間孔與第三腦室相交通。

77. 三叉神經由下列何者表面鑽出？(A)延腦 (B)橋腦 (C)中腦 (D)丘腦 (106專高一)

解析〉三叉神經由橋腦腹外側延伸出。

78. 有關腦部代謝之敘述，下列何者正確？(A)腦部為低代謝率器官 (B)可進行有效的無氧代謝 (C)葡萄糖為腦部能量的主要來源 (D)葡萄糖無法通過血腦障壁 (106專高一)

解析〉(A)腦對氧的利用約占整個身體對氧利用的20%，且其耗氧量隨精神活動的程度而異；(B)若腦細胞缺氧(hypoxia)超過4分鐘，則會造成永久的損傷；(D)小分子如氧、水、葡萄糖、酒精、二氧化碳、L-dopa等可迅速通過血腦障壁。

79. 支配骨骼肌的運動神經元細胞體是位於脊髓的何處？(A)白質外側柱 (B)白質前柱 (C)灰質外側角 (D)灰質前角 (106專高二)

解析〉灰質前角位於脊髓腹側，為運動神經元細胞體所在之處，其神經纖維分布到骨骼肌。

80. 負責調節眼球晶狀體曲度的神經是：(A)視神經 (B)眼神經 (C)動眼神經 (D)滑車神經 (106專高二)

解析〉動眼神經中的副交感神經纖維支配瞳孔反射及負責水晶體的調節。

81. 下列何者屬於邊緣系統？(A)海馬 (B)黑質 (C)松果腺 (D)基底核 (106專高二)

解析〉邊緣系統由下列組成：(1)邊緣葉；(2)海馬（海馬回的延伸）；(3)杏仁核；(4)下視丘的乳頭體；(5)視丘前核。

解答： 76.B 77.B 78.C 79.D 80.C 81.A

82. 某人出現咀嚼困難、臉頰喪失觸覺等症狀。此人最可能受損的腦神經是：(A)滑車神經 (B)三叉神經 (C)顏面神經 (D)迷走神經 (106專高二)

解析 三叉神經的感覺部分傳送臉部與觸、溫、痛覺有關的衝動，與頭部、臉部的感覺、咀嚼肌之運動及鼓膜之緊張有關。

83. 大腦皮質的初級視覺區是位於：(A)額葉 (B)頂葉 (C)顳葉 (D)枕葉 (106專高二補)

解析 主要視覺區位於枕葉後端的17區；視覺聯絡區位於枕葉的18及19區。

84. 延髓的錐體內含：(A)薄束(gracile fasciculus) (B)楔狀束(cuneate fasciculus) (C)皮質脊髓徑(corticospinal tract) (D)脊髓丘腦徑(spinothalamic tract) (106專高二補)

解析 延髓又稱延腦，其錐體(pyramids)位於延腦腹側，為兩個約略呈三角形的構造，是由下降徑（皮質脊髓徑）所構成。

85. 下列何者為視網膜中，視覺主要傳導路徑的正確順序？(A)神經節細胞→雙極細胞→桿細胞與錐細胞 (B)雙極細胞→神經節細胞→桿細胞與錐細胞 (C)桿細胞與錐細胞→神經節細胞→雙極細胞 (D)桿細胞與錐細胞→雙極細胞→神經節細胞

解析 視覺傳遞路徑為：桿細胞、錐細胞→雙極神經元(bipolar cells)→節神經元→視神經（通過視神經孔）→視交叉→視徑→視丘的外側膝狀體(lateral geniculate body)→視放射→大腦皮質主要視覺區。 (106專高二補)

86. 主動脈體透過下列何者傳遞血液中O_2含量變化的訊息？(A)三叉神經 (B)迷走神經 (C)舌咽神經 (D)副神經 (107專高一)

87. 下列何者支配耳下腺(parotid gland)的分泌？(A)耳神經節 (B)翼腭神經節 (C)睫狀神經節 (D)下頷下神經節 (107專高一)

88. 自主神經系統的白交通枝內含下列何者？(A)交感節前纖維 (B)交感節後纖維 (C)副交感節前纖維 (D)副交感節後纖維

解答： 82.B 83.D 84.C 85.D 86.B 87.A 88.A

89. 下列何者是以手電筒照射眼睛引起瞳孔反射的傳入神經？(A)顏面神經 (B)滑車神經 (C)視神經 (D)動眼神經 (107專高二)

90. 下列哪一腦區受損將使人失去害怕的感覺？(A)杏仁核(Amygdala) (B)布洛卡區(Broca's area) (C)渥尼克區(Wernicke's area) (D)尾狀核(Caudate nucleus) (107專高二)

解析 (B)是控制說話肌肉，破壞此區無法說出完整的字；(C)又稱語言運動區，此區受損會造成理解性的失語症；(D)此區損傷會導致哈丁頓氏舞蹈症。

91. 下列何種症狀，主要肇因於黑質(substantia nigra)神經元退化？(A)意向性震顫(intention tremor) (B)黃疸(jaundice) (C)動作遲緩(bradykinesia) (D)幻覺(hallucination) (107專高二)

92. 位於禽距裂(calcarine fissure)上、下兩側的大腦皮質與何種感覺最有關？(A)味覺 (B)聽覺 (C)視覺 (D)本體覺 (108專高一)

解析 禽距裂為視覺動感相位及抽象性感覺意識的判斷中樞。

93. 下列何者位於延腦的錐體(pyramids)？(A)紅核脊髓徑(rubrospinal tract) (B)皮質脊髓徑(corticospinal tract) (C)四疊體脊髓徑(tectospinal tract) (D)前庭脊髓徑(vestibulospinal tract)

解析 (A)位於中腦；(C)位於中腦上丘；(D)位於延腦的前庭核。

(108專高一)

94. 下列對於滑車神經(trochlear nerve)的敘述，何者錯誤？(A)主要含運動神經纖維 (B)支配眼球外直肌 (C)它經由眶上裂進入眼眶內 (D)單側受損，會出現複視及斜視 (108專高二)

解析 滑車神經支配眼球上斜肌。

95. 腦脊髓液是由何處產生？(A)腦室的脈絡叢 (B)大腦導水管 (C)脊髓中央管 (D)蛛網膜下腔 (108專高二)

解答： 89.C 90.A 91.C 92.C 93.B 94.B 95.A

96. 以腦波圖(electroencephalogram)檢測一位清醒、有意識的成人，觀察到大量的δ波，顯示此人較可能處於下列何種情境？(A)注意力集中(focused) (B)心情放鬆(relaxed) (C)嚴重精神損害(severe emotional distress) (D)腦部受損(brain trauma)

解析 (A)(C) β 波；(B) α 波。 (108專高二)

97. 下列何者不是下視丘的主要功能？(A)調節體溫 (B)調節晝夜節律(circadian rhythm) (C)控制腦垂體(pituitary)賀爾蒙分泌 (D)調節呼吸節律 (109專高一)

解析 橋腦可調節呼吸節律。

98. 下列哪一腦區病變最可能造成表達性失語症(expressive aphasia)？(A)顳葉(temporal lobe)的布洛卡區(Broca's area) (B)顳葉(temporal lobe)的渥尼克區(Wernicke's area) (C)額葉(frontal lobe)的布洛卡區(Broca's area) (D)額葉(frontal lobe)的渥尼克區(Wernicke's area) (109專高一)

解析 布洛卡氏區控制說話的肌肉動作，與字的系統化有關，破壞此區會造成表達性失語症，可理解他人言語，但語言表達困難。

99. 下列關於牽張反射(stretch reflex)之敘述，何者正確？(A)負責調節此反射的中間神經元位於腦幹 (B)肌梭至脊髓之傳入神經為Ib纖維 (C)此反射由中樞傳至肌肉的神經為α運動神經元 (D)此反射之動器(effector)位於肌肉中的肌梭(muscle spindle)

解析 (A)負責調節此反射的中間神經元位於脊髓；(B)肌梭至脊髓之傳入神經為Ia感覺神經元；(D)肌梭為肌肉內的接受器，能偵測到肌肉長度的改變而產生神經衝動。 (109專高二)

100. 拔牙前，醫生進行局部麻醉以阻斷下列何者之傳導來減少疼痛？(A)三叉神經 (B)顏面神經 (C)舌咽神經 (D)舌下神經

解析 三叉神經上頜枝提供上排牙齒的感覺，下頜枝提供下排牙齒的感覺。 (109專高二)

解答： 96.D 97.D 98.C 99.C 100.A

101. 從脊髓圓錐(conus medullaris)向下延伸，下列何者連結尾骨，可用來幫忙固定脊髓？(A)馬尾(cauda equine) (B)終絲(filum terminale) (C)脊髓根(spinal root) (D)神經束膜(perineuriun)

解析 脊髓下端形成脊髓圓錐，圓錐尾端再形成終絲固定脊髓，並終止於尾椎。 (109專高二)

102. 下列哪個腦區受損會造成表達性的失語症？(A)阿爾柏特氏區(Albert's area) (B)布洛卡氏區(Broca's area) (C)史特爾氏區(Stryer's area) (D)沃爾尼克氏(Wernicke's area) (109專高二)

103. 運動失調(ataxia)主要是因為腦部哪一區域受損？(A)橋腦(pons) (B)下視丘(hypothalamus) (C)小腦(cerebellum) (D)前額葉皮質(prefrontal cortex) (109專高二)

解析 小腦的主要功能：調節肌肉張力、協調身體活動、維持身體平穩。

104. 下列何者位於延髓(medulla oblongata)？(A)乳頭體(mammillary body) (B)四疊體(corpora quadrigemina) (C)錐體(pyramid) (D)松果體(pineal body) (110專高一)

解析 (A)乳頭體位於下視丘；(B)四疊體位於中腦；(D)松果體位於位於第三腦室的頭頂後側部。

105. 脊髓的齒狀韌帶由下列何者衍生構成？(A)軟脊膜 (B)蛛網膜 (C)硬脊膜 (D)絨毛膜 (110專高二)

解析 軟脊膜位於脊髓的兩側，因增厚並向外突，形成齒狀韌帶。

106. 股神經(femoral nerve)受損，最可能發生下列何種情形？(A)大腿內收功能不全 (B)膝反射消失 (C)男性陰莖皮膚感覺消失 (D)足無法外翻 (110專高二)

解析 股神經是膝反射的感覺神經纖維，沿腹股溝分布到大腿的前面、側面及腳的前面、內側面。若受損則無法屈大腿並且造成腰痛。

解答： 101.B 102.B 103.C 104.C 105.A 106.B

107. 基底核(basal nuclei)功能受損或退化的症狀，下列何者最有關？(A)阿茲海默症 (B)帕金森氏症 (C)失語症 (D)嗅覺喪失

解析 基底核負責自主運動或控制隨意動作，當基底核受損會導致帕金森氏症。 (110專高二)

108. 內側蹄系(medial lemniscus)與下列何訊息傳遞有關？(A)視覺 (B)本體覺 (C)痛覺 (D)聽覺 (111專高一)

解析 內側蹄系與精細觸覺、本體感覺、震動感及兩點辨別有關。

109. 中腦內不具有下列何者？(A)薄核(gracile nucleus) (B)紅核(red nucleus) (C)網狀結構(reticular formation) (D)內側蹄系(medial lemniscus) (111專高一)

解析 薄核位於延腦背側。

110. 下列關於摸到滾燙的熱水，手臂會迅速的收回的敘述，何者錯誤？(A)此反應是由痛的刺激所引起 (B)此時手臂屈肌收縮 (C)此反應無需大腦下達命令 (D)此反應的神經傳導途徑，無需中間神經元 (111專高一)

111. 下列哪個脊髓區段負責支配上肢？(A)頸段第1至第4節(C1~C4) (B)頸段第5至胸段第1節(C5~T1) (C)胸段第2至第6節(T2~T6) (D)胸段第7至第12節(T7~T12) (112專高一)

解析 C5~T1屬於臂神經叢，支配上肢的肌肉與皮膚。

112. 作夢通常發生於哪一個睡眠階段？(A)清醒時 (B)非快速動眼期I期 (C)非快速動眼期II期 (D)快速動眼期 (112專高一)

113. 軟腦膜(pia mater)在脊髓兩側伸出一韌帶附著到硬腦膜(dura mater)，此韌帶為：(A)項韌帶(nuchal ligament) (B)黃韌帶(ligamentum flavum) (C)齒狀韌帶(denticulate ligament) (D)翼韌帶(alar ligament) (112專高二)

解析 連接脊椎椎板與椎板之間的黃韌帶(ligamentum flava)屬於緻密的彈性結締組織。

解答： 107.B 108.B 109.A 110.D 111.B 112.D 113.C

114. 下列何者腦區受損與順向失憶症(Anterograde Amnesia)最為相關？(A)海馬迴(hippocampus) (B)小腦(cerebellum) (C)運動皮質(motor cortex) (D)橋腦(pons) （112專高二）

解析 海馬迴能調控記憶的儲存與取得，協助短期記憶轉換成長期記憶。

115. 下列何者連接第三腦室與第四腦室？(A)室間孔(interventricular foramen) (B)正中孔(median aperture) (C)大腦導水管(cerebral aqueduct) (D)中央管(central canal) （112專高三）

解析 腦脊髓液經由左、右側腦室→室間孔→第三腦室→大腦導水管→第四腦室→正中孔→中央管（脊髓）→蜘蛛膜下腔。

116. 支配橫膈(diaphragm)的神經主要源自：(A)頸神經叢(cervical plexus) (B)臂神經叢(brachial plexus) (C)腰神經叢(lumbar plexus) (D)薦神經叢(sacral plexus) （112專高三）

解析 頸神經叢的C3、C4、C5分支支配橫膈。

117. 下列腦區何者未參與調節意識(consciousness)的清醒或睡眠狀態？(A)視丘(thalamus) (B)皮質(cortex) (C)枕葉(occipital lobe) (D)腦幹(brain stem) （112專高三）

解析 大腦視覺區位於枕葉，主要為紋狀皮質視覺區（17區及18、19區）。

118. 下列何者與行為動機(motivation)和獎賞(reward)路徑最為相關？
(A) histamine (B) acetylcholine (C) dopamine (D) glutamate

解析 (A)參與過敏反應和發炎反應；(B)為興奮性傳遞物質，若減少會導致重症肌無力；(D)為興奮性神經傳遞物質，與學習的功能有關。 （112專高三）

119. 下列何者為控制反射動作的反射弧(reflex arc)之最終端構造？
(A)感覺神經元(sensory neuron) (B)運動神經元(motor neuron) (C)受器(receptor) (D)動器(effector) （113專高一）

解析 反射弧路徑的順序：感覺神經元→中間神經元→運動神經元→動作器。

解答： 114.A 115.C 116.A 117.C 118.C 119.D

120. 帕金森氏症(Parkinson's disease)的顫抖症狀肇因為何？(A)腦內缺乏多巴胺(dopamine deficiency) (B)腦內多巴胺過高(dopamine excess) (C)腦內缺乏血清素(serotonin deficiency) (D)腦內血清素過高(serotonin excess) (113專高一)

解析 帕金森氏症是因黑質被破壞，使黑質紋體徑無法在殼核及尾核分泌足夠量之多巴胺(dopamine)。

解答： 120.A

自主神經系統

出題率：♥♡♡

自主神經系統的特色

自主神經系統的構造
- 節前神經元
- 節後神經元
- 自主神經節

自主神經系統的分系

周邊神經的神經傳遞物質
- 神經纖維分類
- 作用器官的接受器
- 影響神經控制肌肉的常見藥物及機轉

內臟的自主反射

Physiology and Anatomy

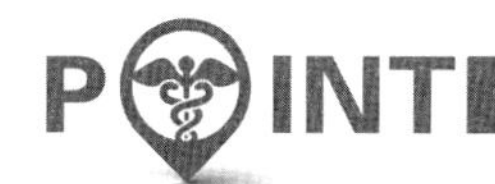

重點彙整

8-1 自主神經系統的特色

1. 運動神經元分類：
   (1) 體運動神經元：神經衝動自脊髓沿著單一的軸突傳遞至神經肌肉接合處。
   (2) 自主神經元：神經衝動傳出路徑含有節前與節後神經元。

2. 自主神經元：
   (1) 不受意識控制：調節非隨意控制的器官：包括**心肌**、**平滑肌**（例如消化道、血管）與**腺體**（例如唾腺）。它的作用經常是不受意識控制的，僅受大腦皮質、**下視丘**及延腦的調節。
   (2) 二元神經支配(dual innervation)：依節前神經纖維的起源及神經節的位置，分為交感(sympathetic)及副交感(parasympathetic)神經。受自主神經系統所支配的內臟器官，可同時接受交感與副交感神經纖維傳來的衝動，產生相互拮抗、互補或是合作的作用（表 8-1）。

8-2 自主神經系統的構造

一、節前神經元(Preganglionic Neuron)

為自主神經的第一個神經元，由中腦、後腦以及脊髓上胸部至第 4 薦椎延伸至神經節，**細胞本體位於腦或脊髓**。其軸突稱為**節前纖維**，**有髓鞘**，以腦神經或脊神經的一部分離開中樞神經系統。

表 8-1 自主神經的作用

作用	說明	例子
拮抗作用 (antagonistic effects)	交感和副交感神經刺激**產生完全相反的作用**	心臟節律器受交感神經纖維的腎上腺素性刺激會使心跳增加，副交感神經纖維所釋放的乙醯膽鹼則會降低心跳
互補作用 (complementary effects)	交感及副交感神經刺激**產生類似效應**	交感與副交感皆導致唾液的分泌，交感神經受刺激時引起消化道血管收縮，造成血流減少，唾腺分泌黏稠的唾液；副交感神經則刺激消化道血管擴張使唾腺分泌水性唾液
合作作用 (cooperative effects)	交感和副交感刺激產生兩種不同作用，卻**促使同一種結果產生**	勃起是由副交感神經引起，射精則是經由交感刺激引起，二者相互合作促成生殖作用

二、節後神經元(Postganglionic Neuron)

由神經節延伸到作用器，**細胞本體位於自主神經節中**。其軸突稱為**節後纖維，不具髓鞘**，終止於內臟的作用器。

三、自主神經節(Autonomic Ganglia)

節前神經元的軸突與節後神經元的樹突或細胞體所形成的突觸的位置。位於頭、頸及腹部，另有位於脊髓左右兩側成鏈狀排列之自主神經節鏈。

1. 與背根神經節(dorsal root ganglion)相異處：
   (1) **背根神經節細胞本體**屬於**感覺神經元**，位在脊髓內；而自主神經節屬運動神經元。
   (2) 背根神經節無突觸。
2. 自主神經節的分類（表 8-2）。

表 8-2 自主神經節分類

自主神經節	分系	說明
交感神經幹 (sympathetic trunk)	**交感神經**	於脊柱兩旁形成神經節鏈，由第 2 頸神經延伸到尾神經，又稱**椎旁神經節** (para-vertebral ganglia)
椎前神經節 (prevertebral ganglia)	**交感神經**	位於脊柱前靠近腹大動脈，包括**腹腔神經節**、**上腸繫膜神經節**、**下腸繫膜神經節**等，又稱副神經節(collateral ganglia)
終末神經節 (terminal ganglion)	**副交感神經**	位置非常靠近內臟作用器或內臟作用器的壁內，又稱為壁內神經節(intra-mural ganglion)

8-3 自主神經系統的分系

自主神經系統主要分為兩個分系（表 8-3）。

一、交感神經系統

1. 分布：**第 1 胸神經到第 2 腰神經(T1~L2)**灰質側角發出。因此，交感神經系統又叫胸腰神經系統(thoracolumbar division)。
2. **節前神經元：交感神經節前纖維較短**。
   (1) 終止於相對應的交感神經幹，與節後神經形成突觸。
   (2) 上升或下降一段距離後，與節後神經形成突觸。如 T1~T4 上行至上頸神經節形成突觸；T1~T6 上行至中、下頸神經節形成突觸。
   (3) 穿過交感神經幹，進入臟器內的神經節，和節後神經元形成突觸。如 T5~L2 形成胸內臟神經，共有 **T5~T9 大胸內臟神經**、T10~T11 小胸內臟神經、T12~L2 最小胸內臟神經，行走至**腹腔神經節、上腸繫膜神經節**與下腸繫膜神經節形成突觸，支配腹腔臟器。

表 8-3 交感神經系統與副交感神經系統的比較

特徵	交感神經系統	副交感神經系統
神經纖維起源	形成胸腰系統(T1~L2)	形成顱薦系統(CN III、VII、IX、X，S2~S4)
神經節類型	含交感神經幹及椎前神經節	含終末神經節
神經節位置	靠近中樞而遠離內臟作用器，節前纖維短，節後纖維長	靠近或在內臟作用器內，節前纖維長，節後纖維短
神經傳遞物質	節前：ACh；節後：NE	節前、節後皆釋放 ACh
神經節特性	節前纖維與多個節後神經元形成突觸，節後神經元通往不同內臟作用器（散開性）	節前纖維與節後神經元形成突觸，節後神經元通往一單獨的作用器（聚集性）
神經纖維特性	**興奮性，消耗能量**、**「戰鬥或逃跑」**	**儲存能量**、抑制交感、放鬆
作用器官	**分布全身**，包括皮膚	侷限於頭部與胸腔、腹腔及骨盆腔裡的內臟

3. 節後神經元：纖維較長，接受節前神經纖維傳入的突觸訊息。
4. 神經傳遞物質：
   (1) **節前神經元：乙醯膽鹼**(ACh)，接受器為**尼古丁受器**。
   (2) **節後神經元：正腎上腺素**(NE)，接受器為**腎上腺素受器**（α 型、β 型）。
5. 作用：
   (1) **戰鬥或逃跑反應：主要與消耗能量的過程有關**。在緊急狀態時，交感神經的集體活化可使身體在緊急狀態時產生應變。
   (2) 灰交通枝數量較白交通枝多，藉由**脊神經**支配**體幹四肢**，及藉由**內臟神經**(splanchnic nerve)支配**內臟**。

(3) 除了腎上腺、脾臟、汗腺、骨骼肌血管與豎毛肌只接受**交感神經纖維**支配外，大部分內臟作用器都有二元的神經分布（表 8-4）。

6. 去神經過敏性(denervation hypersensitivity)：當自主神經被切除後，其所支配的標的組織對刺激物會更敏感。

二、副交感神經系統

1. 分布：**由腦幹 CN III、VII、IX、X 及第 2~4 薦部脊髓**(S2~S4)灰質側角發出，因此，副交感神經系統又叫**顱薦神經系統**(cranio-sacral division)。
2. **節前神經元：節前神經纖維較長**，直接延伸至臟器附近的神經節，稱為終末神經節。
   (1) 迷走神經(CN X)、骨盆神經：節前纖維直接通到終末神經節。
   (2) CN III、VII、IX：在頭部則在**睫狀神經節**、**翼腭神經節**、頷下神經節、耳神經節與**節後神經元形成突觸**。
3. 節後神經元：通往一單獨的作用器。
4. 神經傳遞物質：
   (1) **節前神經元**：ACh，接受器為**尼古丁受器**。
   (2) **節後神經元**：ACh，接受器為**蕈毒鹼受器**
5. 作用：
   (1) 與恢復及**保存身體能量的活動**有關。
   (2) 副交感神經的興奮可引起**膀胱逼尿肌收縮**及**內括約肌鬆弛**，而有排尿的動作。

表 8-4 交感與副交感神經的作用

	作用器官	交感作用	副交感作用
眼睛	放射狀肌	**收縮，瞳孔放大**(α_1)	–
	環狀肌	–	**收縮，瞳孔縮小**(M_3)
	睫狀肌	放鬆(β_2)	收縮(M_3)
腺體	淚腺	–	刺激
	汗腺	刺激(α_1)	–
	唾液	分泌濃稠唾液(α_1)	分泌較稀唾液(M_3)
	胃	–	刺激
	腸	–	刺激
	腎上腺髓質	刺激激素分泌	–
心臟	**心跳速率**	**變快**(β_1)	**變慢**(M_2)
	傳導速率	增加	減少
	收縮速度及強度	**增加**(β_1)	降低(M_2)
小動脈	**皮膚**	**收縮(α_1)**	–
	臟器	**收縮(α_1)**	–
	骨骼肌	**擴張**(β_2)	–
肺臟	支氣管	擴張(β_2)	收縮(M_3)
	黏液腺體	抑制	刺激
腸胃道	蠕動	抑制(α_2, β_2)	**刺激**(M_3)
	括約肌	收縮(α_1)	鬆弛(M_3)
	肝臟	醣解及糖質新生(α_1, β_2)	–
	胰臟	抑制胰島素(α_2)	刺激胰島素
泌尿生殖	**膀胱**	協助維持肌肉張力	**收縮排尿**(M_3)
	子宮	懷孕時：放鬆(β_2) 未懷孕時：收縮(α_1)	–
	陰莖	射精(α_2)	勃起
脂肪細胞		脂肪分解(α, β_1)	–
脾		收縮	–
豎毛肌		**收縮、毛髮豎立**	–

8-4 周邊神經的神經傳遞物質

一、神經纖維分類

(一) 軀體運動神經

分泌的神經傳遞物質是 ACh，支配之骨骼肌接受器為蕈毒鹼受器。

(二) 自主神經纖維

1. 膽鹼激素性纖維：
   (1) **釋放乙醯膽鹼**(ACh)，包括：
      A. **交感節前、副交感節前纖維**：接受器位於自主神經節內，為尼古丁受器。
      B. **副交感節後纖維**：接受器位於臟器上，為蕈毒鹼受器。
      C. 某些交感**節後纖維**：包括分布至汗腺、骨骼肌的血管。
   (2) 乙醯膽鹼很快被乙醯膽鹼酯酶(AChE)分解而失去活性，所以膽鹼性纖維的效果是短暫而且為局部性的。
2. **腎上腺激素性纖維**：製造正腎上腺素(NE)。大部分的交感節後纖維屬之，其接受器為腎上腺型(α、β)。因為NE被分解的速率較慢，故交感神經作用較持久且範圍較廣泛。

二、作用器官的接受器

1. 膽鹼性接受器：乙醯膽鹼可活化之接受器。
   (1) **蕈毒鹼受器**(muscarinic receptor)：存在於腺體及**平滑肌細胞**、心肌，活化 G 蛋白(G protein)，透過 G 蛋白來開啟或關閉 K^+通道，造成過極化而產生 IPSP。M_3、M_5 型產生去極化，M_2 型產生過極化。

(2) **尼古丁受器**(nicotinic receptor)：亦稱為菸鹼型接受器，**本身為 Na^+-K^+離子通道**，產生去極化的**興奮性突觸後電位**(EPSP)。體運動神經元可釋放 ACh 刺激肌肉收縮。

2. 腎上腺素接受器：腎上腺素、正腎上腺素可活化之接受器。正腎上腺素主要作用於 α 接受器，對 β 接受器作用較弱；腎上腺素對兩者活化程度幾乎相同。

(1) α 接受器：

a. α_1 接受器：興奮性，使胞內 Ca^{2+} ↑ 。

b. α_2 接受器：抑制性，抑制腺苷酸環化酶，減少 cAMP。

(2) **β 接受器**：刺激腺苷酸環化酶，**增加 cAMP**，主要引起抑制效應，但對心臟則造成興奮作用。活化心肌細胞 β 接受器，會造成**心肌細胞內 cAMP 及 Ca^{2+}增加**。

三、影響神經控制肌肉的常見藥物及機轉

1. **肉毒桿菌毒素**(Botulinum toxin)：由肉毒桿菌(*Clostridium botulinum*)產生，**可破壞 SNARE 蛋白複合體，阻斷神經突觸末端乙醯膽鹼之釋放**。

2. **南美箭毒**(Curare)：來自南美植物樹脂，**可阻斷乙醯膽鹼**與突觸後接受器蛋白質之交互作用，造成**骨骼肌**呈鬆弛性麻痺。

3. 破傷風毒素：由破傷風桿菌分泌，經由抑制突觸前末梢內之突觸小泡之胞吐作用，阻斷神經傳遞物質之釋放，造成痙攣性麻痺。

4. α-金環蛇毒(α-Bungarotoxin)：為金環毒蛇(Bungarus)的毒液，可與乙醯膽鹼接受器蛋白質結合，因而乙醯膽鹼無法與其接受器結合。

5. 魚貝毒素(Saxitoxin)：來自造成紅潮的有毒海藻（膝溝藻(Gonyaulax)），可阻斷電位控制之 Na^+通道。

6. **河豚毒素**(Tetrodotoxin)：來自河豚(Pufferfish)，可阻斷電位控制之 Na^+通道，**阻止神經細胞去極化**。

7. 神經毒氣(Nerve gas)：人工合成，可抑制突觸後細胞膜上之乙醯膽鹼酯酶(AChE)。

8. **馬錢子素**(Strychnine)：來自一種亞洲樹木之種子，可阻斷甘胺酸接受器，使脊髓中可抑制拮抗肌收縮之 IPSP 無法產生，造成痙攣性麻痺。

9. **阿托品**(Atropine)：可與蕈毒鹼受器（位於平滑肌上）結合，**抑制副交感神經的傳導**。

8-5 內臟的自主反射

1. 內臟自主反射弧含**二個傳出運動神經元（節前與節後神經）**，**作用器為平滑肌、心肌及腺體**，而體反射弧只含有一個輸出運動神經元，作用器為骨骼肌。

2. 內臟的感覺大部分存在無意識調控。如心跳、呼吸、血管、吞嚥及嘔吐等活動的中樞在**延腦**；而體溫調節中樞在**下視丘**。

3. 全反射(mass reflex)是一種脫離中樞神經下行性控制的反射強化現象，小量刺激可導致自主神經反應亢奮，譬如排尿、排便、血壓浮動和汗量增高等現象，通常發生在脊髓休克(spinal shock)症狀之後。

QUESTION 題庫練習

1. 下列何者屬於交感神經之反應？(A)豎毛肌收縮 (B)胃酸分泌增加 (C)支氣管收縮 (D)心臟收縮力降低 (99專高一)

解析 交感神經反應會使豎毛肌收縮、胃酸分泌減少、支氣管擴張、心跳速率與強度增加。

2. 下列何者是椎旁神經節(paravertebral ganglion)？(A)上腸繫膜神經節 (B)下腸繫膜神經節 (C)腹腔神經節 (D)交感神經節 (99專高二)

3. 下列何者屬於副交感神經之反應？(A)瞳孔放大 (B)血管收縮 (C)胃腸蠕動降低 (D)心跳速率下降 (100專高一)

解析 交感神經興奮時，影響β受器，使心跳速率增加、血管收縮、胃蠕動減緩、虹膜輻射肌肉收縮而瞳孔放大；副交感神經興奮時，影響β受器，使心跳速率下降。

4. 腮腺的副交感神經支配來自：(A)耳神經節 (B)翼腭神經節 (C)下頷神經節 (D)膝狀神經節 (100專普一)

解析 翼腭神經節支配淚腺；下頷神經節支配唾液腺等其他腺體。

5. 使用過量南美箭毒(curare)引起動物或人死亡，其主要原因是什麼？(A)心跳停止 (B)腦部神經元死亡 (C)減少乙醯膽鹼受器蛋白質之數量 (D)阻斷神經與橫膈肌細胞間的傳遞作用 (100專高二)

6. 交感神經節前神經纖維末梢所釋放的神經傳遞物質是什麼？(A)正腎上腺素 (B)麩胺酸 (C)乙醯膽鹼 (D)神經胜肽

解析 交感神經節後神經纖維末梢釋放正腎上腺素。 (100專高二)

7. 下列何者發出「節前交感神經纖維」？(A)整個脊髓的灰質 (B) C1~T12脊髓 (C) T1~L2脊髓 (D) T1~L5脊髓 (100專普二)

解析 交感神經源自T1~L2脊髓。

8. 下列何者為副交感神經興奮時產生之作用？(A)增加心跳率 (B)降低心跳率 (C)增加傳導速率 (D)增加收縮強度 (100專普二)

解答： 1.A 2.D 3.D 4.A 5.D 6.C 7.C 8.B

解析 副交感神經對人體為抑制性，讓人體處於較鬆弛狀態，其心跳率降低。

9. 下列何者是迷走神經興奮時的身體反應？(A)心跳速率增加 (B)呼吸速率增加 (C)腸胃蠕動增加 (D)眼睛瞳孔放大（103專高一）

解析 迷走神經興奮時的身體反應包括心跳速率減緩、呼吸速率減緩、眼睛瞳孔縮小及血壓降低等。

10. 下列何種構造不具接受交感神經與副交感神經兩者共同支配的特性？(A)心臟 (B)豎毛肌 (C)支氣管 (D)膀胱（103專高二）

解析 (B)豎毛肌由交感神經支配。

11. 下列何者並非活化蕈毒型膽鹼性接受器可能引起的作用？(A)使心肌收縮力減弱 (B)使腸道收縮張力增強 (C)使膀胱逼尿肌收縮 (D)使骨骼肌收縮（104專高一）

解析 副交感的節後纖維接受器位於臟器上，為蕈毒型(M)，故活化會產生副交感神經之作用，會使骨骼肌放鬆。

12. 當交感神經興奮時，活化心肌細胞膜上的β腎上腺素受體，下列敘述何者正確？(A)心肌細胞內cAMP的濃度增加，鈣離子的濃度減少 (B)心肌細胞內cAMP的濃度減少，鈣離子的濃度增加 (C)心肌細胞內cAMP與鈣離子的濃度皆減少 (D)心肌細胞內cAMP與鈣離子的濃度皆增加（104專高二）

13. 交感神經活化時對心臟的影響是：(A)心跳速率減慢及收縮力減少 (B)心跳速率加快及收縮力減少 (C)心跳速率加快及收縮力增加 (D)心跳速率減慢及收縮力增加（105專高一）

14. 下列何者不屬於交感神經的起源？(A)第一胸脊髓 (B)第二薦脊髓 (C)第二腰脊髓 (D)第一腰脊髓（105專高二）

解析 交感神經系統是由脊髓的第一胸部脊髓到第二腰部脊髓(T1~T2)的灰質側角發出，故交感神經系統又稱作胸腰神經系統；依此題選項，(B)第二薦部脊髓的位置已經超出腰部，故不屬於交感神經的起源。

解答： 9.C 10.B 11.D 12.D 13.C 14.B

15. 下列自主神經傳導物質接受器之作用，何者會引起皮膚及腹腔內臟的血管收縮？(A) α型腎上腺素性接受器 (B) β型腎上腺素性接受器 (C)尼古丁型膽鹼性接受器 (D)蕈毒型膽鹼性接受器

解析 造成皮膚及臟器血管收縮的為α_1腎上腺素接受器。 (106專高一)

16. 下列何者並不屬於自主神經系統之神經節？(A)睫狀神經節 (B)腹腔神經節 (C)上腸繫膜神經節 (D)背根神經節 (106專高一)

解析 背根神經節中之細胞本體屬於感覺（傳入）神經元；自主神經節屬運動（傳出）神經元之細胞本體。

17. 皮膚上所見到的雞皮疙瘩現象，與下列何者較無關係？(A)豎毛肌收縮 (B)交感神經興奮 (C)副交感神經興奮 (D)天氣寒冷 (106專高二)

解析 腎臟、脾臟、部分的血管與豎毛肌只接受交感神經纖維的支配。

18. 肉毒桿菌毒素造成肌肉麻痺的原因為何？(A)關閉肌肉細胞膜上鉀離子通道，造成鈣離子通道開啟 (B)促進神經突觸末端乙醯膽鹼(acetylcholine)釋放 (C)破壞SNARE蛋白複合體，阻斷神經突觸末端乙醯膽鹼釋放 (D)阻斷神經細胞膜上鈣離子通道開啟，抑制乙醯膽鹼釋放 (107專高二)

19. 下列何者為副交感神經節？(A)上頸神經節(superior cervical ganglion) (B)翼腭神經節(pterygopalatine ganglion) (C)前庭神經節(vestibular ganglion) (D)背根神經節(dorsal root ganglion)

解析 翼腭神經節又稱蝶腭神經節，屬於副交感神經節，位於蝶腭之間的翼顎窩上方和上頜神經下方。 (109專高一)

20. 交感神經中的大內臟神經(greater splanchnic nerve)其節前神經纖維來自下列何者？(A)頸段脊髓 (B)胸段脊髓 (C)腰段脊髓 (D)薦段脊髓 (109專高二)

21. 下列何種神經節主要負責傳遞一般體表感覺訊息？(A)翼腭神經節(pterygopalatine ganglion) (B)睫狀神經節(ciliary ganglion) (C)螺旋神經節(spiral ganglion) (D)背根神經節(dorsal root ganglion) (111專高一)

解答： 15.A 16.D 17.C 18.C 19.B 20.B 21.D

解析 (A)翼腭神經節支配淚腺；(B)睫狀神經節支配眼球瞳孔括約肌和睫狀肌；(C)螺旋神經節形成第八對腦神經－前庭耳蝸神經之耳蝸分支。

22. 當小偷被警察追著跑時，下列何者不是小偷的交感神經調控之生理作用？(A)腸胃道蠕動減少 (B)汗液分泌增加 (C)氣管擴張 (D)瞳孔縮小 (111專高二)

解析 (D)交感神經作用會使瞳孔放大。

23. 河豚毒素(tetrodotoxin)對神經細胞最主要的影響為何？(A)阻止神經細胞再極化(repolarization) (B)阻止神經細胞去極化(depolarization) (C)促進神經傳導物質的釋放 (D)抑制神經傳導物質的釋放 (111專高二)

解析 河豚毒素會阻斷電位閘控Na^+通道，影響去極化。

24. 下列何種反應是阻斷毒蕈鹼類受器(muscarinic receptors)所造成？(A)刺激支氣管收縮 (B)增強腸胃道活性 (C)瞳孔收縮 (D)心跳速率上升 (112專高一)

解析 副交感節後纖維接受器位於臟器上，為毒蕈鹼類受器。故阻斷毒蕈鹼類受器會造成心跳加快。

25. 下列何神經興奮可使膀胱壁之逼尿肌收縮、尿道內括約肌舒張？(A)骨盆交感神經 (B)直腸下神經 (C)骨盆內臟神經 (D)陰部神經 (112專高二)

解析 薦部副交感神經節前纖維起自S2~S4 神經，節前神經元軸突經脊髓腹根傳出，形成骨盆內臟神經支配骨盆內器官，如大腸下半段、膀胱、生殖器官等。

26. 下列何者為副交感(parasympathetic)神經興奮所引起之反應？(A)支氣管舒張(bronchial dilation) (B)引起腎上腺釋放正腎上腺素(norepinephrine) (C)瞳孔收縮(pupil constriction) (D)肝醣(glycogen)轉換成葡萄糖的速率增加 (112專高三)

解析 (A)副交感神經興奮時支氣管收縮；(B)(D)交感神經興奮時腎上腺會釋放正腎上腺素、促進醣解及糖質新生。

解答： 22.D 23.B 24.D 25.C 26.C

肌　肉

出題率：♥♥♥

緒論

骨骼肌
- 與肌肉有關的結締組織
- 骨骼肌細胞的顯微結構
  - 肌細胞
  - 肌節
- 肌肉的收縮作用
  - 運動單位
  - 興奮－收縮聯合的過程
  - 肌肉收縮的肌絲滑動學說
  - 全有或全無定律
  - 能量供應
  - 肌肉收縮的種類
  - 氧債
  - 快肌和慢肌

心肌
- 組織學
- 心肌的興奮－收縮聯合

平滑肌

人體主要骨骼肌
- 骨骼肌如何產生運動
- 骨骼肌的命名
- 主要的骨骼肌
- 肌肉注射

Physiology and Anatomy

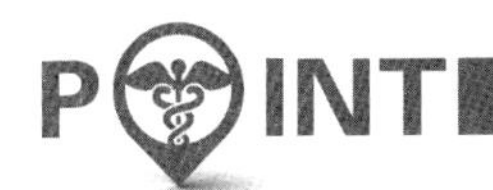

重點彙整

9-1 緒論

1. 基本特性：肌肉組織的基本生理特性有以下四項，這些特性與運動的進行息息相關；**另外，肌肉組織最不易被離子性放射線**(ionizing radiation)**傷害**。
   (1) **收縮性**(contractility)：肌肉有收縮或變短的能力。
   (2) **興奮性**(excitability)：接受刺激並產生反應的能力。
   (3) **伸展性**(extensibility)：肌肉組織具有可伸展的能力。
   (4) **彈性**(elasticity)：肌肉具有在收縮或伸展後能恢復其原來形狀的能力。

2. 肌肉的基本功能：
   (1) **運動**(motion)。
   (2) **維持姿勢**(maintenance of posture)：當站立或坐著時，肌肉的收縮同時也幫助身體維持姿勢。
   (3) **產熱**(heat production)：骨骼肌的收縮產生大量的熱以**維持體溫的恆定**。

3. 類型：肌肉組織可分成平滑肌、心肌與骨骼肌三大類。
   (1) **骨骼肌**（隨意肌）：附著在骨骼上，肌纖維**具橫紋**，又稱**橫紋肌**，**多核**，可隨意識動作。**骨骼肌沒有再生能力**。
   (2) **心肌**（不隨意肌）：構成心臟壁，肌纖維**具橫紋**，屬**橫紋肌**，具**單個細胞核**，不能隨意識動作。心肌組織沒有再生能力。
   (3) **平滑肌**（不隨意肌）：又稱內臟肌，位於中空器官之管壁，肌纖維**不具橫紋**，故稱平滑肌，**單核**，不能隨意識動作。

9-2 骨骼肌

單一個骨骼肌細胞稱為肌纖維(muscle fiber)，每一個肌纖維在胚胎時期是由數個肌母細胞(myoblast)所融合而成，成熟後的骨骼肌細胞周圍有衛星細胞(satellite cell)，當肌纖維受損，**衛星細胞可參與肌纖維的修復**，具有幹細胞特性。

一、與肌肉有關的結締組織

1. 筋膜(fasciae)：覆蓋骨骼肌並將其聚集的網狀纖維結締組織。
   (1) 淺層筋膜(superficial fascia)：位於皮膚的真皮層之下，尤其在頭皮、手掌與腳底等部位最容易被發現，淺層筋膜是由疏鬆結締組織所組成，其內部有血管、神經、淋巴管、許多的脂肪細胞以及肌肉（例如顏面表情肌）的分布。淺層筋膜可作為一種隔離的保護層，並使皮膚得以自由地運動。
   (2) 深層筋膜(deep fascia)：位於在淺層筋膜之下，它是由許多層的緻密結締組織所組成並延伸至肌肉間的空隙，它包含了血管、淋巴管及少量的脂肪細胞，例如腱鞘(tendon sheaths)就是一種成束的深層筋膜。
2. 肌外膜(epimysium)：位於筋膜之下，包覆整條肌肉之最外層。
3. 肌束膜(perimysium)：由肌外膜向內延伸而成，將肌纖維成束的包裹，被包裹成束的肌肉纖維稱為肌束(fascicle)。
4. 肌內膜(endomysium)：肌束膜向內延伸而成，將每個肌細胞包圍的結締組織。
5. **肌腱**(tendon)：肌外膜、肌束膜和肌內膜以結締組織為延續**形成強而有力之纖維結締組織**，或形成一個平滑的片狀結締組織，用來連接數條作用相似的肌肉以及其附著的骨骼，稱為腱膜

(aponeurosis)。肌肉以肌腱或腱膜附著到骨骼之骨膜或其他肌肉之被膜，當肌肉收縮，便可拉動骨骼或其他肌肉。

6. 腱鞘(tendon sheath)：在手腕及腳踝處之肌腱外圍，常包有管狀的纖維結締組織，內部襯有滑液膜，使肌腱在腱鞘內能容易滑動。

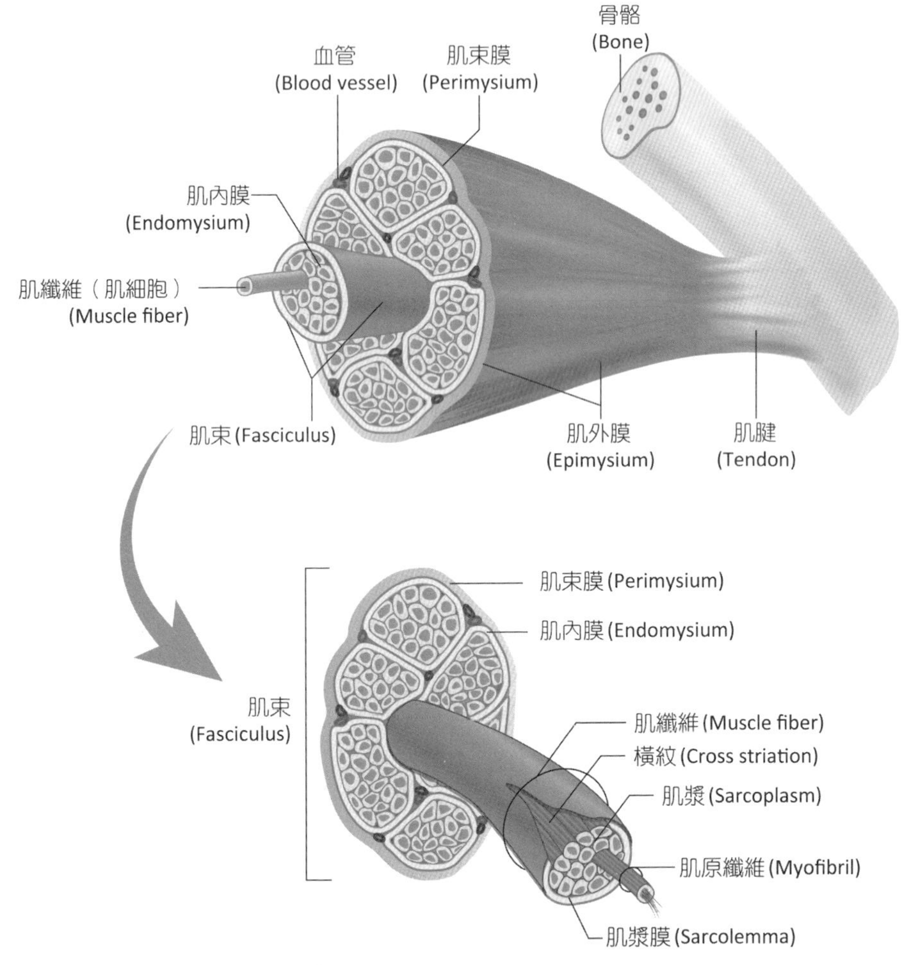

圖 9-1　骨骼肌的結構

二、骨骼肌細胞的顯微結構

(一) 肌細胞

1. 肌漿膜(sarcolemma)：肌細胞的細胞膜。
2. 肌漿質(sarcoplasm)：肌細胞的細胞質。
3. 肌漿網(sarcoplasmic reticulum)：與其他細胞的內質網構造相似，用以運輸及儲存 Ca^{2+}。
4. **終池**(terminal cisternae)：屬於**肌漿網**的一部分，為其末端膨大的區域，是肌細胞內 **Ca^{2+}的主要儲存場所**，會受到橫小管所傳遞的動作電位刺激而打開 Ca^{2+}通道，將 Ca^{2+}自肌漿網釋放至肌漿質中，參與肌肉收縮。
5. **橫小管**(transverse tubules)：又稱 T 小管，夾在兩個終池之間，橫小管和其兩側的肌漿網側管（終池）組成三合體(triad)，橫小管並與肌漿膜相連接，具有傳導動作電位的能力，快速傳遞神經衝動至肌纖維各部，**存在骨骼肌與心肌中**。
6. 橫紋肌(striated muscle)：由肌纖維上相互交替的暗帶（A 帶）與明帶（I 帶）所造成。
7. 肌原纖維(myofibrils)：肌細胞中的橫紋是由肌漿質中許多粗細纖維的排列所構成，長度與肌細胞相同。

(二) 肌 絲 (Myofilaments)

每條**肌原纖維中含有許多肌絲**。肌絲又分為粗肌絲與細肌絲，細肌絲的數量比粗肌絲多。

1. 粗肌絲(thick myofilament)：由**肌凝蛋白**(myosin)所組成。
   (1) **肌凝蛋白**包含**頭部（具輕鏈）**和尾部（具重鏈）。其中頭部形成**橫橋**(cross-bridge)，可以在肌肉收縮時結合粗肌絲及細肌絲，橫橋的移動形成肌絲的滑動力量。

(2) 橫橋上含有肌動蛋白接合位置與 ATP **結合位置，肌凝蛋白頭部扮演 ATP 水解酶(ATPase)的角色，能使 ATP 的高能磷酸鍵分裂，提供肌肉收縮時所需的能量**，這個水解 ATP 的反應發生在橫橋與肌動蛋白結合之前，用以活化橫橋，使其可以結合在肌動蛋白之上。

2. 細肌絲(thin myofilament)：由**肌動蛋白**(actin)組成。含有旋轉素(troponin, Tn)及旋轉肌球素(tropomyosin, Tm)，調節橫橋與肌動蛋白的結合，肌肉放鬆時，旋轉肌球素會遮蓋肌動蛋白的橫橋結合位置，使其無法與肌凝蛋白的橫橋結合。

(三) 肌 節 (Sarcomeres)

肌節為肌纖維的功能單位，肌原纖維由許多肌節所組成。肌肉增加長度是增加肌節數目，而**粗、細肌絲長度是固定不變的**。

1. A 帶（暗帶）：粗肌絲平行規律的排列在肌節中央，造成顏色較深的區域。

2. H 區：在 A 帶中還可再分出顏色較深與較淺的區域，在 A 帶中央顏色較淺的區域即為 H 區，為同一肌節中兩條細肌絲之間的距離。

3. I 帶（明帶）：位在兩相鄰 A 帶之間，只含有細肌絲。細肌絲的長度並不僅止於 I 帶，更延伸進入 A 帶的兩端而存在於粗肌絲之間。

3. **Z 線**：在 I 帶的中央可見一條細長的黑線，**在兩條 Z 線之間則構成了肌肉收縮的基本單位「肌節」**。

4. M 線：在肌節之間，使粗肌絲於收縮時能聚集而不至於散開。

5. 肌聯蛋白(titin)：可使拉長的肌肉回彈至肌肉休息的長度。

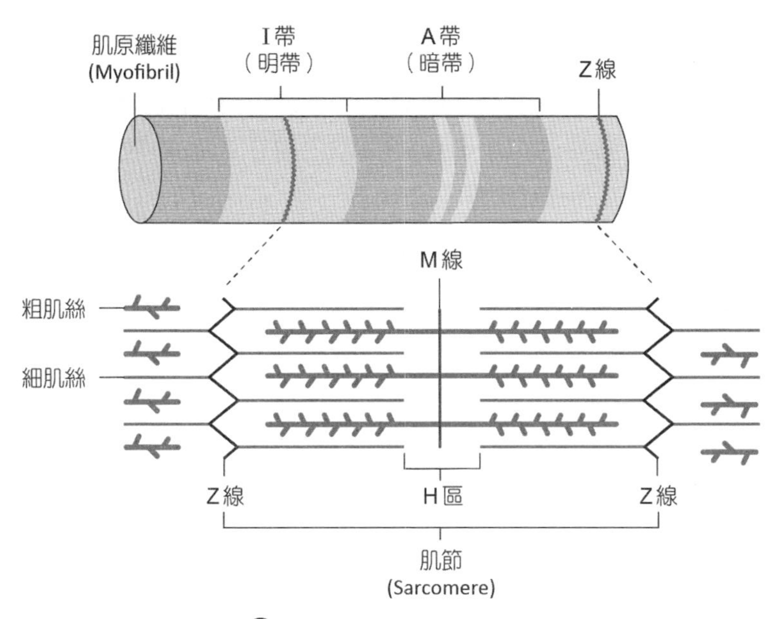

圖 9-2 肌節的構造

三、肌肉的收縮作用

(一) 運動單位(Motor Unit)

一般的肌纖維都是成群的收縮，而運動單位即是指**一個運動神經元**和它所支配的所有肌細胞的合稱。它包含：

1. 運動神經元(motor neuron)：傳遞刺激至骨骼肌的體運動神經元。
2. 神經肌肉交接點(neuromuscular junction)：一般指體運動神經元的終端和骨骼肌肌纖維相接觸之區域。
3. **運動終板**(motor end plate)：為神經軸突末端終球與其支配的肌細胞接觸的部分，運動終板是一處圍繞著神經軸突終端的肌漿膜特化區域。

(1) 突觸：

a. 突觸囊泡(synaptic vesicles)：位於神經末梢內之囊泡，內含**乙醯膽鹼**(ACh)，ACh 的釋出可引起**肌肉收縮**。

b. 當神經衝動抵達神經末梢時，少量的 Ca^{2+}由細胞外液進入神經末梢，並與攜鈣素結合，因而造成突觸囊泡釋放出 ACh。

c. ACh 擴散通過突觸裂隙，與肌漿膜上的接受器結合，**引發一神經衝動**，導致 Na^{+}通道(Na^{+}channel)開啟。

(2) 終板電位(end plate potential, EPP)：即在單位時間(msec)內由乙醯膽鹼引發運動終板的肌細胞膜電位的改變量。

(3) 肌肉細胞的靜止膜電位為−90 mV。單一一個 EPP，因神經傳遞物質在較大的表面積釋放出來與許多的接受器相接，也開啟了更多的離子通道，因此強度夠大，產生的局部電流足以將鄰近的運動終板之肌肉細胞膜去極化達到閾值，而引發動作電位，傳導至整個肌細胞。

(二) 興奮－收縮聯合的過程

骨骼肌主要受大型有髓鞘神經纖維的刺激而興奮。當一神經衝動傳至神經末梢後，**會引起一連串的反應**。

1. 體運動神經元的動作電位傳至神經軸突末梢，此時少量**鈣離子**由**電位控制的鈣離子通道**自細胞外進入神經軸突末梢，Ca^{2+}與攜鈣素結合，活化蛋白質激酶，促使突觸小泡移動並與突觸前膜融合。

2. 軸突末梢之突觸小泡釋放**乙醯膽鹼**（其放出的量與 Ca^{2+}濃度成正比，與 Mg^{2+}成反比）。

3. 乙醯膽鹼擴散通過突觸裂隙，與運動終板肌漿膜上的乙醯膽鹼接受器結合，增加對 Na^{+}與 K^{+}的通透性，而且進入細胞的 Na^{+}

比外流的 K^+還要多，造成膜的去極化，產生終板電位，**終板電位將鄰近細胞膜去極化至閾值便產生動作電位**。

4. 動作電位在肌肉細胞膜表面傳導，並沿著橫小管進入細胞，橫小管的動作電位引發**原先被儲存在肌漿網終池內的** Ca^{2+}釋放至肌漿質。肌漿網中的 Ca^{2+}可藉第二傳訊者 IP_3 的協助，釋放出來。
5. **肌凝蛋白**（粗肌絲）橫橋的頭部會和 ATP 結合。當橫橋頭部結合 Ca^{2+}時會活化 ATP 水解酶(ATPase)，於是分解結合於橫橋頭部的 ATP 以提供能量。**Ca^{2+}則結合到細肌絲的旋轉素 C (TnC) 上**，使旋轉肌球素與旋轉素複合體(Tm-Tn complex)轉動，肌肉舒張時遮覆在肌動蛋白上抑制粗肌絲與細肌絲結合的旋轉肌球素便會移開，同時露出肌動蛋白上的橫橋結合位置。
6. 細肌絲之**肌動蛋白**上的橫橋結合位置結合上**肌凝蛋白**之橫橋頭部，並利用水解 ATP 產生之能量造成力擊現象，使**細肌絲滑過粗肌絲**，造成肌纖維收縮及肌肉收縮。只要 Ca^{2+}與旋轉素相接，橫橋週期便會持續進行。
7. 乙醯膽鹼被乙醯膽鹼酯酶分解而停止對肌細胞的刺激。
8. 另一個新的 ATP **再結合到肌凝蛋白之橫橋，促使細肌絲與粗肌絲分離**。
9. 當動作電位停止後，**肌漿網經由鈣幫浦**以主動運輸的方式**回收 Ca^{2+}**，而旋轉素與旋轉肌球素重新回到原來的位置，這個過程為初級主動運輸且需耗能。
10. 肌肉回復鬆弛狀態。

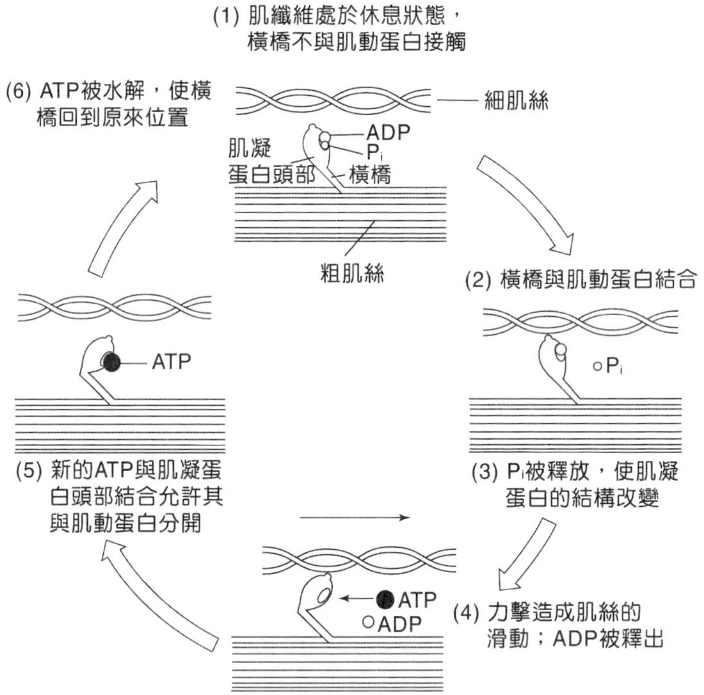

圖 9-3　造成肌絲滑動及肌肉收縮的橫橋循環

(三) 肌肉收縮的肌絲滑動學說

1. 肌細胞縮短：肌肉收縮時所有肌原纖維縮短，即各**肌節的縮短**，也就是 Z 線間的距離變短
2. 肌絲滑動：肌凝蛋白上橫橋不同步的力擊，將細肌絲往粗肌絲的中央拉動，肌肉往肌肉起端方向移動。
3. **肌絲長度不變**：肌節的縮短是由肌絲之間的滑動所造成，故 **A 帶（暗帶）的長度不變，I 帶（明帶）、H 帶則縮短。**

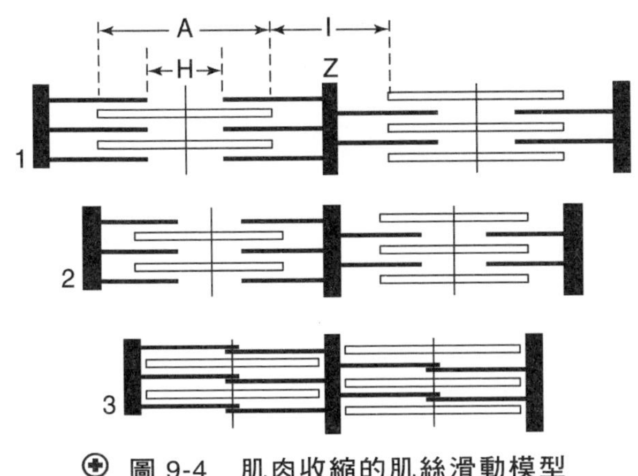

圖 9-4 肌肉收縮的肌絲滑動模型

(四) 全有或全無定律

1. **單一肌纖維**並不產生部分收縮，此即遵守**全有或全無定律**。肌肉的收縮是以單一運動單位內所含之所有肌纖維同時收縮而來。
2. **整塊肌肉**，可能由數個運動單位所控制，則**不遵守全有或全無定律**。
3. 刺激小於閾值，肌肉並不會產生收縮，只要**刺激強度超過閾值，肌纖維的收縮力都一樣大**。

(五) 能量供應

1. **ATP是直接來源，但儲存於肌細胞內的ATP有限，數秒就用完了。**死亡後ATP完全耗盡無法使粗、細肌絲分離，全身肌肉開始緊縮，形成**屍僵**。
2. **磷酸肌酸**(creatine phosphate)分解，釋放出的能量可讓 ATP 重新合成，是人體內**製造 ATP 最快速的方式**。而**心臟收縮能量主要來自脂肪酸**。

(六) 肌肉收縮的種類

1. 顫搐收縮(twitch contraction)：
   (1) 是肌肉對單一刺激所產生之一快速收縮反應。
   (2) 其過程可分為潛伏期(latent period)、收縮期(contraction period)、鬆弛期(relaxation period)（圖 9-5）。

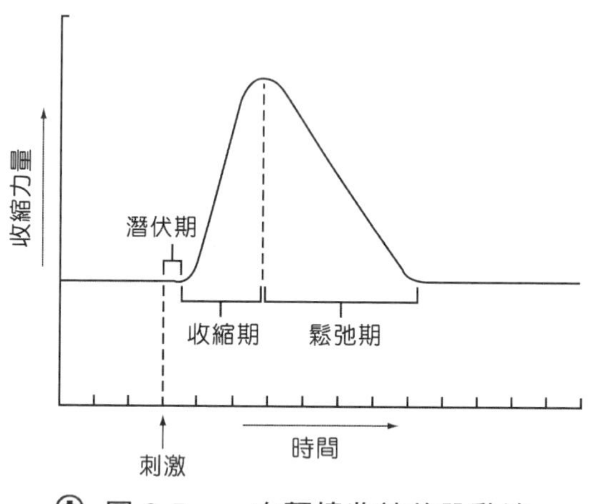

圖 9-5　一次顫搐收縮的肌動波

   (3) 圖 9-5 之**曲線愈向右邊移動**，即愈偏向鬆弛期，**肌肉的興奮性就愈低**。若持續增強刺激，則每次收縮的強度會上升至一最大值。體運動神經元刺激會造成單一肌纖維的完全收縮，若整塊肌肉需要較強的收縮時，必須有較多的肌纖維同時收縮，所以**骨骼肌的層級收縮強度是視其內部收縮的肌纖維數目而定**。

2. **加成作用**(summation)：骨骼肌收縮可依據不同的刺激強度來決定其收縮強度，在兩次顫搐收縮間隔夠短的情況下，**第一刺激肌肉收縮未鬆弛完畢，又接受第二刺激**，使第二次收縮與第一次收縮重疊而強度增加。

3. **強直收縮**(tetanus)：
   (1) 不完全強直(incomplete tetanus)：連續刺激肌肉，肌肉在每次刺激之間只能有部分鬆弛，兩次收縮的強度因加成作用而持續上升，結果肌肉保持在持續的收縮狀態。
   (2) 完全強直(complete tetanus)：**增加刺激頻率**，使肌肉持續處於收縮狀態，不能有鬆弛之現象稱之。
4. **等張收縮**(isotonic contraction)：肌肉要收縮，其產生的張力必須大於所負載的物重，若肌肉**長度縮短**的過程中，牽扯肌肉的**張力保持固定**且能量被消耗稱之。例如：舉重的舉高過程。
5. **等長收縮**(isometric contraction)：若肌肉無負載，其收縮速度可達最大；負載若增加，則收縮速度降低；當負載大到使肌肉無法縮短，則收縮速度等於零，但肌肉雖不縮短，其張力卻增大稱之。例如：舉重的挺舉動作。
6. 階梯收縮(treppe)：以同樣強度的刺激重複刺激一肌肉，使此肌肉在刺激收縮後不久又發生更強的收縮，如此誘發越來越強的收縮，直至一定的強度為止。運動員做暖身運動時，主要是要引發其肌肉產生到階梯收縮的最強收縮。
7. 緊張性收縮：乃骨骼肌肉的部分纖維進行持續性的收縮，此為維持身體姿勢所必需的。
8. 參與的**運動單位增加、刺激頻率或強度以及肌肉長度增加，皆能增強主動張力**。肌肉肌纖維數目愈多，收縮強度愈強。
9. **最適長度**(optimal length)：在等長收縮的條件下，肌肉在不同起始長度時所能產生的最大張力不同。在最適長度下，肌肉收縮之**主動張力可達最大值**。一般而言，**最適長度約等於靜止長度**(resting length)。**肌肉被拉長超過靜止長度時，主動張力下降（粗、細肌絲分離，疊合程度降低）**。

10. 肌肉收縮的強度取決於細胞外液進入突觸的 Ca^{2+}濃度。

11. 各種肌纖維單一收縮所消耗的時間長短比較為：**平滑肌＞心肌＞骨骼肌**。

四、氧 債 (Oxygen Debt)

1. 肌肉劇烈運動後，ATP 耗完，由葡萄糖無氧代謝產生的**大量乳酸**會造成肌肉酸痛及血液酸化。

2. 肌肉收縮結束後，需額外的 O_2 來償還運動時所積欠的氧（即氧債），包括需提供給運動時新陳代謝加速之組織的氧氣，另外還要提供 O_2 來代謝並移除乳酸。

五、快肌和慢肌 (Fast and Slow Muscle)

1. 骨骼肌因其外觀顏色之不同而有白（快）肌和紅（慢）肌之分，再依據其收縮速度可分為兩類：I 型慢肌纖維與 II 型快肌纖維，而快與慢是依肌肉內 ATP **水解酶**的多寡而定。

2. **肌紅素**可與氧結合以攜帶氧，其與氧的親和力比血紅素更好。

3. 慢肌和快肌之比較請參考表 9-1。身體中有些肌肉是用來維持姿勢的慢肌，例如：比目魚肌，必須能夠維持長時間收縮而不易疲勞。**快肌容易疲勞**，但可做精細動作。

表 9-1 慢肌及快肌的性質

性 質	慢肌（I 型）	有氧快肌（IIA 型）	無氧快肌（IIB 型）
直徑	較小	中等	較大
Z 線寬度	較寬	中等	較窄
肝醣含量	低	中等	**高**
對疲乏的耐力	高	中等	低
微血管	多	多	**少**
肌紅蛋白含量	高	高	**低**
粒線體含量	高	中	**低**
細胞呼吸型式	有氧	有氧	無氧
氧化容量	高	高	低
醣解能力	低	高	高
抽動收縮速率	慢	快	低
肌凝蛋白 ATP **水解酶含量**	低	高	高

9-3 心 肌

一、組織學

1. 心肌纖維並非平行排列的，心肌纖維有分叉，彼此間接合成分枝網狀結構。
2. 每個心肌細胞與細胞之接合處構造稱**間盤**(intercalated disc)，相鄰心肌纖維之間則以**間隙接合**(gap junction)來相互連結溝通，形成合體細胞。間盤強化了心肌結構，而間隙接合則可作為神經衝動傳導時離子流動之用。

二、心肌的興奮－收縮聯合

心肌的收縮與骨骼肌雷同，與骨骼肌不同的是，引起心肌的興奮－收縮聯合的重要因子是 Ca^{2+}，心肌收縮的 Ca^{2+}**來源主要是細胞外液，誘導肌漿網終池放出更多** Ca^{2+}。而**骨骼肌** Ca^{2+}**主要來自肌漿網**，**平滑肌** Ca^{2+}**主要來自細胞外液**（詳見第 13 章）。

9-4 平滑肌

1. 平滑肌又稱內臟肌，可以分成兩類：
   (1) **單一單位平滑肌**：又稱合體平滑肌，由於肌肉細胞間均以**間隙接合**(gap junctions)連結，所以去極化可以從一個細胞傳給下一個細胞。此種平滑肌具自發性的節律現象。若施予同樣的拉力於合體平滑肌、骨骼肌及心肌，**以合體平滑肌的肌長度改變範圍最大**。單一單位平滑肌**構成中空內臟器官之管壁**，例如胃、小腸、**膀胱壁的逼尿肌**。
   (2) **多單位平滑肌**：不含間隙接合，每一個肌纖維分別接受單獨神經纖維的刺激。存在於**血管壁**、**豎毛肌**及**眼球內在肌**，如虹膜肌、睫狀肌。
2. 平滑肌因**缺乏旋轉素**，故平滑肌由細胞上的**攜鈣素**(calmodulin)**與** Ca^{2+}結合，活化肌凝蛋白而**引發收縮**。
3. 平滑肌平時都維持在收縮狀態，且其收縮情形會受激素影響。
4. **去神經作用**(denervation)**對平滑肌會產生過敏現象，但不會發生萎縮**；骨骼肌若去神經作用後，肌肉會萎縮。

表 9-2 骨骼肌、心肌與平滑肌的比較

骨骼肌	心 肌	平滑肌
具橫紋	具橫紋	不具橫紋
具高度發展的肌漿網及橫小管系統，細肌絲中含旋轉素	稍具規模的肌漿網及橫小管系統，細肌絲中含旋轉素	**較原始**不發達**的肌漿網系統，不含橫小管**
收縮時，與鈣離子結合的蛋白為**旋轉素**	收縮時，與鈣離子結合的蛋白為**旋轉素**	收縮時，由**攜鈣素**與鈣離子結合
鈣離子自**肌漿網**釋放至肌漿質中	鈣離子自**肌漿網**及**細胞外**進入肌漿質中	鈣離子結合蛋白位於粗肌絲上，鈣離子自細胞外及肌漿網由粒線體中進入肌漿質
無神經刺激時則不能收縮，去除神經將造成肌肉萎縮	無神經刺激時仍可收縮，動作電位自節律點傳出	無神經刺激時仍可維持肌肉緊張度；內臟平滑肌可產生節律性電位；去除神經則造成對刺激過度敏感反應
肌纖維各自獨立受到刺激；無間隙接合	肌間盤處含**間隙接合**	單一單位平滑肌具有間隙接合，多單位平滑肌不具間隙接合

9-5 人體主要骨骼肌

一、骨骼肌如何產生運動

(一) 骨骼肌的起端和止端

1. 起端(origin)：肌肉附著在固定骨的一端，通常位在身體近端，近中軸骨處。
2. 止端(insertion)：附著在可動骨上之肌肉，則位在身體遠端，當肌肉收縮時，止端是移動端，往起端的方向縮短。

3. 肌腹(muscle belly)：起端和止端之間的肌肉部分。肌腹愈長其肌肉活動範圍愈大。

4. 大部分肌肉至少跨過一個關節，且附著在該關節之關節骨骼上。當此肌肉收縮時，它會將關節一端的骨骼拉向關節另一端的骨骼。

(二) 肌束的排列

肌纖維在肌束內彼此平行排列，而肌束與肌腱之排列方式，可以四種方式表現：

1. 直行式(parellel)：肌束和肌腱長軸平行排列，並止於扁平肌腱之兩端，肌肉呈四邊形，如：莖舌骨肌、腹直肌、肱二頭肌、縫匠股。肌肉活動範圍大，但不是很有力量。

2. **聚合式**(convergent)：一片寬廣之肌束會聚合成一束狹窄的末端，肌肉呈紡錘狀，如：**胸大肌、顳肌**。

3. 羽狀式(pennate)：肌束朝著肌腱作斜向排列，就像羽幹上羽毛之排列一樣，可分為：
   (1) 單側羽狀：如伸指肌、屈拇長肌。
   (2) 雙側羽狀：如股直肌。
   (3) 多重羽狀：如三角肌。

4. 環型式(circular)：肌束作環狀排列，圍繞一個開口，如口輪匝肌、眼輪匝肌。

(三) 肌群的作用

有些動作看似簡單卻涉及了數條或數群肌肉之間的複雜作用，大部分的動作是由許多肌肉協調而產生，並非單獨達成。依其作功方式，可將產生動作之肌肉分成三種：

1. **作用肌** (agonist)：或稱原動肌，即產生意識動作之主要肌肉，負責產生特定之運動。如**彎曲肘關節時，肱二頭肌為作用肌**。
2. **拮抗肌**(antagonist)：和作用肌相反作用之肌肉，當作用肌收縮，拮抗肌即產生鬆弛現象之肌肉。如**彎曲肘關節時，肱三頭肌則為拮抗肌**。
3. 協同肌(synergist)：即減少不必要之動作以幫助作用肌之肌肉。如彎曲肘關節時，三角肌和胸大肌可固定上臂和肩部在適當的位置上，以利於屈曲，因此三角肌和胸大肌即為協同肌。

二、骨骼肌的命名

骨骼肌之命名有下列幾項依據，通常用來形容肌肉的構造、位置或功能等特徵。

1. 肌纖維的走向：如腹直肌、腹外斜肌、腹橫肌、腹內斜肌。
2. 肌肉的位置：如顳肌靠近顳骨，脛骨前肌位於脛骨的前面，而棘上肌在棘上窩。
3. 肌肉之大小、長短：如臀大肌、臀小肌、內收長肌、腓骨短肌。
4. 起端的數目：如肱二頭肌有兩個起端，肱三頭肌有三個起端，股四頭肌有四個起端。
5. 肌肉形狀：如三角肌呈三角狀、斜方肌呈斜方形。
6. 起端與止端附著點：如胸鎖乳突肌起端為胸骨和鎖骨，止端為顳骨的乳突；胸骨舌骨肌起端為胸骨，止端為舌骨。
7. 肌肉作用：如提肩胛肌可使肩胛產生一向上之提舉動作。
8. 多數肌肉同時用以上多個特徵來命名，如屈指深肌表示此肌是位於手指深層的屈肌，如此表示了深度、位置及作用等特徵。

三、主要的骨骼肌

(一) 顏面表情肌

這些肌肉不只位於臉部，但都負責臉部之喜、怒、哀、樂等表情。除了提上眼瞼肌由動眼神經支配外，**其餘皆由顏面神經支配**（表 9-3）。

表 9-3 顏面表情肌

肌肉		起端	止端	作用	神經
頭部					
顱頂肌	額肌	帽狀腱膜	眉、鼻子皮膚	上舉眉毛	顏面神經
	枕肌	枕骨與顳骨乳突	帽狀腱膜	將頭皮往後拉	
頸部					
頸闊肌		胸大肌與三角肌筋膜	下頷骨、嘴角肌肉、臉下方皮膚	將下唇外側部向下向後拉，下巴下壓闊張並緊繃頸部	顏面神經
眼部					
眼輪匝肌		上頷骨、額骨	眼皮	閉眼	顏面神經
提上眼瞼肌		眼眶頂部	上眼瞼皮膚	上舉上眼瞼	**動眼神經**
皺眉肌		眉弓內側	眉毛處皮膚	內拉眉毛，皺眉	顏面神經
鼻部					
鼻肌		上頷骨	鼻樑	深呼吸時使鼻孔變大	顏面神經
嘴部					
笑肌		嚼肌上的筋膜	嘴角皮膚	露齒笑使得嘴角往外拉	顏面神經
口輪匝肌		嘴部周圍肌肉	嘴唇	關閉口唇	顏面神經

表 9-3 顏面表情肌（續）

肌肉	起端	止端	作用	神經
顴大肌	顴骨	嘴角	微笑時將嘴往外、向上提	顏面神經
顴小肌	顴骨	上唇	微笑時將上唇往外上方提起	顏面神經
提上唇肌	上頜骨、顴骨	上唇	使上唇上舉	顏面神經
降下唇肌	下頜骨	下唇	使下唇下壓	顏面神經
頦肌	下頜骨	下巴皮膚	下唇上舉及突出	顏面神經
頰肌	上頜骨、下頜骨	嘴角	又稱「**號手肌**」，吹氣、**親吻**、吸吮等動作。因在吹氣時，壓迫臉頰及造成臉頰凹進，產生吹吸之動作	顏面神經

(二) 咀嚼肌

負責下頜移動之肌肉，如咀嚼食物（表 9-4）。此四條肌由三叉神經之下頜分枝所支配，肌肉都終止於**下頜骨**。

表 9-4 咀嚼肌

肌肉	起端	止端	作用	神經
嚼肌	顴弓	下頜骨	上提下頜骨**閉口，耳下腺導管穿過嚼肌**	三叉神經下頜枝
顳肌	顳窩	下頜骨	**咬緊牙關**	三叉神經下頜枝
翼內側肌	外翼板、上頜骨	下頜枝	下頜骨上提、前突	三叉神經下頜枝
翼外側肌	外翼板、大翼	下頜骨髁突、下頜關節	下頜骨前突及下壓（**張口**）	三叉神經下頜枝

(三) 移動眼球之肌肉

負責眼球運動的肌肉，稱為**眼球外在肌**。外在肌共有 6 條，除了外直肌及上斜肌外，其餘皆由**動眼神經**支配（表 9-5）。

眼球轉動時會動用到的肌肉：

1. 上舉（向上看）：上直肌、下斜肌。
2. 下壓（向下看）：下直肌、上斜肌。
3. 外展（向外側看）：外直肌、上斜肌、下斜肌。
4. 內收（向內側看）：內直肌、上直肌、下直肌。
5. 向內旋轉：上直肌、上斜肌。
6. 向外旋轉：下直肌、下斜肌。

表 9-5 移動眼球之肌肉

肌肉	起端	止端	作用	神經
上直肌	總肌腱環	眼球上方	眼球向上、內旋	動眼神經
下直肌	總肌腱環	眼球下方	眼球向下、外旋	動眼神經
內直肌	總肌腱環	眼球內側	眼球向內	動眼神經
外直肌	總肌腱環	眼球外側	眼球向外	外旋神經
上斜肌	滑車	眼球上外側	**眼球向外下、內旋**	**滑車神經**
下斜肌	眼眶底部	眼球下外側	眼球向外上、外旋	動眼神經

(四) 移動舌頭之肌肉

舌肌的基本功能為說話以及攪拌口腔內食物，舌的內在肌可使舌頭彎曲、緊縮、摺疊，而舌頭的外在肌可做前突、後縮及下壓等運動。所有舌的肌肉都由**舌下神經**所支配（表 9-6）。

表 9-6 移動舌頭之肌肉

肌肉	起端	止端	作用	神經
頦舌肌	下頜骨	舌下方	**舌下壓及前突，可防止舌頭向後掉入喉嚨而窒息**	舌下神經
莖突舌肌	顳骨莖突	舌外下方	舌上提及後縮	舌下神經
腭舌肌	軟腭	舌側面	舌上舉及軟腭下拉	迷走神經
舌骨舌肌	舌骨	舌側面	舌下壓及兩邊下拉	舌下神經

(五) 喉部肌肉

1. 外在肌：包含舌骨上機群集舌骨下肌群，主要作用為上拉、下拉舌骨，多止於舌骨（表 9-7）。
2. **內在肌**：喉本身的肌肉，主用作用為發生，起端、止端都在喉軟骨上。

表 9-7 喉部肌肉

	肌肉	起端	止端	作用	神經
外在肌					
舌骨上肌群	莖舌骨肌	顳骨莖突	舌骨	上提喉部	顏面神經
舌骨上肌群	二腹肌	下頜骨、顳骨	舌骨	下壓下頜骨、上提喉部	前腹：三叉神經 後腹：顏面神經
舌骨上肌群	頦舌骨肌	下頜骨	舌骨	上提舌骨、下壓下頜骨	舌下神經
舌骨上肌群	下頜舌骨肌	下頜骨	舌骨	上提舌骨與口腔底部、下壓下頜骨	三叉神經下頜枝

表 9-7 喉部肌肉（續）

	肌肉	起端	止端	作用	神經
舌骨下肌群	肩胛舌骨肌	肩胛骨	舌骨	下拉舌骨	頸神經叢
	胸骨舌骨肌	胸骨、鎖骨	舌骨	下拉舌骨	頸神經叢
	胸骨甲狀肌	胸骨背面、第一肋骨	甲狀軟骨	下拉舌骨	頸神經叢
	甲狀舌骨肌	甲狀軟骨	舌骨	下拉舌骨、上提喉部	頸神經叢 舌咽神經
內在肌					
環甲肌		環狀軟骨	甲狀軟骨	**聲帶拉長變緊**	**迷走神經**
甲杓肌		甲狀軟骨	杓狀軟骨	**聲帶變短變鬆**	**迷走神經**
環杓側肌		環狀軟骨	杓狀軟骨	聲門變窄	**迷走神經**
環杓後肌		環狀軟骨	杓狀軟骨	聲門變大	**迷走神經**

(六) 咽部肌肉

主要與吞嚥動作有關（表 9-8）。

表 9-8 咽部肌肉

肌肉	起端	止端	作用	神經
莖突咽肌	顳骨莖突	甲狀軟骨、咽兩側	上提咽喉	舌咽神經
腭咽肌	軟腭	甲狀軟骨、咽兩側	上提咽喉、軟腭	迷走神經
上咽縮肌	臉頰	咽縫	收縮咽上段	迷走神經
中咽縮肌	舌骨	咽縫	收縮咽中段	迷走神經
下咽縮肌	甲狀軟骨	咽縫	收縮咽下段	迷走神經

(七) 移動頭部之肌肉

腹面移動頭部的肌肉可使枕寰關節**屈曲**使頭部彎曲，**背面**的肌肉則可使頭部**伸直**（表 9-9）。

表 9-9 移動頭部之肌肉

肌肉	起端	止端	作用	神經
胸鎖乳突肌	**胸骨及鎖骨**	**顳骨乳突**	**雙側收縮：點頭** **單側收縮：臉轉向對側**	**副神經**
頭半棘肌	下部頸椎、上部胸椎	枕骨	雙側收縮：仰頭 單側收縮：臉轉向對側	頸神經
頭夾肌	下部頸椎、上部胸椎	枕骨、顳骨乳突	雙側收縮：仰頭 單側收縮：臉轉向同側	頸神經
頭最長肌	下部頸椎、上部胸椎	顳骨乳突	雙側收縮：**頭伸展** **單側收縮：臉轉向同側**	頸神經

(八) 移動脊柱之肌肉

脊柱兩旁有為數眾多的小肌肉組成了寬廣的背部，背部肌肉可分為兩種，一為**淺層肌群**，另一種為**深層肌群**（表 9-10）。

移動脊柱主要是靠**背部脊柱兩旁的豎脊肌**，包括**三群縱走肌**：髂肋肌、最長肌和棘肌，主要負責**脊柱之伸展**、直立。

表 9-10 移動脊柱之肌肉

肌肉	起端	止端	作用	神經
斜角肌群				
前斜角肌	C3~C6	第一肋骨	上拉肋骨、側彎脊柱	頸神經
中斜角肌	C2~C7	第一肋骨	上拉肋骨、側彎脊柱	頸神經
後斜角肌	C4~C6	**第二肋骨**	上拉肋骨、側彎脊柱	頸神經

表 9-10 移動脊柱之肌肉（續）

肌肉	起端	止端	作用	神經
淺層肌群（伸肌）				
髂肋肌	肋骨、髂骨	頸椎、肋骨	伸展、側彎脊柱	胸腰神經
最長肌	下部頸椎與胸椎、上部腰椎	顳骨、頸椎、胸椎	脊柱與頸部伸展、轉向收縮側	胸腰神經
棘肌	頸椎、胸椎、上部腰椎	顱底、頸椎、胸椎	脊柱與頸部伸展、旋轉脊柱、側彎頸部	頸胸腰神經
深層肌群（伸肌）				
半棘肌	C2~T12	枕骨、頸椎、胸椎	脊柱伸展、轉向收縮側	頸胸腰神經
旋轉肌	橫突	橫突上方椎骨	脊柱伸展、轉向收縮側	頸胸腰神經
多裂肌	椎骨橫突	上方椎骨棘突	脊柱伸展、轉向收縮側	頸胸腰神經
屈肌群				
腰方肌	髂骨	肋骨、腰椎	雙側收縮：伸展脊柱 單側收縮：側彎脊柱	胸腰神經

(九) 作用於呼吸之肌肉

胸部肌群主要為呼吸肌，可改變胸腔大小，進行呼吸作用（表 9-11）。橫膈為圓頂狀骨骼肌，上有三個裂孔分別為：

1. **主動脈裂孔**：位於 T12 的高度，有**胸管**及**主動脈**通過。
2. **食道裂孔**：在 T10 的高度，有**食道**及**迷走神經**通過。
3. **腔靜脈裂孔**：中央腱右後方，在 T8 的高度，有**下腔靜脈**通過。

表 9-11 作用於呼吸之肌肉

肌肉	起端	止端	作用	神經
橫膈	體壁內側	中央腱	隔開胸腔與腹腔，為**最主要之呼吸肌**，吸氣時中央腱下降，增加胸腔的高度和容積有	膈神經、肋間神經
外肋間肌	肋骨	下一肋骨上緣	**吸氣**時，**提舉肋骨**，因而增加胸廓之前後徑和側徑	肋間神經
內肋間肌	肋骨	上一肋骨下緣	**用力呼氣**時，將鄰近之肋骨拉近，**下降肋骨**，減少胸腔側徑和前後徑	肋間神經

(十) 作用在腹壁之肌肉

由四塊不同走向的肌肉組成，**主要由肋間神經所支配**。有助於**排便、分娩、呼吸**。**前腹壁肌群之腱膜交織在身體中線形成白線**(zinea alba)（表 9-12）。

腹壁肌肉由外到內（淺到深）依序為**腹外斜肌→腹內斜肌→腹橫肌**，腹直肌在白線兩側縱向排列，被前述三層肌內的腱膜所形成的腹直肌鞘所包圍。

表 9-12 作用在腹壁之肌肉

肌肉	起端	止端	作用	神經
腹直肌	恥骨嵴、恥骨聯合	5~7 肋軟骨、劍突	脊柱強力彎曲，走路或跑步時穩定骨盆以對抗大腿肌肉所造成的槓桿作用，壓縮腹部以助腹壓升高（排便、排尿、用力呼氣等）。是健身運動家前腹壁常呈現六塊的肌肉	胸神經

表 9-12 作用在腹壁之肌肉（續）

肌肉	起端	止端	作用	神經
腹內斜肌	髂嵴、肌膜	9~12 肋軟骨	**脊柱側彎，男性之腹內斜肌在進入陰囊後則轉形成提睪肌**	胸神經 腰神經
腹外斜肌	5~12 肋骨	髂嵴、白線	**單側收縮時，脊柱彎向外側，下方腱膜形成腹股溝韌帶，**由**髂前上棘**連接至**恥骨結節，同時形成鼠蹊管淺環（精索通過）**	胸神經 腰神經
腹橫肌	髂嵴、肌膜、7~12 肋骨	白線及恥骨	壓縮腹部並形成鼠蹊管深環	胸神經 腰神經

(十一) 骨盆底之肌肉

其主要作用為支持骨盆底板，以對抗腹壓，縮小肛門口徑。包括**提肛肌**和**尾骨肌**，而此兩個肌肉亦形成**骨盆膈** (pelvic diaphragm)。提肛肌可**幫助排便，為讓產婦強化骨盆底，通常會孕婦訓練此處的運動**（表 9-13）。

表 9-13 骨盆底之肌肉

肌肉	起端	止端	作用	神經
提肛肌	坐骨棘、恥骨	尾骨	支持骨盆腔內臟器、**幫助排便**	陰部神經
尾骨肌	坐骨棘	薦骨與尾骨	拉緊骨盆底部、支持骨盆腔內臟器	陰部神經

(十二) 會陰部之肌肉

1. 會陰是骨盆腔的出口，骨盆為一個菱形區域，前界為恥骨聯合，後界為尾骨，外側以左右坐骨粗隆為界（表 9-14）。

2. 左、右坐骨粗隆之連線將會陰分成兩個三角區域：

   (1) 泌尿生殖三角(urogenital triangle)，位於前面，含外生殖器與尿道。此三角的肌肉也參與了排尿的意識控制。

   (2) 肛門三角(anal triangle)，位於後面，含有肛門。

3. **泌尿生殖膈**(urogenital diaphragm)：由**會陰深橫肌**、尿道括約肌以及筋膜構成，圍繞泌尿生殖器，加強骨盆底板。

表 9-14 會陰部之肌肉

肌肉	起端	止端	作用	神經
會陰淺橫肌	坐骨枝	中央肌腱	穩定中央肌腱	陰部神經
球海綿體肌	中央肌腱	陰莖、陰蒂基部	收縮尿道、陰道	陰部神經
坐骨海綿體肌	坐骨與恥骨	海綿體	**維持陰莖或陰蒂勃起**	陰部神經
會陰深橫肌	坐骨枝	中央肌腱	穩定中央肌腱	陰部神經
尿道括約肌	坐骨枝、恥骨枝	中央縫	關閉尿道、陰道、附近副屬腺體	陰部神經
肛門外括約肌	肛門縫	中央肌腱	緊縮肛門，控制排便	陰部神經

(十三) 移動肩帶之肌肉

可運動肩胛骨與鎖骨，形成肩膀的活動，止端多位於肩胛骨與鎖骨上（表 9-15）。

表 9-15 移動肩帶之肌肉

肌肉	起端	止端	作用	神經
前方				
胸小肌	3~5 肋骨	肩胛骨	**下壓肩胛**	內胸神經
鎖骨下肌	第 1 肋骨	鎖骨	下壓鎖骨	鎖骨下肌神經
前鋸肌	1~8 肋骨外側	肩胛骨	肩胛骨外旋，雙手高舉向上推拉	胸長神經
後方				
斜方肌	枕骨、脊柱	肩胛骨	上提、內收、下拉肩胛骨、伸展頭頸	副神經 頸神經
提肩胛肌	1~4 頸椎	肩胛骨	上提肩胛骨	肩胛背側神經
大菱形肌	頸椎	肩胛骨	內收肩胛骨	肩胛背側神經
小菱形肌	胸椎	肩胛骨	內收肩胛骨	肩胛背側神經

(十四) 移動上臂之肌肉

許多肌肉參與了肩關節的運動，其肌肉的止端都在肱骨。**旋轉肌袖套是指棘上肌**、**棘下肌**、**小圓肌**和**肩胛下肌**，這四條肌肉又稱為**肩胛套肌**，靠近肩關節處，可穩定肩關節。而三角肌覆蓋過棘上肌、棘下肌和小圓肌，並形成肩膀的圓形形狀（表 9-16）。

表 9-16 移動上臂之肌肉

肌肉	起端	止端	作用	神經
前方				
胸大肌	鎖骨、胸骨、2~6 肋軟骨	**肱骨結節間溝**	**內收、屈曲、內旋上臂**	外胸神經 內胸神經
後方				
背闊肌	7~12 胸椎、腰椎	肱骨結節間溝	**內收、伸展**、內旋**上臂**	胸背神經
肩胛下肌	肩胛骨	肱骨小結節	**內收上臂**	肩胛下神經
棘上肌	肩胛骨棘上窩	肱骨大結節	**外展上臂**，肌腱與肩關節囊融合，可加強肩關節；**是棒球投手最易受傷處**	肩胛上神經
棘下肌	肩胛骨棘下窩	肱骨大結節	**外旋上臂**	肩胛上神經
大圓肌	肩胛骨下角	肱骨小結節	**伸展、內收、內旋**	肩胛下神經
小圓肌	肩胛骨外側緣	**肱骨大結節**	**外旋**	腋神經
側面				
三角肌	鎖骨、肩胛骨	肱骨三角肌粗隆	外展	腋神經
喙肱肌	肩胛骨	肱骨	**屈曲、內收上臂**	肌皮神經

(十五) 移動前臂之肌肉

移動前臂的肌肉皆作用在手肘，其中**肘關節的屈肌有肱二頭肌、肱肌及肱橈肌，伸肌則為肱三頭肌和肘後肌。腹面**（前面）的肌肉可**彎曲**手肘，而**背面**（後面）的肌肉可**伸直**手肘（表 9-17）。

表 9-17 移動前臂之肌肉

肌肉	起端	止端	作用	神經
肱肌	肱骨前表面	尺骨	**前臂屈曲**	肌皮神經
肱二頭肌	長頭：關節盂上粗隆 短頭：肩胛骨之喙突	**橈骨粗隆** 肱二肌腱膜	**前臂屈曲** 上臂屈曲	肌皮神經
肱三頭肌	1. 長頭：肩胛骨關節下粗隆 2. **外側頭：橈神經溝上方，肱骨外側及後表面** 3. **內側頭：橈神經溝下方**	尺骨之鷹嘴突	**伸展前臂及上臂**	橈神經
肱橈肌	肱骨髁上嵴	橈骨莖突	**前臂屈曲**	橈神經
肘肌	肱骨之外側上髁	尺骨幹、鷹嘴突	前臂伸展	肌皮神經
旋後肌	肱骨外上髁、尺骨	橈骨斜線	前臂旋後	橈神經
旋前圓肌	肱骨內上髁、尺骨冠狀突	橈骨幹外側	前臂旋前	正中神經
旋前方肌	尺骨幹之遠側部分	橈骨幹遠側	前臂旋前	正中神經

(十六) 移動腕部及手指之肌肉

1. 位於前面的肌肉（表 9-18）：
   (1) 橈側屈腕肌、**尺側屈腕肌**和掌長肌：**負責手腕之彎曲和內收**。
   (2) 屈指深肌和屈指淺肌；負責指骨之屈曲。
2. 位於後面的肌肉：
   (1) 尺側伸腕肌：負責**手腕之伸展**及內收。
   (2) 橈側伸腕長肌、橈側伸腕短肌：負責**手腕之伸展**及外展。
   (3) 伸指肌和伸食指肌：負責指骨或食指之伸展。

表 9-18 移動腕部及手指之肌肉

肌肉	起端	止端	作用	神經
掌長肌	肱骨內上髁	腕骨橫韌帶、掌腱膜	手腕彎曲及掌腱膜拉緊	正中神經
尺側屈腕肌	肱骨內上髁、尺骨後上緣	**豆狀骨**、鉤狀骨、第 5 掌骨	**手腕彎曲及內收**	尺神經
橈側屈腕肌	肱骨內上髁	第 2、3 掌骨	手腕彎曲及外展	正中神經
尺側伸腕肌	肱骨內上髁、尺骨後上緣	第 5 掌骨	**手腕伸展及內收**	橈神經
橈側伸腕長肌	肱骨外上髁	第 2 掌骨	手腕伸展及外展	橈神經
橈側伸腕短肌	肱骨外上髁	第 3 掌骨	手腕伸展	橈神經
伸指肌	肱骨外上髁	第 2~5 指的中間與遠側指骨	手指伸展	橈神經
伸食指肌	尺骨後側	食指伸指肌肌腱	食指伸展	橈神經
屈指深肌	尺骨幹	遠側指骨基部	屈曲每一指頭之遠側指骨	外 1/2 為正中神經，內 1/2 為尺神經
屈指淺肌	肱骨內上髁、尺骨冠狀突、橈骨斜線	中間指骨	屈曲每一指頭之中間指骨	正中神經

(十七) 移動大腿之肌肉

起於髖骨，終止於股骨，形成髖關節之運動，而產生移動大腿的活動（表 9-19）。**闊筋膜張肌**與**臀大肌**拉動**髂徑束**，髂徑束為位於大腿外側延伸過膝關節的一種特化的筋膜。

表 9-19 移動大腿之肌肉

肌肉	起端	止端	作用	神經
前方（腰髂肌）				
腰大肌	腰椎	股骨小轉子	大腿彎曲	2~3 腰神經
髂肌	髂窩	股骨小轉子	大腿彎曲	股神經
外側				
闊筋膜張肌	髂嵴、筋膜深處	**髂徑束**	大腿彎曲及外展	上臀神經
後側				
臀大肌	髂嵴、薦骨、尾骨	股骨臀肌粗隆與髂脛束	**大腿伸直**及外旋	下臀神經
臀中肌	髂骨	**股骨大轉子**	大腿外展和內旋	上臀神經
臀小肌	髂骨	**股骨大轉子**	大腿外展和內旋	上臀神經
梨狀肌	薦骨前外側	**股骨大轉子**	大腿外旋、外展及內收	梨狀肌神經
閉孔內肌	閉孔	**股骨大轉子**	大腿外旋	閉孔神經
股方肌	坐骨粗隆	**股骨大轉子**	大腿外旋	股方肌神經
內側				
恥骨肌	恥骨	股骨後面小轉子下方	大腿彎曲、內收	閉孔神經與股神經
股薄肌	恥骨	脛骨上內側	大腿內收和小腿彎曲	閉孔神經
內收肌群：內收長肌	恥骨前方	股骨粗線	大腿內收、彎曲與內轉	**閉孔神經**
內收肌群：內收短肌	恥骨下方	股骨粗線	大腿內收、彎曲與內轉	**閉孔神經**
內收肌群：內收大肌	恥骨下方、坐骨	股骨粗線、內收結節	大腿內收、前方彎曲、後方伸展	**閉孔神經**

(十八) 移動小腿之肌肉

移動小腿的肌肉可屈曲或伸直膝關節，其中**膝關節的屈肌位於背面，而伸肌位於前面**（表 9-20）。

1. 股四頭肌之中只有股直肌越過髖關節與膝關節，故可以彎曲大腿和伸小腿，其肌腱共同形成膝韌帶，附著於脛骨粗隆。
2. **股三角**(femoral triangle)：是指由**腹股溝韌帶**（上）、**內收長肌（內）**及**縫匠肌（外）**三者所圍成之三角形區域。
3. **膝窩**(popliteal fossa)：是由**股二頭肌**、**半腱肌**、**半膜肌**和**腓腸肌**在膝關節後方所形成凹陷區。

表 9-20 移動小腿之肌肉

	肌肉	起端	止端	作用	神經
前肌群（伸肌）					
股四頭肌	**股直肌**	髂前下棘	脛骨粗隆	小腿伸展、大腿彎曲	**股神經**
	股外側肌	股骨大轉子及粗線	脛骨粗隆	小腿伸展	**股神經**
	股中間肌	股骨幹	脛骨粗隆	小腿伸展	**股神經**
	股內側肌	股骨粗線	脛骨粗隆	小腿伸展	**股神經**
縫匠肌		髂前上棘	脛骨	**大腿、小腿彎曲，蹺腿，全身最長肌肉**	股神經
後肌群（屈肌）					
股二頭肌					
	長頭	坐骨粗隆	腓骨頭	**大腿伸展、小腿彎曲**	脛神經
	短頭	股骨粗線	腓骨頭	**小腿彎曲**	總腓神經
半腱肌		坐骨粗隆	脛骨內側	**大腿伸展、小腿彎曲**	脛神經
半膜肌		坐骨粗隆	脛骨內髁	**大腿伸展、小腿彎曲**	脛神經

(十九) 移動足部及腳趾之肌肉

腓腸肌與比目魚肌位於小腿後方，兩者共同終結於**跟腱**，又稱為阿基里斯腱(Achilles tendon)，是**全身最大的肌腱**（表 9-21）。

表 9-21 移動足部及腳趾之肌肉

肌肉	起端	止端	作用	神經
前肌群（足背屈曲）				
脛前肌	脛骨	第 1 楔狀骨、第 1 蹠骨	**足背屈曲及內翻**	腓深神經
伸趾長肌	脛骨外髁、腓骨前緣	2~5 趾骨中與遠端趾節	腳趾伸展、足背屈曲	腓深神經
第三腓骨肌	腓骨下 1/3	第 5 蹠骨	足背屈曲及**外翻**	腓深神經
外側肌群（足底屈曲、外翻）				
腓長肌	腓骨外髁、腓骨頭、腓骨體	第 1 楔狀骨、第 1 蹠骨	足底屈曲和**外翻**	腓淺神經
腓短肌	腓骨體	第 5 蹠骨	**足底外翻**	腓淺神經
後肌群（足底屈曲、內翻）				
腓腸肌	股骨內、外上髁	**跟腱**	**足底屈曲**	脛神經
比目魚肌	腓骨頭、股骨幹	**跟腱**	**足底屈曲**	脛神經
脛後肌	脛骨	舟狀骨、骰骨、楔狀骨、2~4 蹠骨	足底屈曲及內翻	脛神經
屈趾長肌	脛骨	2~5 趾骨遠端趾節	腳趾屈曲、足底屈曲和內翻	脛神經

四、肌肉注射

1. 適合肌肉注射之部位包括：臀部之**臀中肌**、**股四頭肌之股外側肌**及手臂之**三角肌**。
2. 一般將臀部分為四象限。以**外上象限**做為注射部位，乃因此區之下較少有血管及神經。

QUESTION 題庫練習

1. 逼尿肌是：(A)膀胱壁的肌肉 (B)泌尿橫膈的肌肉 (C)輸尿管壁的肌肉 (D)尿道壁的肌肉 (99專普一)

解析 逼尿肌是膀胱壁的平滑肌。

2. 下列何者參與支持骨盆腔的內臟，並幫助排便？(A)提肛肌 (B)尾骨肌 (C)尿道括約肌 (D)肛門括約肌 (99專普二)

解析 (C)功能是控制排尿；(D)功能是緊縮肛門。

3. 下列何者參與前臂的屈曲？(A)肱肌 (B)肘肌 (C)肱三頭肌 (D)旋前方肌 (99專普二)

解析 (B)可使前臂伸張；(C)可使前臂伸張；(D)可使前臂旋前。

4. 下列何者能結合ATP，且具ATPase活性，藉由水解ATP提供骨骼肌收縮所需之能量？(A)旋轉肌球素(tropomyosin) (B)旋轉素(troponin) (C)肌動蛋白(actin) (D)肌凝蛋白(myosin) (99專普二)

5. 氧債是肌肉經長期或劇烈收縮後，需要額外的氧來分解肌肉中所堆積的：(A) ADP (B)乳酸 (C)鈣離子 (D)橫橋聯結 (99專普二)

解析 肌肉經長期或劇烈收縮後，肌細胞內的肝醣分解為乳酸，遠較乳酸之氧化進行得快，肌肉蓄積大量乳酸，亟待進行氧化分解，即形成氧債(oxygen debt)，現多以「運動後過度的氧氣消耗」稱之。

6. 正常情況下，下列哪一類細胞具有產生動作電位的能力？(A)血管內皮細胞 (B)肝臟細胞 (C)骨骼肌細胞 (D)白血球細胞 (100專普一)

7. 下列何種主要的肌肉組織為橫紋肌？(A)小腸 (B)血管 (C)子宮 (D)心室肌 (100專高一)

解析 小腸、血管、子宮的肌肉組織主要為平滑肌。

解答： 1.A 2.A/B 3.A 4.D 5.B 6.C 7.D

8. 有關糖解型快肌(fast glycolytic muscle)與氧化型慢肌(slow oxidative muscle)之敘述，下列何者正確？(A)前者細胞內之肝醣(glycogen)含量較後者低 (B)前者肌纖維之直徑通常較後者小 (C)前者肌纖維收縮產生之張力通常較後者大 (D)前者在能量代謝所產生的乳酸(lactic acid)通常較後者少 (100專高一)

9. 有關肌肉發生等張收縮(isotonic contraction)時之敘述，下列何者正確？(A)肌肉張力會變大 (B)肌肉張力會變小 (C)肌肉長度會縮短 (D)肌肉長度會增長 (100專普一)

解析 肌肉張力不變。

10. 在骨骼肌之神經肌肉接合處(neuromuscular junction)，骨骼肌終板上的何種受器負責接收神經肌肉間之訊息傳遞？(A)乙醯膽鹼(acetylcholine)菸草型(nicotinic)接受器 (B)乙醯膽鹼(acetylcholine)蕈毒型(muscarinic)接受器 (C)腎上腺素α型接受器 (D)腎上腺素β型接受器 (100專普一)

11. 幼兒做肌肉注射時經常選在大腿外側進行，注射位置的肌肉是下列何者？(A)股四頭肌 (B)半腱肌 (C)半膜肌 (D)股薄肌

解析 幼兒因臀部肌肉尚未發展完全、且臀部肌肉靠近坐骨神經，為避免傷害肌肉神經，注射時選擇股四頭肌為佳。 (100專高二)

12. 下列何種物質或反應，能最快提供ATP給肌肉使用？(A)有氧磷酸化 (B)糖解作用 (C)肌酸磷酸 (D)磷脂質 (100專高二)

13. 下列何者會造成手指的屈曲？(A)掌長肌 (B)尺側屈腕肌 (C)屈指淺肌 (D)橈側屈腕肌 (100專普二)

解析 (A)掌長肌彎曲手掌；(B)尺側屈腕肌彎曲與內收手腕；(D)橈側屈腕肌彎曲與外展手腕。

14. 下列何者的收縮不牽動肩關節？(A)背闊肌 (B)三角肌 (C)胸鎖乳突肌 (D)斜方肌 (100專普二)

解析 (A)背闊肌使肩胛下壓、肩關節內旋；(B)三角肌使肩關節內旋；(C)胸鎖乳突肌參與頸部彎曲及旋轉；(D)斜方肌使肩胛上提。

解答： 8.C 9.C 10.A 11.A 12.C 13.C 14.C

15. 有關肌肉之敘述，下列何者正確？(A)骨骼肌受意識控制，平滑肌不受意識控制 (B)骨骼肌不受意識控制，平滑肌受意識控制 (C)骨骼肌與平滑肌皆受意識控制 (D)骨骼肌與平滑肌皆不受意識控制 (100專普二)

16. 下列何者可以伸展手腕？(A)掌長肌(palmaris longus) (B)屈指深肌(flexor digitorum profundus) (C)屈指淺肌(flexor digitorum superficialis) (D)橈側伸腕短肌(extensor carpi radialis brevis)

解析 (A)掌長肌屬腕關節的屈肌群；(B)屈指深肌可彎曲遠端指骨間關節、近端指骨間關節、掌骨與指骨間關節；(C)屈指淺肌可彎曲近端指骨間關節、掌骨與指骨間關節。 (101專高一)

17. 有關無氧快肌與有氧慢肌的比較，下列何者正確？(A)無氧快肌的運動單位一般比較小 (B)無氧快肌的肌纖維一般比較小 (C)無氧快肌一般比較容易疲乏 (D)無氧快肌一般比較會先收縮

(101專高一)

18. 臀部肌肉注射時，為避免誤傷坐骨神經，較理想的位置是：(A)半腱肌 (B)半膜肌 (C)臀中肌 (D)臀大肌下半部 (101專普一)

19. 橫紋肌收縮時，下列何者不會發生？(A)肌節(sarcomere)縮短 (B)肌凝蛋白絲(myosin filament)縮短 (C) I帶(I band)縮短 (D) H區(H zone)縮短 (101專普一)

解析 橫紋肌收縮：肌動蛋白絲構形(conformation)改變，肌凝蛋白絲結合ATP而改變構形，肌動蛋白絲與肌動蛋白結合絲，於ATP分解後，肌凝蛋白絲構形再度改變，拉動肌動蛋白絲，使肌節長度縮短，產生收縮現象。

20. 下列何者是造成肌肉疲勞的主要原因之一？(A)肌細胞內鈣離子用盡 (B)乳酸堆積 (C) ATP堆積 (D)磷酸肌胺酸(creatine phosphate)減少 (101專普一)

解析 運動時脂肪分解為熱量與乳酸，但若肌肉氧氣供應不足，使乳酸產物無法代謝而堆積、刺激神經，會造成肌肉疼痛和疲勞。

解答： 15.A 16.D 17.C 18.C 19.B 20.B

21. 下列何者是最重要伸展背部的肌肉？(A)背闊肌 (B)豎脊肌 (C)腰方肌 (D)髂腰肌 (101專高二)
22. 下列何者可向前滑動下頷骨，以便張口？(A)嚼肌(masseter) (B)顳肌(temporalis) (C)翼外側肌(lateral pterygoid) (D)翼內側肌(medial pterygoid) (101專高二)
23. 當骨骼肌發生疲勞現象時，下列何者最不可能發生？(A)細胞內glycogen及creatine phosphate含量減少 (B) ATP及lactate含量降低 (C) pH降低 (D)肌肉收縮張力變小 (101專高二)
24. 腹股溝韌帶橫跨於恥骨結節和下列何者之間？(A)大轉子 (B)小轉子 (C)髂前上棘 (D)髂前下棘 (101專普二)
25. 前腹壁外側，最內層的肌肉是：(A)腹直肌 (B)腹外斜肌 (C)腹內斜肌 (D)腹橫肌 (101專普二)
26. 跟腱是由下列何者的肌腱共同組成？(A)脛後肌和比目魚肌 (B)半腱肌和脛後肌 (C)半腱肌和腓腸肌 (D)腓腸肌和比目魚肌 (101專普二)
27. 下列哪兩類肌肉的肌細胞之間含有裂隙接合(gap junction)？(A)心肌與單一單位平滑肌 (B)單一單位平滑肌與多單位平滑肌 (C)多單位平滑肌與心肌 (D)心肌與骨骼肌 (101專普二)
28. 下列何種蛋白在肌絲滑動過程中會水解ATP？(A)旋轉素(troponin) (B)旋轉肌球素(tropomyosin) (C)肌動蛋白(actin) (D)肌凝蛋白(myosin) (101專普二)

    解析 肌凝蛋白的橫橋頭部具有ATPase的功能，可將ATP分解為ADP及Pi。
29. 下列何者是骨骼肌細胞儲存Ca^{2+}的主要位置？(A)橫小管 (B)肌漿網 (C)粒線體 (D)高基氏體 (102專高一)
30. 下列何者的肌腱與肩關節囊融合？(A)三角肌 (B)大圓肌 (C)棘上肌 (D)提肩胛肌 (102專高一)

解答： 21.B 22.C 23.B 24.C 25.D 26.D 27.A 28.D 29.B 30.C

31. 骨骼肌收縮之後的放鬆機制主要是因為鈣離子：(A)被鈣幫浦打回肌漿網　(B)不再從細胞外進入細胞內　(C)濃度持續維持，抑制粗肌絲與細肌絲的結合　(D)濃度持續維持，改變旋轉素(troponin)的構形，因而無法再與旋轉素結合　（102專高一）

32. 有關骨骼肌長度－張力關係之敘述，下列何者正確？(A)肌纖維在收縮前之起始長度與收縮張力成反比　(B)最適長度(optimal length)乃指肌纖維收縮後，可完全舒張之長度　(C)粗、細肌絲形成之橫橋(cross bridge)越多，收縮之力量越小　(D)正常生理狀態下resting length約等於optimal length　（102專高二）

解析 肌纖維在收縮前之起始長度，於最適長度時粗肌絲與細肌絲之間的重疊程度最佳，結合的橫橋最多，因此主動張力最大；當起始長度大於或小於最適長度，張力均減小。

33. 下列何者將足背上抬(dorsiflexion)？(A)腓腸肌(gastrocnemius)　(B)脛骨前肌(tibialis anterior)　(C)脛骨後肌(tibialis posterior)　(D)屈趾長肌(flexor digitorum longus)　（103專高一）

解析 (A)負責足底屈曲；(C)負責負責足底彎曲及內翻；(D)負責腳趾之彎曲、足底之彎曲和足之內翻。

34. 下列哪些肌細胞的收縮，是由鈣離子直接結合到旋轉素(troponin)所引起？(A)骨骼肌、心肌與平滑肌　(B)骨骼肌與心肌　(C)心肌與平滑肌　(D)平滑肌與骨骼肌　（103專高一）

解析 平滑肌因缺乏旋轉素，故平滑肌是由細胞上的攜鈣素(calmodulin)與鈣離子結合，活化肌凝蛋白而引發收縮。

35. 人體骨骼肌細胞內的Ca^{++}主要是儲存在下列何處？(A)肌漿網　(B)粒線體　(C)T小管　(D)微粒體　（103專高二）

解析 肌漿網與其他細胞的內質網構造相似，用以運輸及儲存Ca^{++}。

36. 下列何者構成股三角的內側邊界？(A)內收長肌　(B)內收大肌　(C)股內側肌　(D)股直肌　（104專高一）

解析 股三角是指由鼠蹊韌帶（上）、內收長肌（內）及縫匠肌（外）三者所圍成之三角形區域。

解答：　31.A　32.D　33.B　34.B　35.A　36.A

37. 下列有關運動終板(motor end plate)的敘述，何者錯誤？(A)平滑肌無此構造 (B)此構造之乙醯膽鹼受器(acetylcholine receptor)活化後可通透鈉離子 (C)此構造為運動神經元軸突末梢與肌漿膜接合處之特化區域 (D)此構造之乙醯膽鹼受器被活化後會引起肌肉舒張 （104專高一）

解析 運動終板會引起肌肉收縮。

38. 下列何種組織構造最不易被離子性放射線(ionizing radiation)所傷害？(A)性腺 (B)骨髓 (C)腸胃道黏膜 (D)肌肉 （104專高一）

39. 髂脛束是闊筋膜張肌與下列何者的共同肌腱？(A)髂肌 (B)臀大肌 (C)脛前肌 (D)大內收肌 （104專高二）

解析 闊筋膜張肌與臀大肌拉動髂徑束，髂徑束為位於大腿外側延伸過膝關節的一種特化的筋膜。

40. 骨骼肌收縮長度變短時，下列哪種構造的長度也會變短？(A)明帶 (B)暗帶 (C)粗肌絲 (D)細肌絲 （104專高二）

解析 骨骼肌收縮時，A帶（暗帶）的長度不變，但肌肉會往肌肉起端的方向移動，相鄰的A帶（暗帶）互相靠近，而介於其間的I帶（明帶）則縮短；收縮時肌節的縮短是由肌絲之間的滑動所造成，故收縮時肌絲的長度保持不變。

41. 下列何者是乙醯膽鹼在骨骼肌細胞上所產生的作用？(A)極化 (B)再極化 (C)去極化 (D)過極化 （104專高二）

解析 骨骼肌在興奮－收縮聯合的過程中，當乙醯膽鹼擴散通過突觸裂隙，與運動終板肌漿膜上的乙醯膽鹼接受器結合，增加對Na^+與K^+的通透性，而且進入細胞的Na^+比外流的K^+還要多，造成膜的去極化。

42. 下列何者收縮時，可下拉下頷骨，作「張嘴」動作？(A)頰肌(buccinator) (B)翼外肌(lateral pterygoid) (C)降下唇肌(depressor labii inferioris) (D)嚼肌(masseter) （105專高一）

解析 (A)頰肌又稱號手肌，可作出吹氣、親吻及吸吮的動作；(C)降下唇肌是使下唇作出下壓的動作；(D)嚼肌又稱咬肌，上提下頷骨使嘴巴閉合。

解答： 37.D 38.D 39.B 40.A 41.C 42.B

43. 下列有關骨骼肌與平滑肌收縮機制的敘述，何者正確？(A)兩者皆需要細胞外鈣的流入來啟動收縮 (B)鈣離子在骨骼肌會結合至旋轉素(troponin)；反之，鈣離子在平滑肌會結合至攜鈣素(calmodulin)來引發肌肉收縮反應 (C)兩者皆需橫小管(transverse tubule)來引發細胞內鈣升高 (D)兩者都有旋轉肌凝素(tropomyocin)的參與 （105專高一）

解析 (A)只有平滑肌需要，因其缺乏旋轉素來與之結合、骨骼肌則透過與旋轉素來與鈣離子結合而不需透過細胞外鈣流入幫助啟動收縮；(C)只有骨骼肌需要，因其具有高度發展的肌漿網、平滑肌的肌漿網並不發達，故不含有橫小管；(D)平滑肌缺乏旋轉素。

44. 肌肉組織依其位置、構造及控制其收縮之方式不同予以分類，下列何者由平滑肌組成？(A)橫膈 (B)逼尿肌 (C)上咽縮肌 (D)肛門外括約肌 （105專高二）

解析 (A)(C)(D)橫膈、上咽縮肌、肛門外括約肌為骨骼肌。

45. 胸大肌的肌束呈下列何種方式排列？(A)環狀(circular) (B)平行(parallel) (C)羽毛狀(pennate) (D)會聚式(convergent)

解析 聚合式肌束是指一片寬廣的肌束聚合成一束狹窄的末端，肌肉呈紡垂狀，除胸大肌外還有顳肌的肌束也是呈現此種排列方式。

（105專高二）

46. 為強化骨盆底部的肌肉，產科護理師會請孕婦訓練下列何者之運動？(A)提肛肌 (B)恥骨肌 (C)子宮肌層 (D)坐骨海綿體肌

（105專高二）

47. 臉頰穿刺傷造成下顎無法張嘴進食的情況，最可能肇因於下列何者之損傷？(A)頰肌 (B)翼外肌 (C)降下唇肌 (D)口輪匝肌

解析 翼外肌可使下頜骨前突及下壓並引起張嘴，若受傷則會造成無法張嘴進食的情況。 （105專高二）

48. 有關紅肌與白肌的敘述，下列何者正確？(A)紅肌是無氧肌 (B)紅肌因含有血紅素而得名 (C)紅肌比白肌含更多的粒線體 (D)紅肌纖維一般比白肌纖維粗 （105專高二）

解答： 43.B 44.B 45.D 46.A 47.B 48.C

解析 (A)紅肌是有氧肌；(B)紅肌因含有肌紅素而得名；(D)白肌纖維一般比紅肌纖維粗。

49. 下列何者是維持背部直立最重要的肌肉？(A)背闊肌 (B)腰大肌 (C)豎脊肌 (D)後鋸肌 （106專高一）

解析 主要負責脊柱之伸展，保持脊柱直立姿勢的肌群為：背部脊柱兩旁的骶棘肌（又稱豎脊肌或脊柱直立肌）及髂肋肌、最長肌和棘肌。

50. 在肌肉收縮與舒張過程(muscle contraction/relaxation cycle)中，ATP結合於下列哪一分子？(A)肌凝蛋白(myosin) (B)肌動蛋白(actin) (C)旋轉素(troponin) (D)旋轉肌凝素(tropomyosin)

解析 肌凝蛋白頭部扮演ATP水解酶(ATPase)的角色，能使ATP的高能磷酸鍵分裂，提供肌肉收縮時所需的能量。 （106專高一）

51. 下列何者可使眼球向下內側看及向內旋轉？(A)上直肌(superior rectus) (B)下直肌(inferior rectus) (C)上斜肌(superior oblique) (D)下斜肌(inferior oblique) （106專高二）

解析 上斜肌由滑車神經支配，使眼球向下內側方看及內旋轉。

52. 用力吸氣增大胸腔容積時，與下列何者的收縮無關？(A)腹肌 (B)橫膈 (C)外肋間肌 (D)斜角肌 （106專高二）

解析 腹肌的收縮能使胸腔的體積變小。

53. 下列哪些肌細胞有明顯的明暗相間之橫紋構造？(A)骨骼肌、心肌與平滑肌 (B)骨骼肌與心肌 (C)心肌與平滑肌 (D)平滑肌與骨骼肌 （106專高二）

解析 具橫紋的為骨骼肌與心肌，平滑肌則不具橫紋。

54. 下列何種細胞特性為骨骼肌特有，心肌與平滑肌則無？(A)橫小管(transverse tubule) (B)肌漿網(sarcoplasmic reticulum) (C)多核(multiple nuclei) (D)旋轉素(troponin) （106專高二）

解析 心肌與平滑肌皆為單核。

55. 下列何者是股三角的外側邊界？(A)半膜肌 (B)半腱肌 (C)縫匠肌 (D)股外側肌 （106專高二補）

解答： 49.C 50.A 51.C 52.A 53.B 54.C 55.C

解析 股三角指得是鼠蹊韌帶（上）、內收長肌（內）及縫匠肌（外）三者所圍成之三角形區域。

56. 有關屍僵(rigor mortis)的敘述，下列何者正確？(A)人一旦停止呼吸，無法進行有氧呼吸之後就會發生 (B)由於ATP的缺乏，使得肌動蛋白無法與肌凝蛋白分離，而處於收縮狀態 (C)由於電壓依賴性鈣通道持續讓鈣離子流入肌細胞，而讓肌肉處於收縮狀態 (D)屍僵一般在死亡後幾分鐘就會消失 (106專高二補)

解析 當人死亡之後數小時，因為ATP完全耗盡無法使粗、細肌絲分離，故全身肌肉開始緊縮，稱為屍僵。

57. 有關終板電位(end-plate potential)的敘述，下列何者正確？(A)是電突觸產生的電位變化 (B)可以是興奮性或抑制性，端視運動神經元釋放何種神經傳遞素而定 (C)與神經元間的突觸電位類似，都是透過麩胺酸打開通道造成 (D)正常情形下會造成動作電位的產生 (106專高二補)

解析 在興奮－收縮聯合的過程，乙醯膽鹼擴散通過突觸裂隙，與運動終板肌漿膜上的乙醯膽鹼接受器結合，增加對Na^+與K^+的通透性，而且進入細胞的Na^+比外流的K^+還要多，造成膜的去極化，產生終板電位，終板電位將鄰近細胞膜去極化至閾值便產生動作電位。

58. 下列何者不附著於肩胛骨上？(A)斜方肌 (B)前鋸肌 (C)胸大肌 (D)肱二頭肌 (107專高一)

解析 胸大肌是將手臂拉向胸部的肌肉，位於胸的兩側。

59. 骨骼肌收縮時的鈣離子是從哪種鈣通道釋放出來？(A)肌醇三磷酸受體(IP_3 receptor) (B)雷恩諾鹼受體(ryanodine receptor) (C)乙醯膽鹼受體(ACh receptor) (D)磷酸脂肌醇二磷酸受體(PIP_2 receptor) (107專高一)

60. 終板電位(end-plate potential)屬於下列何種電位？(A)興奮性突觸後電位 (B)抑制性突觸後電位 (C)動作電位 (D)接受器電位 (107專高一)

解答： 56.B 57.D 58.C 59.B 60.A

61. 下列何者具有產生大量熱的功能？(A)骨骼 (B)肌肉 (C)循環 (D)神經 （107專高二）

62. 下列何者是肌細胞在初期收縮時的主要能量來源？(A)葡萄糖 (B)胺基酸 (C)磷酸肌酸 (D)脂肪酸 （108專高一）

解析 磷酸肌酸(creatine phosphate)分解，釋放出的能量可讓ATP重新合成，是人體內製造ATP最快速的方式。

63. 下列哪一個蛋白質不參與骨骼肌(skeletal muscle)的收縮？(A)肌凝蛋白(myosin) (B)旋轉素(troponin) (C)旋轉肌凝素(tropomyosin) (D)攜鈣素(calmodulin) （108專高一）

解析 平滑肌由細胞上的攜鈣素(calmodulin)與Ca^{2+}結合，活化肌凝蛋白而引發收縮。

64. 下列何者附著於肱骨的內上髁(medial epicondyle)？(A)旋後肌 (B)旋前方肌 (C)橈側腕屈肌 (D)橈側腕長伸肌 （108專高二）

解析 旋後肌與橈側腕長伸肌應附著於肱骨的外上髁，旋前方肌附著於尺骨遠側前表面。

65. 下列有關肌原纖維(myofibril)的敘述，何者正確？(A)由單一骨骼肌細胞(skeletal muscle cell)組成 (B)圓柱形的肌原纖維由肌絲(muscle fiber)組成 (C)為肌肉組織中儲存鈣離子的膜狀結構 (D)直接連接肌肉細胞和肌腱(tendon) （108專高二）

66. 下列何者參與形成肩部的旋轉肌袖口(rotator cuff)？(A)棘下肌(infraspinatus) (B)三角肌(deltoid) (C)大圓肌(teres major) (D)喙肱肌(coracobrachialis) （109專高一）

解析 棘上肌、棘下肌、小圓肌和肩胛下肌這四條肌肉又稱為肩胛套肌，參與了肩關節的運動。

67. 出生後骨骼肌(skeletal muscle)受損傷或死亡，下列哪一種細胞可進行修補？(A)肌母細胞(myoblast) (B)纖維芽母細胞(fibroblast) (C)衛星細胞(satellite cell) (D)賽氏細胞(Sertoli cell) （109專高一）

解析 成熟後的骨骼肌細胞周圍有衛星細胞，呈扁平形，有突起，當肌纖維受損，衛星細胞可參與肌纖維的修復，具有幹細胞特性。

解答： 61.B 62.C 63.D 64.C 65.B 66.A 67.C

68. 下列何者參與形成骨盆膈(pelvic diaphragm)，是支撐子宮的重要肌肉？(A)球海綿體肌(bulbospongiosus) (B)會陰深橫肌(deep transverse perineal muscle) (C)恥骨肌(pectineus) (D)提肛肌(levator ani) （109專高二）

解析 骨盆膈由提肛肌和尾骨肌形成。

69. 下列何者為心臟收縮最主要的能量來源？ (A)葡萄糖 (B)蛋白質 (C)脂肪酸 (D)核酸 （109專高二）

解析 肌肉收縮所需的能量可來自於磷酸肌酸、肝醣分解與脂肪分解。心臟收縮能量主要來自脂肪酸。

70. 下列何者參與圍成股三角(femoral triangle)？(A)股內側肌(vastus medialis) (B)股外側肌(vastus lateralis) (C)縫匠肌(sartorius) (D)恥骨肌(pectineus) （110專高一）

解析 股三角是指由鼠蹊韌帶、內收長肌及縫匠肌所圍成之三角形區域。

71. 間盤(intercalated disc)為下列何者之特殊結構？(A)骨骼肌 (B)心肌 (C)平滑肌 (D)橫紋肌 （110專高一）

解析 心肌細胞之細胞接合構造稱間盤。

72. 以間隙接合(gap junction)形成的電性突觸(electrical synapse)並不存在於：(A)心肌細胞 (B)平滑肌細胞 (C)骨骼肌細胞 (D)神經細胞 （110專高一）

解析 除了骨骼肌外，心肌、平滑肌、神經組織的上皮細胞，其側邊細胞膜皆有間隙接合。

73. 心肌細胞興奮時會增加細胞質中鈣離子的濃度，下列敘述何者正確？(A)從細胞外流入的鈣離子量等於從肌漿網釋放的量 (B)從細胞外流入的鈣離子量大於從肌漿網釋放的量 (C)從細胞外流入的鈣離子量小於從肌漿網釋放的量 (D)從細胞外流入的鈣離子量等於從粒線體釋放的量 （110專高一）

解析 心肌收縮的鈣離子來源主要是細胞外液，誘導肌漿網終池放出大量鈣離子。

解答： 68.D 69.C 70.C 71.B 72.C 73.C

74. 死亡後開始出現肌肉僵硬的現象，主要是由下列哪一個原因造成？(A)乳酸的堆積 (B)缺少鈣離子 (C)肝醣耗盡 (D)缺乏ATP （110專高一）

解析 人死亡後數小時，因為ATP完全耗盡無法使粗、細肌絲分離，故全身肌肉開始緊縮，稱為屍僵。

75. 下列何者藉由跟腱(Achilles tendon)附著於跟骨？(A)脛前肌 (B)脛後肌 (C)腓長肌 (D)腓腸肌 （110專高二）

解析 腓腸肌起端位於股骨遠端，終止於跟骨，負責足底屈曲。

76. 有關骨骼肌與心肌收縮的比較，下列敘述何者正確？(A)兩者都是透過橫小管來傳導動作電位 (B)兩者的收縮速度都很慢 (C)骨骼肌與心肌一樣，肌纖維長度越長，收縮時產生的張力就越大 (D)單一骨骼肌纖維與心肌纖維一樣，都是刺激頻率越高，產生的張力就越大 （110專高二）

77. 下列有關肌節(sarcomere)的明暗帶在肌肉收縮時的敘述，何者正確？(A) I band縮短、H zone不變 (B) H zone 縮短、I band不變 (C) I band及H zone皆縮短 (D) H zone及I band皆不變 （111專高一）

78. 胸大肌收縮可使上臂：(A)外展及外旋 (B)外展及內旋 (C)內收及外旋 (D)內收及內旋 （111專高二）

79. 有關無氧快肌與有氧慢肌的比較，下列何者正確？(A)無氧快肌含有比較多的肌紅素 (B)無氧快肌含有比較多的的粒線體 (C)無氧快肌有比較多的微血管 (D)無氧快肌含有比較多的肝醣 （111專高二）

解析 (A)肌紅素較少；(B)粒線體較少；(C)微血管密度較低。

80. 下列何者屬於顏面表情肌？(A)頸闊肌 (B)頦舌肌 (C)顳肌 (D)咬肌 （112專高一）

解析 頦舌肌是移動舌頭之肌肉；顳肌可使咬緊牙關；咬肌（嚼肌）可上提下頜骨閉口。

解答： 74.D 75.D 76.A 77.C 78.D 79.D 80.A

81. 骨骼肌(skeletal muscle)的收縮過程中，鈣離子是與下列何者結合？(A)旋轉素(troponin) (B)肌動蛋白(actin) (C)旋轉肌凝素(tropomysin) (D)攜鈣素(calmodulin) (112專高一)

解析 骨骼肌與心肌收縮時，旋轉素惠與鈣離子結合；平滑肌收縮時由攜鈣素與鈣離子結合。

82. 下列何者無法執行閉口的動作？(A)嚼肌(masseter) (B)顳肌(temporalis) (C)翼外肌(lateral pterygoid) (D)翼內肌(medial pterygoid) (112專高二)

解析 翼外肌(lateral pterygoid)可使下頜骨前突、移向對側，並做開口動作。

83. 下列何者不是長時間的肌肉活動後，肌纖維中常見的代謝物質？(A)氧化自由基 (B)乳酸 (C)磷酸肌胺酸 (D)ADP (112專高二)

解析 肌肉收縮時的能量來源之一為磷酸肌胺酸(creatine phosphate)分解，釋放出的能量可讓ATP重新合成，是人體內製造ATP 最快速的方式。

84. 下列何者收縮可伸展肘關節(elbow joint)？(A)肱橈肌(brachioradialis) (B)喙肱肌(coracobrachialis) (C)肱二頭肌(biceps brachii) (D)肱三頭肌(triceps brachii) (112專高三)

解析 移動前臂的肌肉皆作用在手肘，其中肘關節的屈肌有肱二頭肌、肱肌及肱橈肌，伸肌則為肱三頭肌和肘後肌。

85. 單一肌節(sarcomere)的範圍，下列定義何者最正確？(A)相鄰粗肌絲的長度總和 (B)相鄰細肌絲的長度總和 (C)相鄰粗肌絲加上細肌絲的長度總和 (D)相鄰Z線間的距離 (113專高一)

解析 在I帶（明帶）的中央可見一條細長的黑線（Z線），在兩條Z線之間則構成了肌肉收縮的基本單位「肌節」。

86. 下列何者兼具屈曲和伸展肩關節的功能？(A)胸大肌 (B)三角肌 (C)斜方肌 (D)棘上肌 (113專高一)

解答： 81.A 82.C 83.C 84.D 85.D 86.B

感　覺

出題率：♥♥♡

- 感覺的特性
  - 感覺的形成
  - 感覺的種類
  - 接受器的特性
  - 接受器的種類
- 一般感覺
  - 皮膚感覺
  - 本體感覺
  - 體感覺傳導路徑
- 視覺
  - 眼球結構
  - 視覺生理
    - 桿細胞—暗視覺的產生
    - 錐細胞—明視覺的產生
    - 視覺的調節作用
    - 視覺的神經傳導
  - 常見的視覺障礙
- 聽覺
  - 耳朵的結構
  - 聽覺生理
  - 常見的聽覺障礙
- 平衡覺
  - 前庭器結構
  - 平衡覺生理
- 嗅覺
  - 嗅覺上皮
  - 嗅覺生理
- 味覺
  - 舌頭結構
  - 味覺生理

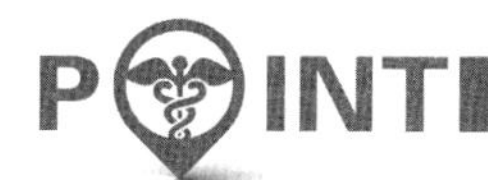

重點彙整

10-1 感覺的特性

一、感覺的形成

刺激 → 接受器 → 感覺神經 → 中樞整合、解釋。

二、感覺的種類

1. 一般感覺：包括皮膚的感覺，如觸覺、壓覺、溫覺、痛覺，以及本體的感覺。
2. 特殊感覺：包括視覺、聽覺、平衡覺、嗅覺、味覺。

三、接受器的特性

1. 通常由感覺神經元樹突末梢特化形成。
2. 具可興奮性，當受到刺激時，會產生膜的去極化而引起**接受器電位**(receptor potential)。

四、接受器的種類

(一) 依轉換的能量形式分類

1. 化學接受器(chemoreceptors)：如味覺、嗅覺接受器及偵測血中 O_2、CO_2、H^+濃度變化之**頸動脈體**與**主動脈體**。
2. 光接受器(photoreceptors)：如視網膜上的**錐細胞**及**桿細胞**。
3. 溫度接受器(thermoreceptors)：可偵測冷及熱的變化。
4. 機械接受器(mechanoreceptors)：如觸覺、壓覺及內耳的**毛細胞**。

(二) 依傳送至大腦的感覺形式分類

1. 傷害接受器(nociceptors)：即為痛覺接受器。
2. 本體接受器(proprioceptors)：包括**肌梭**、**肌腱**接受器及**關節**接受器。
3. 皮膚接受器(cutaneous receptors)：包括觸覺、壓覺、冷覺、熱覺及痛覺接受器。
4. 特殊感覺接受器(complex receptors)：包括視覺、聽覺、平衡覺等。

(三) 依接受器位置分類

1. 外在接受器(exteroceptors)：又稱為體表接受器，如皮膚、黏膜或毛根等位於體表附近的接受器。
2. 內臟接受器(visceroceptors)：又稱為內在接受器，位於內臟器官或血管，可傳遞體內生理變化的訊息，例如飢餓、噁心等感覺。
3. 本體接受器(proprioceptors)：又稱為深層接受器，位於肌肉、肌腱、關節、內耳等處，可傳導肌肉及關節的張力與位置變化的訊息，使人有運動和位置的本體感覺。

(四) 依放電速率分類

1. 相位接受器(phasic receptors)：持續受相同刺激時，接受器的放電速率下降，產生對刺激的**適應現象**(adaptation)，如觸覺、嗅覺。
2. 張力接受器(tonic receptors)：對相同的刺激，產生持續性的放電速率，使身體對該刺激保持在知覺狀態，如痛覺。

10-2 一般感覺

一、皮膚感覺

1. 皮膚感覺包括觸覺、壓覺、溫覺、痛覺。
2. 接受器分布在皮膚、結締組織、消化道兩端，根據身體各個部位的接受器密度不同，而有不同的敏感程度。
3. 各處皮膚的感覺靈敏度，由高至低排列：舌尖＞嘴唇＞指尖＞鼻側＞手背＞頸背。

(一) 觸　覺

接受器屬於相位接受器，容易發生適應現象，可分為輕觸覺(touch)與**壓力覺**(pressure)（表 10-1、表 10-2）。

皮膚可區別出兩觸點之最小距離，稱為**兩點觸覺辨識閾值**，可作為**觸覺敏銳度**的指標。指尖的兩點觸覺辨識閾值約為 2.5 mm。

(二) 溫　覺

可分為冷覺與熱覺。

1. 冷覺接受器為克勞塞氏球，大多位於真皮淺層。
2. 熱覺接受器為洛弗尼末梢，大多位於真皮深層。

(三) 痛　覺

1. 接受器為裸露神經末梢，屬張力接受器，對刺激無法產生適應。
2. 痛覺接受器又稱為**損傷接受器**，為保護身體免於持續傷害的機制。
3. 體內腦組織與肝臟內，無痛覺接受器分布。

表 10-1 皮膚感覺與接受器

皮膚感覺		感覺接受器	
觸覺	輕觸覺	位於皮膚或皮膚下方淺層組織	
		· 游離神經末梢	· 毛根叢
		· 梅克爾氏盤	· 梅斯納氏小體
	壓力覺	位於皮膚下深層組織	
		· 洛弗尼末梢	· 巴齊尼氏小體
溫度覺	冷覺	克勞塞氏球	
	熱覺	洛弗尼末梢	
痛覺		裸露神經末梢	
本體感覺		· 肌梭	· 高爾基肌腱器
		· 關節運動接受器	· 平衡覺接受器

4. 痛覺分類：
   (1) **表層痛**：包含刺激皮膚接受器所引起的表淺痛，與刺激肌肉、肌腱、關節內接受器所引起的深層痛。
   (2) 痛的位置清楚、感覺尖銳，又稱**快痛**，多由有髓鞘的 **Aδ 感覺纖維**負責傳入中樞。
   (3) **內臟痛**：刺激內臟裡的接受器所引起。
   (4) 痛的位置模糊、感覺較鈍，又稱**慢痛**，多由無髓鞘的 **C 感覺纖維**負責傳入中樞。
5. 疼痛傳導路徑：
   (1) **來自軀幹表面的痛覺：傳入脊髓後，沿感覺上行路徑傳抵視丘 → 大腦後中央回**。
   (2) **來自頭部的痛覺：不經脊髓**，由腦神經傳入大腦後中央回，後中央回是感覺皮質，其功能為解析痛覺的起源與意義。
6. **轉移痛**(referred pain)：指內臟痛的位置被轉移到其他的體表區域。乃因疼痛被轉移的區域與真正疼痛的內臟器官，其神經來自同一節段之脊髓，因此導致大腦感覺區的混淆。

(1) 如**心臟痛時，左肩（上肢內側）**也會感到疼痛。
(2) 右肩胛骨下方的疼痛，可能是膽囊收縮時因有膽囊結石所造成。
(3) 肺部與橫膈的轉移痛出現於左頸肩。

7. 止痛方式：
(1) 外科手術：切斷感覺神經以阻斷痛覺傳導。如**前側部位脊髓上升徑**切除術，可控制慢性疼痛。
(2) 針灸：根據**閘門控制理論**(gate-control theory)，針刺入穴道時可刺激 A 感覺纖維與 C 感覺纖維。因 A 感覺纖維直徑較大，傳導速度也較快，可先將刺激訊息傳到脊髓的灰質背角，並關閉 C 感覺纖維的傳入門徑，使痛覺無法經由 C 感覺纖維傳入大腦，而達到止痛效果。
(3) 藥物：阻斷感覺神經之間的突觸傳遞，以阻礙痛覺的傳導。
(4) 局部麻醉劑的作用機制主要是經由抑制**鈉離子通道**，來降低細胞膜去極化及產生動作電位的能力。

表 10-2 各種皮膚接受器

接受器	分布位置	結構	感覺
游離神經末梢	毛囊周圍；皮膚各處	感覺神經元的無髓鞘樹突	輕觸、熱、冷、痛
梅克爾氏盤 (Merkel's discs)	表皮層基部	末端膨大之樹突末梢	持續的觸及壓覺
梅斯納氏小體 (Meissner's corpuscles)	真皮層的上層（乳頭狀層）	樹突外有結締組織包覆	觸感的改變、慢速振動
巴齊氏小體 (Pacinian corpuscles)	真皮層深部	樹突外有一層層同心圓狀的結締組織包覆	重壓覺、快速振動

表 10-2 各種皮膚接受器（續）

接受器	分布位置	結 構	感 覺
克勞塞氏終球 (Krause's end-bulb)	皮膚（真皮層）、皮下組織、嘴唇和眼瞼處的黏膜、外生殖器	為神經末梢，如凸起之承軸	觸覺、冷覺
洛弗尼末梢 (Ruffini endings)	真皮層深部及皮下組織	樹突末梢擴大而形成有開口的長形小囊	觸覺、持續的壓覺、溫熱覺

二、本體感覺

在不需要用到眼睛的情況下，可以感覺四肢的位置及運動，以協助身體執行相關的活動。

(一) 肌 梭

2~10 條肌纖維構成一束，由結締組織包覆，稱為**梭內纖維**。肌梭與構成肌肉的梭外纖維互相平行。

1. 梭內纖維：中央有一群細胞核，根據細胞核的分布，可將肌梭分成**核袋纖維**與**核鏈纖維**兩種。有兩種與梭內纖維相連的感覺神經元：
   (1) **一級**或**環狀螺旋感覺末梢**：圍繞在**核袋及核鏈纖維的中央**。
   (2) **二級**或**發散感覺末梢**：圍繞在**核鏈纖維的末端**。
2. 肌梭的功能：提供肌肉長度的訊息，為肌肉長度的偵測器，並參與**單突觸**的**牽張反射**。牽張反射(stretch reflex)是肌肉與肌梭受到牽張後，導致肌肉與肌梭的縮短反射，是調節肌肉長度的**負迴饋**機制。

(二) 高爾基肌腱器

1. 位於**肌腱**內，能偵測肌肉張力的改變，並將骨骼肌收縮程度的訊息傳至中樞。
2. 所參與的高爾基肌腱感應反射屬於**抑制性**的**雙突觸**反射。
3. 可預防肌肉過度的收縮或被外力牽張，以保護肌肉免於受傷。

(三) 關節運動接受器

1. 位於關節囊及關節韌帶內。
2. 可偵測關節的運動速率及程度，並提供回饋訊息。

(四) 平衡覺接受器

1. 聽斑位於內耳的橢圓囊及球狀囊，負責偵測水平及直線加速感覺。
2. 壺腹嵴位於半規管交界之壺腹內，負責旋轉的感覺。

三、體感覺傳導路徑

1. 特性：身體的感覺訊息，都是在脊髓或腦幹交叉到對側，經**視丘**抵達大腦皮質的體感覺皮質，或稱一般感覺區。
2. 傳導路徑有三：
   (1) 前側脊髓視丘徑：
   粗略觸壓覺 → 脊髓背角 → 交叉至脊髓對側 → 沿脊髓白質上傳 → 視丘 → 大腦皮質後中央回的體感覺區。
   (2) 外側脊髓視丘徑：
   冷、熱、痛覺 → 脊髓背角 → 交叉至脊髓對側 → 沿脊髓白質上傳 → 視丘 → 大腦皮質後中央回的體感覺區。

(3) 後柱系統（薄束及楔狀束）：

精細觸壓覺、本體感覺 → 沿同側脊髓上傳至延腦 → 交叉至延腦對側 → 內側蹄系 → 大腦皮質後中央回的體感覺區。

10-3 視 覺

一、眼球結構

(一) 眼球壁層構造

眼球壁由外而內分為纖維層、血管層、神經層（表 10-3）。

表 10-3 眼球壁的構造

眼球壁層		說 明
纖維層	**鞏膜**	由白色纖維組織形成的眼白部分，可維持眼球形狀並保護眼球
	角膜	鞏膜往前移行變成透明，為光線進入眼球的位置
血管層	脈絡膜	鞏膜內側，富含**血管**及**黑色素**，可提供血球營養並防止光線在眼球內反射
	虹膜	脈絡膜往前移行，在角膜內側由**環狀肌**與**放射狀肌**共同形成。**含有色素細胞可決定眼睛顏色**
	瞳孔	**虹膜中央的部分**，可因應光線量而**改變大小，調節光線進入之多寡**。當光線強時，環狀肌收縮使瞳孔縮小；當光線弱時，放射狀肌收縮，使瞳孔放大
	睫狀體	由脈絡膜前端增厚形成，位於虹膜內側，包含**睫狀突**與**睫狀肌**。**睫狀突可分泌房水**；睫狀肌為平滑肌，與懸韌帶相連，可改變水晶體的曲度來調節看遠或看近

表 10-3 眼球壁的構造（續）

	眼球壁層	說　明
	視網膜色素層	脈絡膜內側，不具視覺功能
	視網膜	眼球壁最內層，**為產生視覺位置**。包含三層神經區域，由外而內依序為感光細胞→ 雙極細胞 → 神經節細胞
神經層	感光細胞	可接受光的刺激而產生視覺訊息衝動。包含： 1. **錐細胞**(rod cells)負責明視覺 2. **桿細胞**(cone cells)負責暗視覺
	雙極細胞	中間神經元，傳遞感光細胞與神經節細胞的衝動
	神經節細胞	將雙極細胞的衝動傳入視神經
	黃斑	視網膜後部中央部分，呈現黃色
	中央窩	黃斑中央的小凹陷，含**錐細胞**的比例最高，為**視覺最敏銳之處**。越遠離中央窩則桿細胞的比例越高
	視神經盤	神經節細胞軸突聚集形成視神經通過眼球，此處不具錐細胞及桿細胞，無法產生視覺，故稱為**盲點**

(二) 眼球內部構造

1. 前腔：角膜與水晶體之間的空腔，內有房水流動。可被虹膜分隔成前房及後房兩部分，前房為角膜與虹膜之間；後房為虹膜與水晶體之間。
2. 水晶體：由**睫狀體**(ciliary body)與**懸韌帶**(suspensory ligament)固定在虹膜後方，並可因應看遠或看近而調節曲度。結構為數層的透明蛋白纖維，當水晶體混濁或不透明時，稱為**白內障**。
3. 後腔：水晶體與視網膜之間的空腔。內含**玻璃狀液**，為透明膠狀物質，可防止眼球凹陷。
4. 房水：由睫狀突內微血管分泌至後房，經瞳孔流至前房，再由虹膜與角膜之間夾角的**許氏管**(Schlemm canal)吸收至睫狀前靜脈。

(三) 眼睛附屬構造

1. 眼瞼：可保護眼球，保持角膜濕潤。若眼瞼或睫毛毛囊的皮脂腺受感染，會造成俗稱針眼的**麥粒腫**(stye)。眼瞼分四層：**皮膚層**含有眼睫毛。**肌肉層**含有眼輪匝肌，可控制眼睛的張閉。**纖維結締組織層**含有皮脂腺，分泌物可避免眼瞼沾黏。最內層為**結膜**，是眼瞼的內襯部分。
2. 睫毛：避免異物進入眼睛。
3. 結膜：為襯於眼瞼並向後彎覆蓋於眼球表面的透明薄膜。終止於角膜，即角膜上並未覆蓋結膜。眼瞼內襯部分為**眼瞼結膜**，覆於眼白部分為**眼球結膜**。
4. 腺體：
   (1) 淚腺位於眼眶外側上方的淚腺凹內，可分泌含有溶解酶(lysozyme)的淚液，具殺菌功能。
   (2) 淚管為通往**鼻淚囊**的小管，其開口位於內眥，稱為**淚孔**。
   (3) 鼻淚囊延伸為鼻淚管，通至下鼻道。
   (4) 淚腺排泄管可將淚液導入上眼瞼的結膜表面。

二、視覺生理

(一) 桿細胞—暗視覺的產生

1. 桿細胞內含**視紫質**(rodopsin)，吸收光線後會分解為**視黃醛**(retinene)及**視質**(opsin)。視黃醛可由**維生素 A** 轉換形成，因此缺乏維生素 A 可能導致暗視覺產生障礙，稱為**夜盲症**。
2. 視紫質吸收光線後，會裂解成 **11-順視黃醛**與視質，不穩定態的11-順視黃醛立即轉變成穩定的**反式視黃醛**，稱為**褪色反應**。

3. 桿細胞作用機制的過程：
   (1) 視紫質受弱光作用，裂解為 11-順視黃醛與視質，11-順視黃醛轉變為反式視黃醛，以避免再與視質結合。
   (2) 視質與 G **蛋白**結合形成**傳導素**(transducins)，並使 G 蛋白的 **α-次單位**分離出。
   (3) α-次單位活化**磷酸雙酯解酶**(phosphodiesterase)，使桿細胞內維持**鈉離子**通道開啟的 cGMP 還原為不活化的 GMP，並導致鈉離子通道關閉。
   (4) 桿細胞**引發過極化電位**，也停止因為動作電位而釋放的**抑制性神經傳遞物**。
   (5) 連接桿細胞的**雙極細胞**不再受抑制，而可產生動作電位並傳遞神經衝動至腦部。
4. 當光線強時，桿細胞因不斷進行褪色反應而使視紫質的量減少。因此由強光進入弱光環境時，需要一段時間讓桿細胞內的視紫質重新合成，稱為**暗適應**(dark adaptation)。

(二) 錐細胞—明視覺的產生

1. 視網膜上有具有三種錐細胞，分別含有不同的**視黃醛**與**光視質**，可偵測紅、藍、綠三種顏色的光線。
2. **缺乏某種顏色之錐細胞會導致該色的色盲**。最常見的是**紅綠色盲**。
3. 錐細胞大多分布在中央凹，在此處感光接受器與神經纖維的數量比例為 1：1。
4. 在光線強時，錐細胞內大量的光敏感色素被分解為視黃醛與光視質，使得色素量減少，導致眼睛對光線的敏感性下降，稱為**光適應**(light adaptation)。

(三) 視覺的調節作用

1. 看**近物**時，**副交感神經興奮**，**睫狀肌收縮**，**懸韌帶鬆弛**，**水晶體變凸**。
2. 看**遠物**時，**交感神經興奮**，**睫狀肌舒張**，**懸韌帶拉緊**，**水晶體變扁平**。
3. 交感神經興奮時，虹膜**放射狀肌**收縮，瞳孔變大。
4. 副交感神經興奮時，虹膜**環狀肌**收縮，瞳孔縮小。
5. **視覺產生的接受器電位主要為過極化作用**。

(四) 視覺的神經傳導

照射入眼球的光線是**上下顛倒、左右相反的影像**，經整合後在枕葉獲得上下左右完整的影像。

1. 路徑：光感受器的神經衝動訊息 → 雙極神經元 → 節神經元 → 集合成視神經 → 鼻側的視神經交叉(optic chiasma) → 視束(optic tract) → **視丘的外側膝狀體** → 視放射(optic radiation) → 大腦**枕葉**紋狀皮質視覺區（17 區及 18、19 區）。
2. **鼻側**視網膜影像訊息，會在**視交叉**處交叉傳送至對側的視丘外膝狀體；**顳側**視網膜影像訊息則不交叉，直接將訊息傳送至同側的視丘外側膝狀體。
3. 約有 80%的視網膜訊息傳到視丘外側膝狀體與大腦枕葉紋狀皮質，形成視覺；另外 20%的視網膜訊息傳到**中腦上丘**(superior colliculus)**四疊體系統**(tectal system)，參與眼球運動及軀體運動的協調。

三、常見的視覺障礙

1. **近視**(myopia)：**眼球水平軸太長或水晶體曲度太大**，使視覺影像聚焦於視網膜前，造成的視覺模糊，可用**凹透鏡**矯正。

2. 遠視(hypermetropia)：眼球水平軸太短或水晶體曲度太小，使視覺影像達視網膜時尚未聚焦，造成視覺模糊可用**凸透鏡**矯正。
3. 散光(astigmatism)：角膜或水晶體表面不平滑，使水平與垂直的光線無法集中於視網膜上的同一點，可用圓柱面透鏡矯正。
4. 複視(diplopia)：眼睛的聚焦作用異常，使得同一物體的影像投射在視網膜上不同點所造成。
5. 老花眼(presbyopia)：因年齡增加而使水晶體失去彈性，而無法對近距離的物體對焦。
6. **白內障**(cataract)：**水晶體**的蛋白質變性，造成水晶體混濁。
7. **青光眼**(glaucoma)：多因許氏管阻塞，房水無法排除而造成**眼壓升高**超過 20 mmHg。
8. 視網膜剝離(retinal detachment)：視網膜的神經層與色素層分離，導致神經無法由色素層獲得養分而壞死。
9. **斜視**：因**眼球外肌**不協調，導致兩眼視軸不平行。

10-4 聽 覺

一、耳朵的結構

1. 外耳：為耳朵外側突出的部分，包含耳翼、外耳道、**鼓膜**（表 10-4）。
2. 中耳：位於**顳骨的鼓部**與**岩樣部**，以鼓膜與外耳分隔。
3. 內耳：**聲音在內耳以淋巴液傳導**，因其形狀複雜，故稱為迷路(labyrinth)。為管狀結構，可分內外兩層。
   (1) 內層：膜性迷路，其內之液體稱為內淋巴(endolymph)。
   (2) 外層：骨性迷路，充滿來自腦脊髓液的外淋巴(perilymph)。

表 10-4 耳朵的結構

	構 造	說 明
外耳	耳翼	由彈性軟骨構成，負責收集聲波
	外耳道	輸送耳翼收集的聲波至鼓膜
	鼓膜	**為外耳與中耳的分界**，可受外耳道來的聲波震動
中耳	三塊小聽骨	將聲波以**機械傳導**由鼓膜傳至卵圓窗。由外而內為： 1. **鎚骨**(malleus)：附著在鼓膜上 2. **砧骨**(incus) 3. **鐙骨**(stapes)：附著於內耳耳蝸的卵圓窗上
	耳咽管 又稱**歐氏管**	**中耳與鼻咽**相通管道，**功能為平衡鼓膜兩邊的壓力**。當鼻咽發炎時，容易由耳咽管感染中耳
內耳	**卵圓窗、圓窗**	與中耳分隔
	前庭器	負責平衡覺（見 10-5 節）
	耳蝸	**負責聽覺**，橫切面被兩層膜分成以下三個通道
	前庭階	位於耳蝸上方，**前庭階與鼓階**中充滿**外淋巴液**
	耳蝸管	位於耳蝸中間，耳蝸管與前庭階之間為**前庭膜**，**耳蝸管**內充滿**內淋巴液**
	鼓階	位於耳蝸下方，耳蝸管與鼓階之間為基底膜
	基底膜	具有聽覺接受器**柯蒂氏器**(organ of Corti)： 1. **毛細胞**(hair cells)：靜纖毛插入**覆膜**(tectorial membrane)內，基部連接**螺旋神經元的樹突**，螺旋神經元聚集成螺旋神經節，其軸突形成**前庭耳蝸神經**耳蝸支 2. **支持細胞**(supporting cells)

二、聽覺生理

1. 聲波振幅則可決定聲音響度，**以分貝(dB)為測量單位**。**當音量由 0 分貝增加到 40 分貝時，代表聲音能量增加 10^4 倍**。

2. 聽覺產生過程：
   (1) 耳翼收集聲波並由外聽道導入，以振動鼓膜。
   (2) 鼓膜的振動可由**鼓膜張肌**參與調節，並傳至鎚骨、砧骨、鐙骨，再振動卵圓窗。附著在鐙骨上的**鐙骨肌**亦可參與卵圓窗振動的調節。
   (3) 卵圓窗的振動使前庭階內的外淋巴產生波動，並向鼓階推動。而外淋巴之壓力亦會傳向前庭膜，使耳蝸管內之內淋巴之壓力增加，並使**基底膜**振動。
   (4) 基底膜的振動導致**毛細胞**的纖毛擺動，同時，內淋巴的波動亦導致**覆膜**移動，而與基底膜之間產生剪力。
   (5) 毛細胞上的纖毛受到牽扯，此機械性的刺激會使 K^+通道開啟，**K^+流入**，而使毛細胞去極化，產生動作電位引發神經衝動。

3. 高頻率的聲波主要引起底層基底膜的震動，低頻率的聲波則引起頂層基底膜的震動，因此耳蝸之尖端(apex)對低頻率反應最好。

4. 聽覺的神經傳導：
   毛細胞的聽覺訊息 → 螺旋神經元 → 螺旋神經節 → 前庭耳蝸神經 → **延腦**耳蝸神經核 → 中腦下丘 → 上橄欖核 → 視丘**內側膝狀體** → 大腦皮質**顳葉**聽覺區。

三、常見的聽覺障礙

1. 傳導性耳聾(conductive deafness)：因聲波傳至中耳及卵圓窗的傳導過程中，結構發生缺損，使患者完全喪失聽力。

2. 神經性耳聾(sonsorineural deafness)：將聽覺訊息由耳蝸傳到聽覺皮質的神經路徑發生缺損，使患者喪失某種音頻的聽覺。
3. 老年性耳聾(presbycusis)：因老化導致的聽力減退，通常會由高音頻的聲波開始喪失。可配戴助聽器放大聲波來矯正。

10-5 平衡覺

一、前庭器結構

1. **橢圓囊及球狀囊**：負責**線性加速**的訊息。
   (1) 橢圓囊負責水平方向加速度；球狀囊負責垂直方向加速度。
   (2) 含有由毛細胞及支持細胞所構成的**聽斑**。毛細胞的纖毛埋在凝膠狀的**耳石膜**(otolithic membrane)裡，耳石膜裡含碳酸鈣結晶，稱作**耳石**(otoliths)，能增加耳石膜的重量，使具有高度的慣性。
2. **半規管**：負責**旋轉加速**的訊息。**具有平衡感覺接受器**。
   (1) 三條半規管互相垂直，基部含有膨大的壺腹(ampulla)。
   (2) 壺腹內毛細胞及支持細胞構成**壺腹嵴**(crista ampullaris)，毛細胞上亦有膠質物覆蓋，稱為壺腹頂(cupula)。

二、平衡覺生理

1. 線性加速：當身體朝水平或垂直方向加速時，耳石膜因慣性作用將纖毛往反方向拉動，而使毛細胞產生訊息。
2. 旋轉加速：當身體進行某個角度的加速時，內淋巴波動使纖毛彎曲方向與身體的加速方向相反，而使毛細胞產生訊息。
3. 平衡覺的神經傳導：
   (1) 聽斑或壺腹嵴 → 前庭耳蝸神經 → 延腦前庭核 → 下小腦腳 → 小葉小結葉。

(2) 聽斑或壺腹嵴 → 前庭耳蝸神經 → 延腦前庭核 → 腦幹動眼中樞及脊髓。

10-6 嗅 覺

一、嗅覺上皮

1. 為偽複層柱狀上皮，由**嗅覺細胞**、**支持細胞**和**基底細胞**構成。
2. 分布在上鼻甲、鼻腔頂及鼻中隔上部。
3. **嗅細胞**(olfactory cells)，即嗅覺接受器，為**雙極感覺神經元**，其表面有嗅覺絨毛。
4. 嗅覺神經元具**有絲分裂**能力。每隔 1~2 月，基底細胞會產生新的**嗅細胞**來取代老舊受損的神經元。

二、嗅覺生理

1. 嗅覺發生機制：嗅覺接受器與氣味分子結合，活化 G 蛋白，並生成 cAMP，使嗅細胞的離子通道開啟，並產生去極化。
2. 嗅覺神經傳導：嗅覺細胞 → 無髓鞘軸突集合成嗅神經 → 經過篩板的篩孔到嗅球 → 僧帽細胞 → 軸突形成嗅徑 → 大腦皮質內側顳葉嗅覺區。
3. 嗅覺的神經傳遞**不經過視丘**，屬於**快適應感覺**。
4. **人類嗅覺可感受上萬種氣味**。

10-7 味 覺

一、舌頭結構

1. 舌乳頭(papillae)：為舌頭表面凸起的構造。
   (1) **絲狀乳頭**(filiform papillae)：最小、數目最多，**不含味蕾**，多分布於舌頭**前 2/3** 的部分。**會角質化，嚴重時會出現舌苔**。
   (2) **蕈狀乳頭**(fungiform papillae)：**具有味蕾**，多**分布於舌頭前部絲狀乳頭間**。
   (3) **輪廓乳頭**(circumvallate papillae)：為最大的一種，呈圓形，約 8~12 個，於**舌根部**呈 V 字形分布，**有味蕾**於其側溝中。
   (4) 葉狀乳頭(foliate papillae)：分布於舌根兩側，具有味蕾。
2. 味蕾(taste buds)：由支持細胞及味覺細胞組成，為味覺接受器，多分布於舌頭，少量分布於軟腭及咽部。
   (1) 味覺細胞：味覺的接受器，每一細胞頂端有**味毛**(gustatory hair)，由味孔伸出味蕾突出於舌頭表面。
   (2) 支持細胞：為特化的上皮組織，形成囊狀構造。

二、味覺生理

1. 基本味覺包括：**酸**、**甜**、**苦**、**鹹**、**鮮**五種（表 10-5）。
2. 味覺是離子透過過特定接受器，引起細胞去極化而產生。
3. 味覺神經傳導：味蕾→
   (1) **顏面神經分枝之鼓索神經：舌前 2/3 的味覺**。
   (2) **舌咽神經**：舌後 1/3 的味覺。
   (3) **迷走神經**：舌頭以外部位（會厭、軟腭）的味覺。
   → 延腦之孤立核(nucleus of tractus solitarius) → 視丘之腹後核 → 大腦皮質之 43 區（主要味覺區）。

表 10-5 味覺分布

味覺	接受器	訊息傳遞	味蕾分布
酸味	離子通道	H^+	舌兩側邊緣
甜味	**G 蛋白**	糖分子	**舌尖**
苦味	**G 蛋白**	奎寧類分子	**舌根部**
鹹味	離子通道	Na^+或其他**陽離子**	舌兩側及舌尖
鮮味	**G 蛋白**	**麩胺酸類**	舌中

QUESTION 題庫練習

1. 眼睛之何種構造負責調節焦距之功能？(A)脈絡膜 (B)水晶體 (C)玻璃體 (D)視網膜 (98專普二)
2. 青光眼是由於眼球何處異常而造成眼壓過高？(A)視網膜 (B)水晶體 (C)前腔 (D)玻璃體 (98專高二)

   解析 眼球前腔可分為前房與後房，其內液體稱為房水，由睫狀體所分泌，再由許氏管(canal of Schlemm)引流至靜脈。當房水分泌過多，或引流至靜脈的速率降低時，會使眼壓升高，造成青光眼。
3. 下列何種是視覺感光色素的重要成分？(A)維生素A (B)維生素B_{12} (C)維生素C (D)維生素D (98專高二)
4. 下列何種部位具有平衡感覺接受器？(A)鼓膜 (B)耳蝸 (C)半規管 (D)外耳 (99專高一)

   解析 (A)鼓膜功能是傳導聲音至聽小骨；(B)耳蝸的柯蒂氏器、耳蝸神經可產生神經衝動、傳遞聲音至腦幹；(D)外耳可收集、傳遞音波至鼓膜。
5. 影像之形成是在眼球何處？(A)結膜 (B)角膜 (C)脈絡膜 (D)視網膜 (99專高二)

   解析 視網膜上的神經組織可接收聚焦之光波，轉為神經衝動，傳至腦部成為視覺影像。
6. 眼睛之何種構造負責調節光線進入之多寡？(A)黃斑 (B)角膜 (C)瞳孔 (D)虹膜 (99專普二)
7. 分隔外耳道與中耳之構造是：(A)鼓膜 (B)卵圓窗 (C)前庭 (D)耳蝸 (99專普二)
8. 聲音強度最常用的單位是：(A)赫茲 (B)分貝 (C)毫巴 (D)伏特

   解析 (A)赫茲(Hz)是電波振動頻率的單位；(C)毫巴(mb)是氣象呈現高低氣壓的單位；(D)伏特(V)為電壓的單位。 (99專普二)

解答： 1.B 2.C 3.A 4.C 5.D 6.C/D 7.A 8.B

9. 觸覺的敏感度通常與其接受器的何種性質成反比關係？(A)接受器數目　(B)適應速度　(C)反應區大小　(D)接受器種類
(100專高一)

10. 視覺最敏銳的地方是：(A)視盤　(B)黃斑　(C)虹膜　(D)瞳孔
解析 黃斑小凹對色彩、影像最敏銳。(100專高一)

11. 下列何種視覺功能變化，是由於眼球外在肌收縮協調產生問題？(A)散光　(B)近視　(C)斜視　(D)遠視 (100專普一)
解析 (A)角膜或水晶體呈橢圓形所致；(B)睫狀肌放鬆所致；(D)睫狀肌收縮所致。

12. 下列何者不屬於人類舌頭的味蕾之一？(A)酸　(B)甜　(C)辣　(D)鹹 (99專高二、100專普一)
解析 舌頭味蕾含苦、甜、酸、鹹、鮮味五種受器。

13. 下列何者與聽覺的傳導無關？(A)毛細胞　(B)耳蝸神經　(C)外側膝狀核　(D)內側膝狀核 (100專高二)
解析 外側膝狀體與視覺有關。

14. 若腦下垂體腫瘤壓迫到視交叉，會造成何種視野異常？(A)右眼全盲　(B)左眼全盲　(C)兩眼顳側偏盲　(D)兩眼同側偏盲
解析 (A)右視神經缺損會致右眼全盲；(B)左視神經缺損會致左眼全盲；(D)單側視徑受損會致兩眼同側偏盲。(100專高二)

15. 下列何者能控制眼球的共軛運動(Conjugate movement)？(A)顳葉　(B)額葉　(C)枕葉　(D)頂葉 (100專普二)
解析 眼球共軛偏斜至病灶同一側代表額葉病變；眼球偏斜至病灶對側代表橋腦病變；兩眼不能向上看，代表中腦病變；若兩眼有不對稱的偏斜代表橋腦或小腦病變。

16. 有關嗅覺的敘述，下列何者錯誤？(A)需經過視丘傳到大腦皮質　(B)具有快適應作用　(C)嗅覺細胞為一種雙極神經元　(D)嗅覺細胞含有氣味分子結合蛋白 (100專普二)

解答： 9.C　10.B　11.C　12.C　13.C　14.C　15.B　16.A

解析 嗅覺是所有感覺中唯一不需經視丘將訊息傳到大腦皮質，其嗅覺傳遞路徑是：嗅神經纖維傳送訊息至嗅球(olfactory bulbs)，經嗅小球(olfactory glomeruli)形成嗅徑(olfactory tract)，送至大腦皮質。

17. 光線通過下列何種眼球構造時，不會產生折射作用？(A)瞳孔 (B)水晶體 (C)角膜 (D)房水 (100專普二)

解析 瞳孔是虹膜上具調節性的環狀開口，呈黑色，使光線進入後，不會產生折射作用。

18. 眼睛之何種構造類似相機底片，具有感光功能？(A)視網膜 (B)玻璃體 (C)水晶體 (D)脈絡膜 (101專普一)

解析 (A)視網膜之錐狀細胞與桿狀細胞可感光，視網膜可轉換影像供大腦處理；(B)玻璃體的功能是透光、維持眼球形狀；(C)水晶體的功能是透光、調節屈光度與焦距；(D)脈絡膜的功能是輸送營養、代謝廢物。

19. 下列何者不屬於維持平衡的前庭系統？(A)半規管 (B)耳蝸 (C)橢圓囊 (D)球狀囊 (101專普一)

解析 橢圓囊可維持姿勢與位置感之靜態平衡。

20. 下列有關蕈狀乳頭(fungiform papilla)的敘述，何者正確？(A)舌乳頭中體積最小 (B)舌乳頭中數目最多 (C)含有味蕾 (D)分布在舌根 (101專普二)

解析 (A)(B)體積最小及數目最多的是絲狀乳頭；(D)分布在舌頭前部。

21. 下列何者支配會厭部位的味覺？(A)三叉神經 (B)顏面神經 (C)舌咽神經 (D)迷走神經 (101專普二)

解析 負責傳遞味覺的腦神經有三條：(1)顏面神經：舌前2/3；(2)舌咽神經：舌後1/3；(3)迷走神經：會厭、軟腭。

22. 下列何者是黃斑中央小凹為視覺最敏銳之處的原因？(A)含有最多的網膜素 (B)含有最多的視桿細胞 (C)含有最多的視紫素 (D)含有最多的視錐細胞 (101專普二)

23. 下列神經，何者不參與味覺的傳導？(A)迷走神經 (B)顏面神經 (C)舌下神經 (D)舌咽神經 (101專普二)

解答： 17.A 18.A 19.B 20.C 21.D 22.D 23.C

24. 下列何者是眺望遠處時眼睛產生調節焦距的作用機轉？(A)交感神經興奮，睫狀肌鬆弛 (B)懸韌帶鬆弛，水晶體變薄 (C)懸韌帶拉緊，水晶體變厚 (D)副交感神經興奮，睫狀肌收縮 （102專高一）
25. 人體聽覺系統中的內耳毛細胞受到刺激時會去極化而興奮起來，這主要是由於下列何種離子流入所引起？(A) Na^+ (B) K^+ (C) Ca^{++} (D) Mg^{++} （102專高二）
26. 有關絲狀乳頭的敘述，下列何者錯誤？(A)分布在舌前2/3 (B)大多數都含有味蕾 (C)舌乳頭中數目最多 (D)舌乳頭中體積最小 （102專高二）
27. 下列何種特殊感覺產生的接受器電位主要為過極化作用？(A)視覺 (B)聽覺 (C)嗅覺 (D)味覺 （103專高二）
28. 一般所謂的「眼睛顏色」是由何處黑色素的量所決定？(A)脈絡膜 (B)視網膜 (C)虹膜 (D)結膜 （104專高二）

    解析 虹膜含有色素細胞可決定眼睛顏色。
29. 耳咽管連通下列哪兩個部位，以平衡鼓膜內外氣壓？(A)鼻咽、內耳 (B)鼻咽、中耳 (C)口咽、內耳 (D)口咽、中耳

    解析 耳咽管為中耳與鼻咽相通的管道，當鼻咽發炎時容易因耳咽管感染中耳。 （105專高一）
30. 動態平衡感受器「嵴」(crista)位於內耳的：(A)球囊 (B)橢圓囊 (C)耳蝸管 (D)半規管 （105專高一）

    解析 三條半規管互相垂直，基部含有膨大的壺腹，壺腹內有毛細胞及支持細胞構成的壺腹嵴(crista ampullaris)。
31. 有關舌頭的敘述，下列何者錯誤？(A)味蕾也存在於舌頭以外的區域 (B)舌上的每個舌乳頭未必皆有味蕾 (C)舌下神經並不支配所有舌外在肌 (D)舌下神經並不支配所有舌內在肌

    解析 舌前2/3味覺由顏面神經之分枝主管、舌後1/3味覺則由舌咽神經主管；至於舌下神經分布於舌頭的肌肉，如舌下神經受傷，會造成舌頭運動的障礙，但並不影響味覺。 （105專高二）

解答： 24.A 25.B 26.B 27.A 28.C 29.B 30.D 31.D

32. 舌頭表面哪種乳頭分布廣泛，且具有味蕾？(A)絲狀乳頭 (B)蕈狀乳頭 (C)輪廓狀乳頭 (D)葉狀乳頭 (101專普一、106專高一)

解析 蕈狀乳頭具有味蕾，多分布於舌頭前部絲狀乳頭間。

33. 舌頭表面何種乳頭會角質化，嚴重時會出現舌苔？(A)絲狀乳頭 (B)蕈狀乳頭 (C)輪廓狀乳頭 (D)葉狀乳頭 (107專高一)

34. 眼睛水樣液(aquemous humor)是由何構造分泌？(A)角膜(cornea) (B)睫狀突(ciliary processes) (C)晶狀體(lens) (D)視網膜(retina) (108專高一)

35. 關於視覺路徑，物體影像經水晶體投射至視網膜時，其影像與原物體方位相比較，下列敘述何者正確？(A)影像方位與原物體相同 (B)影像呈現上下顛倒且左右相反 (C)影像呈現上下顛倒，但左右與原物體相同 (D)影像呈現左右相反，但上下與原物體相同 (110專高一)

36. 下列何種胺基酸與甘味(umami)的味覺產生有關？(A)甘胺酸(glycine) (B)麩胺酸(glutamate) (C)酪胺酸(tyrosine) (D)色胺酸(tryptophan) (111專高一)

解析 甘味(umami)是一種與麩胺酸類的食物產生的味道，亦就是俗稱「味精」的味道。

37. 下列有關色盲(color blindness)的敘述，何者正確？(A)發生於女性的機率遠高於男性 (B)是與Y染色體相關的顯性性狀 (C)主要肇因於產生太多種錐狀細胞(cone cells) (D)主要肇因於視蛋白(opsins)的種類過少 (111專高一)

解析 色盲為X染色體性聯遺傳疾病，男性遠多於女性，主要肇因於視錐細胞上視蛋白的減少或壞死。

38. 有關舌乳頭之敘述，下列何者正確？(A)絲狀乳頭數目最多且含有許多味蕾 (B)蕈狀乳頭多分布於舌尖且不含味蕾 (C)輪廓狀乳頭分布於舌後半部且含有味蕾 (D)僅由顏面神經傳遞味覺訊息 (111專高二)

解答： 32.B 33.A 34.B 35.B 36.B 37.D 38.C

解析 (A)不具味蕾；(B)具味蕾；(D)顏面神經傳送舌前2/3味覺訊息，舌咽神經傳送舌後1/3味覺訊息，迷走神經傳送軟腭及會厭部位味覺訊息。

39. 腦下腺腫瘤影響視覺功能時，下列何處最可能受壓迫？(A)視丘 (B)眼神經 (C)視交叉 (D)初級視覺皮質 (112專高一)

解析 腦下垂體位於視神經交叉後方的蝶鞍內，故長腫瘤時會壓迫視交叉。

40. 負責平衡鼓膜(tympanic membrane)內外壓力的耳咽管(auditory tube)，主要連通那兩個部位？(A)鼻咽(nasopharynx)與內耳(internal ear) (B)鼻咽(nasopharynx)與中耳(middle ear) (C)口咽(oropharynx)與內耳(internal ear) (D)口咽(oropharynx)與中耳(middle ear) (112專高一)

解答： 39.C 40.B

內分泌系統

出題率：♥♥♥

- 緒論
- 激素
- 內分泌腺體
  - 下視丘
    - 下視丘之主要生理功能
    - 調控腦下腺分泌的激素
  - 腦下腺
    - 前葉分泌的激素
    - 後葉分泌的激素
  - 甲狀腺
    - 位置
    - 組織結構
    - 甲狀腺之功能
    - 甲狀腺素之功能
    - 分泌異常
  - 副甲狀腺
    - 位置
    - 組織結構
    - 功能
  - 腎上腺
    - 位置
    - 組織結構
    - 各種皮質激素的生理功能
    - 皮質功能異常
    - 髓質激素的生理功能
  - 胰臟之蘭氏小島
    - 激素的種類
    - 激素的作用機轉
    - 糖尿病
  - 性腺
    - 睪丸
    - 卵巢
  - 松果腺
  - 其他內分泌組織

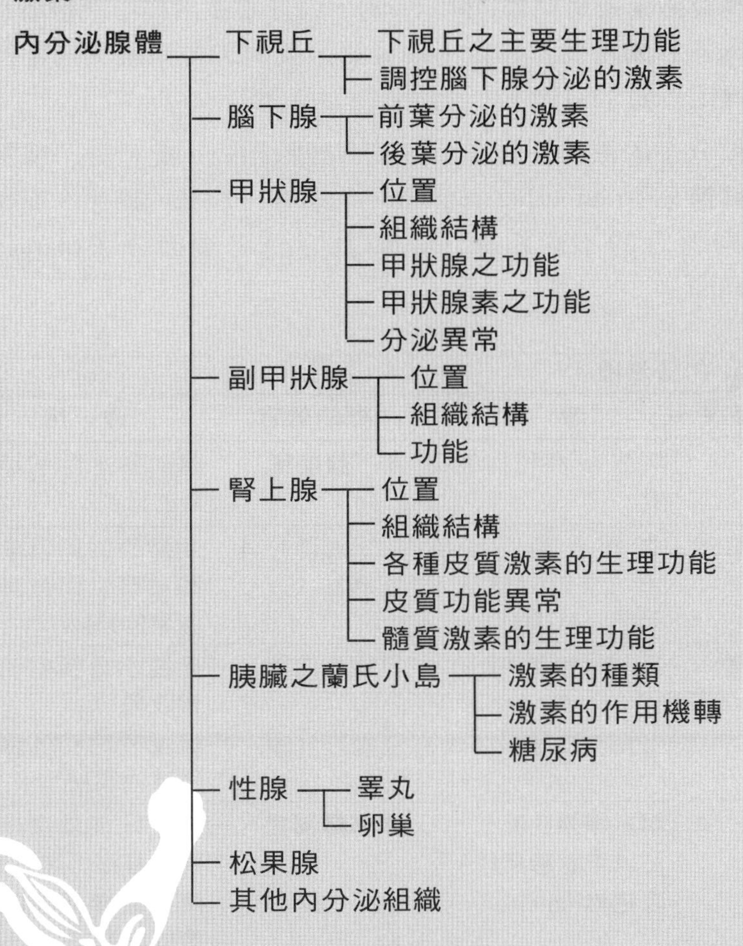

Physiology and Anatomy

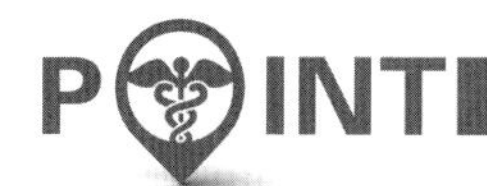

重|點|彙|整

11-1 緒 論

1. 內分泌系統乃是內分泌腺體藉其分泌物進入血液循環影響特定生理機能的調節系統。這些具分泌特性的**無管腺體所產生的分泌物稱為激素或荷爾蒙**(hormones)。內分泌激素經血液循環擴散與標的器官的接受器結合。內分泌系統與神經系統共同維持體內的恆定（表 11-1）。
2. 若某種分子的標的細胞種類與製造細胞相同，此種分子稱為**自分泌調節分子**(autocrine regulator)；若在一組織內產生，而作用在相同器官的不同組織，則稱為旁分泌調節分子(paracrine regulator)。

表 11-1 內分泌腺

內分泌腺		激 素	標的器官	作 用
下視丘		釋放激素和抑制激素	**腦下腺前葉**	調節腦下腺前葉激素的分泌
腦下腺	前葉	生長激素、泌乳素、FSH、LH、TSH、ACTH	內分泌腺和其他器官	刺激標的器官成長和發育；刺激其他激素的分泌
	後葉	抗利尿激素(ADH)	腎臟及血管	促進水分保留和血管收縮
		催產素(oxytocin)	子宮及乳腺	促進子宮和乳腺分泌單位收縮
甲狀腺		甲狀腺素(T_4) 三碘甲狀腺素(T_3) **降鈣素**(calcitonin)	**大多數器官**	T_4、T_3 促進生長發育、基礎代謝率 **降鈣素參與血鈣濃度的調節**

表 11-1 內分泌腺（續）

內分泌腺體		主要激素	標的器官	主要作用
副甲狀腺		副甲狀腺素 (PTH)	**骨骼、小腸和腎臟**	增加血液中鈣離子的濃度
腎上腺	皮質	糖皮質素 (glucocorticoids) 醛固酮(aldosterone)	肝臟及肌肉 腎臟	糖皮質素影響葡萄糖的代謝，使血糖上升；醛固酮促進**鈉離子**保留、鉀離子排出
	髓質	腎上腺素 (epinephrine)	**心臟、支氣管及血管**	造成腎上腺素性刺激
蘭氏小島（胰臟）		胰島素(insulin) 升糖素(glucagon)	許多器官 肝臟和脂肪組織	胰島素促進細胞吸收葡萄糖及形成肝醣和脂肪；升糖素刺激肝醣和脂肪的水解
性腺	卵巢	雌二醇(E_2)和黃體素 (progesterone)	雌性的生殖道和乳腺	維持生殖道的結構和第二性徵的發育
	睪丸	睪固酮 (testosterone)	前列腺、儲精囊和其他器官	刺激第二性徵的發育
松果腺		褪黑激素 (melatonin)	下視丘和腦下腺前葉	影響性促素的分泌及調節生理時鐘
胃		胃泌素(gastrin)	胃	刺激胃酸的分泌
小腸		胰泌素(secretin)和膽囊收縮素 (cholecystokinin)	胃、肝臟和胰臟	抑制胃蠕動，刺激膽汁和胰液的分泌
腎臟		紅血球生成素 (erythropoietin)	骨髓	刺激紅血球細胞的產生
皮膚		**1,25-雙羥維生素 D_3**	小腸	刺激鈣離子的吸收，**增加骨質密度**
脂肪組織		瘦體素(leptin)	下視丘	抑制食慾
心臟		心房利尿鈉胜肽	腎臟	促進鈉離子在尿液中排出

11-2 激 素

一、激素的分類

依據化學構造，可分為三類（表 11-2）。

表 11-2 激素的分類

分 類	構 造	例 子
類固醇類	膽固醇衍生物，多由性腺、腎上腺分泌，**不溶於水**	性激素、皮質素及胎盤激素
胺類	構造最簡單之激素，結構似胺基酸，**可溶於水**	腎上腺素、正腎上腺素、褪黑激素，但 T_3、T_4 為脂溶性
胜肽類	蛋白質或醣蛋白構造的激素，大部分激素屬此類，**可溶於水**	來自腦下腺、下視丘、**胰臟激素、副甲狀腺素等**

二、激素的作用機轉

1. 親水性激素：具極性，在血液中可游離運輸，但無法通過細胞膜，激素（第一傳訊者）主要作用在細胞膜上接受器，**活化第二傳訊者**(second messenger) cAMP、cGMP、Ca^{2+}、IP_3、DAG 等，引起細胞內生化反應。**作用速率較快，但不持久**。

2. 親脂性激素：非極性，**類固醇類激素與甲狀腺激素**可溶於脂質，在血液中與特殊結合蛋白結合運輸。**可穿過細胞膜**，在胞內與細胞質或**細胞核接受器結合**，活化基因作用或改變 mRNA 轉譯速度，推動細胞進一步的反應。作用速率較慢。

三、前激素及前激素原

激素分子可影響標的細胞的代謝，它經常是由較**不具活性的前趨物**(precursor)衍生而來。由內分泌腺體所分泌的激素事實上在送達標的細胞時是不活化的，例如 T_4 必須在標的細胞內轉換成 T_3，才能影響標的細胞的代謝（表 11-3）。

表 11-3 轉化前激素原成為具生物活性的衍生物

腺體	前激素原	活性產物	註 解
皮膚	維生素 D_3	1,25-雙羥維生素 D_3	水解反應發生在肝腎
睪丸	睪固酮	二氫睪固酮(DHT)	DHT 和其他 5α-還原態的雄性素形成於大多數雄性素依賴組織
		雌二醇(E_2)	腦中 E_2 由睪固酮形成，同時影響內分泌和行為。睪丸亦可製造少量 E_2
甲狀腺	T_3	T_3	幾乎所有組織可將 T_4 轉換成 T_3

四、激素的交互作用 (Hormone Interations)

1. 協同作用(synergistic effects)：當兩個或更多的激素一起作用而產生一個特定的結果，這些結果可能是加成或互補的。例如腎上腺素與正腎上腺素在心臟的作用均可刺激心跳速率增加。

2. 允許作用(permissive effects)：第一個激素可以增強標的器官對第二個激素的反應，或它會增加第二個激素的活性。例如：**子宮**先和**動情激素**反應後，會引發**黃體素接受器**的合成，當子宮接著和黃體素反應時便會促進其反應。

3. 拮抗作用(antagonistic effects)：某些激素的作用對其他激素具有相反的效果。例如：胰島素與升糖素，就脂肪組織而言，胰島素可促進脂肪生成，升糖素則促進脂肪分解。

五、激素分泌迴饋控制

1. 激素分泌受**負迴饋**機轉控制，以防止生產不足或生產過量。
2. 控制激素分泌的因素包括：
   (1) 激素本身在血液中的濃度、半衰期等，也就是迴饋控制。
   (2) 神經衝動的控制，如腎上腺髓質受交感神經控制等。
   (3) 調節因子：如下視丘所分泌釋放因子或抑制因子控制腦下腺分泌激素。
3. 負迴饋控制軸：**下游激素可抑制上游激素的分泌**（圖 11-1）。
   (1) 長程迴饋(long-loop negative feedback)：腺體激素對腦下腺或下視丘進行負迴饋控制。
   (2) 短程迴饋(short-loop negative feedback)：腦下腺分泌的促釋放因子對下視丘產生的負迴饋。

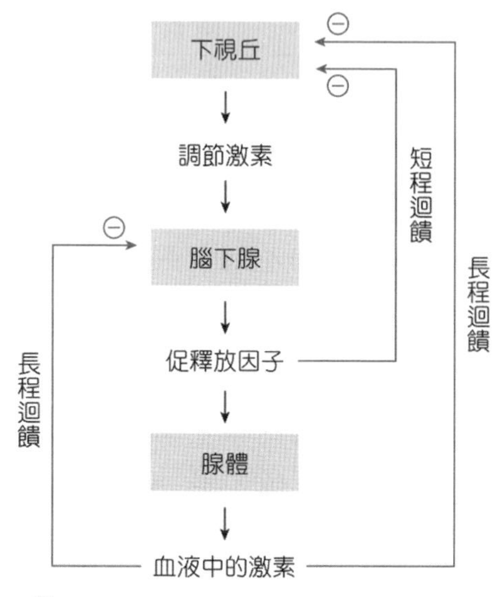

圖 11-1　激素分泌的迴饋控制

11-3 內分泌腺體

一、下視丘

位於間腦視丘下方，腦下腺上方，由許多神經核組成，主要功能是控制調節腦下腺的分泌。其控制方式以分泌調節激素來調控，包括釋放激素(releasing hormone, RH)或抑制激素(inhibiting hormone, IH)為之。其所分泌的調節激素經**由下視丘－垂體門脈系統傳到腦下腺**（表 11-4）。

表 11-4 下視丘分泌的激素

	調節激素	腦下腺激素	作用
釋放激素	皮釋素(CRH)	腎上腺皮質刺激素(ACTH)	自主神經作用及激素調節，會促使 CRH 分泌，如危急時 CRH 大量釋放，促使 ACTH 釋放
	性釋素(GnRH)	濾泡刺激素(FSH)、黃體刺激素(LH)	刺激 FSH 及 LH 分泌
	甲釋素(TRH)	甲狀腺刺激素(TSH)	釋放取決於血液中甲狀腺素(T_3, T_4)的含量。當甲狀腺素量較正常值低時，下視丘會釋放 TRH。**具有促進泌乳激素分泌**的功能
	生長激素釋放激素(GHRH)	生長激素(GH)	經由**下視丘一腦下垂體門脈血管系統**進入腦下腺前葉
	泌乳素釋放因子(PRF)	泌乳素	增加泌乳素分泌
抑制激素	生長激素抑制激素(GHIH)	生長激素	又稱**體制素**(somatostatin, SS)，胰臟分泌的體制素作用在脂肪細胞
	泌乳素抑制因子(PIF)	泌乳素	抑制泌乳素分泌，**多巴胺物質是一種重要的 PIF**

二、腦下腺

1. 位於蝶骨的蝶鞍內，藉垂體柄連接下視丘，視神經交叉位於其前上方。

2. 腦下腺可分成：

   (1) 前葉(anterior lobe)：腺體部。

   A. **嗜鹼性細胞**：分泌的激素為**甲狀腺刺激素**(TSH)、腎上腺皮質刺激素(ACTH)、**濾泡刺激素**(FSH)、黃體刺激素(LH)等。

   B. **嗜酸性細胞**：分泌的激素為生長激素(GH)以及促乳素（prolatin，又稱為泌乳激素），此二者為垂體分泌非活化作用的激素。

   C. **無顆粒難染細胞**(chromophobes)：分泌**腎上腺皮質刺激素**(ACTH)。

   (2) **後葉**(posterior lobe)：**神經部**，後葉屬神經外胚層衍生，具神經內分泌(neuroendocrine)功能，**主要神經來自下視丘的延伸**。而後葉本身不具分泌功能，僅屬神經膠細胞的一種。

3. 腦下腺分泌的多種激素可**控制其他內分泌腺的活動**及全身細胞的生長等功能，有「主腺」之稱，但仍受下視丘調節。

(一) 前葉分泌的激素

前葉分泌數種激素，兩種非活化激素直接具有作用(GH, PRL)；五種活化激素可刺激其他內分泌腺分泌激素(TSH, ACTH, FSH, LH, MSH)（表 11-5）。

表 11-5 腦下腺前葉分泌的激素

激素	調控激素	作用
生長激素(GH)	－	1. **與青春期的生長關係密切** 2. **加速蛋白質同化**，促進生長 3. 抑制脂肪沉積，加速脂肪異化作用，作為能量來源 4. 促使肝醣分解，**增加血糖濃度** 5. 藉**體制素**、類胰島素生長因子（IGF1 及 IGF2）刺激軟骨骨骺有絲分裂 6. **抗胰島素作用：減少胰島素接受體數目**，使血糖上升 7. **分泌異常**： (1) 過少：a.垂體侏儒症，GH 分泌不足；b.**拉隆氏侏儒症，缺乏 GH 受體或類胰島素生長因子-1 (IGH-1)** (2) 過多：a.於兒童致呆小症；b.於成人致肢端肥大症 8. 影響 GH 分泌之因素： (1) 增加分泌：**熟睡**（NREM 3、4 期）、低血糖、**運動**、禁食、壓力 (2) 減少分泌：REM、**IGF1**、T_3、T_4 過低
泌乳素(PRL)	－	1. 懷孕時促進乳房發育，引發**乳汁分泌**，受吮乳機械刺激可增加乳汁製造量 2. 與 LH 及 FSH 拮抗，造成**排卵抑制**及**產後無月經**
甲狀腺刺激素(TSH)	甲狀腺素(T_3, T_4)	1. **蛋白質激素**，可促進甲狀腺的生長及發育 2. **體制素**會**抑制** TSH 分泌，**硫尿嘧啶**(PTU)會**刺激** TSH 分泌 3. TRH **可藉醣化作用，增加 TSH 之生物活性** 4. 分泌調節：受下視丘(TRH)－腦下腺(TSH)－甲狀腺(T_3, T_4)軸負迴饋系統控制。過多的 T_3、T_4 迴饋抑制 TRH、TSH 分泌

表 11-5 腦下腺前葉分泌的激素（續）

激素	調控激素	作用
腎上腺皮質刺激素(ACTH)	糖皮質素，如皮質醇(cortisol)和皮質酮(cortisone)	1. 促進腎上腺皮質的生長、發育 2. 分泌調節：受下視丘(CRH)－腦下腺(ACTH)－腎上腺皮質（糖皮質素）軸負迴饋系統控制 3. 腎上腺皮質**絲球層**所分泌之**醛固酮不受 ACTH 控制**
濾泡刺激素(FSH)	**動情素**	1. 受 GnRH 調控，接受器位於**細胞膜**外表面上，可刺激原始濾泡發育及成熟、**濾泡顆粒細胞分泌動情素** 2. 刺激曲細精管的發育，並**製造精子**
黃體刺激素(LH)	**黃體素、睪固酮**	1. 受 GnRH 調控，與 FSH 共同作用，使濾泡完全成熟及**排卵**，並刺激黃體形成，促使黃體分泌**黃體素** 2. **LH 潮放**(LH surge)：在排卵前一天**動情素正迴饋刺激 LH 大量分泌**；之後的 9~18 小時發生**排卵**。若無 LH 潮放則不排卵 3. 刺激睪丸間質細胞發育及**分泌睪固酮**
黑色素細胞刺激素(MSH)	黑色素	刺激黑色素產生加深膚色、抑制食慾

(二) 後葉分泌的激素

由下視丘之視上核及視旁核神經細胞合成的激素，經由其神經軸突末端延伸到後葉儲存並分泌出去，因為後葉不合成激素，故又稱腦下腺神經部（表 11-6）。

表 11-6 腦下腺後葉分泌的激素

激素	分泌部位	作用
抗利尿激素(ADH)	下視丘視上核	1. 增加管壁細胞膜上的水通道數目，刺激**腎臟遠曲小管及集尿管**對**水分的再吸收**。在 ADH 分泌不足會產生尿崩症(diabetes insipidus)。**酒精**的利尿作用即抑制 ADH 分泌的效果 2. **又稱血管加壓素**(vasopressin)，**促使血管收縮** 3. 刺激分泌之因素：當**血漿滲透壓增高**且**細胞外液量減少**時，最容易引起抗利尿素的大量釋放 (1) 交感神經興奮 (2) 流汗、運動、尼古丁、嗎啡、痛等
催產素(OT)	**下視丘室旁核**	1. 透過增加子宮平滑肌 Ca^{2+}濃度，增加其收縮力 2. 雌二醇(estradiol, E_2)會增加催產素在子宮的平滑肌接受器數目 3. **刺激子宮平滑肌產生有力的收縮**。在生產前會大量分泌，當收縮增加時，更多的催產素被合成，此為正迴饋作用 4. **哺乳時，吸吮的刺激使催產素分泌增加**，乳腺管四周平滑肌上皮細胞(myoepithelial cells)收縮，**將乳汁自腺泡內擠出**，稱為**射乳**(milk ejection)

三、甲狀腺

(一) 位 置

1. 甲狀腺位於喉部正下方，位於氣管前方，甲狀軟骨兩側，左右二葉中間相連處較窄短稱峽部，峽部橫跨第 2~4 氣管環。是體內最大的內分泌腺體。

2. 血流供應：甲狀腺上及下動脈分別來自外頸動脈和鎖骨下動脈，甲狀腺最下動脈來自頭臂動脈，負責供應甲狀腺血流，靜脈血由甲狀腺靜脈流入內頸靜脈。

(二) 組織結構

1. 甲狀腺由**上皮濾泡細胞組成**，濾泡細胞的厚度會隨腺體活動程度而改變。在**濾泡細胞圍成的空腔中含有黏滯性液體**，稱為**膠體**(colloid)。活動旺盛時濾泡細胞呈高柱狀，反之，濾泡細胞萎縮呈低扁形。
2. **濾泡細胞**以**主動運輸方式**捕捉血液中的**碘離子**(I^-)，**經濾泡**(follicle)細胞**過氧化氫酶**(peroxidase)**氧化成碘分子**(I_2)，並與**甲狀腺球蛋白的酪胺酸**(tyrosing)結合，形成單碘酪胺酸(MIT)，再碘化程雙碘酪胺酸(DIT)，1MIT＋1DIT 合成**三碘甲狀腺素**(T_3)，2 個 DID 則合成為**甲狀腺素**(T_4)，需要時受 TSH 影響由濾泡細胞分泌進入血液循環。

(三) 甲狀腺之功能

1. 濾泡細胞：**分泌四碘甲狀腺素**(T_4)及三碘甲狀腺素(T_3)。
   (1) T_3 的作用機轉是進入細胞核與 T_3 接受器結合，**改變 DNA 轉錄形成數種 mRNA**。
   (2) 游離型 T_3、T_4 才具活性；反轉 T_3 (RT_3)無活性。
   (3) **T_3 含量較 T_4 少，但效用強過 T_4**。T_3 的半衰期較 T_4 短。
2. 儲存**碘的場所**。
3. **C 細胞**（又稱**旁細胞**）：**可分泌降鈣素**(calcitonin, CT)，**降血鈣濃度**，受血鈣濃度調節其分泌，**血鈣太高引發降鈣素分泌**，並能抑制破骨細胞的活化，減少骨骼中的鈣離子流失到血液中。

(四) 甲狀腺素（T_3、T_4）之功能

1. 可刺激所有**細胞耗氧率增加**，亦即促使**基礎代謝率**(BMR)**的提升、體溫上升**；並與生長激素一起支持孩童的**骨骼肌肉生長發育**，以及性成熟之發育。

2. 可刺激**蛋白質的同化作用**。甲狀腺素與胰島素以及生長激素都可以促進蛋白質合成，稱為同化激素。

3. 可使神經系統的反應性提升，**促使心跳加速（主因為增加 β_1 接受器的數量），血壓增加，腸蠕動增加**。對孩童神經系統的發育很重要。**分泌不足會使心輸出量降低**。

(五) 分泌異常

1. 分泌過少：
   (1) **胎兒或嬰幼兒期，若甲狀腺功能低下、甲狀腺素分泌過少，會影響神經系統發育**，造成**智能不足、身材矮小**，稱為**呆小症**(cretinism)；可以**外加甲狀腺素治療**。
   (2) **成年期分泌過少**導致**黏液性水腫**(myxedema)。
   (3) 地方性甲狀腺腫(endemic or simple goiter)：**食物中缺乏碘質**，致使血中**甲狀腺素量減少**，**負迴饋調控**，而使腦下腺**分泌甲狀腺刺激素**(TSH)**量大增**，導致**甲狀腺受 TSH 作用而肥大**，以作為功能性的補償，吸收碘的機率提升，此例正可說明迴饋控制的重要性。

2. 分泌過多：
   (1) **甲狀腺機能亢進**(hyperthyroidism)：成年期分泌過多，會導致**神經敏感**（神經質傾向），身體活動增加且動作迅速，皮膚汗腺活動旺盛，**體重減輕**，食慾大增，體溫略偏高，脈搏加快，基礎代謝率增加，甚而有突眼及甲狀腺腫大等現象。

(2) **格雷氏症**(Grave's disease)：為**自體免疫性疾病**，表現出甲狀腺機能亢進、**突眼症**、甲狀腺腫等。**血漿中甲狀腺刺激素(TSH)濃度會下降**。

四、副甲狀腺

(一) 位 置

1. 位於氣管及甲狀腺後面，正常人左右各有兩個，**共 4 個**。
2. 由甲狀腺上及下動脈供給血液，靜脈血則流入甲狀腺中靜脈。

(二) 組織結構

1. 腺體的細胞為**主細胞**(chief cells)及嗜酸性細胞(oxyphil cells)。
2. **主細胞**(chief cells)分泌副甲狀腺素(parathyroid hormone, PTH)，**不受腦下腺前葉的調控。其分泌受血鈣濃度影響**，血鈣太低引發 PTH 分泌，這**與降鈣素**(calcitonin)**的作用恰好相反**。

(三) 功 能

1. **調節血中鈣及磷的平衡：提升血鈣濃度以及降低血磷濃度**。
   (1) 骨骼：活化破骨細胞(osteoclast)，**刺激骨骼之分解**，造成**鈣離子**（及磷酸根離子）滲入血液循環。
   (2) 腸道：刺激腎臟分泌 1,25-雙羥維生素 D（**骨化三醇**），間接增加 Ca^{2+}從腸內吸收。
   (3) 腎臟：增加腎小管對 Ca^{2+}**的再吸收；抑制腎小管對磷的再吸收，因此增加磷酸根隨尿液排出**。
2. **尿中羥脯胺酸**(hydroxyproline)**濃度是副甲狀腺素活性之指標**。

(四) 分泌異常

1. **副甲狀腺功能不足**(hypoparathyroidism)：副甲狀腺素分泌過少，**破骨細胞不活化，活動減少，血中鈣質減少**，造成**低血鈣症**(hypocalcemia)，使肌肉發生痙攣，稱之**手足搐搦**(carpoedal spasm)。

2. **副甲狀腺功能亢進**(hyperparathyrodism)：**副甲狀腺素分泌增多**時破骨細胞過度活化，造成**血中磷質減少，鈣質增加**，引發**高血鈣症**(hypercalcemia)**導致腎結石。並且破骨細胞過度活動**，亦會造成骨質空洞，骨質破壞的地方有纖維囊形成，**稱為囊狀纖維性骨炎**(osteitis fibrosa cystica)，**容易發生自發性骨折。常年不照射陽光，缺乏維生素 D**，也易造成此病。

五、腎上腺

(一) 位 置

1. 腎上腺位於腎臟頂端，分為皮質(cortex)及髓質(medulla)。

2. 皮質及髓質的功能迥異，主要因其來源不同，**皮質**在胚胎期屬**中胚層**衍生，而**髓質**是由交感神經的神經節衍變而特化的神經內分泌腺體，和**神經系統**共同屬**外胚層**衍生。

(二) 組織結構

1. 皮質由三層不同細胞構成，由外而內分別為：

   (1) **絲球層（帶）或稱小球區**(zona glomerulosa)：分泌礦物皮質固醇(mineralocorticoids)，例如：**醛固酮**(aldosterone)。此層不受 ACTH 分泌之控制，而受腎素—血管收縮素—醛固酮系統(RAA system)控制。

(2) **束狀層**(zona fasciculata)：**分泌糖皮質素**(glucocorticoids)（又稱糖皮醇），例如：**皮質醇**。此層受 ACTH 控制最為顯著。

(3) 網狀層(zona reticularis)：分泌少量的激素，主要是**性激素**。

2. **髓質由嗜鉻細胞**(chromaffin cells)所組成，可視為交感神經的節後神經元，受交感神經節前神經元支配。

(1) **人類腎上腺髓質所分泌的兒茶酚胺濃度以腎上腺素**(Epi)**最高**，占 80%；而正腎上腺素(NE)占 20%。

(2) 腎上腺素可**促進糖質新生**（合成醣類的反應），效果類似升糖素，為**腎上腺素類升糖效應**；另外，腎上腺較需要**藉由細胞膜上的接受器來達成作用**。

(三) 腎上腺皮質激素

腎上腺皮質可調節醣類及蛋白質的代謝，維持水分和電解質的平衡，並參與緊急反應，是維持生命所必需，**若切除腎上腺皮質可能有生命危險**。

◆ 礦物皮質固醇 (Mineralocorticoid)

1. 主要為**醛固酮**（或稱留鹽激素），其功能包括：

(1) 加速腎小管對**鈉離子的再吸收**及**鉀離子、氫離子的排除**。

(2) 作用於遠曲小管及集尿管，增加腎小管對鈉及水的再吸收。

2. 分泌調節機制受**腎素－血管收縮素－醛固酮系統**(RAA system)及**血中鉀離子含量**的控制。

3. **鉀離子的控制**：當血中**鉀離子、氫離子濃度增加時**，**會直接刺激腎上腺皮質分泌醛固酮**，並造成大量的鉀離子、氫離子由腎臟被排除。當血中的鉀離子濃度減少時，則醛固酮的製造減少，因而由腎臟排除的鉀離子較正常時為少。**過度分泌醛固酮時可能造成高血壓及代謝性鹼中毒**。

◆ 糖皮質素（糖皮質固醇、糖皮醇；Glucocorticoid）

主要為皮質醇(cortisol)及皮質酮（cortisone；又稱為可體松），皮質醇的分泌量在每日**清晨 8 時的濃度最高，下午 4 時濃度最低**，其分泌具**日變週期**。其功能包括：

1. 代謝方面：
   (1) 促進**醣類代謝**：加速**肝臟糖質新生，增加血糖濃度**。
   (2) 促進蛋白質分解：刺激肝外組織分解蛋白質為胺基酸，而**抑制生長**。
   (3) 促進脂肪分解：加速脂肪的可動性及異化作用。
2. **促進血管對神經傳導物質（如正腎上腺素）之敏感性**。
3. **抗發炎**及抗過敏：**受傷、發炎**時，會增加糖皮質素之分泌。
   (1) 抑制白三烯素及前列腺素的合成。
   (2) **抑制淋巴球及嗜中性球，減低免疫反應能力**，大量耗損維生素 C，減低結締組織之增殖及癒合，**以減少發炎**。
4. 抗壓力作用：糖皮質素與腎上腺素都屬於壓力激素，當面臨壓力時，此二種激素會分泌用來對抗壓力。
5. **增加胃酸分泌**：易引起胃潰瘍。
6. 抑制造骨細胞活性：易造成**骨質疏鬆**。
7. 合成過程：**膽固醇脂化存在油滴內 → 在粒線體轉化成黃體素 → 在內質網形成黃體素 → 在粒線體行氧化作用形成皮質醇**。
8. 分泌控制：下視丘 CRH－腦下垂體 ACTH－腎上腺皮質 cortisol 軸負迴饋調節。

◆ 性激素 (Sex Hormones)

1. 主要為雄性素；其次為雌性素及黃體素，其分泌量不多，男性大量雄性素是由睪丸的萊氏細胞(Leydig's cell)合成並分泌。

2. 作用：
   (1) 維持並促進男女第二性徵的發育。
   (2) 促進蛋白質的同化作用。
   (3) 配合性腺的發育。
   (4) **雌性素會增加血漿 LDL、降低 HDL，故男性心血管疾病發生率高於非更年期女性**。

(四) 皮質功能異常

1. **糖皮質素分泌過少：愛迪生氏症**(Addison's disease)是糖皮質固醇與礦物皮質固醇分泌不足所造成，其主要症狀包括：
   (1) 體重減輕、體溫及代謝率降低、血糖低、血液中鉀離子增加而**鈉離子減少**、**脫水**、皮膚呈古銅色（ACTH 分泌增加所致），患者可能因**低血壓**致**循環性休克**而死亡。若不予以治療，病重者 1~3 年內死亡。
   (2) 糖皮質固醇分泌不足而負迴饋腦下腺**分泌大量 ACTH**。
   (3) **對壓力忍耐力降低**，受刺激時易發生急性危機現象而死亡。
2. **糖皮質素分泌過多：造成庫欣氏症候群**(Cushing's syndrome)，其主要症狀為：**高血壓**、肌肉萎縮、皮膚變薄、**骨骼疏鬆**、傷口癒合慢及脂肪重新分配，造成**月亮臉**(moon face)、**水牛肩**及**腹部下垂**(pendulous abdomen)等。
3. 性激素分泌過多：若發生在幼年期，有性早熟現象，身高發育停滯，肌肉發達，造成肥胖症。若發生在成年期，則有女子男性化現象(virlism)，如陰蒂及大陰唇的肥大，此又稱腎性生殖器肥大症候群(adrenogenital syndrome)（表 11-7）。

表 11-7 激素分泌異常

腦下腺激素	激素	疾病
生長激素	－	1. 過少：(1)垂體侏儒症；(2)**拉隆氏侏儒症** 2. 過多：(1)呆小症（兒童）；(2)肢端肥大症（成人）
甲狀腺刺激素(TSH)	甲狀腺素	1. 過少：(1)呆小症（胎兒或嬰幼兒）；(2)黏液性水腫（成人）；(3)地方性甲狀腺腫 2. 過多：(1)甲狀腺機能亢進；(2)格雷氏症
腎上腺皮質刺激素(ACTH)	糖皮質素	1. 過少：愛迪生氏症 2. 過多：庫欣氏症候群
	礦物性皮質素	1. 過少：高血鉀、低血鈉、低血壓 2. 過多：Conn 症候群
	雄性素	分泌過多：(1)在幼年期造成性早熟；(2)成年期造成女子男性化

(五) 腎上腺髓質激素

1. 髓質的嗜鉻細胞分泌之激素主要為**腎上腺素及正腎上腺素，當交感神經興奮時，會促進腎上腺素及正腎上腺素分泌**，作用與交感神經系統相似，可視為交感節後器官，**可應付危急情況。**

2. 當腎上腺素作用於 β_1 接受器，會直接增加心跳速率及心收縮力；當作用於 β_2 接受器，會使冠狀動脈及支氣管平滑肌擴張；當作用於 **α 接受器則會影響冠狀動脈收縮**。

3. **若罹患嗜鉻細胞瘤**會釋放大量**腎上腺素**到循環中，使血壓過高、**心跳增加**。

六、胰臟之蘭氏小島

(一) 激素的種類

1. α 細胞（或稱 A 細胞）**分泌升糖素**(glucagons)：占 25%，**為升高血糖作用**。
2. β 細胞（或稱 B 細胞）**分泌胰島素**(insulin)：占 70%，**為降血糖作用**。
3. δ 細胞（或稱 D 細胞）**分泌體制素**(somatostatin)：占 50%，**可同時抑制升糖素、胰島素的分泌，總作用為降血糖**。
4. F 細胞：分泌多胜肽。

(二) 激素的作用機轉

1. **升糖素：加速肝臟中的肝醣分解**，增加血糖濃度，**在饑餓狀態時，血中的升糖素明顯上升**，故血糖降低時導致升糖素分泌。
2. **胰島素**：高血糖會刺激胰島素分泌。
   (1) **降低血糖**：與**細胞膜上胰島素接受器**（**G 蛋白耦合接受器家族**）結合，增加**葡萄糖運轉體**(GLUT)，**促使血中葡萄糖進入細胞**，或**刺激肝細胞合成肝醣儲存**（圖 11-2）。**運動能增加胰島素接受器的親和力**，降低血糖濃度。
   (2) 大餐後血糖調節的速度比預期胰島素的作用還要快，是因為**腸泌素(incretin)進行了前饋調節**(feedforward regulation)。
   (3) **與升糖素互拮抗**：胰島素會控制升糖素的分泌，當 β 細胞無法製造胰島素控制 α 細胞時，升糖素持續分泌使血糖更高。
   (4) 促進脂肪合成：促進**肌肉對酮體的利用**，抑制脂肪分解。
   (5) 促進胺基酸合成為蛋白質：**使胺基酸濃度下降**。
   (6) **降低血鉀**：促使脂肪細胞吸收鉀離子。
   (7) **胰島素缺乏**：胰臟 β 細胞萎縮或喪失，導致血中胰島素量不足，使**細胞無法利用葡萄糖**，轉而**分解脂肪**產生能量，增加血中游離脂肪酸（如血漿膽固醇及磷脂類），造成其代謝產物**酮酸**(ketone acid)、**乙醯乙酸**(acetoacetic acid)**的堆積**，導致酮酸血症、酮酸中毒。

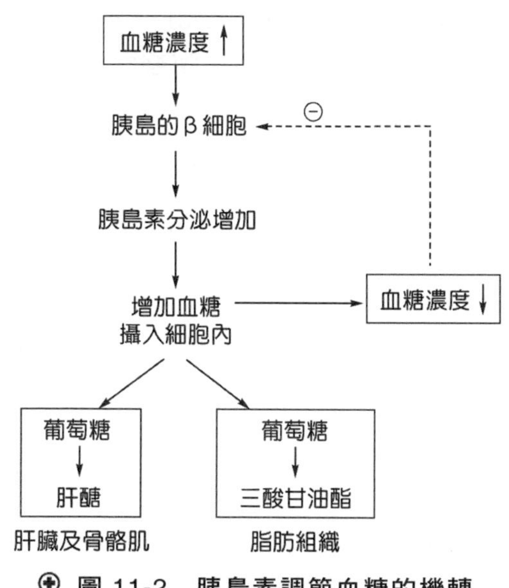

圖 11-2 胰島素調節血糖的機轉

(三) 糖尿病(Diabetes Mellitus, DM)

1. 糖尿病可分為四類：
   (1) 第一型糖尿病：幼年型，主要是胰島素合成不足，需終生注射胰島素。
   (2) 第二型糖尿病：成年型，大多是細胞對胰島素的反應不敏感或胰島素接受器數目減少（向下調節）所致。主要治療方式以飲食控制及運動為主，或伴以口服降血糖劑控制。
   (3) 妊娠糖尿病：因懷孕而使葡萄糖耐受性出現異常，通常在生產後會恢復正常。
   (4) 其他特異型糖尿病：如內分泌性疾病、胰臟疾病（如胰臟癌）、β 細胞功能基因缺陷等。

2. 症狀：
   (1) 血糖過高：其濃度在進食後可達 200~800 mg/dL，一般正常人空腹血糖值約是 70~110 mg/dL，飯後 1 小時約為 150 mg/dL 以下，而飯後 2 小時可恢復到空腹的水準。
   (2) 糖尿：尿中出現葡萄糖。
   (3) 酸中毒(acidosis)。
   (4) 多尿：葡萄糖隨尿排出，**使腎小管內呈現高滲透壓**，促使水分大量跟著排出，而尿量大增，此稱為滲透性利尿。
   (5) 多吃：細胞無法獲得足量葡萄糖，因此對食物的慾望增強。
   (6) 多喝：因多尿的結果，水分喪失過多，故多喝水。

七、性 腺

(一) 睪 丸

1. **睪固酮**(testosterone)：經 LH 刺激萊氏細胞而分泌。GnRH 經由負迴饋機制受動情素、黃體素和雄性素調控，**若兩側睪丸切除**，GnRH 的分泌會增加，**刺激 LH 生成**。其功能如下：
   (1) 加速**蛋白質同化作用**及細胞生長，並使骨骺板閉合，終止生長。
   (2) 促進第二性徵及性器官的發育，並維持之。
   (3) 輔佐性慾。
2. **抑制素**(inhibin)：受 FSH 調控，由曲細精管內的賽氏細胞(Sertoli cells)分泌，藉負迴饋作用，**抑制 FSH 之分泌**，進而可**抑制精子形成**。

(二) 卵 巢

◆ 分泌的激素

1. **動情素**(estrogen)：又稱雌激素，由卵巢濾泡中的顆粒細胞(granulosa cell)分泌，**是芳香環轉化酶**(aromatase)**轉換雄性素而成，決定了女性而非男性第二性徵的發育**。
   (1) 維持及**發育第二性徵，乳腺管的發育**，月經的週期性等。
   (2) 加速女性生殖系統之上皮細胞增殖，促使月經後的**子宮內膜再生並增厚**。
   (3) 可促進**蛋白質同化作用**及生長。
   (4) **可增加血漿中維生素 D_3 的濃度**，同時也活化造骨細胞，但也加速骨骺板閉合，終止骨生長。
   (5) **停經婦女缺乏雌性素易患骨質疏鬆症**。
   (6) 迴饋控制 LH 及 FSH 之分泌。
   (7) 雌二醇(E_2)分泌量的增加，導致 LH 潮放促使排卵（正迴饋），亦會**刺激子宮內膜生長**。
   (8) 可分為 E_1、E_2、E_3 三種，生理功能強度以 E_2 為主，胎兒可分泌雌三醇(E_3)，且為孕婦血中雌三醇來源。

2. **黃體素**(progesterone)：又稱助孕酮，由黃體分泌。
   (1) 與動情素共同作用，使子宮內膜增厚，以利受精卵著床。
   (2) 促使**乳腺組織**發育。
   (3) 在**排卵後黃體素分泌量增加，使基礎體溫升高 0.2~0.5℃**。
   (4) 黃體素可抑制子宮平滑肌之收縮，有安胎作用。
   (5) 可加速**蛋白質異化作用，會減少動情素接受器之數目**。
   (6) 黃體素會抑制 FSH 分泌，以避免新濾泡發育。

◆ **分泌機制**

1. FSH 刺激濾泡成長，成長中的濾泡會分泌動情素。LH 及 FSH 刺激黃體形成，而黃體可分泌黃體素。
2. 此二種激素的分泌均有週期節律，主要是藉迴饋控制調節，以維持正常月經週期。
3. 懷孕後約第 8 週開始，胎盤會分泌黃體素，取代黃體的功能。

八、松果腺

1. 位於**上視丘**，即間腦及中腦頂交接處（**第三腦室頂部**），又稱腦上腺。
2. 屬神經性分泌腺，內有神經膠細胞及松果腺細胞(pinealocyte)。在成年人的松果腺可見到**腦砂**(brain sand)，**為退化之松果腺產物**，可供 X 光診斷腦部的參考位置。**年老後最容易鈣化的內分泌器官**。
3. 分泌的激素主要為**褪黑激素**(melatonin)，在幼年期具有抑制性腺成熟的功能(antigonadal function)，其血中濃度**在黑夜時較白天高，故被認為與睡眠有關，可調節生理時鐘，現被應用為安眠藥**。松果腺細胞經由血液攜帶的**血清素合成褪黑激素**。

九、其他內分泌組織

(一) 腸胃道

1. 胃的胃泌素(stomach gastrin)：促使胃液分泌及蠕動增加。
2. 腸的胰泌素(secretin)：促鹼性胰液分泌。
3. **十二指腸**的膽囊收縮素(cholecystokinin, CCK)：促使膽囊肌肉收縮，造成膽囊內膽汁排空，促胰的消化酶分泌。

4. 促腸液激素(enterocrinin)：促使腸液分泌。

5. 胃的抑胃胜肽(gastric inhibitory peptide, GIP)。

(二) 胎盤

1. 人類絨毛膜促性腺激素(human chorionic gonadotropin, hCG)；**驗孕劑即主要檢測 hCG 在尿中的有無**。

2. 動情素(estrogens)；**婦女懷孕 6 週後**，動情素主由胎盤分泌。

3. 黃體素(progesterone)。

4. 鬆弛素(relaxin)。

(三) 腎臟

可分泌**紅血球生成素**(erythropoietin, EPO)，**主要作用於紅骨髓，可促進紅血球之生成**。慢性腎衰竭病人之貧血主要是因 EPO 分泌不足所造成。

(四) 神經內分泌

激素多為神經傳導物質(neurotransmitter)或神經傳導介質(neuromodulator)，亦具有局部性激素(local hormone)的作用。

(五) 心臟

心房利尿鈉胜肽(atrial natriuretic peptide, ANP)**可作用於腎小管，抑制 Na^+再吸收、抑制腎皮質分泌醛固酮**及 ADH 分泌，促腎臟排泄鈉及水，使血壓下降。

QUESTION 題庫練習

1. 下列何者位於氣管前方，是體內最大的內分泌腺體？(A)松果腺 (B)甲狀腺 (C)副甲狀腺 (D)腎上腺 (99專普一)

 解析 甲狀腺位於氣管前方，有兩葉，連接於喉部與氣管兩側。

2. 有關激素的敘述，下列何者錯誤？(A)腎臟分泌腎活素 (B)腎上腺的分泌物可以作用於心臟 (C)胃分泌胃泌素 (D)膽囊分泌膽囊收縮素 (99專普二)

 解析 膽囊收縮素來自十二指腸。

3. 腦下垂體窩位於下列哪一塊骨頭上？(A)篩骨 (B)顳骨 (C)蝶骨 (D)枕骨 (99專普二)

4. 抗利尿激素(ADH)主要作用於何種器官，以減少尿液？(A)肺 (B)肝 (C)腎 (D)腦 (99專普二)

 解析 抗利尿激素作用於腦部，刺激腎臟遠曲小管與集尿管對水分再吸收，以減少尿液。

5. 第一型糖尿病(Type I DM)主因是何種激素分泌不足所致？(A)黃體素 (B)皮質固醇 (C)醛固酮 (D)胰島素 (99專普二)

 解析 胰島素可促進葡萄糖轉變為肝醣、減少肝醣水解與糖質新生，有降血糖功用。

6. 下視丘之神經核中，何者與晝夜節律有關？(A)視上核 (B)後核 (C)視交叉上核 (D)視旁核 (100專高一)

 解析 視交叉上核是調節「睡一醒週期」的生理時鐘。

7. 下列哪一種激素屬於類固醇激素(steroid hormones)？(A)甲狀腺素(thyroxine) (B)動情素(estrogen) (C)甲促素(TSH) (D)甲釋素(TRH) (100專高一)

 解析 (A)(C)為胺類激素；(D)為胜肽類激素。

解答： 1.B 2.D 3.C 4.C 5.D 6.C 7.B

8. 有關激素作用敘述，下列何者正確？(A)腎素會促進血管收縮，使血壓上升 (B)礦物皮質酮會促進鈉離子的再吸收，使血壓下降 (C)副甲狀腺素會促進蝕骨細胞的作用，使血鈣下降 (D)胰島素會促進細胞內的肝醣分解，使血中葡萄糖下降 （100專普一）
9. 下列何者的兩個腺體間具有門脈循環系統？(A)下丘腦與腦下腺前葉 (B)下丘腦與腦下腺後葉 (C)甲狀腺與副甲狀腺 (D)腎上腺皮質與腎上腺髓質 （100專普一）
10. 下列何者的分泌主要在黑暗時進行？(A)松果腺 (B)腦下腺 (C)腎上腺 (D)胸腺 （100專高二）

解析 松果腺細胞對光敏感，依光強度在夜晚分泌褪黑激素。

11. 有關生長激素作用的敘述，下列何者錯誤？(A)促進蛋白質合成，產生正氮平衡 (B)促進脂肪合成，減少血中脂肪酸 (C)增加小腸對鈣離子的吸收 (D)有抗胰島素作用，導致血糖升高

解析 生長激素會減少體脂肪。 （100專高二）

12. 下列何者由腦下腺後葉分泌？(A)褪黑激素(Melatonin) (B)催產激素(Oxytocin) (C)生長激素(Growth hormone) (D)泌乳素(Prolactin)

解析 (A)由松果腺分泌；(C)(D)由腦下腺前葉分泌。 （100專普二）

13. 下列哪種荷爾蒙可以促進蛋白質異化作用？(A)腎上腺皮質素 (B)生長激素 (C)甲狀腺素 (D)胰島素 （100專普二）
14. 降鈣素(calcitonin)主要由下列何種細胞所分泌？(A)甲狀腺濾泡旁細胞 (B)甲狀腺濾泡細胞 (C)副甲狀腺主細胞 (D)副甲狀腺嗜酸性細胞 （100專普二）

解析 (B)分泌甲狀腺素；(C)分泌副甲狀腺素；(D)尚未發現其分泌作用。

15. 切斷腦下腺與下視丘的神經聯繫，何種腦下腺激素分泌會受影響？(A)催產素(oxytocin) (B)黃體促素(LH) (C)胰島素(insulin) (D)動情素(estrogen) （101專高一）

解答： 8.A 9.A 10.A 11.B 12.B 13.A 14.A 15.A

16. 皮質醇(cortisol)主要來自腎上腺何處？(A)髓質部(medulla) (B)網狀帶(zona reticularis) (C)囊狀帶(zona fasciculata) (D)絲狀帶(zona glomerulosa) （101專高一）

解析 (A)髓質分泌腎上腺與正腎上腺素；(B)網狀帶分泌性激素；(C)囊狀帶（束狀帶）分泌糖皮質素，包括皮質醇；(D)絲狀帶分泌醛固酮（礦皮質素）。

17. 胰島素不具有下列何種作用？(A)促進肝醣的合成 (B)促進脂肪合成 (C)促進細胞攝取葡萄糖 (D)促進肌肉釋出胺基酸

解析 可促進細胞攝取胺基酸。 （101專普一）

18. 下列何者不分泌激素？(A)胸腺 (B)丘腦 (C)心臟 (D)胎盤

解析 (A)胸腺分泌胸腺素(thymosin)；(C)心臟分泌心房利尿鈉因子(ANF)；(D)胎盤分泌人類絨毛膜促性腺激素(hCG)、黃體素、雌激素、人類胎盤泌乳素(HPL)。 （101專普一）

19. 紅血球生成素(EPO)主要是由何處分泌？(A)骨髓 (B)心 (C)腎 (D)肺 （101專普一）

解析 腎臟的腎絲球可釋出紅血球生成因子，促進紅血球生成素轉換為紅血球生成素。

20. 哪兩種激素是由腦下腺前葉同一種細胞合成？(A)生長激素及濾泡促素(FSH) (B)濾泡促素及黃體促素(LH) (C)黃體促素及泌乳素(prolactin) (D)泌乳素及生長激素 （101專普一）

解析 腦下腺前葉的嗜酸性細胞可分泌生長激素、泌乳素(prolactin)；嗜鹼性細胞則可分泌TSH、ACTH、FSH、LH。

21. 抑制素(Inhibin)主要抑制腦下腺前葉的哪一種激素？(A)黃體促素(LH) (B)濾泡促素(FSH) (C)胰島素(insulin) (D)皮質醇(cortisol) （101專普一）

解析 抑制素是由女性卵巢的卵泡顆粒細胞，及男性睪丸的支持細胞所分泌的醣蛋白激素，可選擇性抑制腦下垂體前葉分泌的濾泡促素。

解答： 16.C 17.D 18.B 19.C 20.B 21.B

22. 由甲狀腺分泌的兩種具有生理功能的主要激素是：(A)甲狀腺素(thyroxine)及單碘酪胺酸(monoiodotyrosine) (B)單碘酪氨酸及二碘酪胺酸(diiodotyrosine) (C)二碘酪胺酸及三碘甲狀腺素(triiodothyronine) (D)甲狀腺素及三碘甲狀腺素 （101專高二）

23. 下列何者會造成肢端肥大症？(A)幼年時期，生長激素分泌過多 (B)幼年時期，生長激素分泌過少 (C)成年時期，生長激素分泌過多 (D)成年時期，生長激素分泌過少 （101專普二）

24. 下列何者促進降鈣素(calcitonin)釋放？(A)高血鈣 (B)低血鈣 (C)副甲狀腺素(parathyroid hormone) (D)甲狀腺激素(thyroid hormone) （101專普二）

25. 下列何者具有產生生殖細胞的功能？(A)性腺 (B)腎上腺 (C)乳腺 (D)前列腺 （101專普二）

26. 下列激素與其主要作用器官的配對，何者正確？(A)濾泡刺激激素主要作用於卵巢 (B)抗利尿激素主要作用於膀胱 (C)腎上腺素主要作用於腎臟 (D)胰島素主要作用於胰臟 （102專高一）

解析 (A)作用於腎臟的遠曲小管及集尿管；(B)作用器官為心臟、支氣管及血管；(C)作用在肝臟、肌肉及脂肪組織。

27. 胰島素如何促使葡萄糖進入肌肉細胞？(A)增加細胞膜上胰島素受體 (B)增加細胞膜上葡萄糖受體 (C)增加細胞膜上葡萄糖運轉體 (D)增加細胞膜上胰島素運轉體 （102專高一）

解析 胰島素與胰島素接受器結合後，會增加細胞膜上的葡萄糖運轉體(GLUT)，促使血液中的葡萄糖進入細胞。

28. 下列何者中含有濾泡？(A)胰島 (B)松果腺 (C)甲狀腺 (D)腎上腺皮質 （102專高二）

29. 下列何種激素是嗜鉻細胞(chromaffin cell)所分泌？(A)腎上腺皮質促進素(ACTH) (B)促皮質素釋放因子(corticotropin releasing factor) (C)催產素(oxytocin) (D)腎上腺素(epinephrine)

解析 (A)由腦下腺前葉的嗜鹼性細胞所分泌；(B)由下視丘所分泌；(C)由下視丘室旁核所製造。 （102專高二）

解答： 22.D 23.C 24.A 25.A 26.A 27.C 28.C 29.D

30. 下列何種激素，只能由胎盤製造，卵巢並不會產生？(A)動情素(estrogen) (B)黃體素(progesterone) (C)鬆弛素(relaxin) (D)人類絨毛膜促性腺激素(HCG) （103專高一）

解析 人類絨毛膜促性腺激素(HCG)只能由胎盤製造，也因此，驗孕劑主要就是在驗HCG的存在。

31. 下列何種激素負責調節基礎代謝率和促進中樞神經系統功能成熟？(A)生長激素 (B)胰島素 (C)甲狀腺素 (D)糖皮質固醇

解析 (A)生長激素負責青春期的生長；(B)胰島素負責使葡萄糖進入體細胞內儲存；(D)糖皮質固醇負責促進促進醣類、蛋白質、脂肪代謝。 （103專高一）

32. 下列何種物質可以合成褪黑激素(melatonin)？(A)血清張力素(serotonin) (B)多巴胺(dopamine) (C)腎上腺素(epinephrine) (D)正腎上腺素(norepinephrine) （103專高一）

解析 松果腺細胞經由血液攜帶的血清張力素(serotonin)合成褪黑激素。

33. 餵食母乳可抑制排卵乃自然避孕法，這是經由下列何者所致？(A)鬆弛素(relaxin) (B)泌乳素(prolactin) (C)催產素(oxytocin) (D)前列腺素(prostaglandin) （103專高一）

解析 泌乳素在懷孕時促進乳房發育，並與LH及FSH產生拮抗的作用，而導致抑制排卵及產後無月經現象。

34. 下列何者機能亢進時，會造成骨骼礦物質流失？(A)甲狀腺 (B)副甲狀腺 (C)腦下腺 (D)腎上腺 （103專高二）

解析 副甲狀腺素能活化破骨細胞，刺激骨骼分解，造成鈣離子流失。

35. 胰島素主要是結合到位於細胞何處之受體？(A)細胞膜 (B)細胞質 (C)粒線體 (D)細胞核 （103專高二）

解析 胰島素與胰島素接受器結合後會增加細胞膜上的葡萄糖運轉體(GLUT)，促使血液中的葡萄糖進入細胞。

36. 腎上腺的哪一個部分分泌雄性激素？(A)絲球帶 (B)束狀帶 (C)網狀帶 (D)嗜鉻細胞 （104專高一）

解析 (A)絲球帶：分泌礦物皮質固醇；(B)束狀帶：分泌糖皮質素；(D)嗜鉻細胞：分泌兒茶酚胺。

解答： 30.D 31.C 32.A 33.B 34.B 35.A 36.C

37. 下列何者之作用最需要藉由細胞膜上之接受器來達成？(A)甲狀腺素 (B)腎上腺素 (C)糖皮質激素 (D)鹽皮質激素 （104專高一）

38. 下列何者是直接抑制皮脂腺油脂分泌之重要激素？(A)黃體素(Progesterone) (B)褪黑激素(Melatonin) (C)雌激素(Estrogen) (D)雄激素(Androgen) （104專高一）

解析 (A)黃體素：有安胎作用；(B)褪黑激素：可調節生理時鐘；(D)雄激素：促進皮脂腺油脂分泌。

39. 胰島素受體(insulin receptor)是屬於下列何種受體家族？(A)配體調控離子通道(Ligand-gated ion channels) (B) G蛋白耦合受體(G-protein-coupled receptors) (C)酵素連結受體(Enzyme-linked receptors) (D)細胞內受體(Intracellular receptors) （104專高一）

40. 甲狀腺素增加心肌收縮力的主要原因是：(A)增加交感神經的興奮性 (B)增加β_1受體的數量 (C)促進肌動蛋白(actin)的合成 (D)抑制正腎上腺素(norepinephrine)的代謝 （104專高二）

41. 下列何種因子最可能促進腎上腺糖皮醇(glucocorticoid)的分泌？(A)服用退燒藥 (B)發炎 (C)血糖上升 (D)女性排卵當天

解析 腎上腺糖皮醇能抑制淋巴球及嗜中性球，減低免疫反應能力，大量耗損維生素C，減低結締組織之增殖及癒合，以減少發炎。如受傷、發炎時，會增加腎上腺糖皮醇之分泌。 （104專高二）

42. 月經周期的高濃度黃體促素(LH)主要是因何種類固醇所引起？(A)助孕素(progesterone) (B)動情素(estrogen) (C)雄性素(androgen) (D)皮質醇(cortisol) （104專高二）

解析 月經週期中，在排卵前一天動情素正迴饋刺激LH大量分泌，稱作LH潮放。

43. 下列何種激素與骨骼之生長發育及維持較無關聯？(A)生長激素 (B)副甲狀腺素 (C)降鈣素 (D)腎上腺素 （105專高一）

解答： 37.B 38.C 39.C 40.B 41.B 42.B 43.D

解析 (A)生長激素主要作用於腦下腺前葉；(B)副甲狀腺素主要作用於骨骼、小腸和腎臟；(C)降鈣素則主要作用於大多數器官，參與血鈣濃度的調節；(D)腎上腺素則是主要作用於心臟、支氣管及血管；故(D)較與骨骼之生長發育及維持較無關聯。

44. 下列何者是膽固醇之衍生物？(A)腎上腺素 (B)甲狀腺素 (C)胰島素 (D)糖皮質激素 (105專高一)

解析 糖皮質激素的合成過程為：膽固醇脂化存在油滴內→在粒線體轉化成pregnenolone→在內質網形成黃體素→在粒線體行氧化作用形成糖皮質激素。

45. 下列何者因分泌持續增加而使骨質密度降低？(A)副甲狀腺素 (B)鹽皮質激素 (C)降鈣素 (D)雌激素 (105專高一)

解析 副甲狀腺素作用為調節血中鈣及磷的平衡，若副甲狀腺素亢進會使破骨細胞過度活化，導致骨質空洞，而骨質被破壞的地方會有纖維囊的形成，稱為囊狀纖維骨炎，症狀是易發生自發性骨折。

46. 紅血球生成素(erythropoietin)是由下列何種器官分泌？(A)肝臟 (B)腎臟 (C)心臟 (D)骨髓 (105專高一)

解析 腎臟可分泌紅血球生成素(erythropoietin, EPO)。慢性腎衰竭病人之貧血主要是因血球生成素分泌不足所造成。

47. 下列何者之基礎代謝率較正常人顯著增高？(A)甲狀腺功能低下患者 (B)副甲狀腺功能亢進患者 (C)甲狀腺功能亢進患者 (D)腎上腺功能低下患者 (105專高二)

解析 (A)(C)甲狀腺素能使基礎代謝率上升，故甲狀腺功能低下會使基礎代謝率下降、甲狀腺功能亢進會使基礎代謝率上升；(B)(D)副甲狀腺功能亢進及腎上腺功能低下皆會使基礎代謝率下降。

48. 下列何者藉由糖質新生作用增高血糖濃度？(A)甲狀腺素 (B)生長激素 (C)胰島素 (D)雄激素 (106專高一)

解析 腎上腺素可促進糖質新生（合成醣類的反應），效果類似升糖素，為腎上腺素類升糖效應。

49. 下列哪一個腺體之組織學特徵具有膠體(colloid)的構造？(A)松果腺 (B)腎上腺 (C)甲狀腺 (D)副甲狀腺 (106專高二)

解答： 44.D 45.A 46.B 47.C 48.B 49.C

解析 甲狀腺由上皮濾泡細胞組成，在濾泡細胞圍成的空腔中含有黏滯性液體，稱為膠體(colloid)。

50. 因自體免疫而破壞所有腎上腺皮質組織時，下列何者生合成受影響？(A)腎上腺糖皮質激素與去甲基腎上腺素（正腎上腺素） (B)腎上腺鹽皮質激素與腎上腺素 (C)腎上腺糖皮質激素與雄激素 (D)腎上腺鹽皮質激素與雌激素 （106專高二）

解析 腎上腺皮質主要分泌的激素為糖皮質素、醛固酮及性激素〔主要為雄性（激）素，其次為雌性（激）素〕。

51. 下列何者因分泌持續增加而使骨質密度增加？(A)降鈣素 (B)糖皮質激素 (C)甲狀腺素 (D)副甲狀腺素 （106專高二）

解析 會影響血鈣濃度的為降鈣素及副甲狀腺素，副甲狀腺素分泌過多會造成破骨細胞過度活化，促使骨骼中的鈣離子加速流失於血液，血鈣上升會造成骨質空洞，反造成骨質密度下降；降鈣素分泌造成的影響之一是抑制破骨細胞的活化，減少骨骼中的鈣離子流失到血液中。

52. 對於直接調控腎臟皮質集尿管(collecting duct)上皮細胞對水的通透性，下列何者能力最強？(A)血管加壓素(vasopressin) (B)腎素(renin) (C)血管張力素(angiotensin) (D)腎上腺皮質素(corticosteroid) （106專高二）

解析 抗利尿激素又稱為血管加壓素，其利用調節腎臟之遠曲小管與集尿管對水的再吸收來調節細胞外液水分的含量。

53. 下列有關褪黑激素(melatonin)之敘述，何者錯誤？(A)由松果腺中的腦砂(brain sand)所分泌 (B)光刺激會抑制其分泌 (C)可用於減低時差所造成之不適 (D)交感神經可影響其分泌

解析 褪黑激素為松果腺所分泌，然而腦砂是松果腺隨年紀漸長退化，腺體部分逐漸被締結組織取代後，其中的鈣化物不斷堆積而形成的產物，故其並不會分泌褪黑激素。 （100專普一、106專高二補）

54. 庫辛氏症候群(Cushing's syndrome)發生的原因是下列何種激素分泌過多？(A)醛固酮(aldosterone) (B)動情素(estrogen) (C)腎上腺糖皮醇(glucocorticoid) (D)雄性激素(androgen) （106專高二補）

解答： 50.C 51.A 52.A 53.A 54.C

解析 腎上腺糖皮醇又稱糖皮質素，其分泌過多造成庫辛氏症候群(Cushing's syndrome)，主要症狀為：高血壓、肌肉萎縮、皮膚變薄、骨骼疏鬆、傷口癒合慢及脂肪重新分配，造成月亮臉(moon face)、水牛肩及腹部下垂(pendulous abdomen)等。

55. 有關碘攝取不足所導致的生理變化，下列何者錯誤？(A)甲狀腺素合成與分泌不足 (B)甲狀腺腫大 (C)血中甲狀腺刺激素過低 (D)甲狀腺功能下降 （106專高二補）

解析 食物中缺乏碘質，致使血中甲狀腺素量減少，負迴饋調控，而使腦下腺分泌甲狀腺刺激素(TSH)量大增，導致甲狀腺受TSH作用而肥大，以作為功能性的補償，吸收碘的機率提升，此例正可說明迴饋控制的重要性。

56. 有關膽囊收縮素(cholecystokinin)之功能敘述，何者正確？(A)促進胃排空 (B)促進胰臟分泌胰液 (C)抑制膽鹽合成 (D)促進胃酸分泌 （106專高二補）

解析 膽囊收縮素的主要作用為：抑制胃蠕動，刺激膽汁和胰液的分泌。

57. 下列何者分泌褪黑激素(melatonin)？(A)腦下腺前葉 (B)松果體 (C)甲狀腺 (D)腎上腺 （107專高一）

解析 松果體又稱松果腺，主要功能為分泌褪黑激素。

58. 有關抗利尿激素(antidiuretic hormone, ADH)的敘述，下列何者正確？(A)可增加集尿管對水的通透度 (B)由腦下垂體的後葉細胞所合成 (C)過量使用時，造成血管鬆弛，血壓下降 (D)作用在近曲小管，增加對物質的通透度 （107專高一）

59. 關於腦下腺前葉分泌物，下列何者錯誤？(A)促甲狀腺素(thyroid-stimulating hormone) (B)促腎上腺皮質素(adrenocorticortropic hormone) (C)生長激素(growth hormone) (D)催產素(oxytocin)

解析 分泌催產素的是腦下垂體後葉。 （107專高二）

60. 下列有關內分泌腺的敘述，何者正確？(A)女性不分泌雄性素 (B)腦下腺前葉分泌濾泡刺激素 (C)腦下腺前葉分泌的激素只作用在內分泌腺上 (D)腦下腺後葉釋出的催產素可刺激乳腺製造乳汁 （108專高一）

解答： 55.C 56.B 57.B 58.A 59.D 60.B

解析 (A)人體腎上腺皮質內層的網狀帶，可分泌性激素（主要為雄性素）；(C)腦下腺前葉分泌的激素作用在內分泌腺和其他器官；(D)催產素刺激子宮平滑肌收縮與射乳。

61. 腎上腺素(epinephrine)會直接造成下列何種反應？(A)睫狀肌(ciliary muscle)收縮 (B)唾液分泌(salivation)減少 (C)肝醣合成(hepatic glycogen synthesis)增加 (D)心臟收縮強度降低 （108專高一）

62. 高蛋白質且低碳水化合物的飲食，可以刺激胰島素(insulin)分泌，但不會造成低血糖的最可能原因為何？(A)血漿中的胺基酸快速轉換為葡萄糖 (B)同時刺激升糖素(glucagon)的分泌 (C)胺基酸抑制胰島素與接受器結合 (D)血漿中的葡萄糖無法被細胞利用 （108專高一）

解析 蛋白質會刺激升糖素分泌，升糖素刺激肝醣和脂肪的水解，因此血糖上升。

63. 下列哪一個類固醇激素生合成路徑中的酵素，決定了女性而非男性第二性徵的發育？(A)膽固醇碳鏈裂解酶(cholesterol desmolase) (B)芳香環轉化酶(aromatase) (C) 5α還原酶(5α-reductase) (D)醛固酮合成酶(aldosterone synthetase) （108專高一）

解析 雌激素是芳香環轉化酶轉換雄性素而成。

64. 下列何者分泌不足可能導致呆小症(cretinism)？(A)甲狀腺素(thyroxine) (B)生長激素(growth hormone) (C)胰島素(insulin) (D)濾泡刺激素(follicle-stimulating hormone) （108專高二）

解析 (B)生長激素不足引起侏儒症；(C)胰島素不足引起糖尿病；(D)濾泡刺激素低表示卵巢功能良好，如果卵巢功能衰退，FSH會上升。

65. 松果腺(pineal gland)位於何處？(A)第三腦室底部 (B)第三腦室頂部 (C)第四腦室底部 (D)第四腦室頂部 （108專高二）

解答： 61.B 62.B 63.B 64.A 65.B

66. 下列何種激素由腺體分泌後，可被轉變為更具活性的形式？(A)三碘甲狀腺素(triiodothyronine, T3) (B)逆三碘甲狀腺素(reverse triiodothyronine, rT3) (C)血管張力素 II(angiotensin II) (D)睪固酮(testosterone) （108專高二）

解析 睪固酮可轉化為活性代謝物：17β-雌二醇與二氫睪固酮。

67. 下列何種原因抑制懷孕時乳汁的製造？(A)泌乳素(prolactin)濃度過低，不足以刺激乳腺 (B)人類胎盤泌乳素(human placental lactogen)過低 (C)多巴胺(dopamin)抑制腦下腺合成泌乳素 (D)雌激素(estrogen)與黃體素(progesterone)濃度高 （108專高二）

68. 一位50歲女性有低血鈣、高血磷與低尿磷等症狀，注射副甲狀腺素(PTH)治療會增加尿液中cAMP的濃度，此女士可能罹患下列何種疾病？(A)原發性副甲狀腺機能亢進 (B)次發性副甲狀腺機能亢進 (C)原發性副甲狀腺機能低下 (D)次發性副甲狀腺機能低下 （108專高二）

69. 下列何種器官不釋放內分泌激素？(A)心臟 (B)腎臟 (C)脾臟 (D)胃 （109專高一）

解析 脾臟的功能有防衛或過濾血液、造血、紅血球及血小板的破壞、血液儲藏所。不會釋放內分泌激素。

70. 人體甲狀腺激素(thyroid hormone)分泌不足時，最可能出現下列何種症狀？(A)對熱耐受性不足 (B)醣類的異化作用提升 (C)蛋白質同化作用提升 (D)心輸出量降低 （109專高一）

解析 甲狀腺激素可使神經系統的反應性提升，促使心跳加速（主因為增加β_1 接受器的數量），血壓增加，腸蠕動增加。

71. 葛瑞夫氏症(Graves’ disease)的患者，血漿中何種物質濃度會下降？(A)甲狀腺素(T_4) (B)甲狀腺刺激素(TSH) (C)雙碘酪胺酸(DIT) (D)三碘甲狀腺素(T_3) （109專高一）

解答： 66.D 67.D 68.C 69.C 70.D 71.B

72. 嗜鉻性細胞(chromaffin cells)主要位於下列何構造中？(A)腎上腺皮質(cortex of adrenal gland) (B)腎上腺髓質(medulla of adrenal gland) (C)甲狀腺(thyroid gland) (D)松果腺(pineal gland)

解析 腎上腺髓質含有可被鉻鹽染成黃褐色的嗜鉻顆粒，稱為嗜鉻細胞。 (109專高二)

73. 下列何種類型的病人，會有促腎上腺皮質素(ACTH)大量分泌的情況？(A)愛迪生氏症(Addison's disease) (B)接受糖皮質固酮(glucocorticoid)治療 (C)原發性腎上腺皮質增生症 (D)血管張力素II(angiotensin II)分泌過多 (109專高二)

解析 愛迪生氏病(Addison's disease)是由腎上腺皮質的糖皮質固醇與礦物皮質固醇分泌不足所造成，因糖皮質固醇的分泌不足而迴饋作用促使腦下腺分泌多量的ACTH。

74. 下列何種激素的作用，最可能抑制個體生長？ (A)皮質醇(cortisol) (B)體介素(somatomedins) (C)甲狀腺素(thyroid hormone) (D)胰島素(insulin) (109專高二)

75. 下列關於內分泌細胞的敘述，何者錯誤？(A)松果腺細胞分泌褪黑素(melatonin) (B)胰臟alpha細胞分泌升糖素(glucagon) (C)副甲狀腺主細胞(chief cells)分泌副甲狀腺素(parathyroid hormone) (D)腎上腺皮質絲球帶細胞(zona glomerulosa cells)分泌糖皮質激素(glucocorticoid) (110專高一)

解析 (D)腎上腺皮質絲球帶細胞主要分泌礦物性皮質素。

76. 有關紅血球生成素(erythropoietin)的分泌與作用，下列哪些敘述正確？(1)缺氧時會分泌減少 (2)主要在腎臟合成分泌 (3)可促進紅血球之生成 (4)主要標的器官為紅骨髓。(A) (1)(2)(3) (B) (1)(3)(4) (C) (2)(3)(4) (D) (1)(2)(4) (110專高一)

解析 缺氧時會刺激腎臟釋放腎紅血球生成因子使血漿中紅血球生成素原轉變成紅血球生成素。

77. 體抑素(somatostatin)最主要抑制下列何種激素的分泌？(A)甲狀腺素(T_4) (B)生長激素(GH) (C)催產素(oxytocin) (D)泌乳素(prolactin) (110專高一)

解答： 72.B 73.A 74.A 75.D 76.C 77.B

解析 生長激素釋放激素(GHRH)及生長激素抑制激素(GHIH)，經由下視丘—腦下垂體門脈血管系統進入腦下腺前葉調節生長激素。

78. 腦下垂體細胞HE染色的特性與其功能的敘述，下列何者錯誤？(A)嗜酸性細胞分泌促腎上腺皮質素(adrenocorticortropic hormone) (B)無顆粒難染細胞(chromophobes)分泌促腎上腺皮質素(adrenocorticortropic hormone) (C)嗜鹼性細胞分泌促甲狀腺素(thyroid-stimulating hormone) (D)嗜鹼性細胞分泌濾泡刺激素(follicle-stimulating hormone) （110專高二）

解析 嗜酸性細胞分泌的激素為生長激素以及促乳素。

79. 褪黑激素(melatonin)主要由腦部哪一區域的腺體所分泌？(A)下視丘(hypothalamus) (B)上視丘(epithalamus) (C)視丘(thalamus) (D)前額葉皮質(prefrontal cortex) （110專高二）

80. 下列何種激素最可能造成血管平滑肌的收縮？(A)醛固酮(aldosterone) (B)副甲狀腺素(PTH) (C)抗利尿激素(ADH) (D)多巴胺(dopamine) （110專高二）

解析 抗利尿激素(ADH)與血管收縮素 II 可刺激小動脈平滑肌收縮，而刺激交感腎上腺系統將造成心輸出量增加。

81. 甲狀腺激素(thyroid hormone)合成的第一個步驟，下列過程何者正確？(A)酪胺酸(tyrosine)的碘化 (B)甲狀腺素(T_4)轉變為三碘甲狀腺素(T_3) (C)雙碘酪胺酸(DIT)與單碘酪胺酸(MIT)結合 (D)碘離子(I^-)轉換為碘分子(I_2) （110專高二）

解析 碘離子進入甲狀腺濾泡細胞，在甲狀腺過氧化物酶的催化下氧化成碘分子(I_2)，並與酪胺酸殘基結合，形成單碘酪胺酸(MIT)，再碘化成雙碘酪胺酸(DIT)。兩分子的DIT會化合成為四碘甲狀腺素(T_4)，一個MIT與一個DIT則化合成三碘甲狀腺素(T_3)。

82. 低血鈣主要會刺激哪一個內分泌腺體的激素分泌，以增加血鈣濃度？(A)下視丘 (B)副甲狀腺 (C)腦下垂體前葉 (D)腦下垂體後葉 （111專高一）

解析 當血液中鈣離子濃度低於正常值，主細胞會分泌副甲狀腺素刺激蝕骨細胞活化，使鈣離子進入血液中，增加體液鈣離子濃度。

解答： 78.A 79.B 80.C 81.D 82.B

83. 下列何者可協助維生素D (vitamin D)轉換為骨化三醇(calcitriol)？
(A)副甲狀腺素 (B)降鈣素 (C)抗利尿激素 (D)胰島素

解析 副甲狀腺素會作用在腎臟，合成分泌骨化三醇(calcitriol)，即維生素D_3的活化態，間接促進消化道對鈣離子、磷酸根離子、鎂離子的再吸收，降低泌尿系統對鈣離子的排泄。 (111專高一)

84. 手術時不小心移除下列何者，最可能直接造成血鈣濃度下降？
(A)胸腺 (B)腎上腺皮質 (C)胰島 (D)副甲狀腺 (111專高二)

解析 鈣離子及磷酸根離子受副甲狀腺素調控，副甲狀腺素↑時促進鈣離子再吸收、磷酸根離子排除。

85. 人體內胰島β細胞被破壞時，不會產生下列何種反應？(A)血漿中游離脂肪酸增加 (B)血漿中胺基酸濃度下降 (C)血漿的滲透度上升 (D)血漿中升糖素(glucagon)增加 (111專高二)

解析 (A)胰島素缺乏會使身體無法利用葡萄糖，轉而分解脂肪產生能量，增加血中游離脂肪酸，最終造成酮酸血症；(B)胰島素會促進胺基酸合成為蛋白質，使胺基酸濃度下降；(C)高血糖導致血漿滲透壓上升；(D)胰島素會控制升糖素的分泌，當β細胞無法製造胰島素控制α細胞時，升糖素持續分泌使血糖更高。

86. 生長激素對胰島素代謝有何影響？(A)增加胰島素受體數目 (B)減少胰島素受體數目 (C)增加胰島素受體之親和力 (D)減少胰島素受體之親和力 (112專高二)

87. 腸泌素對胰島素的分泌屬於下列何種調控機制？(A)正回饋 (B)負回饋 (C)前饋(feedforward)調節 (D)反射 (112專高二)

解析 大餐後血糖調節的速度比預期胰島素的作用還要快，是因為腸泌素(incretin)進行了前饋調節。

88. 有關激素(hormone)的敘述，下列何者正確？(A)由外分泌腺分泌 (B)主要由淋巴循環系統運送至標的細胞 (C)藉由專一性接受器調節標的細胞功能 (D)大部分以正回饋的方式調節濃度變化

(112專高三)

解析 激素(hormone)是內分泌腺體藉其分泌物進入血液循環擴散與標的器官的接受器結合，受負迴饋機轉控制。

解答： 83.A 84.D 85.B 86.B 87.C 88.C

89. 下列何種變化最有利於增加骨質密度？(A)皮質醇(cortisol)濃度上升 (B)雌激素(estrogen)濃度下降 (C)降鈣素(calcitonin)濃度下降 (D)雙羥維生素D〔1,25-$(OH)_2$D〕濃度上升 (112專高三)

解析 (A)皮質醇會減少小腸吸收鈣與磷，並增加腎臟對鈣的排出；(B)雌激素增加血液中維生素D的濃度，防止骨質疏鬆；(C)降鈣素會抑制蝕骨細胞的活性，減少鈣離子自骨骼流失。

90. 下列何者最可能促進生長激素(growth hormone)分泌？(A)高血糖(hyperglycemia) (B)高強度運動(high intensity exercise) (C)體抑素(somatostatin)分泌增加 (D)類胰島素生長因子1(IGF-1)分泌增加 (113專高一)

解析 影響生長激素分泌之因素：(1)增加分泌：熟睡（NREM 3、4期）、低血糖、運動、禁食、壓力；(2)減少分泌：REM、IGF-1、T_3、T_4過低。

91. 下列哪一種細胞分泌激素的主要功能，與副甲狀腺素(parathyroid hormone)的作用相反？(A)甲狀腺的濾泡細胞(follicular cell of thyroid gland) (B)甲狀腺的濾泡旁細胞(parafollicular cell of thyroid gland) (C)腎上腺的束狀區細胞(zona fasciculata of adrenal gland) (D)腎上腺的網狀區細胞(zona reticularis of adrenal gland) (113專高一)

解析 副甲狀腺素可增加血液中鈣離子的濃度；甲狀腺的濾泡旁細胞能分泌降鈣素。

解答： 89.D 90.B 91.B

血　液

出題率：♥♡♡

血液的特性及功能

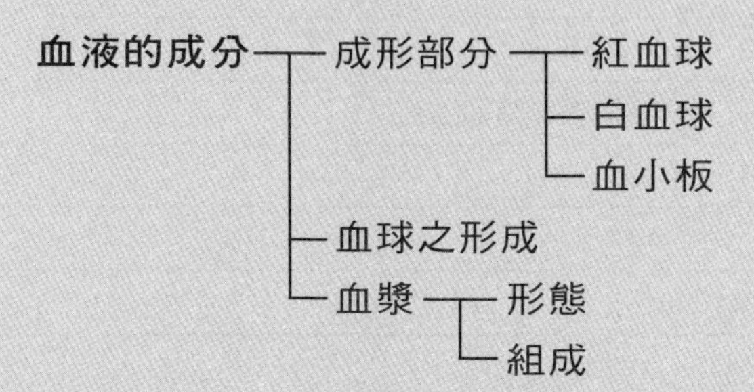

止血與抗凝血

血型

- ABO 系統
- Rh 系統

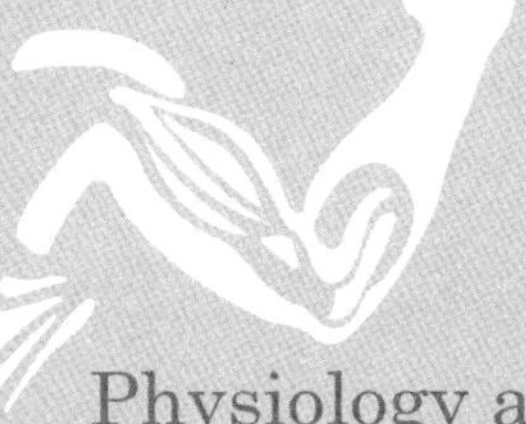

Physiology and Anatomy

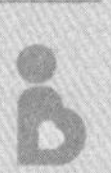
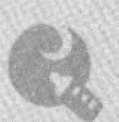

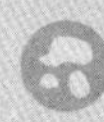
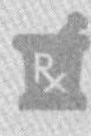
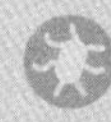

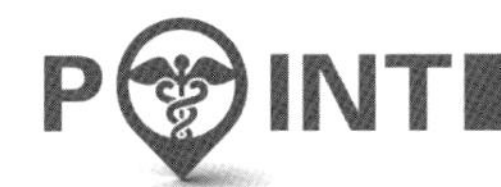

重點彙整

12-1 血液的特性及功能

一、特 性

血 量	體重的 1/13 或 8%
比 重	男：1.059；女：1.056
顏 色	動脈：鮮紅色；靜脈：暗紅色
酸鹼值	7.35~7.45
黏稠度	男：4.7；女：4.4
滲透壓	280~300 mOsm/L

二、功 能

1. 運輸：
   (1) 運送氧氣、二氧化碳及營養物質至全身各處組織。
   (2) 運送代謝廢物至腎臟、肺及汗腺排除。
   (3) 運送激素及酵素。
2. 調節：
   (1) 可調節體溫。
   (2) 含蛋白質，可作為緩衝劑調節酸鹼值。
3. 保護：
   (1) 凝血機制可防止體液喪失。
   (2) 免疫細胞可抵抗外來的病原體。

12-2 血液的成分

血液包含二種成分：(1)成形部分：約占血液的 45%，即**血比容，包括紅血球、白血球、血小板等**；(2)**血漿**：約占血液的 55%，包括除了血球以外的液體部分，包含溶解物質之液體。

一、成形部分

(一) 紅血球 (Erythrocyte; Red Blood Cell, RBC)

◆ **構造與功能**

1. **成熟之紅血球不具細胞核、粒線體、膜狀胞器等**，此種構造可使紅血球內容納更多量的血紅素（表 12-1）。
2. 血紅素(hemoglobin)：可和**氧氣與二氧化碳結合**。
   (1) 含亞鐵離子，呈紅色，每個紅血球內約含 2.8 億個血紅素。
   (2) 血紅素由一分子**血紅球蛋白**(globin)與四個**血基質**(heme)**組成**。每個血基質含一個**亞鐵離子**(Fe^{2+})可與一分子氧結合，稱為**氧合**，屬於可逆反應。因此一個血紅素可與**四個氧**結合。
   (3) 血紅素與氧氣結合呈現鮮紅色，與二氧化碳結合呈暗紅色，與一氧化碳結合呈櫻桃紅色。法醫可藉由屍體皮膚的顏色來判斷死因。
   (4) 正常成年男性的血紅素約 16 g / 100 mL；女性約 14 g / 100 mL。每克的血紅素可攜帶約 1.34 mL 的氧氣，故每 100 mL 的血液飽和時約可攜帶 20 mL 的氧氣。
   (5) 血紅素亦一氧化碳結合，其結合速率為：**一氧化碳＞氧氣＞二氧化碳**，與一氧化碳的結合率約大於氧氣 200~250 倍。
3. 紅血球內含有**碳酸酐酶**(carbonic anhydrase)，可催化 CO_2 與 H_2O 反應成 H_2CO_3，此為 CO_2 經呼吸道排除的主要途徑。

表 12-1 血液成形部分

	血球	直徑	壽命	數量	構造
紅血球		6~7 μm	120 天	女性 480 萬/ml 男性 540 萬/ml	**雙凹圓盤狀**，占血液總體積 40%
白血球				5,000~9,000 個/ml	具細胞核
顆粒	**嗜中性球**	10~12 μm	**12 小時~3 天**	占白血球 60~70%	**白血球中含量最多者**
	嗜酸性球	10~12 μm		占白血球 2~3%	—
	嗜鹼性球	8~10 μm		占白血球 1%	**白血球中數量最少者**
非顆粒	**單核球**	15~20 μm	100~300 天	占白血球 3~9%	可轉變為**巨噬細胞**
	淋巴球	7~15 μm		占白血球 25~33%	分為 T 細胞、B 細胞
血小板		2~4 μm	**5~9 天**	25 萬~40 萬/ml	呈圓盤形，**不具細胞核**

◆ **代 謝**

1. 當紅血球減少或環境氧分壓降低導致缺氧時，**腎臟**會分泌**紅血球生成素**，並經血液循環至骨髓，促使骨髓幹細胞分化為紅血球。
2. 紅血球生成過程：骨髓幹細胞 → 前紅血球母細胞 → 嗜鹼性紅血球母細胞 → 嗜多色性紅血球母細胞 → 正染色性紅血球母細胞 → 網狀紅血球 → 成熟紅血球。
3. 紅血球的分化過程中，須有**維生素 B_{12}** 與**葉酸**參與，否則血球細胞 DNA 無法複製，導致無法細胞分裂而發生貧血。
4. 老化的紅血球其細胞膜較脆弱，當流經**肝**、**脾**、骨髓等處的**網狀內皮系統**時，會被破壞並由巨噬細胞吞噬。

(1) 紅血球破壞後，血紅素分解成**血基質**與**血紅球蛋白**。

(2) 血基質內的鐵以**轉運鐵蛋白**運送至骨髓，重新形成新的紅血球。

(3) 血色素部分形成膽綠素，再還原為**游離膽紅素**，並被肝細胞吸收以做為膽汁中的色素來源。

◆ 異 常

1. 貧血：由於紅血球數目或血紅素含量太低，可能導因於身體缺乏**鐵離子**、**胺基酸**、**維生素 B_{12}**，或因**胃切除**、**胃黏膜病變**而引發的內在因子缺乏。亦有因骨髓受損或腎衰竭導致的紅血球生成素分泌不足造成。
2. 紅血球增多症：由於缺氧或造血器官癌變造成紅血球過多，導致血比容上升、血液**黏滯度增加**，引起**周邊血流阻力上升**，並容易產生血管阻塞。

(二) 白血球 (Leucocyte; White Blood Cell, WBC)

◆ 構造與形態

可因細胞質有無顆粒，分為兩類：

1. **顆粒性**白血球：因細胞核呈多葉不規則狀，故又稱多形核白血球。包含**嗜中性白血球**、**嗜酸性白血球**、**嗜鹼性白血球**。由**骨髓母細胞**(myeloblasts)分化而來。
2. **非顆粒性**白血球：包含**單核球**及**淋巴球**。其中淋巴球又可分為 B 淋巴球與 T 淋巴球。

◆ 功 能

1. **嗜中性白血球：**

(1) 具變形蟲運動**能力，可移行**通過微血管，並在組織間移動。

(2) 具吞噬能力，可吞噬外來入侵物。

(3) 具趨化性，可受發炎組織產物吸引而移動。其殺菌過程為：靠邊→滲出→趨化→吞噬。

2. **嗜酸性白血球：**
(1) 具微弱的吞噬作用與趨化性。
(2) 可附著至寄生蟲上，釋出主要鹼蛋白(major basic protein)而將之殺死。

3. **嗜鹼性白血球：**可分泌**肝素**(heparin)，為強效抗凝血劑。亦**可分泌組織胺**(histamine)、**緩激肽**(bradykinin)及**血清胺**(serotonin)引起**發炎反應**。

4. 單核球：移行至組織中可轉變為**巨噬細胞**。

5. 淋巴球：
(1) B 淋巴球執行體液免疫反應。入侵身體的抗原可刺激 B 淋巴球轉變成漿細胞，製造專一性抗體來對抗抗原。
(2) T 淋巴球可執行細胞免疫反應。其中 T 毒殺細胞(T_C)可直接消滅抗原，T 輔助細胞(T_H)可協助 T 淋巴及 B 淋巴細胞執行免疫功能，T 抑制細胞(T_I)可抑制其他淋巴細胞的生長，藉以調節免疫功能。

◆ 異 常

1. 白血球缺乏症(leukopenia)：因受輻射、化學物質、藥物等傷害，造成骨髓內幹細胞無法分化成白血球。

2. 白血病(leukemia)：又稱血癌，因骨髓或淋巴組織發生癌性突變，造成白血球無限制增生。

(三) 血小板

1. 功能：可在受傷的血管處形成血小板栓塞，並和血液凝固有關。

2. 代謝：**由骨髓巨核母細胞的碎片形成**。

3. 異常：血小板減少症(thrombocytopenia)，因血中血小板減少，易致全身小血管出血而在皮膚呈現小紫斑點，又稱血小板減少性紫斑症(thrombocytopenic purpura)。
4. NO 可抑制血小板凝集，使血小板不黏附至血管壁或互相黏著。

二、血球之形成

1. 胚胎發育過程中，血球由胚胎第 3 週的**卵黃囊**之間葉小島內製造。**從第 8 週開始由肝臟**取代成為造血之主要場所。**至胚胎第 5 個月，脾臟參與並成為主要造血場所**，但維持時間短暫。
2. 胚胎發育第 5 個月開始，由**紅骨髓**內造血幹細胞(stem cell)，或稱血球母細胞(hemocytoblast)分化而來，**此種造血能力終生具有。**
3. 骨髓幹細胞分化成血球，受到各種因子的刺激。例如：紅血球生成素刺激紅血球的生成，顆粒球—單核球純株刺激因子可刺激白血球生成。

三、血 漿(Plasma)

血漿為將血液內之成形成分移走後，剩下之黃色液體，約**占血液之 55%**。其組成為：

1. 液體：主要為水，約**占血漿之 92%**。
2. 氣體：主要為溶於水中的呼吸性氣體，包括氧氣與二氧化碳。
3. 固體：
   (1) 蛋白質：稱為血漿蛋白，約**占血漿的 7~9%**。可分為三種：
      a. **白蛋白**(albumin)：**占血漿蛋白的 60~80%**，由**肝臟**製造，做為維持**血液膠體滲透壓**的物質。
      b. **球蛋白**(globulin)：占血漿的 20~30%，包含 α、β、γ 三種球蛋白。其中 α、β 球蛋白由**肝臟**製造，可運輸血中的脂類物質。γ 球蛋白由**淋巴球**製造，為執行免疫功能的**抗體**。

c. **纖維蛋白原**(fibrinogen)：占血漿蛋白的 4%，由**肝臟**製造，**可參與凝血反應**。

(2) 碳水化合物：血漿中的醣類主要是葡萄糖。

(3) 脂質：包含甘油、脂肪酸、膽固醇及其衍生物等。

(4) 調節物質：包含由血液運送的各種激素、酵素等。

(5) 代謝物質：組織或細胞的代謝產物，如尿素、肌酸酐等。

4. **血清**(serum)：血液凝固後分離出的淡黃色透明液體，因凝血過程中纖維蛋白原已轉變成纖維蛋白塊，因此血清中**無纖維蛋白原等凝血因子**，這是與血漿最大的區別。

12-3 止血與抗凝血

一、止血機制

1. 血管收縮：血清素(serotonin)及凝血脂素 A_2 (thromboxane A_2, TXA_2)可引起血管收縮，以減少血液之流失。

2. 血小板栓塞：血小板接觸損傷之血管內皮後，會變得具黏性且附著於暴露組織之膠原蛋白，並分泌 ADP 及細胞膜磷脂質的代謝物—凝血脂素 A_2。此二者可使血小板凝聚在受傷部位，而形成血小板栓塞(platelet plug)。

3. 血液凝固：可分為三個階段。

(1) 第一階段：由凝血因子(plasma coagulation factors)（表 12-2）所參與的內在或外在路徑產生**凝血酶原活化劑**。

(2) 第二階段：凝血酶原活化劑催化凝血酶原轉變為凝血酶。

(3) 第三階段：凝血酶將纖維蛋白原轉變為纖維蛋白絲，並網住血球形成凝血塊。

表 12-2 凝血因子

凝血因子	同義名稱
I	纖維蛋白原(fibrinogen)，由肝臟合成
II	**凝血酶原**(prothrombin)，由肝臟合成，須有**維生素** K **參與**
III	組織凝血質(thromboplastin)
IV	**鈣離子**(calcium ions)
V	加速或不安定因子(proaccelerin or labile factor)
VII	血清凝血酶原轉換素(serum prothrombin conversion accelerator, SPCA; stable factor)
VIII	**抗血友病 A 因子**(antihemophilic factor)，缺乏時造成血友病
IX	聖誕因子(Christmas factor)，血漿凝血活素成分(plasma thromboplastin component, PTC)，又稱抗血友病 B 因子
X	史普二氏因子(Stuart factor, Stuart-Prower factor)
XI	血漿凝血質前身(plasma thromboplastin antecedent, PTA)
XII	黑格門因子(Hageman factor)
XIII	纖維蛋白穩定因子(fibrin stabilizing factor, FSF)

二、抗凝血

1. 檸檬酸鈉(sodium citrate)或乙二胺四乙酸(ethylenediaminetetraacetic acid, EDTA)可除去血漿中**鈣離子**，使凝血路徑受抑制。
2. 肝素(heparin)可活化抗**凝血酶** III (antithrombin III)，以抑制凝血酶的作用。
3. 香豆素(coumarin)可與維生素 K 競爭，以抑制凝血因子的製造。

12-4 血 型

1. 根據紅血球表面的凝集原種類可分類血型：
   (1) 凝集原(agglutinogen)：即紅血球表面含有之抗原，例如具有 A 凝集原者血型為 A 型。
   (2) 凝集素(agglutinin)：即血漿內所含之抗體，例如血型為 A 型者血漿內含 B 凝集素、血型為 O 型者血漿內含 A 及 B 凝集素。
2. 依紅血球表面凝集原，血型可分成 ABO 系統和 Rh 系統。

一、ABO 系統

ABO 血型屬於**等顯性遺傳**。各種血型之整理：

血型	凝集原（抗原）	凝集素（抗體）	相容血型
A 型	A 抗原	抗 B 抗體	A、O
B 型	B 抗原	抗 A 抗體	B、O
AB 型	A 與 B 抗原	無，為全適受血者	A、B、AB、O
O **型**	**無**，為全適供血者	抗 A 與 B 抗體	O

二、Rh 系統

1. 紅血球表面另有 Rh 抗原系列，共有六種常見的抗原，其中以 D 抗原之表現最強，因此除了 ABO 抗原外，具有 D 抗原的稱為 **Rh 陽性**(Rh^+)，例如 A 型，Rh 陽性；不具 D 抗原的則稱為 **Rh 陰性**(Rh^-)。
2. Rh 陽性與 Rh 陰性的人，血漿中均無 Rh 抗體。
3. 東方人 Rh 陽性約 95%，西方人約 85%。
4. 當 Rh 陰性的母親懷有 Rh 陽性胎兒時，在第二胎以後，可能會有**新生兒溶血病**。

QUESTION 題庫練習

1. 下列何者不是造血生長因子(hematopoietic growth factor)？(A)紅血球生成素(erythropoietin) (B)血管升壓素(angiotensin) (C)介白素-3 (interleukin-3) (D)聚落刺激因子(colony-stimulating factor) (98專高一)
2. 血紅素之何種成分能與氧分子結合，將氧運送到組織？(A)鈣 (B)鎂 (C)鐵 (D)鋅 (98專普二)
3. 有關血小板(platelet)形成的敘述，何者正確？(A)由骨髓母細胞(myeloblast)發育成熟而成 (B)由巨核細胞(megakaryocyte)發育成熟而成 (C)由巨核細胞的細胞質碎裂而成 (D)由骨髓組織碎裂而成 (99專高二)

   解析 骨髓母細胞發育成熟後成為顆粒性白血球。
4. 有關紅血球的敘述，下列何者正確？(A)成熟時為雙凹圓盤狀的有核細胞 (B)生命周期有7~9天 (C)正常人類的紅血球數量約為100萬個／毫升 (D)老化的紅血球可在肝臟及脾臟中被攔截、分解

   解析 (A)成熟後不再有細胞核；(B)生命周期約80~120天；(C)正常人類的紅血球數量約400~600萬個／mm^3。 (99專普一)
5. 在正常生理情形下，白血球分類計數中數量最少的是：(A)嗜中性球 (B)嗜酸性球 (C)嗜鹼性球 (D)淋巴球 (100專普一)

   解析 (A)嗜中性球占全部白血球的50~70%；(B)嗜酸性球占全部白血球的1~4%；(C)嗜鹼性球占全部白血球的1%；(D)淋巴球占全部白血球的20~40%。
6. 有關白血球之敘述，下列何者錯誤？(A)嗜中性球細胞核有明顯的分葉 (B)單核球(monocytes)為最大之白血球 (C)嗜鹼性球為顆粒球中數目最少之白血球 (D)嗜酸性球可製造肝素(heparin)

   解析 嗜酸性球含有溶菌酶，嗜鹼性球含有肝素、組織胺、過敏慢反應物質等。 (100專高二)

解答： 1.B 2.C 3.C 4.D 5.C 6.D

7. 下列何者不屬於顆粒性白血球？(A)單核球 (B)嗜中性球 (C)嗜酸性球 (D)嗜鹼性球 （100專普二）

解析 無顆粒性白血球包括單核球、淋巴球。

8. 下列何者源自於巨核細胞(megakaryocyte)？(A)嗜中性球 (B)單核球 (C)淋巴球 (D)血小板 （100專普二）

解析 (A)源自嗜中性骨髓細胞；(B)源自前單核球(promonocyte)；(C)源自淋巴母細胞。

9. 關於紅血球的敘述，何者錯誤？(A)血紅素使血液呈紅色 (B)成人的紅血球主要由黃骨髓生成 (C)成熟的紅血球不具細胞核及胞器 (D)老化的紅血球可被脾臟及肝臟中的巨噬細胞破壞

解析 黃骨髓不具造血能力，成人紅血球僅由某些尚具有紅骨髓的胸骨、脊椎骨等骨頭來生成。 （101專高一）

10. 一般情況下，血漿約占血液容積的多少%？(A) 30% (B) 40% (C) 55% (D) 65% （101專高二）

11. 有關血小板之敘述，下列何者錯誤？(A)源自巨核細胞(megakaryocyte) (B)有細胞膜 (C)正常狀況下，每立方毫米血液約含25~40萬個血小板 (D)生命期約120天 （102專高一）

解析 血小板的生命期約5~9天。

12. 血紅素的主要功能為：(A)運送氧氣 (B)運送抗體 (C)運送激素 (D)進行代謝作用 （102專高二）

13. 下列關於血清與血漿的敘述何者正確？(A)血清不含纖維蛋白原(fibrinogen) (B)血漿不含纖維蛋白原 (C)兩者皆不含纖維蛋白原 (D)兩者皆含纖維蛋白原 （102專高二）

解析 血漿與血清的區別是血清中不含纖維蛋白原等凝血因子。

14. 根據ABO系統，血型AB型的病人是全能受血者，是因為其血漿中：(A)只有抗A抗體 (B)只有抗B抗體 (C)同時有抗A與抗B抗體 (D)缺乏抗A與抗B抗體 （103專高一）

解析 AB型血的血清當中，因不含抗A或抗B抗體，所以可以接受任一血型的血液，不會產生輸血反應。

解答： 7.A 8.D 9.B 10.C 11.D 12.A 13.A 14.D

15. 有關紅血球的敘述，下列何者錯誤？(A)成熟的紅血球無法增生 (B)老化的紅血球可被脾臟中的庫佛氏細胞(Kupffer's cells)破壞 (C)生命期約120天 (D)能與二氧化碳結合 （103專高二）

解析 (B)庫佛氏細胞(Kupffer's cells)是位於肝臟中的特殊巨噬細胞。

16. 當全身血容量增加時會引起：(A)抗利尿激素(ADH)的分泌減少 (B)尿液中鈉離子濃度減少 (C)腎素的分泌增加 (D)醛固酮的分泌增加 （103專高二）

17. 有關γ-球蛋白(γ-globulins)的敘述，下列何者正確？(A)存在血清中 (B)是血漿中最多的蛋白質 (C)能參與凝血反應 (D)構成血液膠體滲透壓的主要成分 （104專高一）

解析 (B)血漿中最多的蛋白質是白蛋白（占約60~80%）；(C)參與凝血反應是纖維蛋白原；(D)構成血液膠體滲透壓的主要成分是白蛋白。

18. 若每毫升血液中可結合的血紅素數目為X，未與氧氣結合的血紅素數目為Y，則下列何者是血紅素氧飽和百分率(percentage hemoglobin saturation)之估算式？(A) Y除以X再乘以100% (B) (X＋Y)除以Y再乘以100% (C) (X－Y)除以X再乘以100% (D) Y除以(X＋Y)再乘以100% （104專高一）

19. 血漿中哪一種蛋白質最多，且具有維持血液正常滲透壓的功能？(A)白蛋白 (B)球蛋白 (C)凝血酶 (D)纖維蛋白原 （104專高二）

解析 球蛋白為次多，纖維蛋白原占最少；凝血酶不是血漿中的蛋白質。

20. 有關血球功能的敘述，下列何者錯誤？(A)紅血球能運送氧氣 (B)嗜中性球及單核球能吞噬入侵的微生物 (C)嗜酸性球會釋放組織胺引發過敏反應 (D)淋巴球能製造抗體 （105專高二）

解析 嗜酸性球主要是釋出鹼蛋白殺死寄生蟲體；嗜鹼性球才會釋放組織胺引發過敏反應。

解答： 15.B 16.A 17.A 18.C 19.A 20.C

21. 一氧化碳與血紅素的親和力約為氧的多少倍？(A) 0.21 (B) 2.1 (C) 21 (D) 210 （105專高二）

解析 一氧化碳與血紅素的結合率約大於氧氣200~250倍。

22. 正常情形下，白血球中數量最多與直徑最大的分別是：(A)嗜中性球與嗜酸性球 (B)嗜中性球與單核球 (C)淋巴球與嗜酸性球 (D)淋巴球與單核球 （106專高二）

解析 嗜中性白血球占白血球的60~70%，為白血球中含量最多者；單核細胞移行至組織中可轉變為巨噬細胞。

23. 關於紅血球的敘述，下列何者錯誤？(A)雙凹扁平圓盤狀 (B)具有細胞核與粒線體 (C)功能為運輸氧與二氧化碳 (D)老舊的紅血球會被肝臟、脾臟及骨髓的巨噬細胞破壞 （107專高二）

解析 成熟之紅血球不具細胞核、粒線體、膜狀胞器等，此種構造可使紅血球內容納更多量的血紅素。

24. 下列關於紅血球(erythrocyte, RBC)的敘述，何者正確？(A)呈雙凹圓盤狀，直徑大約7~8奈米(nm) (B)人類的紅血球發育成熟後具有多葉狀的細胞核 (C)血紅素含有鐵原子，可與氧氣或二氧化碳結合 (D) O+型血液，係指紅血球表面同時有O型與Rh型的抗原 （110專高一）

解析 (A)紅血球直徑約6~7 μm；(B)成熟之紅血球不具細胞核、粒線體、膜狀胞器等；(D) O型血液紅血球表面無A與B抗原。

25. 血球的生命週期，下列何者最長？(A)紅血球 (B)血小板 (C)嗜中性球 (D)嗜鹼性球 （110專高二）

解析 (A)紅血球存活120天；(B)血小板存活5~9天（平均7天）；(C)嗜中性球存活12小時~3天；(D)嗜鹼性球存活8~12天。

26. 下列何者不具細胞核？(A)紅血球(red blood cell) (B)白血球(white blood cell) (C)巨噬細胞(macrophage) (D)神經元(neuron) （112專高二）

解析 成熟之紅血球不具細胞核、粒線體、膜狀胞器等，此種構造可使紅血球內容納更多量的血紅素。

解答： 21.D 22.B 23.B 24.C 25.A 26.A

循環系統

CHAPTER 13

出題率：♥♥♥

陳淑瑩

心臟
- 位置
- 構造
- 心臟的電性活動
- 節律點電位與離子變化
- 心臟之傳導系統
- 心電圖
- 心臟之血液供應
- 心動週期
- 心音
- 心輸出量

血管
- 動脈
- 微血管
- 靜脈

循環生理學
- 血壓和血流
  - 血壓
  - 血量
  - 影響動脈血壓之因素
  - 血流的外在調節
  - 血流的內在調節
  - 血壓之調控
  - 血壓和血流的關係
- 微血管之物質交換
  - 影響物質交換之因素
  - 有效過濾壓

循環路線
- 體循環
- 肝門循環
- 肺循環
- 胎兒循環

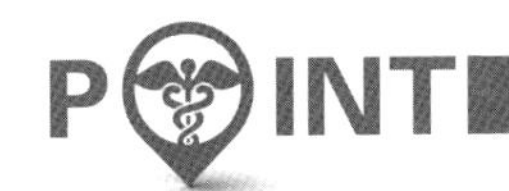

重點彙整

13-1 心臟

一、位置

心臟位於兩肺之間的縱膈內，圓錐狀，大小如本身握緊的拳頭。其心尖指向左前下方，約在第 5 肋間的鎖骨中線上，基部為心臟的最上方部分，約在第二肋骨之下。心尖(apex)是由**左心室**之尖端所形成。**心基**(base)**突向右後上方**，是由心房（大部分為**左心房**）及大血管所形成。**心臟的胸肋面**(sternocostal surface)**主要由右心房與右心室形成**。胚胎於第四週便可見到心臟有規律的跳動。心臟發育約在妊娠第四個月完成。臨床上常見病人主訴左手臂內側皮膚、左肩膀疼痛，也是心臟疾病**位移痛**(referred pain)表徵之一。

二、構造

(一) 心包膜

心臟被一個保護囊即心包膜所包圍，心包膜又分為纖維性心包膜與漿膜性心包膜。

1. 外層：纖維層，為纖維結締組織，附於胸廓之胸骨壁內面、胸膜壁層、進出心臟之大血管與橫膈。功能為**防止心臟過度膨脹、保護並固定心臟**於縱膈腔內。
2. 內層：漿膜層，薄且脆，又分為外面的壁層與內面的臟層。漿膜性心包膜的壁層位於纖維性心包膜之內面，漿膜性心包膜臟層則覆蓋在心臟與其周圍大血管的表面，又稱為心外膜。

3. **心包腔**(pericardial cavity)是指**在漿膜性心包膜壁層和臟層（心外膜）之間的空腔**，內含心包液，可防止心臟跳動時，兩層膜之摩擦。

(二) 心臟壁

心臟壁由外向內分成三部分：

1. **心外膜**(epicardium)：由**漿膜性心包膜臟層**(visceral pericardium)構成，**位於心臟最外層**，為一層透明之漿膜層。心外膜是由單層之間皮細胞、固有層和一層薄薄的結締組織所組成。
2. 心肌：心肌為具合體細胞之橫紋肌，構成心臟壁之大部分，由心肌纖維所組成，為不隨意肌，負責心臟的收縮作用。**以左心室心肌層最厚**。
3. 心內膜(endocardium)：覆蓋在心肌之內面，由內皮細胞構成，與心臟的大血管的內皮襯裡相延續。

(三) 心臟的腔室

1. **左、右心房**：兩心房之間被心房中隔(interatrial septum)隔開。
   (1) **左心房：接受 4 條肺靜脈**(pulmonary vein)**之血液，為含氧血**。
   (2) **右心房：心房中隔**有一個凹陷，在右心房的內面可見到，為胎兒期**卵圓孔**(foramen ovale)閉鎖而成，稱為**卵圓窩**(fossa ovalis)。右心房接受上腔靜脈(superior vena cava)、下腔靜脈(inferior vena cava)及冠狀竇(cornary sinus)之血液回流。
2. 左、右心室：被心室中隔(interventricular septum)所隔開。
   (1) **左心室**：接受左心房之血液，經主動脈將血液射出送到全身，所作的功比右心室大，**壓力為右心室的 5 倍**。
   (2) 右心室：為 4 個腔室中壓力最小的，接受右心房之血液，並經肺動脈幹(pulmonary trunk)送出至肺。

3. 心臟外表面橫走的**冠狀溝**(coronary sulcus)，可在表面**區隔心房和心室**。前、後室間溝(anterior and posterior interventricular sulcus)則在表面上分隔心臟前方與後方的左右心室。
4. **心臟骨架是**由**結締組織**構成的纖維環，**是心肌及心臟瓣膜附著處**，可支持瓣膜及防止瓣膜過度牽張。包括一個纖維三角和 4 個圓環。4 個圓環分別繞著心臟 4 個對外之交通。

(四) 心臟之瓣膜

為了防止血液的逆流，在心房與心室之間、肺動脈幹及升主動脈基部與心室之間皆具有瓣膜(valves)，瓣膜可說是一個導向裝置。

◆ 房室瓣

1. 由心臟壁向心室腔中生長之薄纖維膜，指引血液從心房流到心室。位於心房和心室之間，統稱房室瓣，又分為二尖瓣和三尖瓣。
   (1) **二尖瓣**(bicuspid)：**又稱僧帽瓣**(mitral valve)，位於**左心房和左心室之間**。若閉鎖不全會產生**心縮期雜音**。
   (2) **三尖瓣**(tricuspid)：**位於右心房和右心室之間**。
2. **腱索**(chordae tendineae)：右心室的腱索將**三尖瓣**游離端連接到心室內之乳頭肌(papillary muscle)，左心室的腱索則是連接二尖瓣及乳頭肌，**防止心室收縮時血液逆流回心房**。
3. **梳狀肌**(penctinate muscle)：由心肌纖維形成一束束凸起的小樑，位於**左右心耳**及**右心房**的前壁。
4. **心房收縮時，房室瓣維持向心室方向開啟；心室收縮時，房室瓣關上，防止血液倒流回心房。**
5. 房室瓣的開啟和關閉是由心房和心室間的**壓力差**引起的。

◆ 半月瓣(Semilunar Valve)（動脈瓣）

1. 位於升主動脈和肺動脈幹之基部，其作用是防止肺動脈和主動脈血液逆流回心室。
2. 左邊的半月瓣比右邊的半月瓣更大，更強韌。
3. 當心室舒張時，主動脈與肺動脈的壓力比心室大，半月瓣必須快速的關閉以防止血液倒流回心室。

三、心臟的電性活動

1. 約 1% 的心肌不具有收縮能力，而是形成一套網路，稱為心臟傳導系統，傳導系統中的竇房結會自發性去極化，產生動作電位，並藉由傳導系統將此訊息傳遍整個心臟，使得心臟跳動。
2. 心肌收縮之離子基礎：

時期	變化	離子流動
快速去極化期（第 0 期）	心肌細胞受竇房結傳來的動作電位刺激，產生去極化並達閾值，造成電位控制的 Na^+通道打開，由靜止膜電位的－90 mV 提升至＋20 mV	**大量 Na^+快速進入細胞**
短暫再極化（第 1 期）	Na^+通道進入不活化期，電位控制 K^+通道開啓，造成電位逆轉發生短暫再極化	少量 K^+ 流出細胞，或 Cl^-流入細胞內
高原期（第 2 期）	流出的 K^+與流入的 Ca^{2+}呈電平衡，電位無明顯改變，高原期會保持 **200~300 毫秒**	細胞外 Ca^{2+}流入 K^+流出細胞外
快速再極化（第 3 期）	細胞內 K^+快速擴散至細胞外，而流入細胞內的 Ca^{2+}則逐漸減少，因此誘發再極化	Ca^{2+}流入減少 K^+快速流出
靜止膜電位期（第 4 期）	恢復靜止膜電位－90 mV 狀態	－

3. 在心肌細胞上之 Ca^{2+}通道分為兩種：
   (1) L 型：開啟時間較久，這種 Ca^{2+}通道打開的速度比 Na^{+}通道慢，持續開啟的時間也比較久，**這是在高原期開啟之 Ca^{2+}通道。臨床藥物多作用在此型**。
   (2) T 型：短暫型，提供竇房結節律點電位去極化所需推力。
4. 長時間動作電位會導致相對長時間不反應期，所以心肌必須在完成前次刺激的收縮後，才能再接受刺激而收縮，**不反應期時間幾乎與其收縮時間重疊，因此心肌收縮不會產生加成作用**。
5. 不反應期：
   (1) 絕對不反應期：從去極化開始到快速再極化作用（第 3 期）結束前 1/3 的期間，此期無論再給多強刺激都無法再產生去極化。
   (2) 相對不反應期：快速再極化作用結束前 1/3 以後，此時若給予更大刺激，可再引發去極化。

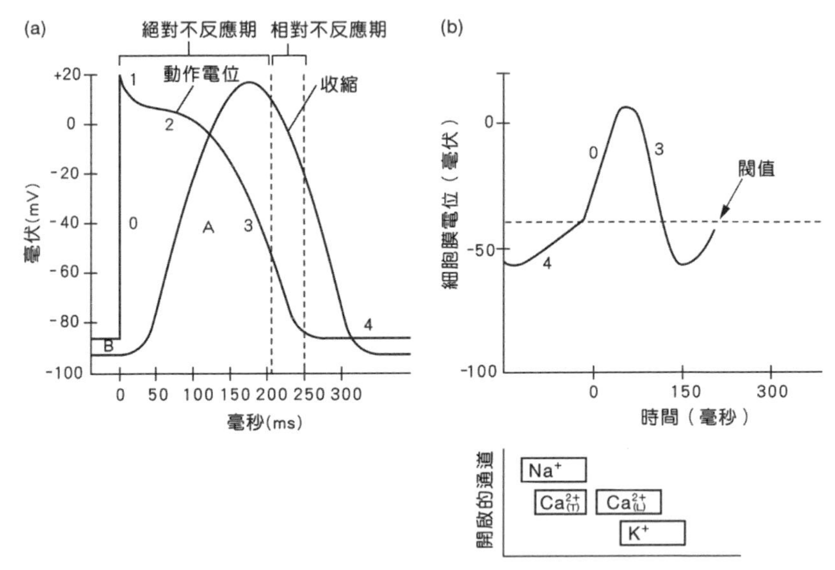

圖 13-1 (a)心室肌細胞的膜電位變化和心肌收縮的相關性；(b)竇房結細胞的膜電位變化

(3) 心肌之所以無法產生強直收縮主要是因為心肌具有較長的不反應期。骨骼肌的不反應期只有 1~2 ms，而其收縮可達 20~100 ms；心肌的不反應期幾乎和收縮期一樣長(250 ms)。

四、節律點電位與離子變化

1. 竇房結的細胞不像靜止的神經或骨骼肌細胞一樣能保持一個特定的靜止膜電位。心臟舒張時期，竇房結會表現一自發而緩慢的去極化，稱為節律點電位。節律點電位的產生與三種離子通道有關：
   (1) 在負值膜電位下開啟的 Na^+通道，這些離子通道傳導了向內流造成去極化的鈉離子電流。這與造成神經動作電位的離子通道不同。
   (2) 由 T 型 Ca^{2+}通道（$Ca^{2+}_{(T)}$通道）及 L 型 Ca^{2+}通道（$Ca^{2+}_{(L)}$通道）產生。
   (3) 電位控制的 K^+通道。
2. 節律點電位的產生過程：
   (1) 節律點電位（第 4 期）：在負值膜電位下開啟的 Na^+通道，使 Na^+流入細胞，接著 $Ca^{2+}_{(T)}$通道的開啟導致膜電位慢慢提高超過閾值。
   (2) 去極化期（第 0 期）：$Ca^{2+}_{(L)}$通道開啟，Ca^{2+}繼續流入細胞。
   (3) 再極化期（第 3 期）：K^+通道打開，K^+流出細胞造成。

五、心臟之傳導系統

心臟能自動進行收縮與舒張，主要是靠**內在傳導系統**(conduction system)的作用，此傳導系統是由**心肌肌肉特化的組織**所構成，具有自發節律性，包括：**竇房結、房室結、房室束（希氏束）及浦金氏纖維**（圖 13-2）。起始於竇房結的動作電位**經由心**

肌細胞間的間隙接合先分布到左右心房的心肌細胞，因為心房與心室之間有結締纖維隔開，所以動作電位不能由心房直接傳到心室，必須經由此特化的傳導組織來達成。

(一) 竇房結 (Sinoatrial Node, SA Node)

1. **位於右心房壁上方接近上腔靜脈開口處**。
2. 又稱**節律點**(pacemaker)，因可**產生自發性之神經衝動**，以引發每一個心動週期，且決定心跳之基本速度。
3. **心臟傳導系統是由竇房結開始**，散布到整個左右心房肌肉。
4. 竇房結在靜止時會自發地、緩慢地進行去極化，稱為**節律點電位**(pacemaker potential)，其功能是引發心臟的動作電位。
5. 受迷走神經（副交感神經）及交感神經支配。

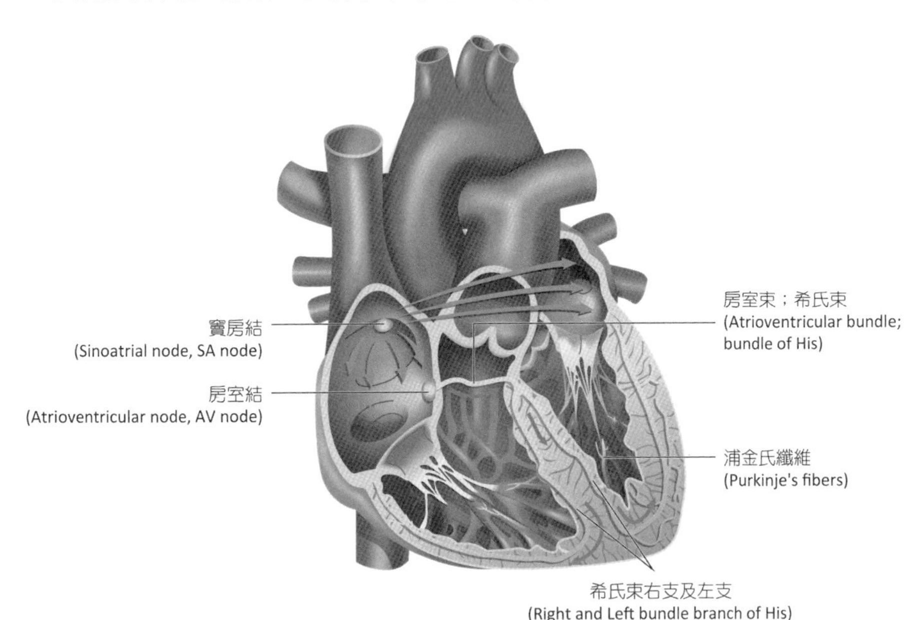

圖 13-2 心臟的傳導系統

6. 當**迷走神經興奮**時，會因乙醯膽鹼釋放而使竇房結膜上**鉀離子通透性增加**，而致膜電位更負，**心跳減慢**。故**迷走神經對竇房結是抑制的**。交感神經的作用則為相反，其分泌的正腎上腺素會使心跳速度增加。

(二) 房室結 (Atrioventricular Node, AV node)

1. **位於心房中隔下部、靠近冠狀竇開口處**，為心臟傳導系統之第 2 站。
2. 當心房肌肉興奮，才引起右心房基部之房室結興奮，這是**心房最後被去極化的部分**。
3. 房室結細胞傳導速度極慢，故有**延遲**現象，約延遲 0.1~0.2 秒，此作用**使心室在收縮前，心房能有充分的時間做完全的收縮**。
4. 房室結也有自發性電位，約 60 次 / 分鐘，若竇房結的電位出狀況，房室結則取代領導整個傳導系統。
5. 受迷走神經及交感神經支配。

(三) 房室束 (Atrioventricular Bundle)

又稱希氏束(bundle of His)，由房室結發出下行到**心室中隔**之頂端後，再分成左、右兩束分枝，傳導速度極快。

(四) 浦金氏纖維 (Purkinje Fiber)

由左右房室束分枝發出，散布到整個心室之心肌細胞上，**為心肌傳導系統中速度最快的**，如此可引起左右心室同時收縮。

(五) 傳導路徑

竇房結發出一個**動作電位**，引起左、右心房興奮及收縮 → 房室結產生去極化（心房中最後去極化之部位）→ 左右房室束（希氏束）及分枝 → 浦金氏纖維 → 左、右心室開始收縮 → 血液射到肺循環與體循環中。

六、心電圖(Electrocardiogram, ECG or EKG)

心臟傳導系統之衝動產生之電流，通過心肌時可被記錄，因此對心動週期中電位變化之記錄，稱為心電圖。

雙極肢導是記錄手腕和腳上的電極之間的電壓。**電極分別置於左、右（雙）手及左腳（心尖方向）**，其中做第一肢導是指右手(-)→左手(+)，**第二肢導是指右手(-)→左腳(+)**，第三肢導是指左手(-)→左腳(+)。

(一) 典型心電圖波型及意義

1. **P 波**(P wave)：**心房去極化波。是竇房結之神經衝動散布至左、右心房的電位**。
2. **QRS 複合波**(QRS complex)：心房發生再極化與**心室之去極化電位**。
3. 心房再極化波（心房舒張）被 QRS 複合波掩蓋，無法看到。
4. **T 波**(T wave)：**心室之再極化波**，會引起**心室舒張**。T 波會因為血中**鉀濃度上升而變得高且尖**。
5. U 波(U wave)：在 T 波之後有些人會出現一個小波，稱 U 波，可能是血鉀過低造成。

(二) 心電圖上的間期及意義

1. **PR 間隔**(PR interval)：由 P 波開始至 QRS 波開始。代表整個**心房**含房室結被**去極化**的傳導時間，約 0.12~0.20 秒。若**時間延長，代表有第一度房室阻塞**(first-degree AV block)**現象**。
2. **QRS 期間**(QRS duration)：**心室傳導去極化的時間，約 0.08~0.10 秒**（若超過 0.1 秒則表示房室束傳導有障礙）。
3. **QT 間隔**(QT interval)：包含整個心室之去極化傳導開始到心室收縮完，心室再極化結束，約 0.40~0.43 秒。**此期是因心室肌肉收縮造成冠狀動脈中血流最低的時段**。

4. ST **間隔**(ST interval)：由 QRS 複合波結束開始，至 T 波之結束，它表示心室去極化結束至心室再極化結束，約 0.32 秒。**此期相當於心室肌動作電位的平原期**。

5. ST **節段**(ST segment)：由 QRS 複合波結束，至下波開始前的期間，它表示心室去極化結束，到心室再極化之前的電流在心肌傳導情形（此節段若**升高或下降都表示心肌的傳導狀況有異常**，可以推論疑似**心肌缺血或梗塞**等問題）。

註：間隔表示其內包含至少一個波型在內；節段表示不包含波型在內。

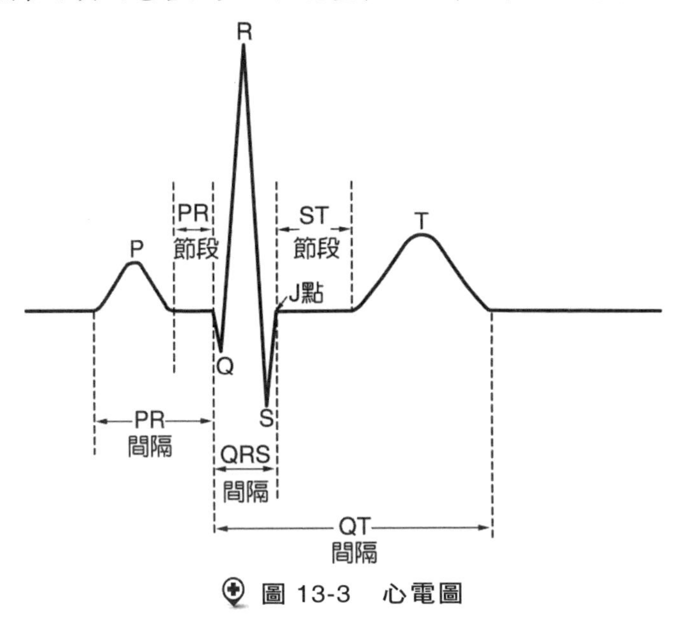

圖 13-3　心電圖

七、心臟之血液供應

(一) 冠狀循環

1. 來自**升主動脈**，分枝為左右冠狀動脈。心肌所需的氧氣和營養皆靠**冠狀循環**供應，冠狀血流占總心輸出量之 4~5%。

2. **心肌舒張期時，為冠狀動脈的灌注期，冠狀循環血流量增加**。

3. **缺氧、腺苷酸、ACh 可使冠狀血管擴張，血液流量增加。**

4. 激烈運動時，血流量可能增加 3~4 倍。

(二) 冠狀動脈 (Coronary Artery)

1. **左冠狀動脈**(left coronary artery)：為升主動脈的分枝，出口位在主動脈瓣上端，在心舒期血流量明顯，供應心臟大部分血流。與心大靜脈行走於心臟前室間溝（表 13-1）。

2. **右冠狀動脈**(right coronary artery)：為升主動脈的分枝，出口高度位置和左冠狀動脈一樣。

表 13-1 冠狀動脈

分枝		分布
左冠狀動脈	前室間枝	**又稱前降枝**，循前室間溝分布，供應左右心室前壁肌肉；為最易發生冠狀動脈病變、引起心肌梗塞之位置
	迴旋枝	循左心房室間之**冠狀溝**迴繞到左後面，供應左側壁心房心室肌肉
右冠狀動脈	後室間枝	又稱後降枝，循後室間溝分布，供應心室後壁
	邊緣枝	循右心房室壁分界繞到右後，供應右側壁心房心室

(三) 冠狀竇 (Coronary Sinus)

1. 大部分之**營養心臟的靜脈血**由**冠狀竇收集**，然後注入**右心房**。

2. **心大靜脈**：收集心尖之血液回流，再上行於前室間溝，最後注入冠狀竇。

3. 心最小靜脈可直接流回附近的腔室，**心前靜脈直接注入右心房**之外，**其他冠狀靜脈**包括心大靜脈、心中靜脈、心斜靜脈及心小靜脈，**都先注入冠狀竇**，再流入右心房。

4. 心肌收縮不會有疲勞現象是因為心肌收縮產生的代謝廢物很快被血液運走。

八、心動週期

一個正常的心動週期耗時約 0.8 秒。血液通過心臟之運動適用以**波以耳定義**來解釋，也就是在**密閉空間內，容積**(V)**與壓力**(P)**呈反比**(VP＝1)，當**體積越小則壓力越大**；當體積變大則壓力變小（表 13-2）。

表 13-2 心動週期變化

週期	瓣膜	變化
心房收縮期	房室瓣開	心房收縮、體積縮小，心房壓＞心室壓，**心房最後 30%血液量排入心室**。心室完成充血容積，也就是心室舒張末期的血液容積，約 130 mL
心室收縮期		心房舒張，心室充血、開始收縮
等容收縮期	房室瓣關（第一心音）	心室體積縮小，心室壓上升，血液往心房衝擊使房室瓣關閉，心室壓尚＜動脈壓，半月瓣未開，壓力最高，血液量未改變
快速射血期	半月瓣開	**心室收縮，壓力持續上升**＞動脈壓，半月瓣開啓，血液射入大動脈，**心室容積下降**
慢速射血期	半月瓣開	血液大量送出，心室體積、壓力下降，射血能力減弱，動脈壓上升
心室舒張期		
等容舒張期	半月瓣關（第二心音）	心室壓下降，但容積不變，心室壓＜動脈壓時（但仍＞心房壓），血液回流使半月瓣關閉，防血液逆流回心室
心室充血期	**房室瓣開**	心房舒張末期，**心室壓＜心房壓，房室瓣開啟**，心房壓於心房舒張時最低，血液由腔靜脈注入心房後，心房壓漸升。當心房壓＞心室壓時，血液由心房流入心室，**心室已充血達 70%**

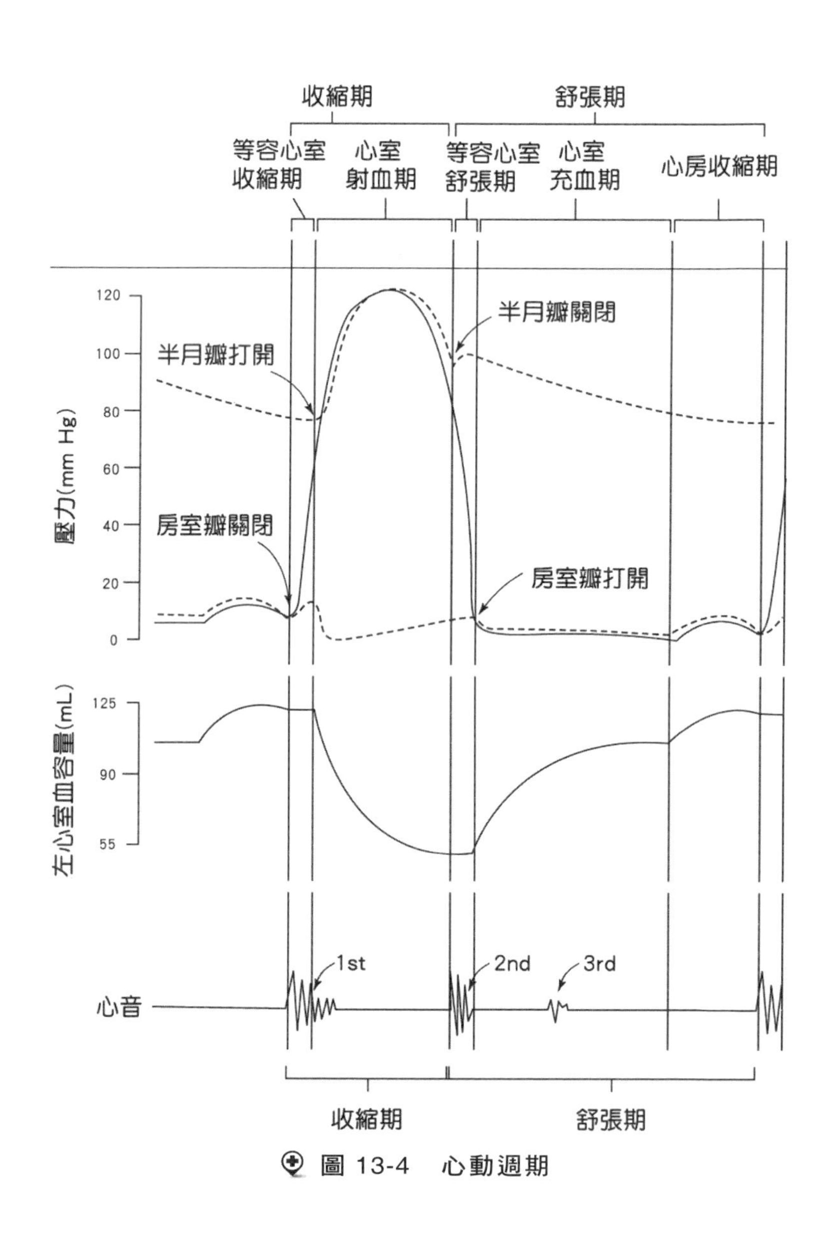
收縮期
舒張期
等容心室
收縮期
心室
射血期
等容心室
舒張期
心室
充血期
心房收縮期
壓力(mm Hg)
120
100
80
60
40
20
0
半月瓣打開
半月瓣關閉
房室瓣關閉
房室瓣打開
左心室血容量(mL)
125
90
55
心音
1st
2nd
3rd
收縮期
舒張期

圖 13-4　心動週期

九、心 音(Heart Sound)

心音是因房室瓣及半月瓣關閉時所造成，**心臟瓣膜開啟時並不會產生心音**。

1. **第一心音**：又稱心縮音，為**心室收縮早期**，**房室瓣關閉**所產生的聲音。**音調低且長**，可被描述為 “lub” 的聲音，易在心尖區（**左側第五肋間**）聽到。在心電圖上，其緊接於 QRS 波之後。
2. **第二心音**：又稱心舒音，**為心室舒張早期，主動脈及肺動脈半月瓣關閉**所造成的**聲音**，音調較高且短，可被描述為 “dub” 的聲音。易在肺動脈區（**左右第二肋間附近**）聽到。在心電圖上，其緊接於 T **波之後**。

十、心輸出量 (Cardiac Output, CO)

每一分鐘由左心室打入主動脈之血液量稱心輸出量，正常成人約為 5,000 mL/min，其量決定於如下：

心輸出量 ＝ 心搏量 × 每分鐘心跳次數

（心搏量及心跳數與心輸出量成正比）

例：心搏量每次 70 mL，心跳數每分鐘 72 次，請問心輸出量多少？

CO ＝ 70（mL／次）×72（次／min）＝ 5,040 (mL/min)

(一) 心搏量 (Stroke Volume, SV)

1. 每一次心跳，由左心室打出之血液量稱心搏量，成年人於靜止狀態時，其**心搏量平均為 70 mL**。男性的心肌含有較多的收縮性蛋白，所以男性的心搏量平均都比女性大。
2. **心搏量與心輸出量成正比**，也就是心搏量越多則心輸出量越多。

3. 影響心搏量的因素：因為**心搏量＝心室舒張末期容積－心室收縮末期容積**，所以 130－60＝70 (mL)，心室射出率(ejection fraction)為心搏量／舒張末期容積，即 70/130＝54%。

(1) 心室舒張末期容積(EDV)：是指心室收縮前，心室內的血液量，又稱為**前負荷**(preload)，**心搏量與前負荷成正比**。

A. 心室舒張結束時，其內的血量越多，則心搏量越多。例如：回流心臟的血液量↑ → EDV↑ → SV↑（**法蘭克－史達林定律**）→ CO↑。

B. 若**靜脈回流受阻**，造成心室舒張末期血量下降，心搏量降低，**心輸出量會下降。大出血則引起補償性心輸出量增加。**

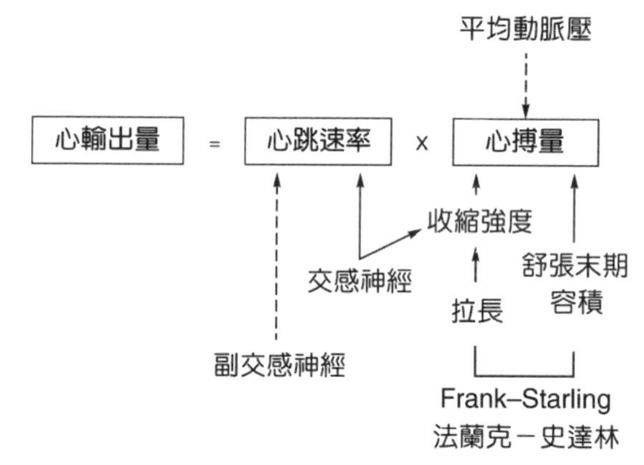

圖 13-5　心輸出量的調節

（實線為正比或刺激關係，虛線為反比或抑制關係）

(2) 心室收縮末期容積(ESV)：若心搏量減少，則心室收縮完剩餘的血液體積越多，即：ESV↑ → SV↓，而**動脈壓升高**會導致心臟血液打不出去，剩下血液量就變多(ESV↑)，心輸出量↓。

(3) **周邊總阻力**：為動脈中血流的摩擦阻力，心室收縮時所產生的壓力必須大過動脈中的壓力才能將血液射出。心室收縮之前動脈壓力主要由周邊總阻力決定，所以周邊阻力越高，動脈壓力就越高，而周邊總阻力代表心室噴射出血液的阻力，或可視為心室收縮後的**後負荷**(afterload)。因此，**心搏量與周邊總阻力成反比**。

(4) 心收縮力：為心室肌肉收縮的強度。**心收縮力越強則心搏量越多**，交感－腎上腺系統活性越強則心收縮力越強。

4. **心臟的法蘭克－史達林定律**(Frank-Starling Law of the Heart)：

(1) 定義：在生理極限以內，**回流至心臟的血液越多，心肌被拉的越長，心室產生的收縮力越強，心搏出量會越多**。心臟會盡量排出所有回流的血液。

(2) 機轉：若有額外的血液流入心臟腔室中，心室容積被撐大，心肌會受到更多的牽張(stretch)而變長，受牽張的肌肉則發揮更大的收縮力，藉此排出更多的血液以進入主動脈。

(二) 心跳速率 (Heart Rate, HR)

心跳速率與心輸出量成正比，但與心搏量成反比。

心跳速率＝心輸出量／心搏量

影響心跳速率的因素：

1. 自主神經的控制：延腦心血管中樞**刺激交感神經纖維**引起竇房結放電頻率增加、**心跳速率增加及心收縮力加強，心輸出量也隨著增加**。反之刺激副交感神經，可引起心跳及收縮力下降（表 13-3）。

表 13-3 自主神經活動對心臟的影響

受影響區域	交感神經效應	副交感神經效應
竇房結	增加舒張期去極化速率；增加心跳速率	降低舒張期去極化速率；降低心跳速率
房室結	增加傳導速率	降低傳導速率
心房肌	增加收縮強度	降低收縮強度
心室肌	增加收縮強度	沒有顯著的影響

2. 物理性：對血壓之變化能產生感應之神經細胞稱為感壓受器(baroreceptor)。在生理範圍內當血壓上升時，則會促使**心跳變慢，進而使血壓下降**。這些接受器以兩個反射途徑來影響心跳速率：
   (1) 動脈：**感壓反射**(baroreceptors reflex)，包含**頸動脈竇及主動脈弓接受器**，此為牽張感受器。
      a. 頸動脈竇位於頸總動脈分叉處，主要為維持**腦內正常血壓**。**當頸動脈壓增加 → 刺激感壓受器**，並引起神經衝動 → 經**舌咽神經**(IX) → **傳回延腦**而刺激心跳抑制中樞，並抑制心跳加速中樞 → **抑制心跳速率和收縮力** → 心輸出量減少，**使血壓恢復正常**。
      b. 主動脈弓感壓受器之壁上，其操作情形和頸動脈竇反射相似，但傳入神經為迷走神經(X)。
   (2) 靜脈：**右心房反射**(right atrial reflex)，**此反射和靜脈壓有關**，它的感壓受器位於**上下腔靜脈進入右心房附近**。
      a. **班氏反射**(Bainbridge reflex)：當靜脈壓增高，回流心臟的血液量增加 → 牽張右心房感壓受器發出衝動 → 刺激心跳加速中樞，因而使心跳加快，加速血液送出。

3. 化學性：身體內某些化學物質可影響心跳速率。
   (1) **腎上腺激素**可增加竇房結之興奮性，因而**增加心跳速率**及收縮力。
   (2) **甲狀腺素**分泌增加會使**心跳速率加快**。
   (3) **鈣離子**濃度**提高，增加心跳速率**及心收縮強度。
   (4) **鉀及鈉離子**濃度**提高**，則**心跳速率**和收縮力皆會**下降**。
   (5) **喝咖啡**會引起心悸是由於咖啡鹼會**增加**心肌細胞的 cAMP **濃度**。
4. 缺氧時，心跳速率會增加。
5. 增高溫度（體溫），如運動或發燒，會促使竇房結與房室結以較快速率釋放神經衝動，而引起心跳速率增加。
6. 情緒：任何強烈的情緒，例如生氣、焦慮或害怕，皆可加快心跳速率；而消極之精神狀態則會刺激延腦而造成心跳速率降低。
7. 性別和年齡：女性的心跳速率較男性快。隨著年齡之增加，心跳速率會漸漸減慢，剛出生之嬰兒心跳最快，青少年期稍快，成人為平均值，老年時則心跳略慢。
8. 姿勢：當一個人由平躺突然起立時，會因地心引力而減少回流心臟之血液量以及心輸出量，故反射性的導致**心跳速率**明顯增加。

13-2 血管

一、動 脈(Artery)

(一) 動脈壁三層膜

1. 內膜(tunica interna)：由**內皮細胞（單層鱗狀上皮組織）**、內皮下層（相當於基底膜）及內彈性膜所組成。
2. 中膜(tunica media)：最厚之一層，由**彈性纖維及平滑肌**組成。大動脈管壁含較多彈性組織而中動脈管壁的平滑肌則較多。
3. 外膜(tunica externa)：由膠原纖維及彈性纖維所組成的緻密結締組織。在內膜和中膜，以及中膜和外膜之間，各具有一個彈性膜，以分開彼此。

(二) 動脈的特性

由於中膜之特殊構造，使得動脈具有**兩個主要特性：**

1. **彈性**：大動脈之彈性可因應由左心室收縮時所送出的大量血液，當血液由心室射入大動脈時，大動脈會擴張；當心室舒張時動脈的彈性使動脈縮回，因而迫使血液往前推動。故**大動脈又叫彈性動脈，是壓力的儲存所**。
2. **收縮性**：動脈的收縮性主要是靠其平滑肌之收縮所致，當動脈平滑肌被交感神經刺激後，平滑肌會收縮，進而使管腔變更小，壓迫血液往前流。

(三) 動脈的類型

1. **彈性型動脈**(elastic arteries)：**血流最快**。
   (1) 包括主動脈、肺動脈、頭臂動脈、頸總動脈、鎖骨下動脈、椎動脈等大動脈稱之。
   (2) 中膜含有較多之彈性纖維及較少之平滑肌，因此彈性型動脈可緩衝心室射出之血液的巨大壓力。

2. **肌肉型動脈**(muscular artery)：接受由彈性型動脈所輸送來之血液，然後分配至全身各部位。
   (1) 包括腋動脈、肱動脈、脾動脈、股動脈、橈動脈、尺動脈、脛前動脈、脛後動脈等。
   (2) 中膜所含之平滑肌較彈性纖維多，因此具有血管收縮及血管舒張之能力，此外，它們可調整血量以配合組織之需要。
   (3) 因其含有大量之平滑肌，因此管壁相當厚。

3. 小動脈(arterioles)：將血液送至微血管，管壁含有三層膜。
   (1) **小動脈**在**調節由動脈進入微血管之血流**上很重要，可影響血壓（**舒張壓**）**的高低，因它們可改變血管的直徑**，對周邊阻力影響最大，故又稱**阻力動脈**。
   (2) 動脈中血管總截面積最大（僅次於微血管），當小動脈收縮時，血管管徑減小，血管阻力增加，導致血壓上升。
   (3) 血管內膜的內皮細胞可分泌**內皮素**(endothelin)，**促進血管平滑肌的收縮及引發血壓上升**。
   (4) 血管內膜的內皮細胞可分泌**一氧化氮**(nitric oxide, NO)（又稱內皮衍化舒張因子(endothelium-derived relaxing factor)），NO、缺氧、CO_2↑、pH↓等因素，可使小動脈擴張。

(四) 動脈粥狀硬化(Atherosclerosis)

1. 指血管內膜有**粥狀瘤**(atheroma)或稱為動脈粥狀硬化斑塊(atherosclerotic plaque)形成，使血管變得狹窄，最終阻塞動脈，導致冠狀動脈心臟病及腦中風。

2. 致病機轉：血管的內皮細胞損傷，單核球受吸引進入血管內膜並轉變成巨噬細胞，**巨噬細胞**吞噬**低密度脂蛋白**(LDL)膽固醇而變成**泡沫細胞**(foam cell)，大量泡沫細胞聚積在血管內膜形成脂肪斑紋(fatty streak)，此為動脈粥狀硬化的早期病變。此外，在一些生長因子的作用下，血管中膜的平滑肌細胞移至內膜並開始分裂繁殖、生產膠原纖維，進一步形成纖維斑塊(fibrous plaque)，外圍富含膠原纖維，核心則是泡沫細胞和脂質。

3. 危險因子：家族病史、糖尿病、高血壓、高血脂症、吸菸等。

二、微血管(Capillary)

1. 微血管為連接小動脈和小靜脈之間的小血管。身體內幾乎每個細胞旁均可發現微血管，但**軟骨**、**表皮層**及**角膜除外**。
2. 微血管之管壁是**由單層之內皮細胞及基底膜共同組成**，不具中膜和外膜，即**沒有平滑肌**。其內皮細胞能**選擇性通透物質**，是血液和組織細胞間營養物及廢物**交換之主要場所**。
3. 總截面積最大，所以**流速最慢**。
4. 微血管又分三型：
   (1) 連續型：位於腦及肌肉中之微血管，滲透性最差，可形成屏障。中樞神經系統中的**連續型微血管**因缺乏細胞間孔道而形成**血腦障壁**。
   (2) 窗孔型：內皮細胞連接處具有寬大的窗孔，滲透性較佳，如脈絡叢、腎絲球之微血管。
   (3) 不連續型（竇狀隙型）：內皮不連續有小洞，如肝、脾之竇狀隙。

三、靜 脈

(一) 小靜脈(Venules)

1. 小靜脈是由數條微血管相接匯集而形成的。
2. 在靠近微血管端的小靜脈只有內膜和外膜，但在靠近中靜脈端之小靜脈則具有典型之三層膜構造。

3. 在發炎及過敏反應時，小靜脈孔隙打開，允許水分、溶質及白血球移動至組織間隙。

(二) 靜　脈(Veins)

1. 小靜脈匯合在一起形成靜脈，在四肢有較多的淺層靜脈，當靜脈越接近心臟時靜脈管徑會越大，分枝也會越少。靜脈之結構和動脈相似，但所含之彈性組織和平滑肌較少，同時有較多之白色纖維組織。
2. 靜脈因有很好的順應性，因此可容納全身 60%的血量，又稱**血液儲存所**。
3. 有**瓣膜**存在：當一個人站立時，其下肢之靜脈血較不易流回心臟，因此必須借瓣膜的力量來**幫助靜脈之回流**。
4. **長期靜止站立**會導致回流心臟的靜脈血減少，**使靜脈壓下降**。
5. 頭頸靜脈、上腔靜脈竇及臉部的許多靜脈都沒有瓣膜，容易使臉部血管的感染逆流進入顱腔內，造成嚴重腦感染。

(三) 幫助靜脈回流的因素

1. **瓣膜**：靜脈內之瓣膜可以防止血液回流，具導向功能。
2. **骨骼肌收縮**：骨骼肌之收縮可壓縮促使靜脈（尤其是下肢）內之血液流向心臟。
3. **血液的速度**：血流的速度和血管之橫切面積成反比，橫切（截）面積較小之處血流速度較快，小靜脈截面積較靜脈大，所以在血液回流過程中管徑越來越大，則回流流速越來越快。
4. 呼吸：吸氣時，橫膈往下壓，使腹腔壓力增加，而胸腔壓力減低，血液由腹腔之靜脈推向胸腔之靜脈；呼氣時，則靜脈內之瓣膜關閉。吸氣和心房舒張有利於靜脈血液回到心臟。

13-3 循環生理學

一、血壓和血流

(一) 血 壓 (Blood Pressure, BP)

1. 造成血液在心臟血管系統內之流動靠的是血管兩端壓力差，血液由壓力高處流向壓力低處（表 13-4）。
   (1) 壓力在**主動脈內**為**最大**，約 80~120 mmHg → **小動脈壓約** 40~25 mmHg → 靜脈壓約 10 mmHg → 右心房壓為 0 mmHg。
   (2) 肺動脈壓（缺氧血）約 16~25 mmHg。
   (3) 血壓大小的順序：動脈＞小動脈＞**微血管＞小靜脈＞腔靜脈**。
   (4) 小動脈的收縮與舒張，對血壓的影響最大。

表 13-4 血 壓

項目	定義	正常值
收縮壓	心室收縮時，血液作用在**動脈壁之壓力**，或是心室射出血液後所產生之最大動脈壓力。**第一次通過氣袖(cuff)所產生的輕拍聲**	約 120 mmHg
舒張壓	心室舒張時，動脈管壁彈性將血液作用在動脈壁之壓力。最後一次聽到輕拍聲時的壓力	約 80 mmHg
脈搏壓(pulse pressure)	＝收縮壓(SBP)－舒張壓(DBP) 經常作為測量血壓時聽診的**肱動脈**	－
平均血壓(mean pressure)	＝**舒張壓＋1/3 脈搏壓** ＝舒張壓＋1/3（收縮壓－舒張壓）	約 90 mmHg

2. 測量主動脈血壓時，其重搏切迹(dicrotic notch)是因**主動脈瓣關閉引起**。血壓由收縮壓 / 舒張壓或脈搏壓來表示，單位是 mmHg。

(二) 血 量

1. 正常成人全身血量約 5,000 mL，約占體重的 1/13。
2. 體內血液約 84%在體循環中，而體循環之血液分布如下：**靜脈 64%，其含血量最大，微血管 5%**，動脈 15%。
3. 人在靜止的**休息**狀態時，**腹腔的內臟器官**(20%)之血流量最多。
4. 血量越多，血壓越高，兩者成正比。

(三) 影響動脈血壓之因素

1. 心輸出量：決定血壓之因素之一，若心輸出量增加，則血壓上升，心輸出量和血壓成正比。
2. 血液容積：血液容積和壓力成正比，容積增加則血壓上升。
3. **周邊總阻力**(total peripheral resistance, TPR)：與血液之黏稠度及血管長度成正比，**與血管半徑的四次方成反比**。

$$\text{周邊總阻力} = \frac{8 \times \text{血液黏稠度} \times \text{血管長度}}{\pi \times (\text{血管半徑})^4}$$

   (1) 血液黏稠度：影響因素有血漿蛋白質的含量增加或血液中紅血球量增加或溶質的含量增加。而這些因素都可使**血壓上升**。

   (2) 血管半徑：**血管半徑縮小 1/2，則血流阻力因此增加為原來的 16 倍**，心臟就要更用力收縮才可送出血液，導致血壓上升；若血管半徑增加則血壓下降，**血流量就會增加。血管半徑是影響周邊阻力的最大因素，也是影響血壓的主要因子。**

(四) 血流的外在調節

外在調節是指循環系統受自主神經系統及內分泌系統所控制。例如：**抗利尿激素**(ADH)與**血管收縮素 II** 可刺激**小動脈平滑肌收縮**，而刺激交感腎上腺系統將造成心輸出量增加（表 13-5）。

血流通過一個器官的主要生理調節因素為平均動脈壓（可驅策血液流動）以及血管對血流的阻力。在一定的平均動脈壓之下，**器官的血流主要取決於該器官小動脈的血管收縮與舒張的程度**。

表 13-5 血管阻力和血流的外在控制

外在因子		效應	說明
交感神經	α 受器	血管收縮	**血管收縮是交感神經刺激血管系統的主要效應**，且是全身性的
	β 受器	血管舒張	對骨骼肌的小動脈和冠狀動脈的生理影響不明顯，效應常被 α 受器調節的收縮所掩蓋
副交感神經		血管舒張	**效應限於胃腸道、外生殖器和唾液腺**
血管收縮素II		**血管收縮**	有力的血管收縮劑。由腎臟腎素的刺激而活化的因子，當系統血流和血壓降低時，它能幫助腎臟維持適當的過濾壓
抗利尿激素（血管加壓素）		血管收縮	對清醒狀態下的人類，效應仍有爭議性
組織胺		**血管舒張**	在發炎或過敏反應時，組織胺促進局部的血管舒張
緩激肽		**血管舒張**	緩激肽是一種內皮和汗腺分泌的多胜肽，能促進局部的血管舒張
前列腺素		血管舒張或血管收縮	前列腺素 I_2 是一個血管舒張因子，凝血脂素 A_2 是一個血管收縮因子
內皮素-1		**血管收縮**	由血管內皮細胞產生的強力血管收縮劑，作用於血管平滑肌

(五) 血流的內在調節

內在機制分為**肌原性**以及**代謝性**調節。有一些器官，特別是腦與腎臟，能利用這些內在機制維持恆定的血流速率，稱為**自我調節**(autoregulation)。透過這些改變，器官會指示血管舒張來增加氧氣運送量。

1. **肌原性控制**(myogenic)：以腦部為例，由於動脈壓降低會引起腦部血管舒張，所以即使血壓降低還是可以維持適當的腦部血流速率，以免灌流的血液不足而缺氧。相反的，**高血壓會引起腦血管收縮（但血流不變）**，以保護下游較小的血管，以防止微小血管破裂引起中風。
2. **代謝性控制**(metabolic)：器官因代謝所產生的化學環境變化引起血管舒張及血流增加。例如**運動時，骨骼肌細胞釋放代謝產物**，刺激血管舒張，進而**使骨骼肌的血流分布增加**。這些化學環境變化如下：
   (1) 局部氧濃度下降。
   (2) **局部二氧化碳濃度增加**。
   (3) **組織 pH 值降低**（二氧化碳、乳酸及其他代謝產物造成）。
   (4) **組織細胞釋放腺嘌呤核苷或鉀**。

(六) 血壓之調控

◆神經系統的調控

1. **感壓受器**(baroreceptors)：血壓的增加會刺激**頸動脈竇和主動脈弓上**的牽張感受器，刺激**經舌咽神經傳回延腦**，刺激心跳抑制中樞，以右**迷走神經**抑制竇房結與以左迷走神經抑制房室結，造成心跳速率減緩，導致血壓下降（圖 13-6）。

2. 化學反射(chemoreflex)：當血中 PO_2↓、PCO_2↑或$[H^+]$↑，就會刺激頸動脈體和主動脈體上的化學接受器，將衝動傳入延腦，興奮呼吸中樞，使呼吸加快，間接增加心輸出量；同時興奮延腦心血管中樞，造成血管收縮增加周邊血管阻力，進而使血壓上升。

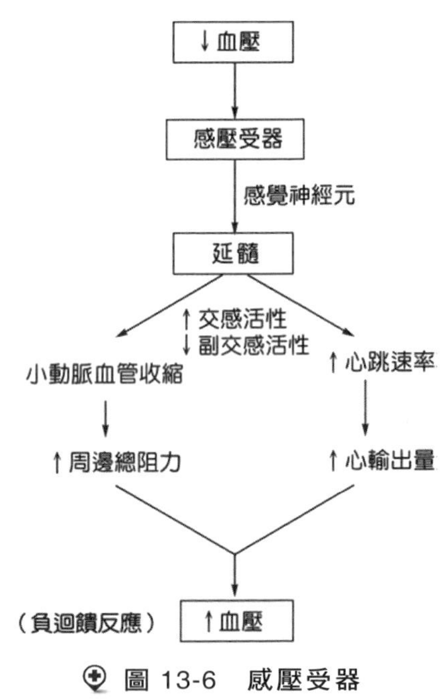

圖 13-6 感壓受器

◆內分泌系統的調控

1. 抗利尿激素(ADH)：促進水分的再吸收，使尿量減少、血量增加，亦使血管收縮，引起血壓上升（圖 13-7）。
2. 腎素－血管收縮素－醛固酮系統(RAA system)：**醛固酮**刺激**腎小管**保留鹽分與水分使血量增加，進而升高血壓（圖 13-8）。
3. 正腎上腺素、腎上腺素：增加心跳速率及心收縮力，使血壓上升。
4. 心房利鈉肽(ANP)：當血量過多時刺激心房細胞分泌，透過抑制腎素、ADH 分泌來利鈉、利尿，減少醛固酮分泌，引起血管擴張等方式來達到降血壓作用。

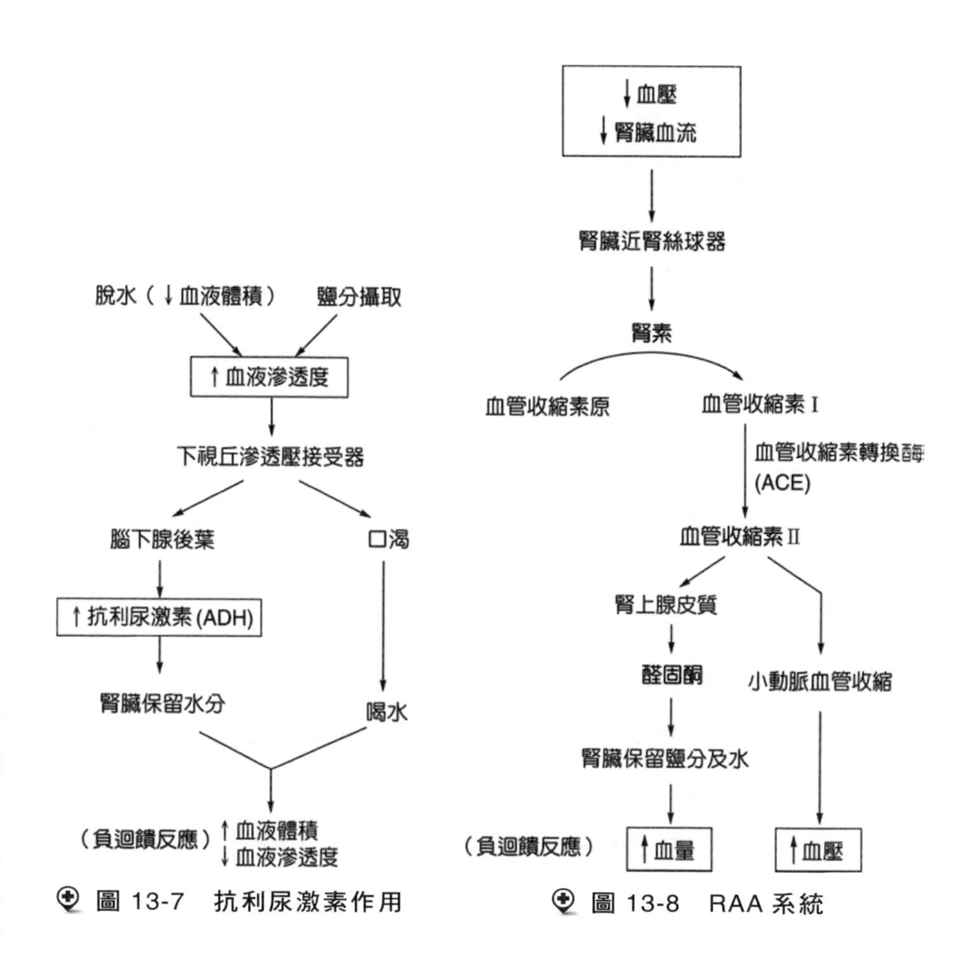

圖 13-7　抗利尿激素作用

圖 13-8　RAA 系統

(七) 血壓和血流的關係

血流從高壓區流向低壓區。

$$血流 = \frac{壓力差}{周邊總阻力}$$

1. 在同一段血管內，兩端血壓差越大，則血流越快。
2. 因為阻力與血管半徑成反比，故血管半徑越大血流越快。

3. **人體運動時肌肉血流會增加**，對**腦部**的血流影響最小。

4. 姿勢性低血壓主要的原因為**靜脈之高順應性**（即擴張性）引起更多血液留在靜脈內。

5. 健康成年人從平躺姿勢突然改為站姿時，其血壓及心跳立即性的變化為：血壓下降，心跳加快 → 血壓及心跳恢復正常。

6. **頸動脈壓減低時，靜脈順應性亦降低。**

二、休克

休克是指全身有效循環的血流量減少，造成組織氧氣供應不足，所造成的一種狀態。依其造成的原因不同，休克可分成許多類型，其中：

1. 過敏性休克：**造成血液中嗜酸性球大量釋出抗組織胺、小動脈擴張，以及微血管通透性增加，導致心輸出量減少**。

2. 敗血性休克：**可能因泌尿道感染或是腸管破裂造成腹膜炎，引起高燒、全身廣泛性產生小血塊，並使心輸出量增加**。

3. 缺血性休克：**因腎素分泌下降，造成排尿量下降**。

三、微血管之物質交換

氧氣、營養物及廢物皆在微血管處進行交換。這是由於**血液在微血管內流速最慢**，且其總截面積最大，**管壁最薄（僅一層內皮細胞及基底膜）**。

(一) 影響物質交換之因素

物質在微血管交換受到靜水壓及滲透壓之影響，以下有四個壓力因素稱為史達林驅力(Starling forces)共同決定液體是否進、出微血管，分述如下：

名稱	說明	壓力值
微血管靜水壓(P_c)	液體移出微血管的力量，微血管血量越多，壓力越大。當小動脈擴張使血流增加，則 P_c **上升，濾過率上升**	近動脈端約 30 mmHg 近靜脈端約 15 mmHg 易因血量改變而變
組織間液靜水壓(P_i)	與組織間液的液體量與壓力成正比，可使液體往微血管移動的力量	0 mmHg 壓力不易改變
血漿膠體滲透壓(π_p)	**血漿白蛋白**促使液體自細胞間液滲透入微血管內，易因血漿中白蛋白不足而下降，造成水腫，如肝硬化病人的腹水	28 mmHg
組織間液膠體滲透壓(π_i)	由組織間液內蛋白質造成，**使液體自微血管滲透入組織間液的力量**	平均約 6 mmHg 壓力不易改變

(二) 有效過濾壓 (Net Filtration Pressure, NFP)

代表液體流動之方式，促進液體移動的淨壓力值其計算方法如下：

$$有效過濾壓 = (P_c + \pi_i) - (P_i + \pi_p)$$

＝（往血管外的力量）－（往血管內的力量）

代入在微血管動脈端所測之值，可得：

$$NFP = (30 + 6) - (0 + 28) = 8\ mmHg$$ → 將水分推出血管外

代入在微血管靜脈端所測之值，可得：

$$NFP = (15 + 6) - (0 + 28) = -7\ mmHg$$ → 將水分推入血管內

1. 液體能自微血管流入細胞間液乃因微血管動脈端有一淨壓力(8 mmHg)。**在微血管靜脈端，因其淨壓力為負值**(–7 mmHg)**，所以液體自細胞間液移進微血管**。
2. 微血管之史達林驅力：
   (1) 在正常情況下，微血管動脈端所過濾出的液體量等於微血管靜脈端所回收之液體量加上透過淋巴管回收之液體量。

(2) **高動脈壓、靜脈阻塞、血漿蛋白滲漏到組織中、血漿蛋白濃度降低**以及**淋巴引流管道的阻塞**都會造成淨過濾壓的改變，而導致水腫。

13-4 循環路線

一、體循環(Systemic Circulation)

人體的心臟為具雙重幫浦的四腔心臟，血液由左心室流至身體各部位，再返回右心房之過程稱為體循環。體循環的動脈攜帶充氧血，靜脈則攜帶缺氧血。

(一) 主要動脈及其分枝

主動脈由左心室出來後上行為升主動脈，在心臟上方彎曲形成主動脈弓，繼續向胸腔和腹腔下降成為降主動脈，最後在第四腰椎高度分成左右兩條髂總動脈供應骨盆及下肢。動脈路徑分枝分別詳述在後文。

◆ 主動脈弓與主要分枝

升主動脈向左後方延伸轉彎稱為**主動脈弓**（表 13-6）。

表 13-6 主動脈弓分枝

分枝		分布
頭臂動脈	右頸總動脈	供應右上肢及右側頭頸部
	右鎖骨下動脈	
左頸總動脈		供應左側頭、頸部
左鎖骨下動脈	**腋動脈**	**左鎖骨下動脈止於左側第一肋骨外緣**，於此與**腋動脈**分界，供應左上肢
	椎動脈	供應腦與頸椎段之脊髓

註：左頸總動脈及左鎖骨下動脈其分枝，與右頸總動脈及右鎖骨下動脈呈對稱分布，命名、功能皆相同，惟左、右不同區分之。

◆ 胸主動脈與主要分枝

主動脈弓以下往下走稱為降主動脈，下降通過胸腔的部分，稱為胸主動脈（表 13-7）。

表 13-7 胸主動脈與主要分枝

	分 枝	分布
體壁枝	**後肋間動脈**、**肋下動脈**、**膈上動脈**	營養體壁及橫膈
內臟枝	**支氣管動脈**、縱膈動脈、**食道動脈**和心包膜動脈	**供應兩肺與支氣管**、營養胸腔的內臟

◆ 腹主動脈與主要分枝

主動脈進入腹腔的部分稱為腹主動脈（表 13-8）。

表 13-8 腹主動脈與主要分枝

	分 枝		分布
體壁枝	**膈下動脈**、腰動脈		橫膈下表面、後腹壁、脊髓
內臟枝	腎上腺動脈		成對，供應腎上腺血液的有：**腎動脈**、**腎上腺動脈**及**膈下動脈**
	腎動脈		成對，供應腎臟
	生殖動脈	**卵巢動脈**	成對，供應卵巢
		睪丸動脈	成對，供應睪丸
	腹腔動脈幹	**肝總動脈**	供應肝臟、**胃**、胰、膽、**十二指腸**
		左胃動脈	供應食道和**胃**
		脾動脈	供應**脾**、胰及**胃**
	腸繫膜上動脈		**供應小腸**、**盲腸**、**升結腸**、橫結腸，也就是**橫結腸前 1/2 以前之消化道**。其分枝有胰十二指腸下動脈、空腸及迴腸動脈、右結腸動脈及中結腸動脈
	腸繫膜下動脈		**供應橫結腸後 1/2 之消化道**。即橫結腸、**降結腸**、**乙狀結腸**及直腸。其分枝有左結腸上動脈、左結腸下動脈、乙狀結腸動脈、**直腸上動脈**

表 13-8 腹主動脈與主要分枝（續）

分枝			分布
終末枝	**髂總動脈**	**髂內動脈**	供應**骨盆**內臟器（**膀胱**、**前列腺**、輸精管、**子宮**、**陰道**、直腸）及臀部。**性衝動時其擴張會造成陰莖海綿體充血勃起**
		髂外動脈	供應**下肢**，通過鼠蹊韌帶進入大腿後改稱股動脈，股動脈向後方經內收大肌在膝窩形成膕動脈，膕動脈下行到小腿分成脛前動脈與脛後動脈，脛前動脈至足踝變成足背動脈。**腓動脈為脛後動脈的分枝**

◆ 頭臂動脈與主要分枝

大腦中風者，若只有**左半側癱瘓**，則有可能是**右邊大腦中動脈**發生阻塞或破裂而引起（表 13-9）。

表 13-9 頭臂動脈與主要分枝

分枝		分布
右頸總動脈	**內頸動脈**	供應**顱腔**。其分枝包括**眼動脈**、**大腦前動脈**、**大腦中動脈**、**後交通動脈**及腦下腺（上、下）動脈
	外頸動脈	供應淺層表面之頭頸部。其分枝包括**枕動脈**、後耳動脈、淺顳動脈、上頜動脈、**舌頭肌群**、**牙齒**、**顏面動脈**、甲狀腺上動脈等
右鎖骨下動脈	**右椎動脈**	**過頸椎之橫突孔，經枕骨大孔進入腦部，於橋腦腹面和左椎動脈癒合，成為基底動脈，最後分成兩條大腦後動脈，供應顱腔**
	腋動脈	右鎖骨下動脈下行至第一肋骨外緣後改稱腋動脈，**進入上臂，在過大圓肌下緣處以下稱肱動脈**，最終在肘關節處分成尺動脈和橈動脈。**肱二頭肌內側之肱動脈為測量血壓之部位**，拇指基部之**橈動脈較常用於測量脈搏**

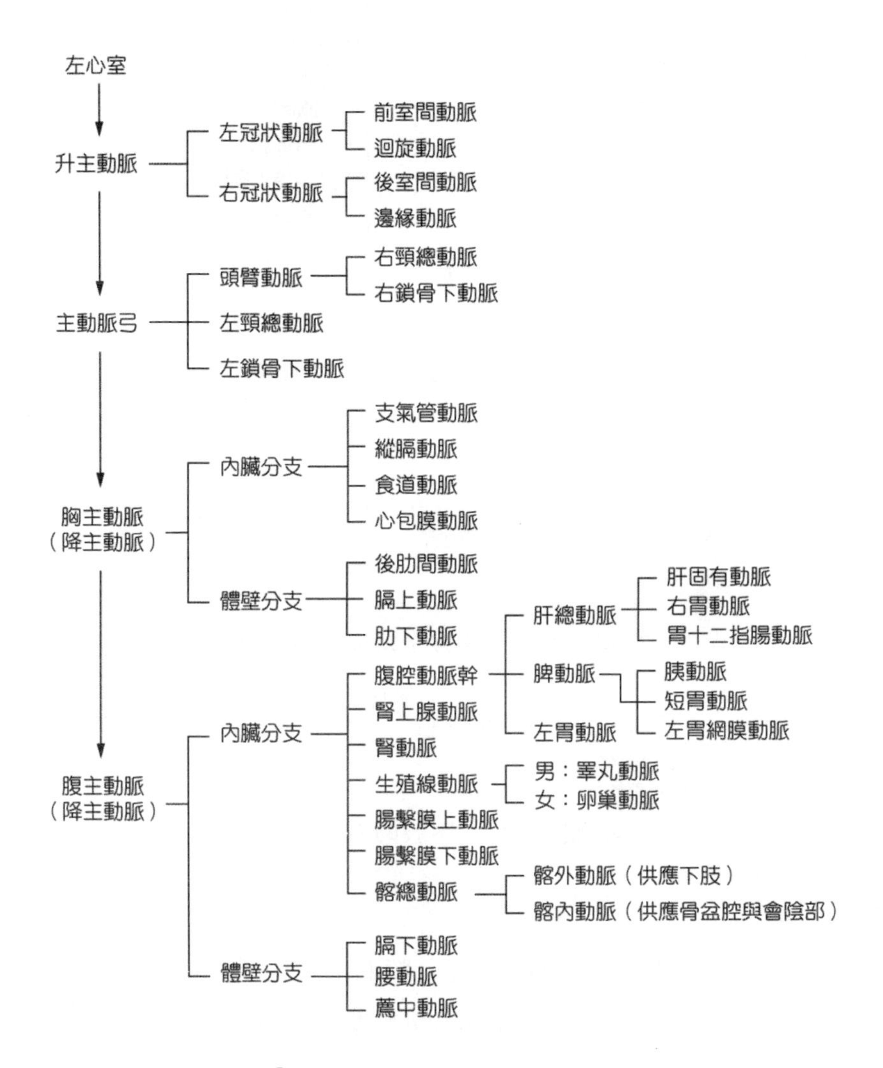

圖 13-9 主動脈及其分支

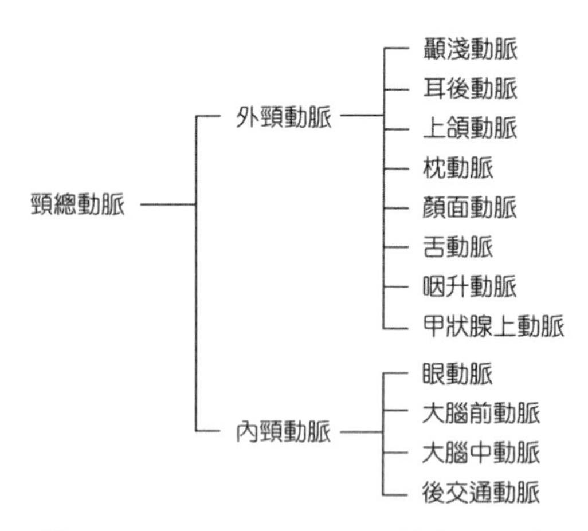

圖 13-10 頸總動脈與其主要分支

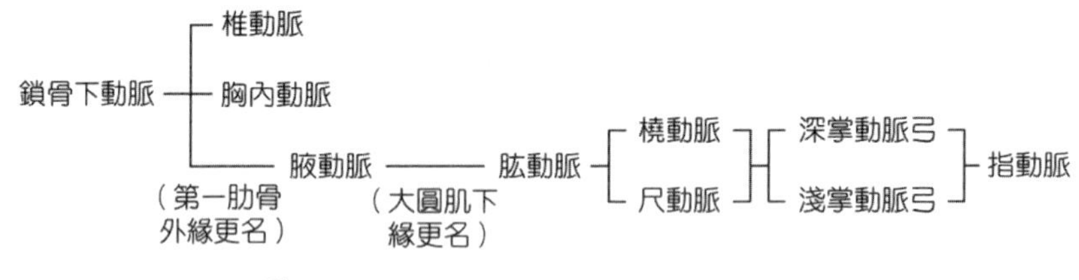

圖 13-11 鎖骨下動脈與其分支

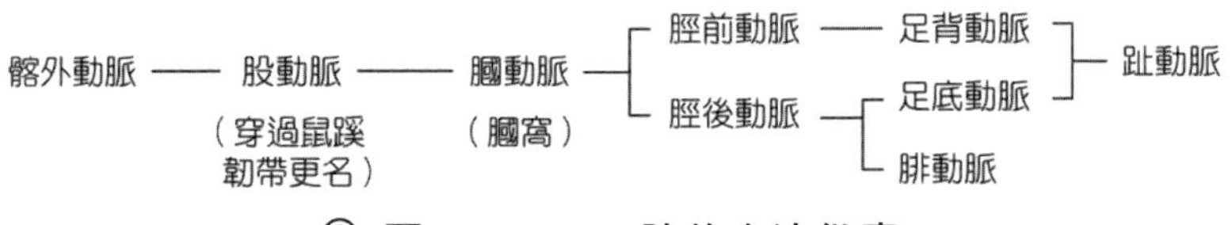

圖 13-12 下肢的血流供應

◆ 威利氏環(Circle of Willis)

又稱大腦動脈環，所有進入大腦的血液必先經過此環。由基底動脈分枝、左內頸動脈和右內頸動脈分枝吻合而成（表 13-10）。

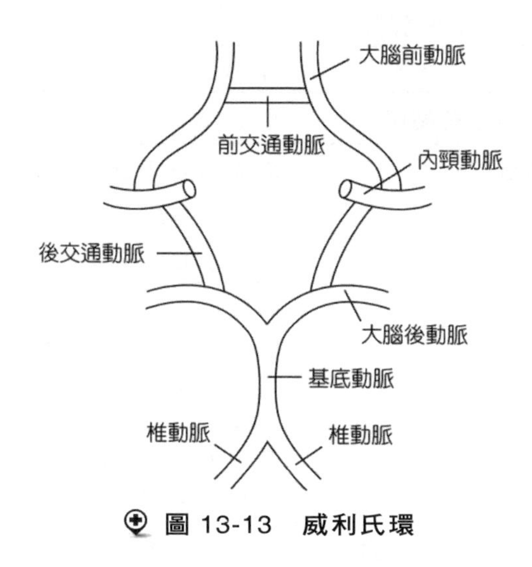

圖 13-13 威利氏環

表13-10 威利氏環

分枝							分布
左椎動脈 右椎動脈	→	**基底動脈**	→	左大腦後動脈 右大腦後動脈	→	威利氏環	供應**腦部**血液
內頸動脈	→			大腦前交通動脈 大腦後交通動脈 大腦前動脈 大腦後動脈	→	威利氏環	

(二) 主要之靜脈及其分枝

◆ 體循環之主要靜脈

全身除了肺臟之外其系統靜脈和心臟靜脈將缺氧血經由三條大靜脈送回**右心房，肺臟的充氧血則透過肺靜脈送回左心房**（表 13-11）。

表13-11 體循環之主要靜脈

分 枝		匯流
上腔靜脈	**左、右頭臂靜脈**	收集頭、頸、上肢的血液
奇靜脈系統	**奇靜脈**	**收集胸腔內靜脈**，接受**後肋間靜脈**及支氣管靜脈，匯流**右半側胸**靜脈血，注入上腔靜脈
	半奇靜	收集肋間下靜脈及中隔靜脈，匯流**左胸下半部**靜脈注入奇靜脈
	副半奇靜脈	匯流**左胸上半部**靜脈，注入奇靜脈
下腔靜脈系統	**下腔靜脈**	全身最大的血管。收集部分胸腔和腹腔及以下之血液
	腰外靜脈、肝靜脈、腎靜脈、右生殖腺靜脈、右腎上腺靜脈	直接注入**下腔靜脈**
	左生殖靜脈	注入左腎靜脈
	左腎上腺靜脈	注入左腎靜脈
冠狀竇		收集心臟冠狀靜脈之血液回流

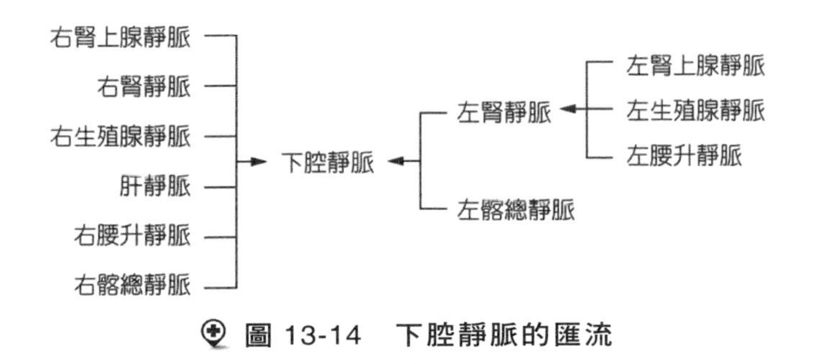

圖 13-14 下腔靜脈的匯流

◆ 頭頸部靜脈

表 13-12 頭頸部靜脈

分枝	匯流
內頸靜脈	收集**顱內**靜脈竇（上矢狀竇、直竇、橫竇、乙狀竇）的缺氧血，為**乙狀竇的延續。硬腦膜靜脈竇**最終注入於此。**內頸靜脈匯合鎖骨下靜脈形成頭臂靜脈，再匯流入上腔靜脈**
外頸靜脈	收集腦部、顏面和頸部之淺層靜脈血，匯流至**鎖骨下靜脈**

◆ 顱內靜脈循環

上矢狀竇收集淺層腦部靜脈血 → 注入橫竇 → 再注入乙狀竇 → 最後注入內頸靜脈離開腦部

下矢狀竇收集深層腦部靜脈血 → 先注入直竇 ↑（注入橫竇）

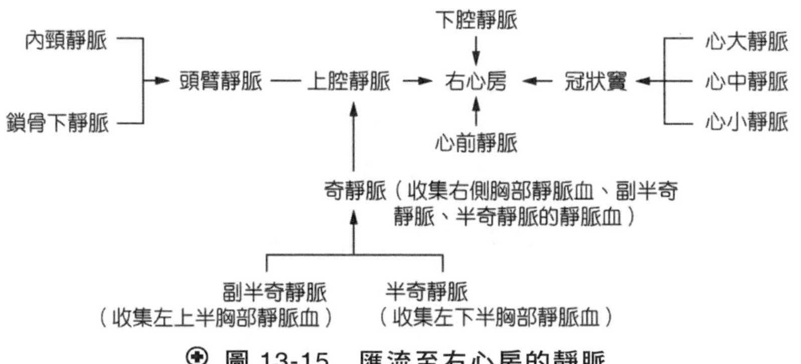

圖 13-15 匯流至右心房的靜脈

◆ 上肢靜脈

表 13-13 上肢靜脈

	分 枝	匯流
淺層	**頭臂靜脈**	**由鎖骨下靜脈與頸內靜脈匯合而成**
淺層	**貴要靜脈**	起自手背，沿前臂尺側和**上臂內側**上行，**注入腋靜脈**
淺層	頭靜脈	起自手背靜脈弓，沿**前臂外側**上行，注入**腋靜脈**
淺層	**肘正中靜脈**	**連接頭靜脈與貴要靜脈之間，為常見的靜脈施打處**
深層	橈靜脈、**尺靜脈**、**肱靜脈**、腋靜脈、鎖骨下靜脈	與動脈伴行，**上肢的血流由鎖骨下靜脈匯集入頭臂靜脈**

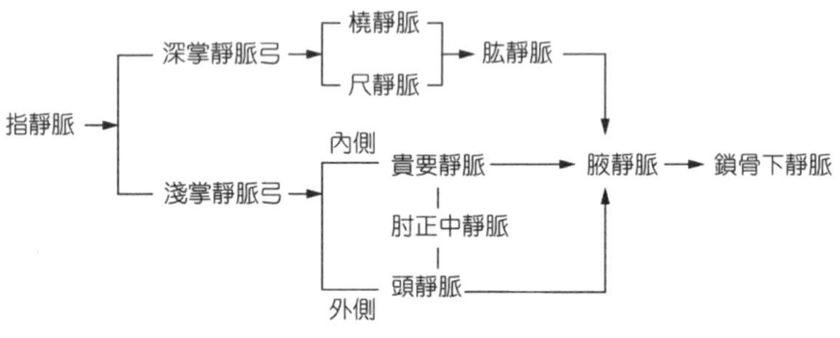

圖 13-16　上肢靜脈

◆ 下肢靜脈

表13-14 下肢靜脈

	分 枝	匯流
淺層	**大隱靜脈**	**為人體最長之靜脈**，起自足背靜脈弓內側沿小腿和大腿內側上行，在鼠蹊部注入**股靜脈**，此血管最易發生靜脈曲張
	小隱靜脈	**自足背靜脈弓外側，沿小腿後方上行，注入膕靜脈**，再注入股靜脈
深層	足背靜脈	注入脛前靜脈，再注入膕靜脈
	膕靜脈	上行形成股靜脈
	股靜脈	通過鼠蹊韌帶後形成髂外靜脈

◆ 骨盆腔靜脈

表13-15 骨盆腔靜脈

	分 枝	匯流
髂總靜脈	**髂內靜脈**	收集來自前列腺、輸精管、**子宮及陰道的血液**
	髂外靜脈	股靜脈的延續，收集來自下肢的血液

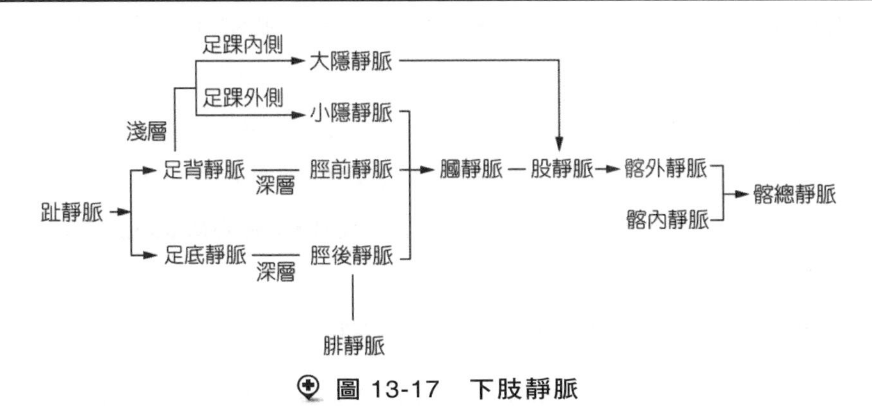

圖 13-17 下肢靜脈

二、肝門循環(Hepatic Portal Circulation)

1. 指**消化器官**內的血液流至肝臟內的循環。
2. 肝動脈輸送體循環之充氧血至肝臟；**肝門靜脈則輸送消化道之缺氧血及含小腸所吸收之營養物至肝臟**。
3. **肝門靜脈收集胰臟、胃、脾臟、腸（如闌尾、直腸）**及**膽囊之靜脈血**。肝門靜脈血液入肝後，進入竇狀隙再導入中央靜脈，經由**肝靜脈進入下腔靜脈**。肝門靜脈系統之靜脈缺乏瓣膜。
4. **直接注入肝門靜脈的血管**有：**脾靜脈**、**腸繫膜上靜脈**、**左右胃靜脈**等（右胃靜脈即幽門靜脈）。
5. 注入脾靜脈者：胰靜脈、腸繫膜下靜脈、短胃靜脈、左胃網膜靜脈。

三、肺循環(Pulmonary Circulation)

1. 肺循環又稱小循環，指**由右心室經肺動脈幹送出之缺氧血到肺臟作氣體交換**，再以 4 條肺靜脈（左、右肺各 2 條）攜帶**充氧血**流回左心房之過程。
2. **肺動脈血含缺氧血（流出右心室），肺靜脈血則為充氧血（流入左心房）**。
3. 正常肺動脈的收縮壓／舒張壓為 25/8 mmHg，較主動脈血壓(120/80 mmHg)低很多。**肺循環的平均動脈壓**約為 15 mmHg，左心房的壓力為 5 mmHg，所以整個肺循環的**壓力差約為** 10 mmHg。
4. **體循環及肺循環的總血流量相同**、流速相同。
5. 肺循環具有低阻力、低壓力的特性，此特性使得肺水腫較不易發生。

四、胎兒循環(Fetal Circulation)

1. 胎兒的循環和母體的循環之間是利用胎盤(placenta)交換物質，胎盤以臍帶(umbilical cord)附著在胎兒的臍部，臍帶**內含二條臍動脈**(umbilical artery)**和一條臍靜脈**(umbilical vein)。
2. **臍動脈內為缺氧血，臍靜脈內則為充氧血。**
3. **臍靜脈將充氧血從胎盤運送至胎兒體內**，少部分的血液進入胎兒肝臟，**大部分之充氧血則經靜脈導管**(ductus venosus)**流到下腔靜脈，送回右心房**。在胎兒未出生前，**臍靜脈**為胎兒體內之含氧量最高的血管。
4. 因為胎兒的肺臟不具功能，因此**右心室送出之血液**，絕大部分經由**肺動脈和主動脈之間的動脈導管**(ductus arteriosus)**流到主動脈內**。**動脈導管在胎兒出生後關閉，並形成動脈韌帶。**
5. 胎兒**左、右心房間之心房中隔壁**上有一個開口，稱為**卵圓孔**(foramen ovale)，由下腔靜脈來的血液約有 1/3 經由此孔直接流入左心房，而後經左心室再被送到全身各處。
6. 胎兒出生後，他的肺臟、腎臟、消化道以及肝臟功能會慢慢建立，因此，胎兒循環之一些特殊構造便進行改變：
   (1) **臍動脈閉鎖成臍內側韌帶**(medial umbilical ligament)。
   (2) **臍靜脈閉鎖成肝圓韌帶**(round ligament of the liver)。
   (3) 胎盤血流完全切斷使主動脈壓上升，動脈導管閉鎖，形成動脈韌帶(ligamentum arteriosum)，動脈韌帶位於主動脈弓與左肺動脈幹之間。
   (4) **靜脈導管閉鎖成靜脈韌帶**(ligamentum venosum)，靜脈導管位於肝臟的後側（臍與下腔靜脈之間）。

(5) **臍尿管** (urachus) 閉鎖成臍正中韌帶 (median umbilical ligament)，臍尿管則位於**膀胱的尖部**。

(6) **卵圓孔關閉，形成卵圓窩**，為右心房中隔壁上的一個凹陷。

(7) **肺臟開始充氣，肺血管阻力減少，肺循環逐漸增加。**

QUESTION 題｜庫｜練｜習

1. 支氣管動脈是下列何者的分枝？(A)胸內動脈 (B)胸主動脈 (C)胸外側動脈 (D)肺動脈 （101專高二）
2. 有關肺循環的敘述，下列何者正確？(A)平均血壓約為120 mmHg (B)對血管的阻力低於體循環的阻力 (C)可使充氧血轉變成缺氧血 (D)整個肺循環的壓力差約為50 mmHg （101專高二）

   解析 (A)肺動脈的平均血壓約為15 mmHg；(B)體循環含有無數的小型肌肉性動脈及小動脈，對血流的阻力高於肺循環；(C)肺循環是使缺氧血轉變成充氧血；(D)整個肺循環的壓力差約為10 mmHg。
3. 第二心音發生於心電圖中之何時？(A) P波時 (B) QRS複合波時 (C) T波後 (D) PR時段(PR interval) （101專高二）
4. 心臟組織中傳導速度最快的是：(A)心房細胞(atrial cell) (B)浦金埃氏纖維(Purkinje's fiber) (C)房室結(AV node) (D)希氏束(bundle of His) （101專高二）
5. 心臟的卵圓窩位於下列何者之間？(A)右心房與右心室 (B)左心房與左心室 (C)右心房與左心房 (D)右心室與左心室 （101專普二）
6. 下列何者不直接匯入下腔靜脈？(A)腎靜脈 (B)肝靜脈 (C)腰靜脈 (D)腸繫膜上靜脈 （101專普二）

   解析 腸繫膜上靜脈直接注入肝門靜脈。
7. 下列何者不是胸主動脈的分支？(A)胸內動脈 (B)橫膈上動脈 (C)肋間後動脈 (D)心包動脈 （101專普二）
8. 下列何靜脈不直接匯流入肝門靜脈？(A)左胃靜脈 (B)腸繫膜上靜脈 (C)肝靜脈 (D)脾靜脈 （101專普二）

   解析 脾靜脈、腸繫膜上靜脈、左右胃靜脈直接注入肝門靜脈→肝臟微血管→肝靜脈→下腔靜脈。

解答： 1.B 2.B 3.C 4.B 5.C 6.D 7.A 8.C

9. 循環系統中，總血容量增加時會引起下列何種現象？(A)減少抗利尿激素(ADH)的分泌 (B)尿液中鈉離子濃度減少 (C)增加腎素的分泌 (D)增加醛固酮的分泌 （101專普二）

10. 巨噬細胞吞噬下列何種脂蛋白會導致動脈粥狀硬化的產生？(A)非常低密度脂蛋白(VLDL) (B)低密度脂蛋白(LDL) (C)中密度脂蛋白(IDL) (D)高密度脂蛋白(HDL) （101專普二）

11. 感應血壓變化的感壓受器(baroreceptor)位於：(A)頸動脈竇及主動脈弓 (B)頸動脈體及主動脈體 (C)上腔靜脈及右心房 (D)下腔靜脈及右心房 （101專普二）

12. 下列何種因子會造成血管收縮？(A)副交感神經(parasympathetic neuron) (B)抗利尿激素(ADH) (C)組織胺(histamine) (D)緩激肽(bradykinin) （101專普二）

解析 抗利尿激素促進血管收縮及水分的保留。

13. 供應升結腸的血液主要來自：(A)腸繫膜上動脈 (B)腸繫膜下動脈 (C)腹腔動脈幹 (D)髂內動脈 （102專高一）

解析 小腸及大腸的血液供應，在橫結腸前1/2以前（小腸、盲腸、升結腸、橫結腸）由腸繫膜上動脈供應，橫結腸後1/2以後（橫結腸、降結腸、乙狀結腸及直腸）由腸繫膜下動脈供應。

14. 下列何者不直接注入右心房？(A)肺靜脈 (B)冠狀竇 (C)上腔靜脈 (D)下腔靜脈 （102專高一）

解析 肺靜脈注入左心房。

15. 腎動脈是下列何者的分支？(A)腹主動脈 (B)腹腔動脈幹 (C)腸繫膜上動脈 (D)腸繫膜下動脈 （102專高一）

16. 皮質醛酮(aldosterone)可作用於何處而引起血壓上升？(A)鮑氏囊 (B)冠狀動脈 (C)腎小管 (D)靜脈 （102專高一）

解析 皮質醛酮(aldosterone)又稱為醛固酮，主要作用於腎小管的遠曲小管，調控Na^+及水的再吸收，使血量上升，因此血壓上升。

解答： 9.A 10.B 11.A 12.B 13.A 14.A 15.A 16.C

17. 舒張末期心室的總血量(end-diastolic volume)愈多，所造成的心臟收縮愈大（史達林定律，Starling law of the heart），其機制為何？(A)進入心肌細胞中的鈣離子增加 (B)肌漿內質網釋放出的鈣離子增加 (C)交感神經的作用 (D)心肌纖維的長度增加

（102專高一）

18. 關於冠狀循環血流量的分佈，於心動週期中的變化，下列何者正確？(A)收縮期增加 (B)舒張期減少 (C)舒張期增加 (D)維持恆定不變 （102專高一）

解析 當心肌舒張時，此時為冠狀動脈的灌注期。

19. 在正常生理情況下，自主神經主要作用於下列何種組織而影響心跳速率？(A)竇房結(SA node) (B)房室結(AV node) (C)希氏束(bundle of His) (D)浦金森纖維(Purkinje fibers) （102專高一）

解析 迷走神經（副交感神經）興奮而釋放乙醯膽鹼時，會抑制竇房結，使心跳減慢；交感神經的作用則為相反。

20. 肺動脈壓約為：(A) 2 mmHg (B) 15 mmHg (C) 40 mmHg (D) 100 mmHg （102專高一）

21. 下列何者不是腹主動脈的直接分枝？(A)睪丸動脈 (B)膈下動脈 (C)肝總動脈 (D)腎動脈 （102專高二）

解析 肝總動脈為腹腔動脈幹的分枝。

22. 有關冠狀循環的敘述，下列何者正確？(A)冠狀動脈是主動脈弓上的主要分枝 (B)冠狀動脈主要供應腦部的血液 (C)心臟之靜脈血大多回流入冠狀竇，再注入左心房 (D)邊緣動脈主要將充氧血送到右心室壁 （102專高二）

解析 (A)冠狀動脈為升主動脈的分枝；(B)是營養心臟之循環系統；(C)心臟之靜脈血大多回流入冠狀竇，再注入右心房。

23. 運動時會增加血流量分佈至骨骼肌，主要是因為下列何種機制？(A) α腎上腺素受體的刺激 (B)胰島素受體的刺激 (C)膽鹼受體的刺激 (D)運動中的肌肉細胞釋放代謝產物的刺激 （102專高二）

解答： 17.D 18.C 19.A 20.B 21.C 22.D 23.D

解析 運動時骨骼肌的血管舒張及血流增加幾乎完全是因內在的代謝性控制。

24. 在正常的心動週期中，心室等容收縮時，下列關於心臟腔室與主動脈壓力的敘述何者正確？(A)左心室＞主動脈＞左心房 (B)主動脈＞左心房＞左心室 (C)左心房＞主動脈＞左心室 (D)主動脈＞左心室＞左心房 （102專高二）

25. 胎兒循環中，靜脈導管連接下列何者之間？(A)臍靜脈和肝靜脈 (B)臍靜脈和下腔靜脈 (C)下腔靜脈和肝靜脈 (D)臍靜脈和肝門靜脈 （103專高一）

解析 臍靜脈將充氧血從胎盤運送至胎兒體內，經靜脈導管流到下腔靜脈。

26. 第二心音的產生是由於：(A)心室舒張時，房室瓣打開所造成 (B)心室收縮時，房室瓣關閉所造成 (C)心室舒張時，半月瓣關閉所造成 (D)心室收縮時，半月瓣打開所造成 （103專高一）

解析 第二心音又稱心舒音，為心室舒張早期，主動脈及肺動脈半月瓣關閉所造成的聲音。

27. 下列何者經常作為測量血壓時聽診的動脈？(A)肱動脈 (B)橈動脈 (C)尺動脈 (D)股動脈 （103專高二）

28. 下列何者不供應腎上腺的血液？(A)腎動脈 (B)腎上腺動脈 (C)生殖腺動脈 (D)膈下動脈 （103專高二）

29. 當病人長期躺臥在床，突然站立起床時，最可能會引起下列何種現象？(A)靜脈流回心臟的血量、心輸出量與血壓皆下降 (B)靜脈流回心臟的血量、心輸出量與血壓皆上升 (C)靜脈流回心臟的血量與心輸出量上升，而血壓下降 (D)靜脈流回心臟的血量與心輸出量下降，而血壓上升 （103專高二）

30. 哪一條靜脈會匯流入肝門靜脈(hepatic portal vein)？(A)脾靜脈 (B)肝靜脈 (C)腎靜脈 (D)腰靜脈 （103專高二）

解析 脾靜脈、腸繫膜上靜脈、左右胃靜脈等會匯流入肝門靜脈。

解答： 24.D 25.B 26.C 27.A 28.C 29.A 30.A

31. 第一心音的產生是由於：(A)心室舒張時，房室瓣打開所造成 (B)心室收縮時，房室瓣關閉所造成 (C)心室舒張時，半月瓣關閉所造成 (D)心室收縮時，半月瓣打開所造成 (104專高一)

解析 第一心音是因心室充血完便開始收縮，造成體積變小壓力上升，此時壓力上升導致房室瓣關閉而產生的。

32. 下列何者源自胸主動脈？(A)肋下動脈 (B)胸內動脈 (C)橫膈下動脈 (D)胸外側動脈 (104專高一)

解析 (B)胸內動脈源自鎖骨下動脈；(C)橫膈下動脈源自副主動脈；(D)胸外側動脈：源自腋動脈。

33. 影響動脈血壓的因素中，下列哪一項敘述是正確的？(A)心輸出量(Cardiac output)增加，則血壓下降 (B)血液黏滯度(Blood viscosity)增加，則血壓下降 (C)末梢小動脈收縮，則血壓上升 (D)血液容積減少，則血壓上升 (104專高一)

解析 (A)心輸出量和血壓成正比，故若心輸出量增加，則血壓上升；(B)血液黏稠度增加，血壓上升；(D)血液容積和壓力成正比，容積增加則血壓上升、容積減少則血壓下降。

34. 下列有關胎兒血液循環之敘述，何者錯誤？(A)胎兒出生後，臍靜脈閉鎖後成為靜脈韌帶 (B)大部分之充氧血經由靜脈導管流入下腔靜脈 (C)胎兒出生後，卵圓孔關閉 (D)臍動脈內流的是缺氧血 (104專高一)

解析 臍靜脈變成肝圓韌帶。

35. 下列關於血管的敘述，何者正確？(A)橈動脈屬於彈性型動脈 (B)動脈管腔內有瓣膜 (C)小動脈管壁有平滑肌，可以調控血管的阻力 (D)靜脈的血液回流，主要依靠重力或管壁的平滑肌收縮 (104專高二)

解析 (A)橈動脈屬於肌肉性型動脈；(B)靜脈管腔內有瓣膜；(D)靜脈的血液回流，主要依靠瓣膜的力量。

解答： 31.B 32.A 33.C 34.A 35.C

36. 血液循環中，阻力最大的血管段為：(A)動脈 (B)靜脈 (C)小動脈 (D)微血管 (105專高一)

解析 小動脈可改變血管的直徑，影響舒張壓的高低，對周邊阻力影響最大，又稱阻力動脈。

37. 下列何者不是右心室的構造？(A)梳狀肌 (B)乳頭狀肌 (C)腱索 (D)心肉柱 (105專高一)

解析 梳狀肌位於左右心耳及右心房前壁。

38. 胎兒循環系統中，哪一構造位於肝臟的後側，且出生後閉鎖？(A)動脈導管 (B)靜脈導管 (C)卵圓孔 (D)臍動脈 (105專高一)

解析 (A)動脈導管：位於肺動脈與主動脈之間；(C)卵圓孔：位於左右心房間；(D)臍動脈：會萎縮成外側臍韌帶。

39. 王先生的心跳為70次／分鐘，心舒張及心收縮末期容積分別是120毫升及50毫升，王先生的心輸出量(Cardiac output)為多少？(A) 4.2升／分鐘 (B) 4.6升／分鐘 (C) 4.9升／分鐘 (D) 5.2升／分鐘 (105專高一)

解析 心輸出量=心跳速率×心搏量
心搏量=心室舒張末期容積－心室收縮末期容積
依此題數據可得：70×(120－50)=4,900毫升／分鐘=4.9升／分鐘

40. 心臟壁大部分的缺氧血，會先收集到何處，再注入右心房？(A)上腔靜脈 (B)下腔靜脈 (C)肺靜脈 (D)冠狀竇 (105專高二)

解析 除心前靜脈將血液直接注入右心房外，其他的冠狀靜脈都將血液先注入冠狀竇再注入右心房。

解答： 36.C 37.A 38.B 39.C 40.D

情況題：請依據下圖回答下列二題：

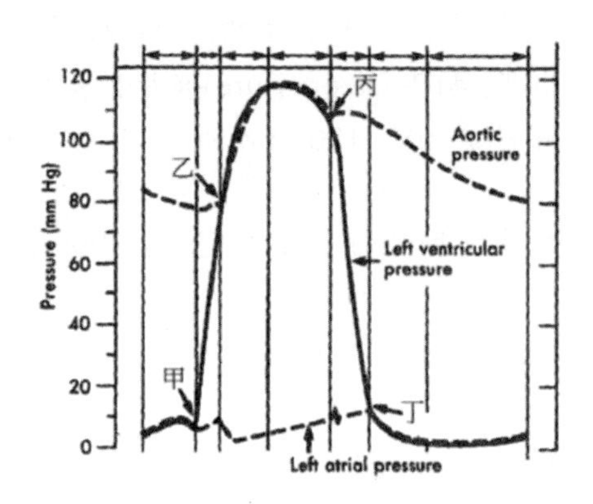

41. 主動脈瓣打開和關閉的時間點分別為：(A)甲和乙 (B)乙和丙 (C)丙和丁 (D)丁和甲 (105專高二)

42. 請選出心臟最大前負荷(preload)之時間點：(A)甲 (B)乙 (C)丙 (D)丁 (105專高二)

43. 行走於前臂的內側，並與上臂深層的靜脈會合成腋靜脈的是哪一條血管？(A)頭靜脈(cephalic vein) (B)貴要靜脈(basilic vein) (C)肘正中靜脈(median cubital vein) (D)前臂正中靜脈(median antebrachial vein) (106專高一)

解析 貴要靜脈起自手背，沿前臂尺側和上臂內側上行，注入腋靜脈。

44. 下列何者走在心臟左邊的冠狀溝(coronary sulcus)中？(A)前心室間動脈 (B)後心室間動脈 (C)邊緣動脈 (D)迴旋動脈

解析 左冠狀動脈中的迴旋枝循左心房室間之冠狀溝迴繞到左後面，供應左心室及左心房。 (106專高一)

45. 胎血循環中，靜脈導管連接臍靜脈與下列何者？(A)門靜脈 (B)上腔靜脈 (C)下腔靜脈 (D)肝臟 (106專高一)

解析 臍靜脈將充氧血從胎盤運送至胎兒體內，大部分之充氧血則經靜脈導管(ductus venosus)流到下腔靜脈，送回右心房。

解答： 41.B 42.A 43.B 44.D 45.C

46. 下列有關血壓的敘述，何者錯誤？(A)小動脈血壓與主動脈血壓相似　(B)平均動脈壓較接近舒張壓而非收縮壓　(C)通常血壓指的是動脈壓　(D)脈壓(Pulse pressure)通常比舒張壓小

解析 主動脈血壓約為100~120 mmHg，小動脈血壓則約為40~25 mmHg。 （106專高一）

47. 下列何者直接由升主動脈分支出？(A)冠狀動脈　(B)支氣管動脈　(C)食道動脈　(D)前肋間動脈 （106專高二）

解析 冠狀循環來自升主動脈的分枝。

48. 迷走神經末梢分泌之乙醯膽鹼(acetylcholine)可以使心跳速率減慢，其原因為促使心臟節律性細胞(pacemaker cell)：(A)增加對鈉離子的通透性　(B)增加對鉀離子的通透性　(C)減少對鉀離子的通透性　(D)減少對鈉離子的通透性 （106專高二）

解析 當迷走神經興奮時，會因乙醯膽鹼釋放而使竇房結膜上鉀離子通透性增加，而致膜電位更負，心跳減慢。

49. 在正常的心電圖中，QRS複合波是因下列何者產生的？(A)心房的去極化(depolarization)　(B)心房的再極化(repolarization)　(C)心室的去極化　(D)心室的再極化 （106專高二）

解析 心電圖中顯示的QRS期間代表的是心室傳導去極化的時間，約0.08~0.10秒（若超過0.1秒則表示房室束傳導有障礙）。

50. 下列有關靜脈路徑的敘述，何者錯誤？(A)左睪丸靜脈匯入左腎靜脈　(B)椎靜脈匯入頭臂靜脈　(C)奇靜脈匯入下腔靜脈　(D)小隱靜脈匯入膕靜脈 （106專高二補）

解析 奇靜脈系統是收集胸腔和腹腔壁之靜脈血，然後注入上腔靜脈。

51. 心包腔(pericardial cavity)位於：(A)纖維性心包膜與漿膜性心包膜的壁層之間　(B)漿膜性心包膜的壁層與臟層之間　(C)漿膜性心包膜的臟層與心肌層之間　(D)漿膜性心包膜的臟層與心內膜之間 （106專高二補）

解答：　46.A　47.A　48.B　49.C　50.C　51.B

解析 心包腔是指在漿膜性心包膜壁層和臟層（心外膜）之間的空腔，內含心包液，可防止心臟跳動時，兩層膜之摩擦。

52. 下列哪一條靜脈與相同名稱的動脈伴行？(A)頭靜脈 (B)大隱靜脈 (C)奇靜脈 (D)肱靜脈 （106專高二補）

解析 與動脈伴行的靜脈有：橈靜脈、尺靜脈、肱靜脈、腋靜脈、鎖骨下靜脈。

53. 下列何者不會引起組織水腫？(A)心臟衰竭 (B)血漿蛋白質濃度增加 (C)血漿蛋白質濃度降低 (D)象皮腫(elephantiasis)

解析 高動脈壓、靜脈阻塞、血漿蛋白滲漏到組織中、血漿蛋白濃度降低以及淋巴引流管道的阻塞都會造成淨過濾壓的改變，而導致水腫。 （106專高二補）

54. 下列何者供應胃小彎的血液？(A)下膈動脈 (B)腹腔動脈幹 (C)腸繫膜上動脈 (D)腸繫膜下動脈 （106專高二補）

解析 供應胃的為腹腔動脈幹中的肝總動脈、左胃動脈及脾動脈。

55. 下列何者的管壁不具平滑肌？(A)大動脈 (B)大靜脈 (C)小動脈 (D)微血管 （107專高一）

解析 微血管之管壁是由單層之內皮細胞及基底膜共同組成，不具中膜和外膜，即沒有平滑肌。

56. 下列何者供應闌尾的血液？(A)腹腔動脈幹 (B)腸繫膜上動脈 (C)腸繫膜下動脈 (D)髂內動脈 （107專高一）

解析 腸繫膜上動脈供應小腸、盲腸、升結腸、橫結腸，也就是橫結腸前1/2以前之消化道，盲腸即為闌尾。

57. 當迷走神經興奮時，對心臟的影響下列何者正確？(A)心跳速率變慢、電位衝動傳導速度變快 (B)心跳速率變快、電位衝動傳導速度變慢 (C)心跳速率與電位衝動傳導速度皆變慢 (D)心跳速率與電位衝動傳導速度皆不變 （107專高一）

58. 有一位病人的收縮壓為120毫米汞柱(mmHg)，脈搏壓為30毫米汞柱，請問其平均動脈壓為多少毫米汞柱？(A) 95 (B) 100 (C) 105 (D) 110 （107專高一）

解答： 52.D 53.B 54.B 55.D 56.B 57.C 58.B

解析 平均血壓(mean pressure)＝舒張壓加上1/3之脈搏壓＝舒張壓＋(收縮壓－舒張壓)/3；因舒張壓未知故設為X，算式為X+10=X+(120－X)/3，可得出X為90，因此舒張壓＋10＝100。

59. 正常的心動週期(cardiac cycle)中，動作電位會在何處有延遲傳遞的現象？(A)心室心肌 (B)竇房結(SA node) (C)房室結(AV node) (D)房室束(bundle of His) (107專高一)

60. 心臟的電位傳導系統中，何構造位於冠狀竇開口處？(A)竇房結 (B)房室結 (C)希氏束 (D)蒲金氏纖維 (107專高二)

61. 上臂觸摸肱動脈脈搏的位置為下列何處？(A)肱二頭肌的外側 (B)肱二頭肌的內側 (C)肱三頭肌的外側 (D)肱三頭肌的內側 (108專高一)

62. 下列何者的靜脈血，不經由肝門靜脈進入肝臟？(A)胰臟 (B)闌尾 (C)頸段食道 (D)直腸 (108專高一)

63. 胎兒心臟的卵圓孔，連通的是哪兩個腔室？(A)左、右心房 (B)左、右心室 (C)左心房與左心室 (D)右心房與右心室 (108專高一)

64. 下列器官的主要養分來源，何者不是來自頸外動脈？(A)臉部肌群 (B)舌頭肌群 (C)眼球 (D)牙齒 (108專高一)

解析 脈絡膜提供眼球營養並防止光線在眼球內反射。

65. 小動脈的阻力與下列何者之4次方呈反比？(A)流入和流出的差異 (B)血管半徑 (C)血管長度 (D)血液黏稠度 (108專高一)

解析 周邊阻力與血液之黏稠度及血管長度成正比，與血管半徑的四次方成反比。

66. 下列有關心臟的敘述，何者正確？(A)迷走神經纖維主要分布在心室且能降低心跳收縮強度 (B)一般右心室血液輸出正常情況下，輸出血液量比左心室高 (C)大量K^+離子會使經由心房束傳至心室的心臟衝動被阻斷 (D)過量的細胞外鈣離子會使心跳加快 (108專高一)

解答： 59.C 60.B 61.B 62.C 63.A 64.C 65.B 66.C

67. 下列何者與第一心音的產生有關？(A)房室瓣關閉　(B)動脈瓣關閉　(C)血液流入心室　(D)心房收縮　（108專高一）

解析 當心室充血完便開始收縮，造成體積變小壓力上升，此時壓力上升導致房室瓣關閉出現第一心音。

68. 脾臟的血液主要來自下列何者的分枝？(A)橫膈下動脈　(B)腸繫膜上動脈　(C)腸繫膜下動脈　(D)腹腔動脈幹　（108專高二）

69. 二尖瓣的功能在於防止血液逆流至：(A)左心房　(B)左心室　(C)右心房　(D)右心室　（108專高二）

解析 二尖瓣位於左心房和左心室之間。

70. 若血壓維持不變，血管半徑變為原來的兩倍，此時流經此條血管的血流量將變為：(A) 2倍　(B) 4倍　(C) 8倍　(D) 16倍

（108專高二）

71. 何種休克會使心臟的血液輸出量增加？(A)出血性休克　(B)過敏性休克　(C)敗血性休克　(D)神經性休克　（108專高二）

解析 敗血性休克早期心輸出量正常或增加。

72. 下列哪一條動脈的分枝會造成男性陰莖海綿體充血勃起？(A)生殖腺動脈(gonadal artery)　(B)閉孔動脈(obturator artery)　(C)髂內動脈(internal iliac artery)　(D)髂外動脈(external iliac artery)

解析 髂內動脈供應骨盆內臟器及臀部。性衝動時，因副交感神經興奮，藉由一氧化氮(NO)使髂內動脈擴張造成陰莖海綿體充血勃起。　（109專高一）

73. 冠狀動脈直接源自：(A)主動脈弓　(B)胸主動脈　(C)升主動脈　(D)降主動脈　（109專高一）

解析 冠狀動脈來自升主動脈的分枝，是營養心臟之循環系統。

74. 下列何者不是上肢的淺層靜脈？(A)肱靜脈　(B)頭靜脈　(C)貴要靜脈　(D)肘正中靜脈　（109專高一）

解析 上肢的淺層靜脈與動脈伴行，有橈靜脈、尺靜脈、肱靜脈、腋靜脈、鎖骨下靜脈。

解答：　67.A　68.D　69.A　70.D　71.C　72.C　73.C　74.A

75. 在心肌動作電位中，高原期的維持是因心肌細胞有：(A)快速鈉通道　(B) L型鈣通道　(C)鈉鉀ATPase　(D) T型鈣通道

解析 心肌細胞上之L型Ca^{2+}通道打開的速度比Na^{+}通道慢，持續開啟的時間也比較久，這是在高原期開啟之Ca^{2+}通道。T 型Ca^{2+}通道為短暫型(transic)。（109專高一）

76. 下列何者的血液供應不源自腹腔動脈幹(celiac trunk)的分枝？(A)胃　(B)十二指腸　(C)迴腸　(D)胰臟（109專高二）

解析 腹腔動脈幹的分枝包括：肝總動脈供應肝臟、胃、胰、膽、十二指腸；左胃動脈供應供應食道和胃；脾動脈。

77. 房室結(atrioventricular node)位於心臟的何處？(A)心室中隔(interventricular septum)　(B)心房中隔(interatrial septum)　(C)右房室瓣(right atrioventricular valve)　(D)左房室瓣(left atrioventricular valve)（109專高二）

78. 頸部左側的頸總動脈直接源自下列何者？(A)頭臂動脈幹　(B)甲狀頸動脈幹　(C)升主動脈　(D)主動脈弓（109專高二）

79. 心肌不會發生收縮力加成作用(summation)的原因，主要是下列何者？(A)心肌沒有橫小管(transverse tubule　(B)心肌的不反應期時間幾乎與其收縮時間重疊　(C)心肌的動作電位不會加成　(D)心肌肌漿網（sarcoplasmic reticulum）不發達

解析 長時間的動作電位會導致相對長時間的不反應期，所以心肌必須在完成前次刺激的收縮後，才能再接受刺激而收縮，因此心肌收縮的加成不可能發生。（109專高二）

80. 第一心音發生在下列何時？(A)心房收縮時　(B)早期心室舒張時　(C)主動脈瓣關閉時　(D)房室瓣關閉時（109專高二）

解析 第二心音是半月瓣關閉產生的聲音。

81. 關於心臟腔室的敘述，下列何者錯誤？(A)梳狀肌位於心房內壁　(B)卵圓窩位於心房間隔上　(C)房室瓣上面有腱索附著，並連接到心房　(D)心臟表面的冠狀溝，位於心房與心室的界線上

解析 (C)房室瓣游離端藉由腱索連接到心室內之乳頭肌。（110專高一）

解答：　75.B　76.C　77.B　78.D　79.B　80.D　81.C

82. 下列何者同時供應小腸與大腸？(A)肝總動脈 (B)左胃動脈 (C)上腸繫膜動脈 (D)下腸繫膜動脈 (110專高二)

解析 上腸繫膜動脈供應小腸、盲腸、升結腸及橫結腸前2/3血流。

83. 心尖的位置約在左鎖骨中線與第幾肋間的交會處？(A)第3肋間 (B)第5肋間 (C)第7肋間 (D)第9肋間 (110專高二)

84. 當血壓升高時，頸動脈竇內的壓力接受器因應壓力變化而引發之神經衝動，會傳至何處來調節血壓的平衡？(A)大腦 (B)中腦 (C)橋腦 (D)延腦 (110專高二)

解析 頸動脈壓增加 → 刺激感壓受器，並引起神經衝動 → 經舌咽神經(IX) → 傳回延腦而刺激心跳抑制中樞，並抑制心跳加速中樞 → 抑制心跳速率和收縮力 →心輸出量減少，使血壓恢復正常。

85. 下列管道何者不開口於右心房？(A)肺靜脈 (B)冠狀竇 (C)上腔靜脈 (D)下腔靜脈 (111專高一)

解析 肺靜脈開口於左心房。

86. 下列由內皮細胞分泌的因子中，何者不會使血管舒張？(A)一氧化氮(NO) (B)緩激肽(bradykinin) (C)前列腺環素(prostacyclin) (D)內皮因子-1 (endothelin-1) (111專高一)

解析 內皮因子-1會促進血管收縮。

87. 下列何者傳送頸動脈竇受器所感受血壓改變的訊息？(A)三叉神經 (B)舌咽神經 (C)顏面神經 (D)副神經 (111專高二)

解析 舌咽神經支配來自頸動脈竇的副交感神經纖維之感覺衝動，並傳入延腦背側區。

88. 決定血流速率大小，下列何者最不重要？(A)血液黏滯度 (B)心跳速率 (C)血管半徑 (D)血管兩端壓力差 (111專高二)

解析 據歐姆定律$Q=\Delta P/R$可知血流與血管兩端的壓力差(ΔP)及血管阻力(R)有關，又由帕哈定律$R=8\eta L/\pi r^4$可知血流阻力(R)與血液黏滯度(η)成正比。

解答： 82.C 83.B 84.D 85.A 86.D 87.B 88.B

89. 將導管從頸內靜脈放置到上腔靜脈，過程中導管須穿過哪條血管？(A)鎖骨下靜脈 (B)頭臂靜脈 (C)腋靜脈 (D)頸外靜脈

解析 上腔靜脈的主要分支為左、右頭臂靜脈。 (112專高一)

90. 下列何者的脈搏，易於手腕外側感觸？(A)尺動脈 (B)橈動脈 (C)腕掌動脈 (D)腕背動脈 (112專高一)

解析 肱動脈分成尺動脈和橈動脈。肱二頭肌內側之肱動脈為測量血壓之部位，拇指基部之橈動脈較常用於測量脈搏。

91. 心肌細胞快速反應之高原期(plateau phase)，主要是因為那種離子持續流入所造成？(A)鉀離子 (B)鈉離子 (C)鈣離子 (D)氯離子 (112專高一)

解析 心肌收縮的Ca^{2+}來源主要是細胞外液，誘導肌漿網終池放出更多Ca^{2+}。

92. 下列有關敗血性休克的敘述，何者最不可能發生？(A)因腸管破裂造成腹膜炎所引起發高燒 (B)泌尿道感染所引起 (C)初期時病人的心輸出量會明顯降低 (D)全身廣泛性產生小血塊

解析 敗血性休克是由於感染導致的發炎反應，組織胺及緩動素的釋出使心臟出現代償性心輸出量增加。 (112專高一)

93. 下列有關心衰竭病程中的代償調節作用之敘述，何者正確？(A)交感神經的活性降低導致靜脈血液回流量上升 (B)腎小管對水和鹽之再吸收減少 (C)因心臟功能受損而增加鈉離子再吸收，使水分滲透入血液 (D)心衰竭會因心房壓力的升高而抑制心房利鈉尿胜肽之分泌 (112專高一)

94. 過敏性休克的特徵為何？(A)心輸出量上升 (B)血液中嗜酸性球大量釋出組織胺 (C)小動脈擴張 (D)大幅降低微血管的通透性

解析 (A)心輸出量減少；(B)血液中嗜酸性球大量釋出抗組織胺；(D)微血管的通透性會增加。 (112專高二)

95. 心動週期中，第一心音發生於何時？(A)心室收縮開始時 (B)心室收縮結束時 (C)心室舒張開始時 (D)心室舒張結束時

(112專高二)

解答： 89.B 90.B 91.C 92.C 93.C 94.C 95.A

96. 下列何者最可能同時降低動脈血壓波振幅(arterial pulse wave)與動脈血壓波速度(pulse wave velocity)？(A)粥狀動脈硬化 (B)動脈老化 (C)高血壓 (D)低血壓 (113專高一)

97. 右心室的腱索(chordae tendineae)固著在下列何處？(A)肺動脈瓣 (B)主動脈瓣 (C)二尖瓣 (D)三尖瓣 (113專高一)

解析 右心室的腱索將三尖瓣游離端連接到心室內之乳頭肌(papillary muscle)，可於心室收縮時防止血液逆流回心房。

98. 下列哪一個內臟的位移痛(referred pain)出現在左手臂內側皮膚？(A)心臟(heart) (B)肺臟(lung) (C)肝臟(liver) (D)腎臟(kidney)

解析 臨床上常見病人主訴左手臂內側皮膚、左肩膀疼痛，也是心臟疾病位移痛(referred pain)表徵之一。 (113專高一)

解答： 96.D 97.D 98.A

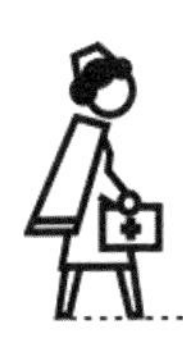

MEMO

免疫系統

出題率：♥♡♡

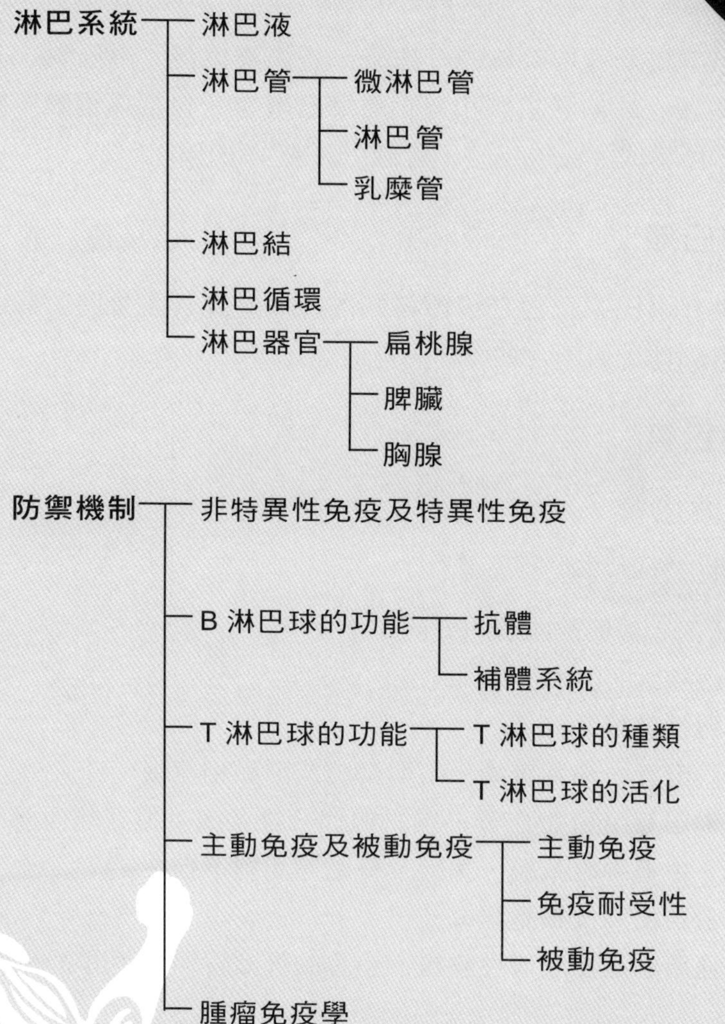

Physiology and Anatomy

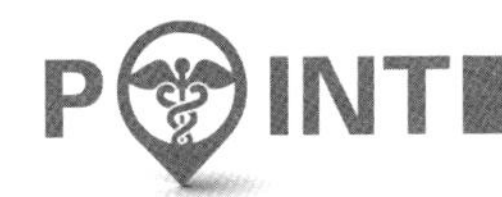

重點彙整

14-1 淋巴系統

淋巴系統乃循環系統的一部分，是由淋巴液、淋巴管、淋巴結及一些獨立的節狀組織和特化的**淋巴器官（包括扁桃腺、胸腺及脾臟**）所構成。在成年時，**骨髓**已不產生淋巴球。

一、淋巴液

流動在淋巴系統內之液體稱為淋巴液，其含多量脂肪酸、單核球、淋巴球，但不含紅血球、白血球。

二、淋巴管

(一) 微淋巴管

1. 此乃淋巴管的起源。
2. 在構造上，其與微血管的異同如下：
   (1) **管徑較大**。
   (2) **通透性較好**。
   (3) 微淋巴管一端為**盲端**，不與動脈或靜脈相連接。
   (4) **微淋巴管沿著微血管**，幾乎遍存全身各處；但在無血管的組織、**中樞神經系統**、脾臟及**脊髓等處則不存在**。
   (5) 二者均由**內皮細胞**組成。
   (6) **輸送脂肪酸及脂溶性物質**。小腸的乳糜管即是微淋巴管。

(二) 淋巴管

1. 淋巴管的起始部位在腹腔腰椎處。在微血管聚集形成小靜脈及靜脈的同時，微淋巴管亦結合成較大的淋巴管。
2. 在構造上，淋巴管與靜脈的異同：
   (1) 淋巴管管壁較薄。
   (2) 含有較多**瓣膜**。淋巴管內因有瓣膜存在，加上管壁較薄，而使其外觀呈念珠狀。瓣膜可以防止淋巴液的逆流。
   (3) 含有**淋巴結**，沿著管子的不同間隔排列。
   (4) 皮膚的淋巴管存於皮下組織中，與靜脈隨行。內臟之淋巴管一般與動脈隨行。
3. 淋巴管聚集形成兩個主要的管道：胸管及右淋巴管。
   (1) 胸管：最粗大的淋巴管，穿過橫膈之主動脈裂孔，注入**左鎖骨下靜脈**。引流全身大部分之淋巴液：左頭頸部、左胸、臂、腹腔、骨盆腔及下肢。
   (2) 右淋巴管：引流右頭頸部、右胸部、右手臂之淋巴液，注入**右鎖骨下靜脈**。

(三) 乳糜管 (Cisterna Chyili)

1. 引流下肢骨盆及腹腔來之淋巴液。是胸管的起點。
2. 位於 L2 高度。

三、淋巴結

1. 外部構造：
   (1) 淋巴結為卵形或豆形，長約 1~25 mm，為密集的淋巴組織積聚而成。
   (2) 淋巴結的凹面部分稱為門(hilum)，有輸出淋巴管及進出淋巴結的血管。輸入淋巴管數目較多，輸出淋巴管較少，以將淋巴液停留在淋巴結內的時間延長，進行吞噬作用。

(3) 淋巴結外覆的纖維囊，具有許多纖維中隔或稱小樑(trabeculae)，可向中央延伸。

2. 內部構造：
 (1) 基質：纖維囊、小樑及門構成淋巴結的基質部分。
 (2) 實質：淋巴結的實質部分為分皮質及髓質兩部分：
  a. **皮質**(cortex)：為緊密的淋巴細胞團塊，其中央區域為**生發中心**(germinal center)，淋巴細胞即在此製造。
  b. 髓質(medulla)：其內的淋巴細胞排列成股，稱為髓索(medullary cords)。

3. 淋巴流動方向：輸入淋巴管（有數條）→皮質竇（位於被膜下）→髓質竇（位於髓索間）→輸出淋巴管。

4. 身體重要淋巴結：
 (1) 頦下及頜下群：位於口腔底部，淋巴液來自鼻、唇、牙齒而流經這些淋巴結；口鼻喉部有感染時，此群淋巴結可能會腫大。
 (2) 頸淺淋巴結：於頸部沿胸鎖乳突肌而分布，收集來自頭及頸的淋巴。
 (3) 肘淺淋巴結或滑車上淋巴結：於肘彎正上方，由前臂來的淋巴會流經這些淋巴結。
 (4) **腋淋巴結**：20~30 個大淋巴結聚集在腋窩部和**胸部下方**，來自上臂及胸壁上部（包括**乳房**）的淋巴，流經這些淋巴結，**直接流入鎖骨下靜脈；乳癌時，此群淋巴結會腫大**。
 (5) 鼠蹊淋巴結：位於腹股溝，收集大腿及生殖器外部的淋巴。

6. 功能：
 (1) 防衛功能：包括**過濾**與**吞噬**作用。淋巴結內的竇狀構造減慢淋巴的通過速率，使內襯的網狀內皮細胞（即固著的**吞噬細**

胞）有時間**去除淋巴液中的細菌**及有害顆粒。若成群的微生物進入淋巴結，使淋巴細胞不能充分破壞之，結果造成淋巴結發炎，稱為腺炎(adenitis)。

(2) 造血：淋巴結能製造**淋巴球、單核球及漿細胞**。

四、淋巴循環

1. 組織間液進入微淋巴管後成為淋巴液。
2. 淋巴循環路徑：微淋巴管 → 輸入淋巴管 → 淋巴結 → 輸出淋巴管 → 淋巴幹→ 左、右淋巴管（左淋巴管又稱胸管） → 胸管及右淋巴管分別注入左、右的內頸靜脈及鎖骨下靜脈的交接處 → 上腔靜脈 → 右心房。
3. 重要的淋巴管：
   (1) 淋巴幹(lymph trunks)：腰幹、腸幹、支氣管縱膈幹、鎖骨下幹、頸部的淋巴幹。
   (2) 胸管（左淋巴總管）：起源於第二腰椎前面的膨大部分－乳糜池(cisterna chyli)，它為淋巴系統的主要收集管，收集除右淋巴管負責之外的所有區域。
   (3) 右淋巴總管：長約 1.25 公分，收集**右邊**的頭部、頸部、右**胸部**、右上肢之淋巴。右頸淋巴幹、右鎖骨下淋巴幹及右支氣管縱膈幹的淋巴都注入右淋巴管。
4. 水腫：組織間隙存有的組織間液過多稱為水腫，其成因有：
   (1) 因淋巴結感染而阻塞或**淋巴管阻塞**所造成。
   (2) 淋巴製造過剩或微血管的滲透性增加（發炎、過敏）而使得組織間液形成。
   (3) 微血管的**靜水壓增加或膠體滲透壓不足**，使組織間液的形成較其流入淋巴管為快。

五、淋巴器官

(一) 扁桃腺

扁桃腺為包埋於黏膜的淋巴組織團塊，可分為三種：

1. **咽扁桃腺**(pharyngeal tonsil)：**單一個包埋於鼻咽之後壁中。在感染病原體之後，往往肥大，易形成腺樣增殖體**(adenoid)。**鼻咽癌**好發於此處。
2. **腭扁桃腺**(palatine tonsil)：成對，位於咽腭弓以及舌腭弓之間、**食道與氣管交會處**，明顯易見，即感冒導致扁桃腺炎及**一般扁桃腺切除之部位**。
3. 舌扁桃腺(lingual gonsil)：成對，位於舌的基部。

(二) 脾 臟

1. 脾臟重約 150 公克，位於左季肋部，為腹膜內臟器，在左腎及降結腸的上方，胃底部的後方。胃、腎之間有韌帶與之相連。
2. **脾臟為身體最大的淋巴組織**，略呈橢圓形，與淋巴結一樣，具有被膜、小樑及脾門的構造，構成了脾臟的基質。
3. 脾動脈、脾靜脈及輸出淋巴管通過脾門，但脾臟無輸入淋巴管或淋巴竇。
4. **脾臟的竇質由白髓**(white pulp)**及紅髓**(red pulp)組成，白髓是圍繞動脈周圍排列的淋巴組織，**紅髓**由充滿了血液的**靜脈竇**及**脾索**構成，不含**脾小結**。
5. 脾臟的血液循環是由脾動脈流經小樑動脈、中央小動脈、刷狀血管而至靜脈竇；再由紅髓靜脈、小樑靜脈到達脾靜脈。

6. 脾臟的功能：

(1) 防衛或過濾血液：當血液流經靜脈竇時，其內襯的網狀內皮細胞能行吞噬作用，而把血液中的細胞加以破壞並除去。

(2) 造血：單核球、淋巴球及製造紅血球的功能；但出生後，又僅在嚴重的溶血性貧血時才製造紅血球。

(3) 紅血球及血小板的破壞：**脾可吞噬老弱的紅血球碎片**及不完整的血小板，亦有分解血紅素的功能。

(4) **血液儲藏所**：脾的髓質與靜脈竇皆儲存相當量的血液，當身體出血或交感神經受刺激。可將所儲存的血液放出，而有自我輸血的作用。因儲有相當量的血液，易因外傷而致大出血。

(三) 胸　腺

◆ 位　置

1. 胸腺為胸腔上縱膈腔**胸骨後**的兩葉淋巴組織，往上可延伸到甲狀腺的下緣，往下可延伸到第四肋軟骨。它由兩錐狀葉組成。

2. **胸腺**與身體的比例在 2 歲時最大，本身之大小於**青春期**達到最大。**此後因性激素的作用而逐漸萎縮而被脂肪及結締組織取代。**

3. 胸腺的錐狀葉由外覆的纖維囊內伸而成的結締組織中隔，分隔成許多小葉。**每一小葉由細胞較密集的皮質及細胞較疏鬆的髓質構成**。

4. 胸腺的髓質內存有一種球狀構造叫哈氏(Hassll's)小體，此為同心圓排列的角化上皮細胞層所構成，為胸腺的特徵之一，隨年齡增加而增加。**具輸出淋巴管，但沒有輸入淋巴管**。

◆ **功 能**

1. 在出生前它可製造淋巴球，出生後可分泌激素。
2. 淋巴球之分化：
   (1) **T 細胞：**
      a. 由骨髓內淋巴幹細胞衍生，半數移入胸腺內，藉胸腺分泌之淋巴激素作用成熟成為 T 細胞，可直接破壞抗原，**屬細胞免疫，如器官移植後的排斥作用。**
      b. **$CD4^+$ T 細胞可分泌介白素-2** (interleukin-2)。
      c. 格雷氏突眼症為一抗體沉積於眼球後使眼球外突，一般認為與自體免疫自體破壞有關，使用一些抑制 T 細胞生成之藥物可改善凸眼症情形。
   (2) **B 細胞：未進入胸腺的幹細胞**，可能會在骨髓、胎兒的肝脾或胃腸道的淋巴組織，處理成 B 細胞，B 細胞在 T 細胞所分泌之淋巴激素影響下，分化成**漿細胞**，**製造抗體**以對抗抗原，屬**體液免疫**，如預防接種所產生之免疫反應。

14-2 防禦機制 (Defense Mechanisms)

免疫系統包含了所有產生對抗潛在致病原之防衛作用的構造與反應。這些防禦作用可分為非特異性及特異性兩類。特異性與非特異性免疫機制的共同合作可造成局部**發炎反應**。

一、非特異性免疫(Nonspecific Immunity)

即先天性免疫，無記憶性，包括以下兩種（表 14-1）。

(一) 第一道防線：障蔽

阻止微生物穿透的皮膚或黏膜，如胃液的強酸性(pH 1~2)則在微生物侵入人體之前將其消滅。

表 14-1 非特異性免疫

	構 造	機 制
外部	皮膚	阻擋致病原穿入物理障壁；分泌溶菌酵素
	消化道	胃內強酸性；腸道正常菌群之保護作用
	呼吸道	分泌黏液；纖毛移動黏液；肺泡內巨噬細胞
	生殖泌尿道	尿液酸性；陰道內之酸性環境
內部	吞噬細胞	吞噬以破壞細菌、細胞殘骸、變性蛋白及毒素
	干擾素	抑制病毒之複製
	補體蛋白	增進細菌之被分解破壞；促進發炎作用
	內生性致熱源	白血球或其他細胞所分泌；引起發燒

(二) 第二道防線：內在防禦

◆ 吞噬細胞

吞食侵入的致病原，主要分為三類：

1. 嗜中性球(neutrophils)。
2. 單核吞噬系統(mononuclear phagocyte system)之細胞，包括血液中的單核球(monocytes)和結締組織中的**巨噬細胞**(macrophages)**（源自單核球）**。
3. 在**肝臟**、**脾臟**、淋巴結、**肺臟**及**腦部**中等器官所**特屬的吞噬細胞**(organ-specific phagocytes)。

◆ 發炎反應

1. 症狀：溫紅(redness and warmth)（由於組織胺刺激使血管擴張）、腫脹(swelling)（水腫）以及膿(pus)（死亡白血球之聚積）及疼痛(pain)。
2. **發燒**：持續感染，白血球和巨噬細胞會製造**介白素-1β** (interleukin-1β, IL-1β)，產生內生性致熱原(endogenous pyrogen)導致體溫上升而引起發燒，**發燒可幫助人體從感染中復原**。
3. 不同種類的白血球會滲入局部發炎部位。首先到達的是嗜中性白血球，其次是單核球，最後是 T 淋巴球。

◆ 抗微生物物質

1. 干擾素：是由被病毒感染的細胞所分泌的多胜肽鏈，可以**防止其他細胞被病毒感染**。干擾素有三種類型：α、β 和 γ 干擾素。幾乎所有人體細胞均可製造 α 和 β 干擾素。
2. 補體系統(complement system)：補體是一種**非特異性防禦系統**，當抗原和抗體結合時便可被活化，受到抗體（IgM 與 IgG）標定的病原菌，會吸引補體附著，**直接殺死外來細胞**。
3. 游離的補體蛋白可促進調理作用(opsonization)和趨化作用(chemotaxis)，並刺激組織肥大細胞釋放組織胺(histamine)，另外，進行過敏反應時，**肥大細胞**也會釋出**組織胺**。

二、特異性免疫 (Specific Immunity)

特異性免疫是針對抗原所產生的反應。特異性免疫反應是淋巴球的功能。淋巴球可分為 T 淋巴球與 B 淋巴球兩大類（表 14-2）。

表 14-2 B 淋巴球與 T 淋巴球的比較

特 性	B 淋巴球	T 淋巴球
發育演變部位	**骨髓**	**胸腺**
免疫類型	體液性（分泌抗體）	細胞媒介性
次類（群）	記憶性細胞和漿細胞	細殺性 T 淋巴球、輔助性 T 淋巴球、抑制性 T 淋巴球
抗原接受器	存在，為表面抗體	存在，是與免疫球蛋白構造相似的物質
壽命	短	長
組織分布	脾臟含量多，血中含量少	血液及淋巴含量多
抗原刺激轉型為	漿細胞	活化的淋巴球
分泌產物	抗體	淋巴激素
對病毒感染之免疫力	腸病毒，脊髓灰白質炎病毒	其他大多數病毒
對細菌感染之免疫力	鏈球菌，葡萄球菌，其他許多細菌	結核菌、痲瘋桿菌
對黴菌感染之免疫力	未知	許多黴菌
對寄生蟲感染之免疫力	錐蟲，瘧疾（可能）	大多數之其他寄生蟲

(一) B 淋巴球的功能

1. **體液性免疫反應**(humoral immunity)**或稱抗體性免疫**(antibody-mediated immunity)：B 淋巴球受特定抗原刺激後，會同時變成漿細胞(plasma cell)與記憶細胞(memory cell)二大類。漿細胞所分泌的抗體，可以和該抗原進行特異性反應。

2. 抗體(antibodies)：也稱為**免疫球蛋白**(immunoglobulins)，抗體的作用具有**特異性**，分為五類，分別為 IgG、IgA、IgM、IgD 和 IgE（表 14-3）。

3. 抗體與抗原的結合可促進吞噬作用。

表 14-3 抗體的種類及功能

抗體	功能
IgG	**循環系統中之主要抗體**，可藉由母乳傳給胎兒；可經由胎盤進入胎兒循環，提供胎兒的被動免疫；免疫反應後數量會增加；次級反應中被分泌出。
IgA	**外分泌液**中之主要抗體形式，如**唾液**和**母乳**。
IgE	造成立即型**過敏反應**的症狀。
IgM	免疫反應前之淋巴球表面抗原接受器；初級免疫反應時期被分泌出。
IgD	免疫反應前之淋巴球表面抗原接受器；其他功能未知。

(二) T 淋巴球的功能

胸腺可以加工處理 T 淋巴球，並分泌 T 淋巴球免疫反應所需之激素。**T 淋巴球產生細胞性免疫**(cell-mediated immunity)。

◆ T淋巴球的種類

T 淋巴球分為三類：殺手性、輔助性及抑制性 T 淋巴球。可分泌一群促進淋巴球和巨噬細胞作用之細胞激素（表 14-4）。

1. **殺手性 T 淋巴球**(cytotoxic T lymphocyte, T_c)：胞殺性 T 淋巴球，表面帶有 CD8 分子，首先和標的細胞緊密接觸，然後消滅標的細胞，此過程不需抗體的參與。殺手性 T 淋巴球的功能主要是破壞身體中帶有**外來分子**的細胞，這些分子通常來自入侵的微生物，也可能是細胞基因庫經過惡性轉型(malignant transformation)（如癌細胞表面的特殊癌抗原）而產生的分子，或是來自個體本身但從未經免疫系統辨識過的分子。

2. **輔助性 T 淋巴球**(helper T lymphocytes, T_H)：表面帶有 CD4 分子，可增進 B 淋巴球和殺手性 T 淋巴球的活性。

3. **抑制性 T 淋巴球**(suppressor T lymphocytes)：可減低 B 淋巴球和殺手性 T 淋巴球的活性。

表 14-4 細胞激素

細胞激素	生物功能
介白素-1 (IL-1)	誘發 T 淋巴球的增生及活化
介白素-2 (IL-2)	誘發活化態 T 淋巴球的增生
介白素-3 (IL-3)	刺激骨髓幹細胞及肥大細胞的增生
介白素-4 (IL-4)	刺激活化態 B 淋巴球的增生；促進 IgE 抗體的生成；增加殺手性 T 淋巴球的活性
介白素-5 (IL-5)	誘發殺手性 T 淋巴球的活化；促進嗜酸性白血球的分化，並可作為嗜酸性白血球的趨化激素
介白素-6 (IL-6)	刺激 T 淋巴球和 B 淋巴球的增生及活化
顆粒球／單核球－巨噬細胞株落刺激因子(GM-CSF)	刺激嗜中性白血球、嗜酸性白血球、單核球及巨噬細胞的增生及活化細胞株落刺激因子

◆ T淋巴球的活化

1. 活化 T 淋巴球首先必須有**抗原呈現細胞**(antigen-presenting cells)將其細胞膜上的抗原呈現給 T 淋巴球。

2. 人類組織相容性抗原(major histocompatibility complex, MHC)：也稱為人類白血球抗原(human leukocyte antigens, HLAs)，是一群位在細胞膜上的分子，在不同個體以不同的組合方式出現。
   (1) MHC I（第一類）：體內所有細胞除了紅血球外都會製造 MHC I。

(2) MHC II（第二類）：**只有抗原呈現細胞—巨噬細胞、樹突狀細胞和 B 淋巴球會製造** MHC II。抗原呈現細胞可以藉由將 MHC II 與抗原結合後呈現給輔助性 T 淋巴球，而促使其活化。活化後的輔助性 T 淋巴球可以分泌介白素 2 (IL-2)來刺激殺手性 T 淋巴球以及 B 淋巴球的活化。

3. 殺手性 T 淋巴球攻擊標的細胞的先決條件是標的細胞必須將已和其細胞膜上 MHC I 結合的外來抗原呈現出來。

三、主動免疫及被動免疫

(一) 主動免疫 (Active Immunity)

1. 人體**第一次**被病原感染時會產生**初級免疫反應**(primary response)，**再度感染則產生次級免疫反應**(secondary response)。
2. 在**初級**免疫反應中，人體在首次被病原菌感染時，必須經過 **5~10 天**才會緩慢的產生 IgM 抗體，但約在 4 週後，血液中抗體濃度會下降。
3. 在**次級**免疫反應中，同一個體若再次暴露於相同抗原，血液中 IgG 抗體濃度會在 **2 小時內**達到頂點，並且可維持較長時間。
4. B 淋巴球在受到刺激後，會進行多次分裂形成一群基因完全相同的細胞株(clone)。其中有些細胞會成為初級反應中分泌抗體的漿細胞；有些則成為在下一次受到相同抗原刺激時可分泌抗體以產生次級反應的記憶細胞(memory cells)。
5. **注射疫苗**所產生的免疫反應屬於主動免疫。

(二) 免疫耐受性 (Immunological Tolerance)

1. 自體抗原的耐受性發生在胎兒時期，在胸腺將具辨認自體抗原並攻擊本身細胞的 T 淋巴細胞破壞。

2. 當耐受性的機制失效時，免疫系統可能會攻擊自體抗原而產生自體免疫疾病。一些常見的自體免疫疾病如表 14-5。

表 14-5 常見的自體免疫疾病

疾 病	抗 原
接種後及感染後腦脊髓炎	髓鞘質，交叉反應作用
精子生成不能	精子
交感性眼炎	葡萄膜(Uvea)
橋本氏甲狀腺炎	甲狀腺球蛋白
格雷氏症	TSH 接受器蛋白
自體免疫溶血性疾病	紅血球表面之、Rh 或其他抗原
血小板缺乏性紫瘢症	半抗原－血小板或吸附半抗原的抗原複合體
重症肌無力	乙醯膽鹼接受器
風濕熱	鏈球菌，與心臟瓣膜交叉反應作用
腎絲球腎炎	鏈球菌，與腎臟交叉反應作用
類風濕性關節炎	IgG
全身性紅斑性狼瘡	DNA、核蛋白、RNA 等
第一型糖尿病	胰臟小島中的 β 細胞
多發性硬化症	髓鞘的成分

(三) 被動免疫 (Passive Immunity)

將抗體從已免疫個體（例如人或動物）轉移給不具免疫力的個體，稱為被動免疫（表 14-6）。

1. 懷孕過程及**哺乳**過程中母親會將 IgG 抗體傳給胎兒使其獲得被動免疫力。
2. 注射**抗血清**可對致病原和毒素產生被動免疫力。

表 14-6 主動與被動免疫之比較

特 性	主動免疫	被動免疫
人體注射物	抗原	抗體
抗體來源	預防接種之個體	自然－母親 人為－注射之抗體
方法	注射已死亡或減毒的致病原或其毒素	自然－經由胎盤轉移之抗體 人為－注射抗體
產生免疫抵抗所需時間	5~14 天	注射後立即產生
抵抗保護期間	長（也許幾年）	短（幾天到幾星期）
使用時機	暴露於致病原之前	暴露於致病原之前或後

五、腫瘤免疫學 (Tumor Immunology)

1. 腫瘤細胞的分裂無法有效地由正常的抑制機制來控制，所以腫瘤細胞是由**單一細胞**轉變所形成的**細胞株**。
2. 生長得較緩慢而且局限在特殊範圍內的腫瘤（如疣(warts)的生成）稱為良性(benign)腫瘤。**惡性**(malignant)腫瘤則生長快速而且會**轉移**(metastasis)，也就是腫瘤細胞會擴散出去而在另一個部位形成新的腫瘤。癌症(cancer)通常是指惡性腫瘤。
3. 對抗癌症的免疫機制主要是由**殺手性 T 細胞**和**自然殺手細胞**(natural killer cells, NK cells)來執行。
4. 去分化的癌細胞可產生胎兒抗原（正常狀況下僅在胎兒時期出現，而出生後不會出現），此種抗原會和不正常產生的第二類 MHC 一起呈現給淋巴細胞，而吸引殺手性 T 細胞的攻擊。
5. 自然殺手細胞不具特異性，其會攻擊缺乏第一類 MHC 分子的細胞（因為有些病毒或癌細胞會抑制第一類 MHC 分子的合成，以逃過毒殺性 T 細胞的攻擊）。

QUESTION 題庫練習

1. 位於口咽側壁的淋巴組織稱為：(A)腭扁桃體 (B)咽扁桃體 (C)舌扁桃體 (D)腮腺 (99專高一)

 解析 扁桃體有三：(A)腭扁桃體位於口咽側壁；(B)咽扁桃體位於鼻咽後壁；(C)舌扁桃體位於舌頭基部。

2. 下列何者不是脾臟的功能？(A)具有免疫的功能 (B)靜脈竇能儲存血液 (C)胚胎時期是造血器官 (D)能幫助脂肪消化

 解析 脂肪是由胃所分泌的胃脂解酶(gastric lipase or tributyrinase)、十二指腸所分泌的膽汁、胰臟所分泌的胰脂解酶(pancreatic lipase)與小腸所分泌的小腸脂解酶所消化。 (100專高一)

3. 血清中的抗體屬於：(A)白蛋白 (B)球蛋白 (C)纖維蛋白 (D)醣蛋白 (100專普一)

4. B淋巴球(B lymphocyte)主要分布在何處？(A)腎上腺 (B)淋巴結 (C)胸腺 (D)甲狀腺 (101專普一)

5. 過敏反應時，何種血球會釋出組織胺？(A)嗜中性球(neutrophils) (B)嗜酸性球(eosinophils) (C)肥大細胞(mast cells) (D) B淋巴球(B lymphocytes) (103專高一)

6. 關於脾臟的敘述，何者正確？(A)位於右側季肋區，腎臟的上方 (B)可以分泌含多種消化酶的消化液幫助消化，屬於消化器官 (C)內有紅髓與白髓，具有儲血與免疫功能 (D)脾靜脈會先匯入腎靜脈，才匯入下腔靜脈 (104專高二)

 解析 (A)位於左季肋區，腎臟的上方；(B)屬於免疫器官；(D)脾靜脈會先匯入肝門靜脈，才匯入下腔靜脈。

7. 有關淋巴結的敘述，下列何者錯誤？(A)其內沒有巨噬細胞 (B)輸出淋巴管數目較輸入淋巴管數目少 (C)具有生發中心(germinal center)，可製造淋巴球 (D)構造上可區分為皮質及髓質 (107專高一)

解答： 1.A 2.D 3.B 4.B 5.C 6.C 7.A

8. 蘭氏細胞(Langerhans' cell)主要功能為何？(A)免疫及吞噬 (B)吸收紫外線 (C)接受感覺 (D)儲存能量 (107專高二)

9. 當細菌侵入體內，何種血球細胞會轉變成巨噬細胞以吞噬細菌？(A)巨核細胞 (B)肥胖細胞 (C) B淋巴球 (D)單核球 (107專高二)

解析 單核球占白血球的3~9%，當移行至組織中時可轉變為巨噬細胞。

10. 有關扁桃體的敘述，下列何者正確？(A)屬於中央淋巴器官 (B)位於食道與氣管交會處 (C)富含自然殺手細胞(natural killer cells) (D)主要參與免疫細胞的生成與分化 (107專高二)

11. 下列血球何者最終成熟的位置不是在骨髓？(A)紅血球 (B) T淋巴球 (C)嗜中性球 (D)嗜鹼性球 (108專高二)

解析 T淋巴球成熟的位置在胸腺。

12. 有關淋巴循環的生理功能敘述，下列何者錯誤？(A)主要回收組織液中的鉀離子 (B)運輸脂肪 (C)調節血漿和組織液之間的液體平衡 (D)清除組織中紅血球跟細菌 (110專高一)

解析 (A)組織液屬於細胞外液，其主要陽離子為鉀離子。

13. 下列何者不是淋巴組織？(A)扁桃體 (B)腮腺 (C)淋巴結 (D)胸腺 (111專高一)

解析 腮腺為最大之唾液腺體。

解答： 8.A 9.D 10.B 11.B 12.A 13.B

呼吸系統

出題率：♥♥♥

呼吸系統的構造及功能

呼吸作用
- 肺容積與肺容量
- 肺換氣作用
  - 吸氣
  - 呼氣
  - 總通氣量
  - 肺泡通氣量
  - 影響通氣量的因素

氣體的交換
- 外呼吸
- 內呼吸

換氣量與灌流量的比值(V/Q)

氣體的運送
- 氧氣的運送方式
- 二氧化碳的運送
- 一氧化碳的運送

呼吸的控制
- 神經的控制
  - 中樞神經
  - 周邊神經
- 呼吸中樞活動的調節
  - 化學的刺激
  - 膨脹反射
  - 大腦皮質的影響
  - 其他因素

Physiology and Anatomy

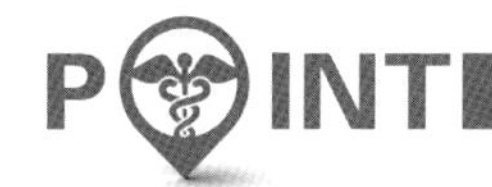

重點彙整

15-1 呼吸系統的構造及功能

1. 呼吸系統的氣體通道分為兩個功能區域：呼吸區及傳導區。**呼吸區**是指氣體交換的區域，包括呼吸性細支氣管和**肺泡囊群**；**傳導區**則包括空氣在抵達呼吸區之前通過的所有解剖學上的構造。而**上呼吸道**是指**鼻**、**咽**及**喉**；**下呼吸道**是指**氣管**與**所有支氣管**及**肺**。呼吸作用的輔助構造有口腔、肋骨及橫膈。

2. 呼吸包括三個過程：
   (1) 換氣(ventilation)。
   (2) 氣體交換(gas exchange)：發生在肺與血液以及血液與組織之間的**氣體交換**。
   (3) 氧氣利用(oxygen utilization)：在細胞呼吸的產能反應中，由組織進行氧氣利用。

3. 在空氣和血液之間進行的氣體交換稱為**外呼吸**(external respiration)，在血液和組織細胞間的氣體交換稱為**內呼吸**(internal respiration)。

一、鼻

1. 鼻外部的皮膚含有豐富的皮脂腺。這些皮脂腺若發生阻塞而感染，則感染易經由顏面靜脈進入顱內靜脈竇。因此外鼻部這個三角區稱為顏面之「危險區」。

2. 鼻內以兩個後鼻孔與咽部交通；頂部以篩骨之**篩板**與顱腔相隔，此處乃**嗅神經通過之處**；底部以腭骨及上頜骨之腭突形成硬腭與口腔相隔。

3. **鼻中隔**：鼻腔被鼻中隔分為左右兩部分。**鼻中隔由篩骨垂直板、犁骨、中隔軟骨所組成**。鼻腔被鼻內側壁所突出的 3 對上、中、下鼻甲(conchae)分出上、中及下三個鼻道。而上鼻甲與中鼻甲為篩骨的一部分，下鼻甲則為一對單獨的骨。上、中鼻道之分泌物經內鼻孔流入口腔，下鼻道之分泌物則流出鼻孔。
4. **鼻的功能**：對吸進的空氣進行加溫、潤溼及過濾作用。可接受嗅覺的刺激，說話時則當作說話聲音的共鳴箱。

二、咽(Pharynx)

1. 咽又稱為喉嚨，長約 13 公分，位於鼻腔、口腔及喉的後方，同時當作空氣及食物的通道，經由內鼻孔與鼻腔相通（圖 15-1）。它是由骨骼肌所構成的管狀構造，內襯黏膜。由上至下咽又可分為鼻咽部、口咽部及喉咽部，彼此相連（表 15-1）。
2. **功能**：當作空氣與食物的通道，發聲的共鳴箱。

表 15-1 咽的分區

分區	位　置	開　口	扁桃體
鼻咽	咽上段部，由內鼻孔後延伸到軟腭上方，為複層纖毛柱狀上皮所覆蓋	4 個開口：2 個內鼻孔及 2 個**耳咽管（歐氏管）開口**	咽扁桃體
口咽	咽中間部，由軟腭往下延伸到會厭的高度，為食物與空氣的共同通道	咽門，通往口腔的開口	口咽側壁的腭扁桃體及舌底基部的舌扁桃體
喉咽	咽下段部，由舌骨往下延伸到食道及氣管之上	2 個開口：前面氣管及後面食道開口	無

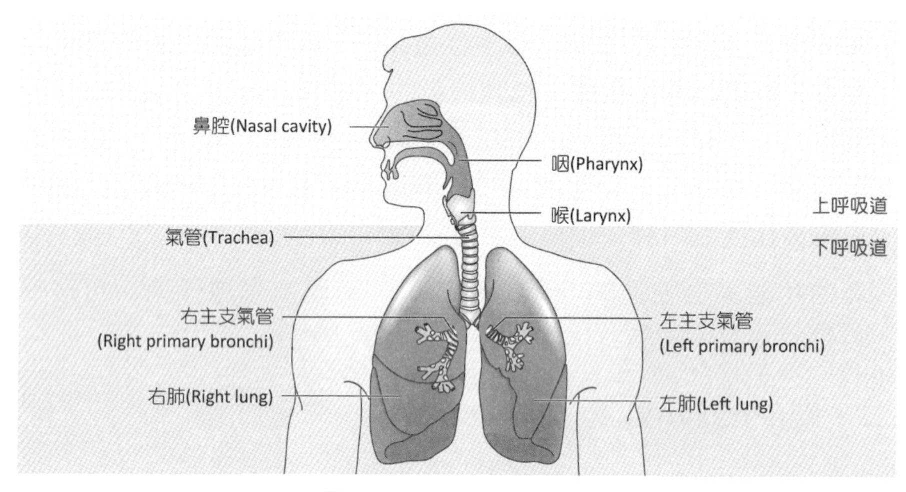

圖 15-1 呼吸系統

三、喉(Larynx)

1. **位置**：喉為連接咽與氣管的一條短的空氣通道。位於頸的中間部位，在第 4~6 頸椎(C4~6)的前面。聲帶位在喉部。
2. **喉壁軟骨**：喉壁由**軟骨**構成支架，共有 9 塊，較大的三塊是單一的，成對的三對較小（表 15-2）。

表 15-2 喉壁軟骨

軟 骨	位置	特 徵
甲狀軟骨	喉的前壁	**喉最大最明顯的軟骨，為透明軟骨**，形成男性明顯隆凸，**即喉結**，又稱為**亞當蘋果**
會厭軟骨	一端附著在**甲狀軟骨**上，另一端游離	葉狀的**彈性軟骨**，吞嚥時可蓋住喉的入口，避免食物進入喉
環狀軟骨	與**氣管第一軟骨環**相連，位於第六頸椎	九塊喉軟骨中最底下的一塊

表 15-2 喉壁軟骨（續）

軟 骨	位置	特 徵
杓狀軟骨	環狀軟骨後上緣，其基底與甲狀軟骨相接	**成對，前角為聲帶附著之處**，藉此可**移動聲帶，帶動聲帶的震動**
小角狀軟骨	杓狀軟骨之頂端	成對，最小的喉部軟骨
楔狀軟骨	附在會厭軟骨底部	**成對**，與杓狀軟骨相連

3. **聲音的產生：**
   (1) 喉內黏膜形成兩條水平黏膜皺摺；連接**甲狀軟骨**和**杓狀軟骨**，上為**假聲帶**（又稱前庭皺襞），下為**真聲帶**（又稱聲帶皺襞）。喉的內部又可分為三部分：
      a. 喉前庭(vestibule of larynx)：位於假聲帶之上。
      b. 喉室：位於真、假聲帶之間。
      c. **聲門**(glottis)：左右真聲帶之間的空隙，為喉部最狹窄之處，也是**上下呼吸道之分界**。
   (2) **呼氣**時由於空氣震動聲帶而發出聲音，故喉又稱為音箱。聲音依特性可分：
      a. 音調：聲帶的長度與張力決定音調的高低。
      b. 音品：由口、咽、鼻腔、副鼻竇的形狀及大小決定。
      c. 音量：由空氣壓力的大小決定音量的大小。
   (3) **聲帶黏膜腫脹會導致聲啞**。聲帶皺襞的發炎會造成嘶啞或失聲，這是因為聲帶皺襞腫大，無法自由振動的結果。

四、氣 管(Trachea)

1. 氣管位於**食道前方，延伸於喉部的下方**，起始於**環狀軟骨**約**第六頸椎**(C_6)的高度，總長約 12 公分，直徑約 2.5 公分。氣管至**第五胸椎**(T_5)處分成左右主支氣管。

2. **構造**：

(1) 氣管壁：是由**平滑肌**、**彈性纖維組織**及 **16~20 塊 C 形透明軟骨**所構成。C 形軟骨的缺口處朝向後（食道），主要功能是使氣管壁不會塌陷而阻塞氣體的通道。

(2) **氣管**上皮組織是**偽複層纖毛柱狀上皮，纖毛從表面上皮細胞的頂端凸出，能移動陷入其中的微粒以幫助清潔肺臟。**

(3) 氣管的**血液供應**部分來自**支氣管動脈**(bronchial arteries)。

五、支氣管

1. 當支氣管樹一再分枝時，其構造產生如下之變化（表 15-3）：

(1) 軟骨環往下則逐漸由軟骨板所取代，最後在細支氣管消失。

(2) 在軟骨逐漸減少的同時，平滑肌則逐漸增加。

(3) **支氣管**的**偽複層纖毛柱狀上皮**在**終末細支氣管**轉變為**單層立方上皮**。

2. **支氣管張力**有日夜節律性，**收縮性最大是在早上 6 點**，舒張性最大是在下午 6 點。

3. **功能**：支氣管與其分枝形成空氣進出肺臟之通道，並因分枝使總截面積變大，空氣流速減慢，藉以使灰塵粒子沉澱、送出以及有更長的時間進行氣體交換。

六、肺

(一) 肺的構造

1. 肺臟是成對的圓錐狀器官，位在胸腔。因心臟偏左，因此**左肺**下葉有比較明顯的心臟切迹。

表 15-3 支氣管的構造

構造	上皮	軟骨	功能
氣管	**偽複層纖毛柱狀上皮**	軟骨環	在胸骨角處分成左右主支氣管
主支氣管	偽複層纖毛柱狀上皮	軟骨環	1. **右主支氣管比左主支氣管短、寬且直，因此外物較容易進到右主支氣管** 2. 與氣管構造相似，亦含有 C 形軟骨環，且內襯偽複層纖毛柱狀上皮組織
次級支氣管／肺葉支氣管	偽複層纖毛柱狀上皮	漸減	主支氣管進入肺葉分枝形成次級支氣管，含黏液膜，平滑肌漸增，結締組織厚度逐漸變薄
三級支氣管／肺節支氣管	偽複層纖毛柱狀上皮	漸減	進入肺節時再分枝成三級支氣管，左、右肺各有 10 個支氣管肺節，各有一條三級支氣管分布
細支氣管	單層纖毛柱狀上皮	無	三級支氣管繼續分枝成細支氣管，**無軟骨支撐，由平滑肌組成**
終末細支氣管	**單層立方上皮**	無	細支氣管再細分
呼吸性細支氣管	單層立方上皮	無	管壁開始有間隔的囊泡狀突起，成為**肺泡，為氣體交換的開始**
肺泡管	**單層鱗狀上皮**	無	呼吸性細支氣管**接近末端至肺泡處**，上皮細胞轉變為單層鱗狀上皮，以利氣體擴散與交換。細分成數條(2~11)肺泡管，圍繞著肺泡管的是數個肺泡及肺泡囊

2. 胸膜(pleural membrane)：又稱肋膜，為**兩層漿膜**包覆著肺。
   (1) **胸膜壁層**：位於**外層**，**緊附在胸腔壁上**，**胸膜壁層與胸腔壁之間不存有潤滑液**。
   (2) **胸膜臟層**：位於**內層**，**緊附在肺臟上**。
   (3) **胸膜腔**：壁層與臟層間完全密閉的空腔，胸膜腔內壓力**恆為負壓**，含有由胸膜分泌的胸膜液，可防止兩層漿膜之間的摩擦。
   (4) 疾病：在某些疾病，胸膜腔內會充滿空氣、血液或**膿**，形成**氣胸**(pneumo- thorax)、血胸(hemothorax)或**膿胸**(empyema)。
3. **肺葉**：含**淋巴管**、**肺泡**、**小動脈**，主要呼吸管道為**細支氣管**。
   (1) **左肺**：**二葉**，因肝臟影響，右肺較左肺高（短），左肺較右肺窄、長。左肺被**斜裂**分成上葉與下葉。
   (2) **右肺**：**三葉**，右肺被**斜裂及水平裂**分成上、中、下三葉。
4. 肺根(root)：由主支氣管、肺動靜脈、支氣管動靜脈、淋巴管等外包覆結締組織所構成。
5. **肺門**(hilus)：每一肺的縱膈（內側）面含有一個垂直裂縫，稱為肺門，為**主支氣管**、**血管**、**淋巴管**及神經進出肺的地方。
6. **供應肺營養的為支氣管動脈**，乃來自**胸主動脈**的分枝。

(二) 肺泡細胞

1. **第一型**(type I)**肺泡細胞**：**又稱肺泡上皮細胞**，為單層鱗狀上皮，形成連續內襯，構成肺泡主體。**微血管內皮細胞的基底膜和第一型肺泡細胞融合在一起形成氣體交換的呼吸膜**。
2. **第二型**(type II)**肺泡細胞**：**又稱中隔細胞**(septal cell)或大肺泡細胞，**可產生表面活性素**(surfactant)，為**磷脂質**與**蛋白質**的混合物，可降低水分子間的吸引力（氫鍵），**降低肺泡的表面張

力，防止小肺泡塌陷，增加肺順應性、減少呼吸時所做的功。深呼吸可增加表面活性素分泌。

3. **灰塵細胞**(dust cell)：肺泡內可發現一些游離的**肺泡巨噬細胞**，或稱灰塵細胞，可**吞噬**肺泡內的**灰塵顆粒及碎片**。
4. **拉普拉斯定律**(LaPlace's law)：P＝2T/r，**壓力和表面張力成正比，和肺泡的半徑成反比**（圖 15-2）。假設表面張力相同，則小肺泡壓力＞大肺泡，若沒有表面活性素存在，將導致小肺泡空氣排空至大肺泡中。當呼氣肺泡變小時，表面活性素分子濃縮，因而避免肺泡像拉普拉斯定律所預期，在呼氣時塌陷。即使在強力的呼氣後，肺泡仍然可開啟。

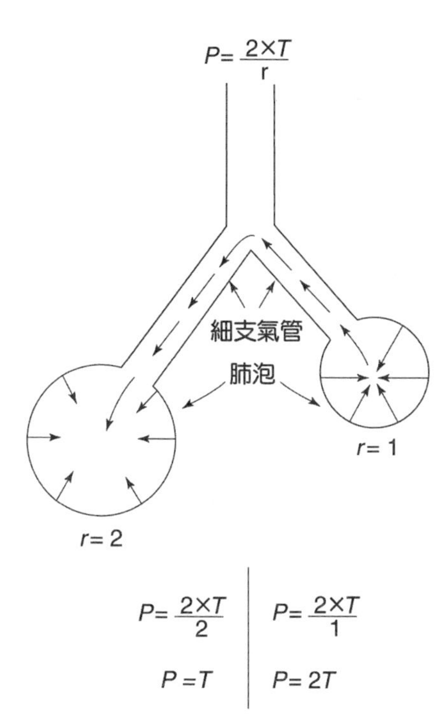

圖 15-2 拉普拉斯定律

5. **呼吸窘迫症候群**(respiratory distress syndrome, ARDS)：大約**第八個月**才有表面活性素產生，**早產兒因第二型細胞尚未成熟**，出生時肺臟缺乏足夠的表面活性素，常有肺泡塌陷、**擴張不全的情形**。

(三) 肺泡－微血管膜（呼吸膜）

1. **肺泡為肺的功能單位**，氣體交換是在肺泡和微血管之間進行的，氧氣與二氧化碳藉通過肺泡壁與微血管壁的**擴散**作用而進行氣體交換。
2. 氣體需通過的構造稱之為肺泡－微血管膜或稱**呼吸膜**。呼吸膜提供約 70 m^2 的表面積作為氣體交換之用。
3. 呼吸膜共由五種構造所構成：
   (1) 肺泡細胞膜。
   (2) 肺泡基底膜。
   (3) 組織間隙。
   (4) 微血管基底膜。
   (5) 微血管內皮細胞膜。

(四) 肺的物理性質

◆ 順應性 (Compliance)

1. 肺臟是非常會膨脹的（可被拉張的）—它們的膨脹能力約為氣球的 100 倍。對膨脹性的另一個名稱是順應性，這裡是指一定壓力下，肺臟能夠擴張的程度。
2. 肺臟的順應性減少，是由於一些因素造成肺膨脹的阻力。結締組織蛋白滲入肺組織的情況稱為肺纖維化(pulmonary fibrosis)，會減少肺順應性。肺的可容度很高，表示肺容易擴張。

◆ 彈 性 (Elasticity)

彈性是指在伸展後組織恢復至原來大小的能力。肺的彈性和其他的胸腔結構在呼氣時可幫助推擠空氣出去。

◆ 表面張力 (Surface Tension)

1. 肺內對抗伸展的力量包括彈性和表面張力，表面張力是由於肺泡的液體所產生。
2. 正常存在於肺泡的薄層液體具有表面張力，表面張力產生一個向內的力量而升高肺泡內的壓力。

15-2 呼吸作用

一、肺容積與肺容量

正常成年人在靜止時，平均一分鐘呼吸 10~12 次，每分鐘耗氧量約 250 mL/min。在正常呼吸的過程，使用肺計量器可獲得一些數據及意義。其分述如下：

(一) 肺容積

◆ 潮氣容積 (Tidal Volume, TV)

1. 潮氣容積是**休息時每次呼吸所吸入或呼出的氣體量**，可經由肺計量器測得，**常成人之潮氣容積約為 500 mL**。
2. 死腔：
   (1) **解剖死腔**(anatomic dead space)：每一次呼吸停留於鼻、咽、喉、氣管及支氣管樹的氣體量，解剖死腔內的氣體無法真正與血液進行氣體交換，正常成人的解剖死腔體積是固定的，約 150 mL。所以在每次潮氣容積的 500 mL 中，只有 350 mL 真正到達肺泡，而 **150 mL 則停留在解剖死腔**中。

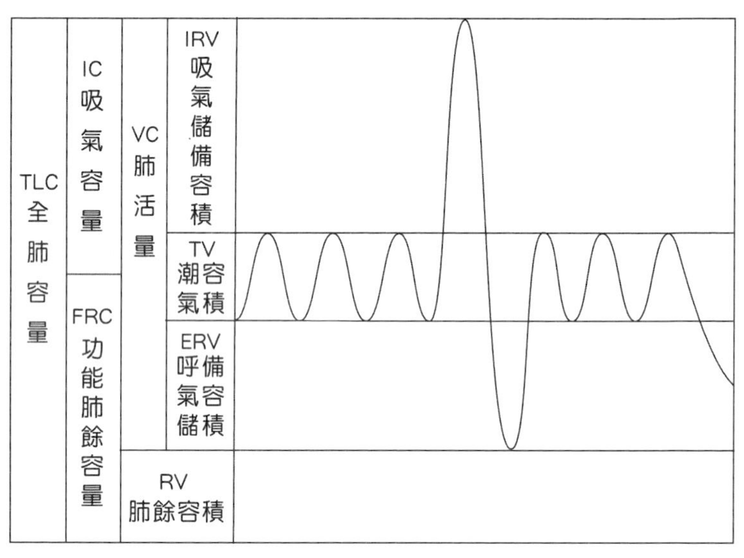

圖 15-3 肺容積和肺容量（FRC、RV、TLC 無法由肺計量器測量，因為無法測得肺餘容積所致）

(2) **肺泡死腔**(alveolar dead space)：是病理性的，指不能進行氣體交換的肺泡容積。**在氣喘患者及肺動脈壓下降**（肺血液灌流不足）**之病人**，肺泡死腔會增加，因而致使**生理死腔也會增加**。

(3) 生理死腔(physiologic dead space)：解剖死腔(150 mL)＋肺泡死腔。正常人的肺泡死腔幾乎等於零，因此生理死腔即等於解剖死腔。

◆ 吸氣儲備容積 (Inspiratory Reserve Volume, IRV)

1. 在平靜吸氣後，能被用力再吸進的氣體量。

2. 正常成人平均約為 3,100 mL。

◆ **呼氣儲備容積 (Expiratory Reserve Volume, ERV)**

1. 在**平靜呼氣後，用力呼氣所能再呼出的氣體量。**
2. 正常成人平均約為 1,200 mL。
3. 當呼吸道阻塞時，呼氣儲備容積會減少。

◆ **肺餘容積 (Residual Volume, RV)**

1. **縱使在最大用力呼氣後，仍有部分氣體無法被呼出，留在肺內，稱為肺餘容積，可避免肺泡塌陷。**
2. 正常成人平均約為 1,200 mL。
3. 因無法被呼出，所以肺計量器無法測得。

(二) 肺容量

肺容量至少包含兩個或兩個以上的肺容積。

◆ **吸氣容量 (Inspiratory Capacity, IC)**

1. 正常呼氣完後，可吸入之最大氣體量，指**肺的總吸氣量＝潮氣容積＋吸氣儲備容積**。
2. 在成年男性約為 3,600 mL。

◆ **肺活量 (Vital Capacity, VC)**

1. **指用力最大吸氣後，用力呼氣到最底所能呼出的最大空氣量，**或者是在用力最大呼氣後，用力吸氣所能吸入的最大空氣量。
2. 肺活量＝吸氣儲備容積＋潮氣容積＋呼氣儲備容積＝肺總量－肺餘容積，在正常成人約 5,000 mL。
3. **人的姿勢由站立改為臥姿時，肺活量會減少，主要是因為肺血量增加與橫膈上升之故。但肺活量不會因年齡增加而增加。**

◆ 功能肺餘容量 (Functional Residual Capacity, FRC)

1. 為正常平靜呼氣之後，仍存留在肺內的氣體量。**主要功能在維持肺泡微充氣，處在較好的順應性，較易吸氣，節省吸氣的耗功。**
2. 功能肺餘容量＝呼氣儲備容積＋肺餘容積。
3. 正常成人的功能肺餘容量約為 2,400 mL。

◆ 肺總量 (Total Lung Capacity, TLC)

1. 肺所能容納的氣體總量，正常成人的肺總量約為 6,000 mL。
2. **肺活量**加上**肺餘容積**的和為肺總量，即所有肺容積的總和。

TLC＝IRV＋TV＋ERV＋RV＝VC＋RV（圖 15-3）

◆ 用力呼吸肺活量 (Forced Vital Capacity, FVC)

1. 用力吸氣後盡可能快速呼出的氣體量，第一秒所呼出的氣體量稱為**第一秒用力呼氣容積**(FEV1)，FEV1 會受氣道阻力影響。
2. 正常 FEV1 是 FVC 的 80%，限制性肺疾病人肺順應性變差，FEV1/FVC 比值接近正常或 100%；**阻塞性肺疾病人因呼吸道阻力增加，FEV1 明顯減少**，FEV1/FVC 比值＜80%。

二、肺換氣作用 (Ventilation)

(一) 吸 氣

吸氣是壓力與體積變化所造成，可以波以耳定律解釋。

1. 波以耳定律：在密閉空間內，氣體的體積與壓力成反比，也就是若體積變大則壓力變小；若體積變小則壓力變大。
2. **肺泡內的壓力比大氣壓低**（＜760 mmHg 或＜1 atm 稱為負壓）時，產生吸氣作用。此時，**靜脈回流心臟的血量亦增加**。

3. 機轉：藉著主要的吸氣肌肉（**橫膈及外肋間肌**）之收縮，使胸腔體積**增加**，造成**肺泡內壓力下降為負壓**(−1~−2 mmHg)，即**低於大氣壓**（視為 0 mmHg），此時空氣流入肺內。
4. 吸氣是**主動**的過程，**耗能量**。

(二) 呼 氣

1. 呼氣亦是壓力與體積變化所造成，機轉如下：
   (1) 正常呼氣時，**橫膈鬆弛上移**，使胸腔體積變小。
   (2) 胸腔體積變小，同時使肺組織彈回，促使肺泡內壓增加為+2 mmHg 而大於大氣壓(0 mmHg)，空氣因而推出肺外。
   (3) **無氣體流動時**（即不呼不吸），**肺泡內壓力等於大氣壓**，壓力差為 0 mmHg。
2. 正常呼吸是指正常而平靜的呼吸，包括：
   (1) **淺（胸）式呼吸**又稱肋式呼吸，是由**肋間肌收縮**造成的胸部向上及向外的運動，由肋間神經支配。
   (2) **深（腹）式呼吸**又稱**橫膈呼吸**，是由**橫膈收縮**所造成的腹部向外運動，由膈神經支配。
3. 在正常呼吸時，肺泡內壓在吸氣時為負壓(−1~−2 mmHg)，呼氣時為正壓(+2 ~ +3 mmHg)，此時**肺泡壓低於大氣壓力**，使得空氣流入肺內。
4. **胸膜內壓**：正常時不論吸氣或呼氣，胸膜內壓總是低於肺內壓（**恆為負壓**），才能微拉著肺泡，使肺泡向外膨脹。只有在特殊狀況（例如咳嗽），才會造成暫時性的正壓。靜止時胸膜內壓約為−4 mmHg，吸氣時為−6 ~ −8 mmHg。
5. 正常的平靜呼氣是被動的過程，不耗能量。

(三) 總通氣量 (Total Ventilation, TV)

1. 每分鐘進入肺的氣體總量稱總通氣量＝呼吸次數／分×潮氣容積。又稱為分通氣量(minute ventilation)。

2. 潮氣容積內含死腔通氣量，不全都是有效通氣量；例如：呼吸次數 30 次／分，潮氣容積 150 mL，總通氣量＝30×150 mL＝4,500 mL／分，而潮氣容積 150 mL 恰好等於解剖死腔容積，所以真正進入肺泡交換的氣量為 0，可見快淺的呼吸型態是無效的。由上述可知：
   (1) 每次吸氣進到肺泡的空氣容積，等於潮氣容積減掉解剖死腔的容積。
   (2) 解剖死腔是固定的，所以深呼吸比淺呼吸更有效率，故要增加肺泡通氣量，增加潮氣容積比增加呼吸頻率更具效應。

(四) 肺泡通氣量 (Alveolar Ventilation, AV)

1. **每分鐘真正進入肺泡之氣體總量，即等於每分鐘呼吸次數 X（潮氣容積－解剖死腔）**。

2. 肺泡通氣量才是真正進行氣體交換的量，也就是有效通氣量。

3. 增加肺泡通氣量，使**肺泡內 P_{CO_2} 排出增加**，進而造成血液 pH 值升高。

(五) 影響通氣量的因素

1. 當 P_{CO_2} 升高及 pH 值下降時，通氣量會大大的增加，而 P_{O_2} 下降時所造成之影響較小。通氣量增加時，排出 CO_2 過多，吸入 O_2 增加，而 CO_2 生成保持一定，則動脈 P_{CO_2} 會略減少，P_{O_2} 會略增加。

2. **代謝性酸中毒會代償性的增加通氣量，以排出體內過多的酸**。

3. 換氣過度會造成 P_{CO_2} 下降，腦血管收縮。

4. 切斷兩側膈神經或第一胸節的脊髓，或給予大量的嗎啡處理，均會影響呼吸頻率或使潮氣容積減少，進而影響肺泡通氣量。

5. 懷孕時潮氣容積會增加，因子宮擴大致使橫膈向上升，功能肺餘容量(FRC)下降。

15-3 氣體的交換

一、外呼吸

1. 在肺泡與肺微血管之間，氧與二氧化碳的交換靠**擴散**作用進行，一般亦稱為外呼吸。

2. 肺泡－微血管（呼吸）膜的厚度極薄，只有 0.5 μm，有利擴散的進行；另外還有無數的微血管網，隨時有大量血液參與氣體交換。

3. 決定氣體擴散的方向主要是氧分壓差及二氧化碳分壓差（ΔP_{O_2} 及ΔP_{CO_2}）。
   (1) 在肺泡 P_{O_2} 比血管（肺靜脈）內高，所以 O_2 進入血液。
   (2) 血管（肺動脈）中 P_{CO_2} 較肺泡空氣高，所以 CO_2 離開血液，由肺泡排出。

4. 影響擴散速率的因素：
   (1) 空氣中氧分壓：海拔高度愈高，空氣稀薄，則氧的分壓愈小，能擴散進入血液中的氧量減少，使呼吸效率降低。**長期居住高海拔者，會因而刺激紅血球生成，故容易有紅血球增多症**。
   (2) 呼吸膜表面積總量：能作為氧與二氧化碳交換的總表面積。此面積減小時，會減小擴散的效率。例如：肺炎時，發炎的肺泡致使行氣體交換的總表面積減少。

(3) 服用某些藥物（如嗎啡）會經中樞神經抑制呼吸，降低呼吸效率。

(4) 潛水之後若快速回水面時，外在氣壓急遽減低時，血液中氮氣迅速形成氣泡稱減壓病或潛水夫病(decompression sickness)。

(5) 組織間隙積水時（肺水腫），會使擴散速度減慢。

二、內呼吸

指組織的微血管與細胞之間氧及二氧化碳的交換。它造成充氧血被轉變成缺氧血。交換的過程及條件和外呼吸相似，不同的是氧及二氧化碳與肺泡交換擴散之方向相反，也就是血液氧往細胞內擴散，細胞二氧化碳往血液擴散。

15-4 換氣量與灌流量的比值 (Ventilation/Perfusion Ratio, V/Q)

一、V/Q 之意義

1. V 為肺泡換氣量，正常成人約為 3,900 mL/min。Q 為心輸出量，也就是每分鐘由心臟送到肺的總血量，正常成人約 5,000 mL/min。每分鐘肺泡通氣量和肺微血管血流比即 V/Q。
2. 實際生理上正常成人 V/Q 比值是 0.8。

二、V/Q 不相配的情形

1. V/Q＞1 或 V/Q＜0.8 都會造成缺氧的發生。
2. V/Q＞1，常見之原因是心輸出量不足，或是過度換氣，這些原因都會造成缺氧。
3. V/Q＜0.8，常見之原因是換氣不足，如肺炎、肺疾病等，使換氣量變小，而造成缺氧。

三、肺部微血管的自我調節

肺臟的血管會因局部缺氧而收縮(腦、心臟和其他組織的血管會因局部缺氧而擴張)。為使 V/Q **回復正常**，當**肺局部缺氧時**，即**換氣不足**(V↓)，血管就收縮，使**灌流量減少**(Q↓)。這種反應稱為**自我調節**(autoregulation)。

15-5 氣體的運送

一、氧氣的運送方式

血液中只有 3%的氧是溶解在血漿內，其餘 97%是與紅血球的血紅素(hemoglobin, Hb)結合形成**氧合血紅素**被運送。

1. 血氧分壓愈高，溶解氧愈多，**正常動脈 P_{O_2} 100 mmHg，造成 100 mL 血漿溶有 0.3 mL 氧**。
2. **97%的 O_2 與 Hb 結合**，是氧最主要之運送方式。
3. 氧與血紅素的結合為可逆反應，其作用如下：

$$\underset{\text{去氧血紅素}}{Hb} + O_2 \rightleftharpoons \underset{\text{氧合血紅素}}{HbO_2}$$

4. 在正常靜止狀態時，每 100 mL 的充氧血含 20 mL 的氧。其計算方式：每 1 gm Hb 可結合 1.34 mL 的氧，成人每 100 mL 血中 Hb 為 14 gm，就可結合 14×1.34(約為 20 mL)的氧。
5. 血氧分壓愈高，Hb 結合氧的量會愈多。圖 15-4 氧血紅素解離曲線最適合表示氧與 Hb 之親和力。**解離曲線以 S 字形呈現**。其生理意義如下：
   (1) 血氧分壓為 80~100 mmHg 時，動脈氧合血紅素飽和百分比為 95~97%，此範圍被認為是動脈血氧分壓之正常值範圍。

(2) 正常動脈 P_{O_2} 為 100 mmHg，靜脈的 P_{O_2} 約 40 mmHg，可以由圖 15-4 及表 15-4 知道當血液由動脈流到靜脈時，氧合血紅素飽和百分比由 97%降為 75%，也就是放出 20%的氧供細胞使用，此現象稱為生理性解離，造成大約每 100 mL 血液中 5 mL 的 O_2 卸下至組織。

6. **影響氧與血紅素結合（飽和度）的因素：曲線右移代表缺氧或需要更多氧**。使曲線右移之因素如下：

(1) **氧分壓**(P_{O_2})下降，曲線右移。

a. P_{O_2} 為影響 O_2 與 Hb 飽和度最重要之因素。

b. 在肺泡微血管內：當 P_{O_2} **愈大時**，則 O_2 與血紅素結合**愈多**，促使 Hb 與 CO_2 解離，稱為**海登效應**(Haldane effect)。

c. 組織微血管內：因組織代謝產生 CO_2 使 P_{CO_2}↑，同時造成 pH↓，促使**氧與血紅素的親和力會降低，O_2 被 Hb 釋放以擴散進入組織細胞內，造成氧－血紅素解離曲線向右移**，此現象稱為**波爾效應**(Bohr effect)。

d. 登山時，由於大氣的 P_{O_2} 減少及耗用氧增加，肺泡的 P_{O_2} 亦下降，氧與血紅素的結合量減少，**造成缺氧現象，刺激周邊化學受器促進肺換氣**，此時會發生類似無氧運動的狀態，因肌肉內直接可取得的能量(O_2)不足，故須**使用其他能源**（如 CO_2）而**產生大量的乳酸**。

e. 貧血者因含較少的血紅素，因此，氧被血紅素的攜帶量會下降，造成**氧－血紅素解離曲線右移**。

f. **通氣量與灌流量不平衡時的缺氧會使血中氧分壓下降**。

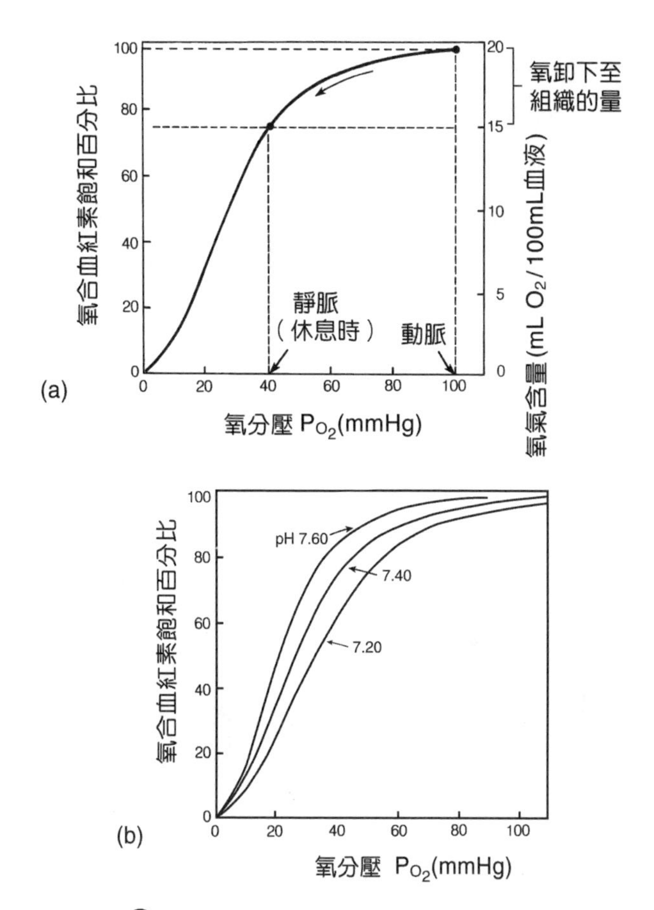

圖 15-4　氧合血紅素解離曲線

表 15-4　氧合血紅素飽和百分比和氧分壓之間的關係（在 pH＝7.4 和溫度＝37℃）

P_{O_2} (mmHg)	100	80	61	45	40	36	30	26	23	21	19
氧合血紅素百分比	97	95	90	80	75	70	60	50	40	35	30
	動脈血				靜脈血						

(2) **血液 pH 值下降及 P_{CO_2} 升高使曲線右移：**

A. 在酸性環境裡，血紅素與氫離子結合，會致使氧和血紅素的親和力降低。

B. 血液的 pH 值降低可能是由於乳酸、酮酸等代謝性酸的存在，或高 P_{CO_2} 所造成，將使氧和血紅素的解離曲線右移。

(3) **溫度升高**，氧和血紅素解離曲線右移，血紅素釋放的氧增加。

(4) **2,3-雙磷酸甘油酸(DPG)增加**：DPG 為肝醣水解的中間產物，存在於紅血球內，它能與血紅素結合，改變血紅素的結構而釋放氧，將使氧和血紅素的解離曲線右移。

表 15-5 pH 值對血紅素和氧的親和力以及卸下氧到組織的影響

pH	親和力	每 100 mL 動脈血的氧含量	每 100 mL 靜脈血的氧含量	每 100 mL 血液卸下到組織的氧
7.40	正常	19.8 mL O_2	14.8 mL O_2	5.0 mL O_2
7.60	增加	20.0 mL O_2	17.0 mL O_2	3.0 mL O_2
7.20	減少	19.2 mL O_2	12.6 mL O_2	6.6 mL O_2

表 15-6 影響血紅素對氧親和力的因子和氧合血紅素解離曲線的位置

因子	親和力	曲線位置	說明
↓ pH	減少	移向右	稱為波爾效應，在血碳酸過多時增加氧釋出
↑ 溫度	減少	移向右	在運動和發燒期間增加氧的卸下
↑ 2,3-DPG	減少	移向右	增加氧卸下當總血紅素或總氧含量減少；對貧血和高海拔環境的適應

二、二氧化碳的運送

1. 正常情況下，每 100 mL 的缺氧血含有 4 mL 的二氧化碳。
2. 約有 23~30%的二氧化碳以與血紅素結合的方式輸送。

$$\underset{\text{酸化血紅素}}{HHb} + CO_2 \rightleftharpoons \underset{\text{碳醯胺基血紅素}}{HbCO_2}$$

   (1) 去氧血紅素必須先與 H^+結合為酸化血紅素，才易與 CO_2 結合，成為碳醯胺基血紅素。
   (2) 在組織微血管內的 P_{CO_2} 很高，而加強 CO_2 與血紅素結合；相反的，在肺微血管 P_{CO_2} 很低，因此 CO_2 很容易由血紅素解離，並以擴散作用進入肺泡。

3. **約有 70% CO_2 以形成重碳酸根離子(HCO_3^-)的方式在血漿中輸送。**

$$CO_2 + H_2O \xrightleftharpoons{\text{碳酸酐酶}} H_2CO_3 \rightleftharpoons H^+ + HCO_3^-$$

4. 7~10%CO_2 則直接溶於血漿。當二氧化碳擴散進入組織微血管並進到紅血球時，在**碳酸酐酶**（在 RBC 內）的存在下，二氧化碳會與水結合成碳酸(H_2CO_3)。隨後碳酸解離為 H^+及 HCO_3^-：
   (1) H^+大部分與血紅素結合形成酸化血紅素，有助於 Hb 與 CO_2 結合。
   (2) HCO_3^-則離開紅血球進入血漿內。
   (3) 進入血中的 HCO_3^-與血漿中的 Cl^-進行交換，維持血漿與紅血球之間離子的平衡，稱為**氯轉移作用**。

三、一氧化碳的運送

1. **一氧化碳**(CO)為無色、無味的氣體，它**與血紅素的結合能力為氧的 200~250 倍**。
2. 0.1%的一氧化碳就可與血中半數的血紅素結合，使血液的攜氧能力減半。
3. **增加空氣中一氧化碳**的量會迅速導致**缺氧**，當一氧化碳中毒，可利用供給高壓氧(P_{O_2}＝600 mmHg)來處理。**一氧化碳中毒者**其交付到組織之氧會下降到最大程度。

15-6 呼吸的控制

一、神經的控制

(一) 中樞神經

延腦及橋腦是呼吸中樞。呼吸中樞的三個功能區域為：延腦的節律區、橋腦呼吸調節區、橋腦長吸中樞（表 15-7、圖 15-5）。

◆ **呼吸節律中樞 (Phythmicity Center)**

1. **位於延腦，負責控制呼吸的基本節律，為呼吸訊號產生的起源。**
2. 在正常的靜止狀態，一般吸氣持續約 2 秒，而呼氣約持續 3 秒。
3. 呼吸的基本節律是延腦吸氣區的吸氣神經元(inspiratory neurons)會自動放電所造成；呼氣則是吸氣神經元不放電。
4. **迷走神經和舌咽神經**的神經元幾乎延伸到延腦，可將周邊的化學、壓力接受器以及肺的接受器所接受到之訊息傳遞至呼吸中樞。
5. 依身體的需要，此節律可被改變，**如：吞嚥時，呼吸中樞會被抑制**。

◆ **呼吸調節中樞 (Pneumotaxic Center, PRG)**

1. **呼吸調節區位於橋腦的上面**，它不斷地傳遞衝動至吸氣區，**抑制吸氣**。
2. 這些衝動的主要作用是在肺充滿過量空氣之前**幫助停止吸氣區的作用**。

◆ **橋腦長吸中樞 (Apneustic Center)**

1. 位於橋腦的下面。
2. 它送出衝動至延腦吸氣區並活化之，**延長吸氣**，因而**抑制呼氣**。此作用發生在呼吸調節區不活動時，若呼吸調節區活動時，則會抑制長吸中樞的作用。

(二) 周邊神經

膈神經由 C2~C5 發出傳至橫膈，若膈神經受傷則影響呼吸。肋間神經傳至外肋間肌，有助吸氣。

表 15-7 呼吸中樞

呼吸中樞	位置	作用
節律中樞	延腦	含吸氣與呼氣神經元
呼吸調節中樞（－）	橋腦	1. 抑制橫膈神經，減少潮氣容積 2. 與長吸中樞互為拮抗 3. 切除會增加吸氣深度與減少呼吸頻率
長吸中樞（＋）	橋腦	1. 會刺激延腦吸氣神經元 2. 會在延腦延遲 PRG 對延腦的關閉信號 3. 受肺牽張感受器所抑制

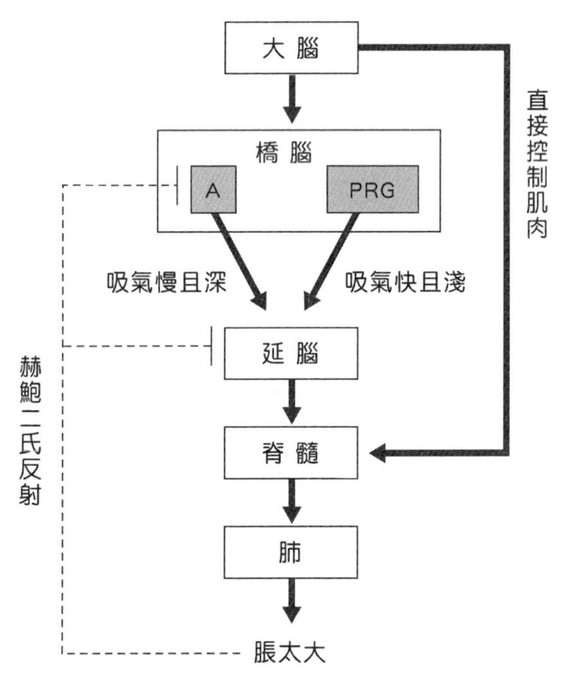

圖 15-5 呼吸頻率的維持是藉由 PRG 達成，或與 Apn 拮抗或抑制延腦，頻率越快，呼吸自然越淺。故 Apn 是(＋)，PRG 是(－)

二、呼吸中樞活動的調節

(一) 化學刺激

化學感受器(chemoreceptors)**對血中 P_{CO_2} 及[H^+]量的變化非常敏感，增加 P_{CO_2} 及降低 pH 值能興奮化學感受器**。有中樞及周邊二種（表 15-8）：

表 15-8 化學感受器對血液氣體和 pH 改變的敏感性

刺激	化學感受器	說明
↑ P_{CO_2}	延腦 主動脈體 頸動脈體	1. 中樞化學感受器對 CSF 的 pH 敏感。CO_2 從血液擴散進入 CSF，經由形成碳酸降低 CSF 的 pH 2. 主動脈體和頸動脈體被血液內 CO_2 增加所引發的血液 pH 降低所刺激
↓ pH	主動脈體 頸動脈體	經血液 pH 降低所刺激，不受血液的 CO_2 影響。中樞化學感受器不被血液 pH 改變影響，因為 H^+不能通過血腦障壁
↓ P_{O_2}	頸動脈體	當 P_{O_2} 降到 50 mmHg 以下，血內 P_{O_2} 降低（血氧過低）增大化學感受器對血液 P_{CO_2} 的反應並能直接**刺激換氣**

1. 中樞化學感受器：**延腦腹側**為中樞的化學敏感區，僅對 pH 降低及 P_{CO_2} 升高有反應。
   (1) 對動脈血 P_{CO_2} 改變最敏感的化學感受器，CO_2 可以越過血腦障壁，在腦脊髓液形成 H_2CO_3，H_2CO_3 再釋出 H^+，使腦脊髓液的 pH 降低。
   (2) 血液中的 H^+不能通過血腦障壁，因此血液中的 H^+無法影響延腦的化學感受器。

2. 周邊化學感受器：**頸動脈體**（由**舌咽神經**負責傳入延腦）與**主動脈體**（由迷走神經負責傳入延腦）。當 P_{O_2}＜50 mmHg 時亦能啟動周邊化學感受器反射，使呼吸增加。
   (1) **當動脈血的 P_{CO_2} 增加時**，即血碳酸過多，中樞化學感受器及周邊化學感受器被刺激，造成吸氣區高度的活動，因此**呼吸速度增加**。
   (2) 如果動脈 P_{CO_2} 低於 40 mmHg，呼吸速率會變慢導致換氣不足，如此才能將 CO_2 滯留。
   (3) 乳酸、酮酸等在血中堆積，造成代謝性酸也可刺激**頸動脈體**的化學感受器，使換氣量增加。

(二) 膨脹反射 (Inflation Reflex)

1. 又稱**過度充氣反射**或**赫鮑二氏反射**(Hering-Breuer reflex)，為吸氣抑制反射。
2. 當吸氣過度，肺內伸張接受器被過度伸張時，衝動經**迷走神經**，抑制延腦吸氣神經元及長吸中樞，**抑制吸氣**，而進行呼氣，可防止肺臟因過度充氣而破裂，故膨脹反射是一種保護反射。
3. 當**迷走神經被切除**時，此反射會消失，也就**會處於長吸狀態**。

(三) 大腦皮質的影響

人可以由意識控制短暫的停止呼吸，但當血中 P_{CO_2} 增加到某個程度時，吸氣區會被刺激而興奮，並將衝動送至吸氣肌肉使呼吸重新開始。

(四) 其他因素

1. 突然的嚴重疼痛及冰冷會造成呼吸暫停，但長期的疼痛及體溫的上升反而使呼吸速率加速。

2. 肛門括約肌的伸張：它會加速呼吸速率。在緊急狀況時，此技術有時可被用來刺激呼吸。

3. 呼吸道黏膜的刺激：咽部或喉部受到觸摸或受到化學物質刺激時，造成呼吸立即停止，緊接著產生咳嗽，其為刺激**迷走神經**之後，所引起的**咳嗽反射**。

4. 血壓：
   (1) 血壓的突然上升作用在頸動脈與主動脈的壓力感受器，而反射性的引起呼吸減慢。
   (2) 血壓的下降會造成呼吸速率加速。

5. 本體受器輸入訊息，如**關節活動**及**運動**，**會刺激呼吸**。

QUESTION 題庫練習

1. 有關肺循環及肺內氣體交換之敘述，下列何者錯誤？(A)肺動脈血為缺氧血 (B)肺動脈內二氧化碳分壓約為45 mmHg ($PaCO_2$ = 45 mmHg) (C)肺泡氧分壓約為110 mmHg (D)經過肺泡換氣後，肺動脈內氧分壓約為100 mmHg (100專普二)
2. 頸動脈體偵測血液中O_2含量的變化，其訊息經由下列何者送至延髓？(A)三叉神經 (B)舌下神經 (C)舌咽神經 (D)副神經 (101專高一)
3. 從氧合解離曲線來看，正常血液流過骨骼肌細胞時，每100 mL血液會有多少mL的氧解離並釋放進入肌細胞內？(A) 5 (B) 10 (C) 15 (D) 20 (101專高一)
4. 58歲女性，經診斷為右下肺葉肺癌並接受右下肺葉切除手術，請問此病人於術後其右肺還剩下多少個肺葉？(A) 1 (B) 2 (C) 3 (D) 4 (101專普一)

   解析 左葉分為上下葉，右葉分為上中下葉，因此右下肺葉切除後，還剩下兩個肺葉。
5. 引發呼吸的節律中樞位於：(A)脊髓 (B)延髓 (C)橋腦 (D)中腦 (101專普一)
6. 某患者呼吸時之潮氣容積是450 mL，解剖無效腔是150 mL，呼吸頻率為每分鐘10次，則此患者之每分鐘肺泡通氣量為多少mL/min？(A) 4,500 (B) 3,000 (C) 1,500 (D) 150 (101專高二)

   解析 肺泡通氣量＝呼吸頻率×（潮氣容積－解剖死腔）
   ＝10×(450–150) ＝ 3,000
7. 下列構造中，何者並不經由肺門進出肺臟？(A)膈神經 (B)支氣管 (C)肺動脈 (D)肺靜脈 (101專普二)
8. 在休息時，負責呼吸的主要肌肉除了橫膈之外，還有：(A)腹直肌 (B)腹橫肌 (C)肋間肌 (D)錐狀肌 (101專普二)

解答： 1.D 2.C 3.A 4.B 5.B 6.B 7.A 8.C

9. 正常人(70 Kg)在呼吸時，其解剖死腔約為多少mL？(A) 150 (B) 250 (C) 350 (D) 500 (101專普二)

10. 聲帶延伸於甲狀軟骨與下列何者之間？(A)會厭軟骨(epiglottis) (B)小角狀軟骨(corniculate cartilage) (C)環狀軟骨(cricoid cartilage) (D)杓狀軟骨(arytenoid cartilage) (102專高一)

11. 下列何者為臨床上反映通氣量之最常用指標？(A) SaO_2 (B) Hb (C) PaO_2 (D) $PaCO_2$ (102專高一)

12. 動脈血氧分壓在100 mmHg時，每公升血液中直接溶解的氧量約為多少毫升(mL)？(A) 3 (B) 0.3 (C) 0.03 (D) 0.003 (102專高二)

解析 動脈血的氧分壓正常約為100 mmHg，此氧分壓下，100 mL血漿約溶有0.3 mL的氧，則每公升約為0.3×10＝3 mL。

13. 病人因肺癌切除右中肺葉，請問術後左、右肺臟各剩下多少葉？(A)左肺2葉；右肺1葉 (B)左肺3葉；右肺1葉 (C)左肺2葉；右肺2葉 (D)左肺3葉；右肺2葉 (102專高二)

14. 有關呼吸道傳導區(conducting zone)之作用，下列何者錯誤？(A)分泌界面活性素(surfactant) (B)構成解剖死腔(anatomic dead space) (C)分泌黏液(mucus) (D)構成部分呼吸道阻力(airway resistance) (102專高二)

解析 界面活性素是由第二型肺泡細胞所分泌。

15. 下列何者無軟骨支撐？(A)細支氣管 (B)三級支氣管 (C)次級支氣管 (D)主支氣管 (103專高一)

16. 正常成人耗氧量每分鐘約為多少mL？(A) 2.5 (B) 25 (C) 250 (D) 2,500 (103專高一)

解析 正常成年人在靜止時，平均一分鐘呼吸10~12次，每分鐘耗氧量約250 mL/min。

17. 動脈血中之氧含量為200 mL/L，而心輸出量為5 L/min，每分鐘有多少mL氧供應到組織？(A) 5 (B) 200 (C) 500 (D) 1,000

解析 氧含量為200 mL/L，心輸出量為5 L/min=200×5=1,000。

(103專高一)

解答： 9.A 10.D 11.D 12.A 13.C 14.A 15.A 16.C 17.D

18. 呼氣末期測得之二氧化碳含量約為：(A) 0.056% (B) 0.56% (C) 5.6% (D) 56% （103專高二）

19. 當吸氣體積增大時，下列何種感覺神經受器最可能會受到刺激而興奮起來？(A)快適應受器 (B)肺部C纖維 (C) J受器 (D)肺伸張受器 （103專高二）

20. 下列有關鼻腔的敘述，何者正確？(A)上頜骨構成鼻腔的底板 (B)鼻腔的骨骼都屬於顏面骨 (C)鼻腔的骨骼都含有副鼻竇 (D)篩竇是位置最高的副鼻竇 （104專高一）

解析 (B)篩骨不屬於顏面骨；(C)鼻腔的骨骼不含有額竇；(D)額竇是位置最高的副鼻竇。

21. 真聲帶的黏膜皺襞附著於下列何者之間？(A)甲狀軟骨與環狀軟骨 (B)甲狀軟骨與杓狀軟骨 (C)會厭軟骨與環狀軟骨 (D)會厭軟骨與杓狀軟骨 （104專高一）

解析 喉內黏膜形成兩條水平黏膜皺摺；連接甲狀軟骨和杓狀軟骨，真聲帶位於下方。

22. 下列何者是肺小葉中主要的呼吸管道？(A)主支氣管 (B)次級支氣管 (C)三級支氣管 (D)細支氣管 （104專高二）

23. 下列何者不是第一型肺泡細胞的功能？(A)形成呼吸膜 (B)容許呼吸氣體之擴散 (C)構成肺泡壁的單層鱗狀上皮 (D)吞噬灰塵顆粒 （104專高二）

解析 吞噬灰塵顆粒為灰塵細胞的功能。

24. 下列何種因素可促使氧合血紅素解離曲線向左挪移？(A) pH偏鹼 (B)增加DPG (2,3-diphosphoglycerate) (C)體溫上升 (D) PCO_2上升 （104專高二）

解析 曲線右移代表人體缺氧或需要更多氧，(B)(C)(D)皆為造成曲線右移之因素，故選(A)。

解答： 18.C 19.D 20.A 21.B 22.D 23.D 24.A

25. 有關表面張力劑之敘述，下列何者錯誤？(A)表面張力劑內含脂質及蛋白質二種成分 (B)深呼吸可促進第二型肺泡上皮細胞分泌表面活性劑 (C) Laplace定律可用P=r/2T表示之（P是壓力，r是肺泡半徑，T是表面張力） (D)表面活性劑可穩定大小不同的肺泡 （104專高二）

解析 Laplace定律用P=2T/r表示之（P代表肺泡回縮力，T代表表面張力，r代表肺泡半徑）。

26. 下列哪一個部分是最接近肺泡囊的構造？(A)肺葉支氣管 (B)呼吸性細支氣管 (C)肺節支氣管 (D)終末細支氣管 （105專高一）

解析 呼吸性細支氣管接近末端至肺泡處，其上皮細胞由立方上皮轉變為極薄的單層鱗狀上皮，以利氣體擴散與交換。

27. 若呼吸頻率為每分鐘12次，潮氣體積(tidal volume) 500 mL，無效腔(dead space)體積150 mL，則每分鐘的肺泡通氣量(alveolar ventilation)最接近下列何者？(A) 3,200 mL (B) 4,200 mL (C) 5,200 mL (D) 6,200 mL （105專高一）

解析 肺泡通氣量=呼吸次數×（潮氣容積－解剖死腔）
故依此題數據代入後=12×(500 - 150) mL=4,200 mL。

28. 下列何者為潮氣體積(tidal volume)與吸氣儲備體積(inspiratory reserved volume)的總和？(A)吸氣容量(inspiratory capacity) (B)功能餘氣容量(functional residual capacity) (C)肺活量(vital capacity) (D)肺總容量(total lung capacity) （105專高二）

解析 (B)功能餘氣容量＝呼氣儲備體積＋肺餘容積；(C)肺活量＝吸氣儲備體積＋潮氣體積＋呼氣儲備體積；(D)肺總容量為所有肺容積的總和。

29. 下列何者位於環狀軟骨上方，能調節聲帶之緊張度？(A)甲狀軟骨(thyroid cartilage) (B)小角軟骨(corniculate cartilage) (C)楔狀軟骨(cuneiform cartilage) (D)杓狀軟骨(arytenoid cartilage)

解析 杓狀軟骨位於環狀軟骨後上緣，基底與甲狀軟骨相接，前角為聲帶附著之處，藉此可移動聲帶，帶動聲帶的震動。 （106專高一）

解答： 25.C 26.B 27.B 28.A 29.D

30. 下列何者無軟骨結構？(A)肺葉支氣管(lobar bronchus) (B)細支氣管(bronchiole) (C)肺節支氣管(segmental bronchus) (D)主支氣管(primary bronchus) （106專高一）

解析 當支氣管一再分枝後，肺部管壁的軟骨比例會逐漸減少並轉由平滑肌所取代，當分枝到細支氣管處的管壁時已經是完全由平滑肌所組成而沒有軟骨的結構。

31. 缺氧引起之肺血管收縮是為了：(A)改善通氣／血流比 (B)增加分流量 (C)減少無效腔 (D)增加通氣量 （106專高一）

解析 肺臟的血管會因局部缺氧而收縮，其生理意義就是要使V/Q相配合，也就是說，當肺局部缺氧時，即換氣不足。

32. 下列何者會降低氣體擴散穿過肺泡交換膜的能力？(A)肺泡交換膜兩側的分壓差增加 (B)肺泡交換膜的表面積增加 (C)氣體的溶解度增加 (D)氣體的分子量增加 （106專高一）

解析 (A)(B)(C)皆是增加氣體擴散穿過肺泡交換膜的速率。

33. 去玉山旅遊時，由於氧分壓不足，因而引起呼吸加快，在此情況下，何種生理反應最可能伴隨發生？(A)二氧化碳濃度升高、pH值降低 (B)二氧化碳濃度降低、pH值降低 (C)二氧化碳濃度升高、pH值增大 (D)二氧化碳濃度降低、pH值增大 （106專高二）

解析 登山時，由於大氣的PO_2減少及耗用氧增加，肺泡的PO_2亦下降，氧與血紅素的結合量減少，造成缺氧現象，故肺換氣量會增加，此時會發生類似無氧運動的狀態，因肌肉內直接可取得的能量(O_2)不足，故須使用其他能源（如CO_2）而產生大量的乳酸。

34. 在紅血球中，下列何者是催化二氧化碳與水結合形成碳酸最重要的酵素？(A)碳酸酐酶(carbonic anhydrase) (B)乳糜蛋白酶(chymotrypsin) (C)肌凝蛋白輕鏈激酶(myosin-light chain kinase) (D)阿爾發澱粉酶(alpha amylase) （106專高二）

解析 當二氧化碳擴散進入組織微血管並進到紅血球時，在碳酸酐酶（在RBC內）的存在下，二氧化碳會與水結合成碳酸(H_2CO_3)。

解答： 30.B 31.A 32.D 33.D 34.A

35. 下列有關氣管的敘述，何者正確？(A)位於食道的後方 (B)約在第二胸椎的高度分枝成左右主支氣管 (C)具有彈性軟骨組成之C型軟骨環 (D)內襯上皮為僞複層纖毛柱狀上皮 (106專高二補)

解析 (A)位於食道的前方；(B)氣管至第五胸椎(T5)處分成左右主支氣管；(C)由平滑肌、彈性纖維組織及16~20塊C型透明軟骨所構成。

36. 一位體重150磅的病人，他每分鐘呼吸頻率為12次，潮氣容積為500 mL，試問他的肺泡通氣量約為：(A) 2,400 mL/min (B) 3,600 mL/min (C) 4,200 mL/min (D) 6,000 mL/min

解析 肺泡通氣量(AV)＝呼吸次數×（潮氣容積－解剖死腔）
依題目提供的數據計算如下：12×(500－150)=4,200，故為選項(C)。 (106專高二補)

37. 早產兒引起之呼吸困難是因哪一種細胞發育不全所造成的？(A)第一型肺泡細胞(type I alveolar cell) (B)第二型肺泡細胞(type II alveolar cell) (C)肺泡巨噬細胞(alveolar macrophage) (D)肥大細胞(mast cell) (107專高一)

38. 氧合解離曲線發生移動時會引起所謂波爾效應(Bohr effect)，這在正常成人生理作用上有何重要意義？(A)向左移動促使更多的氧釋出 (B)向右移動促使更多的氧釋出 (C)向左移動不利於氧的結合 (D)向右移動不利於氧的釋出 (107專高一)

39. 關於氣管(trachea)的敘述，下列何者正確？(A)上皮是具有纖毛的單層柱狀上皮(ciliated simple columnar epithelium) (B)軟骨組織是外型呈C型的彈性軟骨(elastic cartilage) (C)氣管軟骨的後方有屬於骨骼肌的氣管肌(trachealis)連結 (D)氣管的血液供應部分來自支氣管動脈(bronchial arteries) (107專高二)

解析 (A)是屬於偽複層纖毛柱狀上皮；(B)是呈C型的透明軟骨；(C) C型軟骨的缺口處朝向後，因此並無和氣管肌連結，以防氣管壁塌陷阻塞氣體的通道。

解答： 35.D 36.C 37.B 38.B 39.D

40. 若潮氣容積(tidal volume)為450毫升，解剖性死腔為150毫升，每分鐘的呼吸頻率為12次，則每分鐘的肺泡通氣量為多少毫升？
(A) 1,800 (B) 3,600 (C) 5,400 (D) 7,200 (107專高二)
解析 肺泡通氣量(AV)＝呼吸次數×（潮氣容積－解剖死腔）=12×(450－150)=3,600。

41. 成年男性進行呼吸量測試發現肺活量(vital capacity)為兩公升，第一秒用力呼氣容積(forced expiratory volume in 1s)為85%，此時可能為：(A)阻塞型肺病(obstructive lung disease) (B)限制型肺病(restrictive lung disease) (C)正常呼吸功能 (D)過敏性氣喘
(107專高二)

42. 肺部的哪一種細胞，主要負責分泌表面張力劑(surfactant)，可以降低肺泡內的表面張力，避免肺泡塌陷？(A)微血管內皮細胞(endothelial cell) (B)第一型肺泡細胞(type I alveolar cell) (C)第二型肺泡細胞(type II alveolar cell) (D)肺泡內巨噬細胞(alveolar macrophage) (108專高一)

43. 負責氣體交換之呼吸道細胞為下列哪一種？(A)嗜中性球(neutrophil) (B)第二型肺泡細胞(type II alveolar cell) (C)巨噬細胞(macrophage) (D)第一型肺泡細胞(type I alveolar cell)
解析 (A) (C)皆具吞噬功能；(B)第二型肺泡細胞產生表面活性素可降低肺泡的表面張力使肺泡分開。 (108專高一)

44. 下列何者最不容易使氧合血紅素解離曲線(oxygen-hemoglobin dissociation curve)右移？(A)血液中pH值增加 (B)血液中氫離子濃度增加 (C)核心體溫上升 (D)血液中二氧化碳濃度增加
解析 曲線右移代表缺氧或需要更多氧。因組織代謝產生CO_2使PCO_2↑，同時造成pH↓，促使氧與血紅素的親和力會降低，O_2被Hb 釋放以擴散進入組織細胞內，造成氧－血紅素解離曲線向右移，此現象稱為波爾效應(Bohr effect)。 (108專高一)

解答： 40.B 41.B 42.C 43.D 44.A

45. 下列有關肺部的敘述，何者正確？(A)斜裂將右肺區分為上下二葉 (B)水平裂將左肺區分為上下二葉 (C)右主支氣管較左主支氣管短、寬且較垂直，因此異物較易掉入右主支氣管 (D)肺門位於肺的肋面，有支氣管、血管、神經通過 (108專高二)

解析 (A)左肺被斜裂分成上葉與下葉；(B)右肺被斜裂及水平裂分成上、中、下三葉；(D)肺的縱膈（內側）面含有一個垂直裂縫，稱為肺門。

46. 下列何者可產生表面活性劑(surfactant)？(A)第二型肺泡細胞 (B)結締組織 (C)氣管的上皮細胞 (D)黏膜細胞 (108專高二)

47. 下列何者是血液中運送二氧化碳的最主要方式？(A)直接擴散 (B)直接溶解於血液中 (C)與血紅素結合 (D)轉換成碳酸氫根離子 (109專高一)

解析 紅血球內含有碳酸酐酶(carbonic anhydrase)，可催化CO_2與H_2O反應成H_2CO_3，此為CO_2經呼吸道排除的主要途徑。

48. 下列有關胸膜的敘述，何者錯誤？(A)為二層結構，屬於漿膜 (B)胸膜腔內有潤滑液 (C)臟層胸膜襯在氣管壁上 (D)壁層胸膜襯在胸腔內壁上 (109專高二)

解析 胸膜為漿液性膜囊，包括兩層漿膜；外層緊附在胸腔壁上稱為胸膜壁層，胸膜壁層與胸腔壁之間不存有潤滑液。內層緊附在肺臟上稱為胸膜臟層。

49. 與正常人相比較，部分呼吸道狹窄的患者，其第一秒內用力呼氣體積(forced expiratory volume at the first second)與用力呼氣肺活量(forced vital capacity)之改變，下列何者正確？(A)二者變化均不顯著 (B)前者減少，但後者變化不顯著 (C)前者變化不顯著，但後者減少 (D)二者均顯著減少 (109專高二)

解析 第一秒內用力呼氣體積會受到氣道阻力的影響，因此，FEV1/FVC常用來評估限制性及阻塞性肺部疾病。例如氣喘病人的FEV1/FVC會低於80%。

解答： 45.C 46.A 47.D 48.C 49.B

50. 若以潮氣容積(tidal volume) 200毫升，呼吸頻率40次／分的方式持續呼吸30秒，會發生下列何種現象？(A)動脈二氧化碳分壓明顯下降 (B)容易產生呼吸性低氧現象 (C)血液中的氧氣總量大幅增加 (D)呈現呼吸性鹼中毒 （109專高二）

解析 總通氣量＝200×40＝8,000毫升／分，肺泡通氣量＝(200－150)×40＝2,000毫升／分，肺泡通氣量明顯低於總通氣量，會出現呼吸性低氧現象。

51. 肺臟內的哪一構造，只具有傳送氣體的導管功用，但是不具備氣體交換的功能？(A)肺泡囊(alveolar sac) (B)肺泡管(alveolar duct) (C)終末細支氣管(terminal bronchiole) (D)呼吸性細支氣管(respiratory bronchiole) （110專高一）

52. 二氧化碳在血液中運送的各種形式，其中比例最高的形式是下列何者？(A)氣態二氧化碳 (B)溶於血漿中之二氧化碳 (C)碳醯胺基血紅素(carbaminohemoglobin) (D)碳酸氫根離子(HCO_3^-)

解析 有70% CO_2以形成重碳酸氫根離子(HCO_3^-)的方式在血漿中輸送。 （110專高一）

53. 下列何者不通過肺門？(A)胸管 (B)肺動脈 (C)肺靜脈 (D)主支氣管 （110專高二）

解析 肺門有支氣管、血管、淋巴管及神經進出。

54. 有關表面作用劑(surfactant)敘述，下列何者錯誤？(A)增加肺順應性(lung compliance) (B)穩定大肺泡，預防萎縮 (C)減少小肺泡的表面張力(surface tension) (D)深呼吸可增加表面作用劑分泌

解析 表面作用劑可降低肺泡的表面張力，防止小肺泡塌陷，減少呼吸時所做的功。 （110專高二）

55. 造成氧合解離曲線(oxygen-hemoglobin dissociation curve)向左偏移，下列何者正確？(A)增加2, 3-雙磷甘油(2, 3-diphosphoglycerate) (B)增加體溫 (C)增加代謝 (D)升高pH值

（110專高二）

解答： 50.B 51.C 52.D 53.A 54.B 55.D

解析 曲線右移代表缺氧或需要更多氧。曲線右移之因素如下：氧分壓(PO_2)下降、血液pH值下降及PCO_2升高、溫度升高2,3-雙磷酸甘油酸(DPG, BPG)增加。

56. 下列支氣管樹的分支，何者具有氣體交換功能？(A)葉支氣管 (B)節支氣管 (C)終末細支氣管 (D)呼吸性細支氣管 (111專高一)

解析 呼吸系統的呼吸區是指氣體交換的區域，包括呼吸性細支氣管和肺泡囊群。

57. 肺臟內進行氣體交換的呼吸膜(respiratorymembrane)構造，主要是由哪兩種細胞與結締組織共同構成？(A)第一型肺泡細胞(type I alveolar cell)與第二型肺泡細胞(type II alveolar cell) (B)第一型肺泡細胞(type I alveolar cell)與微血管內皮細胞(endothelial cell) (C)第二型肺泡細胞(type II alveolar cell)與微血管內皮細胞(endothelial cell) (D)第二型肺泡細胞(type II alveolar cell)與肺泡內巨噬細胞(alveolar macrophage) (111專高一)

58. 下列何者會發出滋養肺臟的支氣管動脈？(A)肺動脈 (B)肺靜脈 (C)胸主動脈 (D)胸內動脈 (111專高一)

59. 下列有關人體在高海拔地區之生理調適反應，何者正確？(A) 2, 3-雙磷甘油(2, 3-diphosphoglycerate)減少 (B)肌肉中血管的密度降低 (C)刺激周邊化學接受器(peripheral chemoreceptor)促進換氣 (D)腎臟促紅細胞生成素(erythropoietin)分泌降低 (111專高一)

60. 二氧化碳在血液中最主要的運送形式是：(A)與白血球結合 (B)與血紅素結合 (C)形成重碳酸離子 (D)與血漿白蛋白結合

解析 (B)約占23%；(C)約占70%；(D)約占7%。 (111專高二)

61. 下列有關呼吸窘迫症候群之敘述，何者錯誤？(A)蛋白質由肺微血管外滲至肺泡 (B)吸入性肺炎也會引起 (C)會造成缺氧 (D)屬於心原性肺水腫 (112專高一)

解析 呼吸窘迫症候群是出生時肺臟缺乏足夠的表面活性素，常有肺泡塌陷、擴張不全的情形，導致肺泡微血管受損，而出現肺泡出血及水腫等現象，並非心原性肺水腫。

解答： 56.D 57.B 58.C 59.C 60.C 61.D

62. 下列有關吸氣時的敘述，何者錯誤？(A)肺間壓(Transpulmonary pressure)增加 (B)胸膜內壓(Intrapleural pressure)增加 (C)肺泡壓(Alveolar pressure)減小 (D)大氣壓(Atmospheric pressure)不變

解析 正常時不論吸氣或呼氣，胸膜內壓總是低於肺內壓（恆為負壓），才能微拉著肺泡，使肺泡向外膨脹。 （112專高一）

63. 有關換氣過度(hyperventilation)的敘述，下列何者錯誤？(A)過度換氣就等於增加換氣 (B)容易發生於強烈運動或過度緊張 (C)會造成呼吸性鹼中毒 (D)易導致血液中二氧化碳減少 （112專高二）

解析 換氣過度(hyperventilation)是病患不自主地加快呼吸，導致過多的二氧化碳被排出而造成低二氧化碳血症，因而也會引發呼吸性鹼中毒，並不是增加換氣的意思。

64. 喉結(laryngeal prominence)主要是由喉部(larynx)的哪一塊軟骨構成？(A)會厭軟骨(epiglottis) (B)甲狀軟骨(thyroid cartilage) (C)杓狀軟骨(arytenoid cartilage) (D)環狀軟骨(cricoid cartilage)

解析 甲狀軟骨是喉最大最明顯的軟骨，為透明軟骨，形成男性明顯隆凸，即喉結，又稱為亞當蘋果。 （112專高三）

65. 正常吸氣的過程中，不會出現下列何種情況？(A)橫膈肌(diaphragm)收縮下移 (B)肺泡壓(alveolar pressure)增加 (C)胸膜內壓(intrapleural pressure)降低 (D)肺間壓(transpulmonary pressure)增加 （113專高一）

解析 正常吸氣的過程藉著主要的吸氣肌肉（橫膈及外肋間肌）之收縮，使胸腔體積增加，造成肺泡內壓力下降為負壓(−1∼−2 mmHg)，即低於大氣壓（視為0 mmHg），此時空氣流入肺內。

解答： 62.B 63.A 64.B 65.B

泌尿系統

出題率：♥♥♥

- 緒論
- 腎臟的構造
  - 結構
  - 顯微解剖學
  - 腎臟血管
- 腎臟生理學
  - 腎元的功能
  - 腎絲球過濾作用
    - 腎絲球超濾液
    - 影響腎絲球過濾的因素
    - 腎小管的再吸收作用
    - 腎小管的分泌作用
    - 腎小管的分工
    - 腎血漿清除率
  - 排尿作用
    - 輸尿管
    - 膀胱
    - 尿道
  - 無機離子的調節
    - Na^+及水的控制
    - K^+的控制
    - H^+的調節
    - 酸中毒及鹼中毒的分類

Physiology and Anatomy

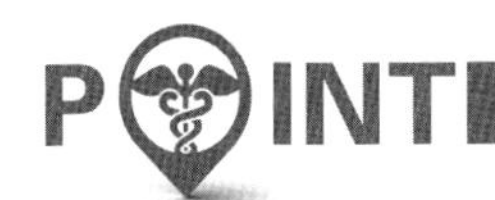

重點彙整

16-1 緒論

1. **泌尿系統的器官包括：**
   (1) **腎臟**：有兩個，製造尿液。
   (2) **輸尿管**：共有兩條，將腎臟形成的尿液導入膀胱。
   (3) **膀胱**：儲存尿液。
   (4) **尿道**：當膀胱的尿液達一定體積時，由尿道排出體外。

2. 功能：主要是調節體內的液體及離子濃度恆定。腎臟分泌**紅血球生成素**(erythropoietin)，促進紅血球之製造以調節血液的容積及濃度；排除代謝廢物；調節血液之酸鹼值；**分泌腎素**(renin)**調節血壓**以及**參與維生素 D 的活化**。

16-2 腎臟的構造

一、結 構

1. 外形似蠶豆，長約 11~12 cm，寬約 5~6 cm，厚約 3~4 cm。一般而言，左腎較右腎為大且高，約重 150 克。

2. 位置：位於腰部正上方，**在腹膜壁層與後腹壁之間，脊椎兩側，為腹膜後器官**。上接橫膈，在**呼吸**時，隨著橫膈而**稍作移動**。**右腎受肝臟壓迫，所以比左腎稍低**，高度在 T_{12}~L_2 之間。左腎前面的左上方與脾相接。

3. 外部構造：
   (1) **腎門**：為腎臟內側面一個向內凹陷的開口，**動脈、靜脈、神經**及輸尿管均由此進出。

(2) 圍繞腎臟外的三層支持與覆蓋的組織：

a. 腎筋膜(renal fascia)：最外層，為薄薄的纖維結締組織，將腎臟位置固定於周圍的構造及腹壁。

b. 脂肪被膜：中層，包圍著腎被膜外的脂肪組織，可**保護腎臟防止外力衝擊而受傷**，且將腎臟牢牢的固定在腹腔的一定位置。

c. 腎被膜(renal capsule)：在最內層緊靠腎臟，為一光滑、透明的纖維性膜。

4. 內部構造（圖 16-1）：

(1) 腎盂：尿液由 2~3 個大腎盞收集後會合到腎盂，之後再注入輸尿管排出。

(2) 腎乳頭：為腎錐體底下的乳頭狀突起。

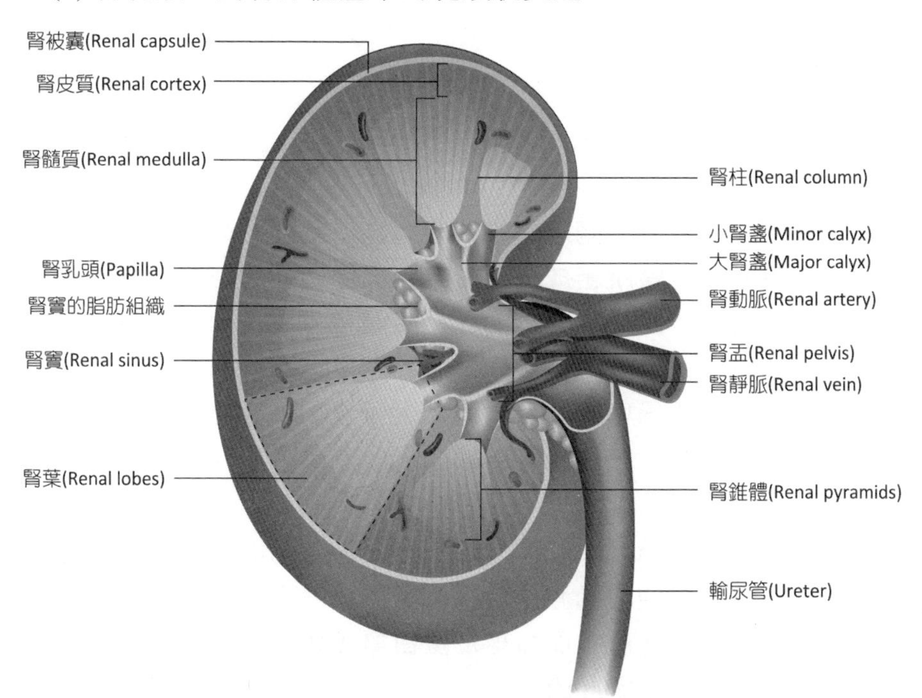

圖 16-1 腎臟結構

(3) 腎盞：接承腎乳頭空腔，由 8~18 個小腎盞再會合成大腎盞。
(4) **皮質**：腎臟橫切面可見外部緣較白區域，在腎錐體之間的皮質部分稱為**腎柱**。
(5) 髓質：腎臟橫切面可見內部較深色區域。由 8~12 個腎錐體組成。腎錐體主要由**集尿管**所組成。

二、顯微解剖學

1. **腎元**(nephron)：**為腎臟製造尿液的功能單位，每一個腎臟約含有一百萬個腎元**。依位置可再分為：
   (1) **皮質腎元**(cortical nephron)：數目較多，其**腎絲球**位於皮質外層 2/3 處，而腎元的其餘部分很少深入髓質。
   (2) **近髓質腎元**(juxtamedullary nephron)：腎絲球在皮質內層 1/3 處，很靠近皮質與髓質交接處，而腎元其餘部分深入髓質。在濃縮尿液上，扮演了一個重要角色。
2. 腎元由**腎小體**及**腎小管**所組成（圖 16-2）：
   (1) **腎小體**：
      a. 鮑氏囊：為一兩層壁的杯狀構造，**壁層（外層）由單層扁平上皮組織所組成，此曾不參與過濾液的形成**，內外層之間構成了囊腔，囊腔內層為**臟層（外層），是由足細胞所組成**。
      b. **腎絲球**（絲球體）：為鮑氏囊所包圍的微血管網，由窗型（具有孔狀）微血管所組成。血液由入球及出球小動脈進出腎絲球。
   (2) 內皮層囊膜(endothelial capsular membrane)：
      a. 構成腎小體的過濾作用，可過濾血液中的水與溶質，形成腎絲球過濾液，而**血球及蛋白質（大分子成分）在正常情況下無法通過此膜**。

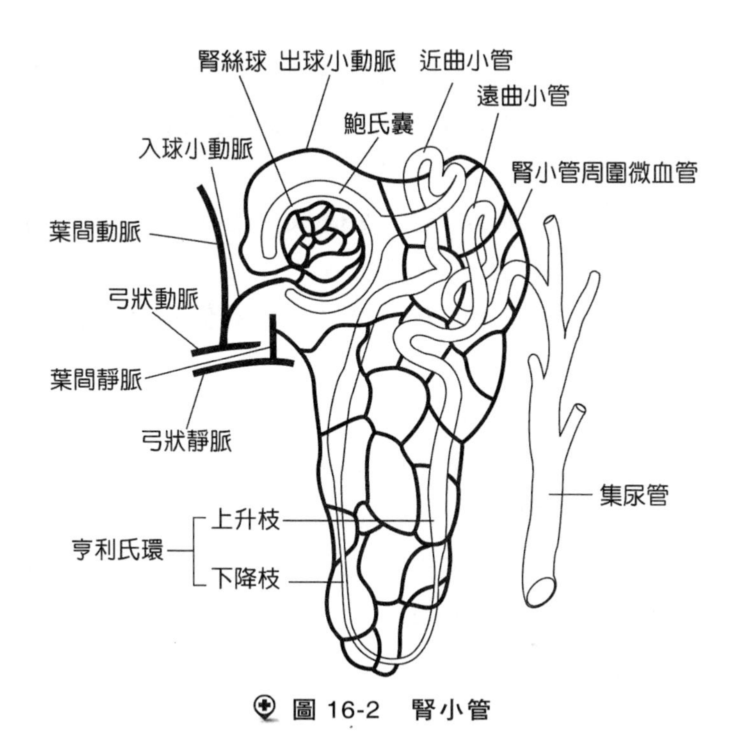

圖 16-2 腎小管

b. 此膜與其他的微血管大致相同，但因多孔，故其通透性比其他微血管大了 100~1,000 倍。

c. 組成構造包括（以**過濾液通過之次序**排列）：

- 腎絲球微血管的**內皮細胞**：單層，有完全開放式的**窗孔**。
- 腎絲球的**基底膜**：不含孔，和其他微血管基底膜相同，由纖維蛋白所構成。
- 鮑氏囊臟層（**上皮細胞**）：由**足細胞**(podocyte)構成，足間有**過濾孔隙**(filtration slits)。

(3) 腎小管：

a. **近曲小管**：腎小管第一段，位於皮質。管壁是具有**微絨毛（稱刷狀緣）的單層立方上皮，可增加吸收與分泌的表面積。對水分的吸收最多**。

b. 亨利氏環：可分下降枝與上升枝，**下降枝為單層鱗狀扁平上皮組織**，上升枝為立方及柱狀上皮所組成。其中**上升枝對水不通透**。

c. 遠曲小管：由立方上皮構成，但無微絨毛，**醛固酮**(aldosterone)主要作用於此。

3. **集尿管**：遠曲小管最後的終止處，**會合各個腎元的過濾液送入小腎盞**，此處易受**抗利尿激素**(ADH)**影響**。

4. **近腎絲球器**(Juxtaglomerular apparatus)：

(1) 構造：主要由**近腎絲球細胞**與**緻密斑**所組成。

a. **近腎絲球細胞**(juxtaglomerular cell, J-G cell)：位於**入球小動脈**上接近腎小體的地方，**由血管平滑肌細胞特化而來**，可分泌**腎素**(renin)。

b. **緻密斑**(macula densa)：為**遠曲小管**的上皮細胞特化而成，並與入球小動脈鄰近的細胞，因**低** Na^+濃度而興奮，為**滲透壓感受器**。

(2) 功能：腎動脈的血流和血壓降低時，刺激**腎素**(renin)**分泌**而幫助**腎血壓的調節**（**腎素－血管收縮素－醛固酮系統**，RAA system）。

三、腎臟血管

1. 腎血流的流向：

腎動脈 → 葉間動脈 → **弓狀動脈** → **小葉間動脈** → **入球小動脈**

→**腎絲球** → **出球小動脈** → ┌→腎小管周圍的微血管→ / └→直血管（→ 匯入）

→小葉間靜脈 → **弓狀靜脈** → **葉間靜脈** → **腎靜脈**。

2. **弓狀動脈的血壓約 100 mmHg**，腎靜脈（血液最後流入的地方）之血壓約只有 8 mmHg。
3. **人體 1 分鐘腎臟血流量約 1.2~1.3 公升。**
4. 就每 100 克組織而言，以**腎**的血流量最大。
5. **腎動脈**(renal artery)：**是腹主動脈的直接分支**。腎動脈供給腎臟的血液占心輸出量的 1/4，其中有 4/5 的血量分布於**腎皮質**，1/5 分布於腎髓質。

16-3 腎臟生理學

一、腎元的功能

1. **形成尿液**。
2. 調節血液的酸鹼值，排除廢物及調節體液。
3. 內分泌功能：分泌腎素及紅血球生成素。
4. **腎臟中的 1-羥化酶可幫助活化維生素 D**。

二、腎絲球過濾作用

尿液形成經過 3 步驟：過濾、再吸收、分泌。

(一) 有效過濾壓

腎絲球的過濾決定於下列幾個相對壓力：

1. **腎絲球微血管的靜水壓**(P_{GC})：腎絲球內的血壓，其**壓力值最大**，約為 60 mmHg，將物質推出血管。**靜水壓增加**可使 GFR 增加。
2. 鮑氏囊腔內的靜水壓(P_{BC})：鮑氏囊的囊腔內之過濾液所產生的壓力，約為 20 mmHg，**此壓力會與過濾作用相對抗**。

3. **血液膠體滲透壓**(π_{GC})：由**血漿白蛋白**所產生，約為 30 mmHg，此壓力會對抗過濾作用，將水拉回血液內。**過低會導致水腫**。

4. 鮑氏囊膠體滲透壓(π_{BC})：**近於 0**；因為鮑氏囊內不含大分子蛋白質。

5. 淨過濾壓(net filtration pressure)：使腎絲球過濾作用發生的壓力稱之，其值為：

腎絲球有效過濾壓$= P_{GC} - P_{BC} - \pi_{GC}$

6. **水分排除體積＝腎臟水分過濾體積＋水分分泌體積－水分再吸收體積。**

(二) 腎絲球過濾液

1. 血液進入腎絲球時，血液中有 **20%的體積**會被過濾到鮑氏囊，而**正常人全身的血液每天須經由腎臟過濾 300 次**。

2. 過濾液：在血液靜水壓之下，腎絲球的血液過濾形成。
   (1) 血漿成分：含有**胺基酸**、**葡萄糖**、維生素 C 等，**組成接近血漿**(300 mOsm/L)，**但大部分蛋白質和血球**。
   (2) 尿液成分：尿酸（是**嘌呤**的代謝產物）、**尿素**（**由精胺酸分解而來**）、肌酸酐(creatinine)和 Na^+、K^+、Cl^-。其中**尿酸、尿素、肌酸酐均在肝臟中形成**。
   (3) 蛋白尿：尿中含有白蛋白，表示腎絲球基底膜（為透析膜）的通透性增加所引起（例如腎炎）。

(三) 腎絲球過濾率(Glomerular Filtration Rate, GFR)

1. 腎絲球過濾率(GFR)：是指兩側腎臟每分鐘所產生的過濾液量。正常值為 125 mL/min（約 7.5 L/hr 或 180 L/day）。

(1) 若某物質的清除率大於 GFR 時，表示該物質經過腎小管時有分泌作用發生。
(2) 過濾分數是 GFR 對腎血流量所占之比率。
(3) 腎臟每天產生約 180 L 的過濾液，但是每天只排出 1~2 L 的尿液。因此，大約有 99%的過濾液回到血管系統，**只有 1% 以尿液排出**，此尿液量會根據身體所需而改變。
(4) 最低排尿量：在嚴重脫水的情形下，身體需要保存水分時，每分鐘只產生 0.3 mL 的尿液，也就是每天只產生 400 mL 的尿液。身體為了排放所產生的代謝廢物，**每天必須至少排出 400 mL 的尿液**。

2. **腎血漿清除率**(Cx)：是指尿素、肌酸酐及其他分子每分鐘有一定的量自血漿中排放至尿液中。一般來說 GFR 難以測得，故 GFR 通常藉由 Cx 來測量。
   (1) **菊糖的腎清除率**(C_{inulin})：因**菊糖分子量很小，完全不會被腎小管再吸收及分泌**，故**菊糖的腎清除率等於腎絲球過濾率**(GFR)為 125 mL/min。其計算方式為

$$\text{GFR (mL/min)} = \frac{\text{每分鐘排尿量} \times \text{尿中的濃度}}{\text{血漿中的濃度}}$$

   (2) **肌酸酐清除率**(creatinine clearance, Ccr)：**臨床上，一般使用 Ccr 來估算 GFR**。但有 15%為腎小管分泌，故其清除率會高於過濾率，**會高估腎功能**。慢性尿毒症的病人，血漿中的肌酸酐會有顯著上升。
   (3) 對胺基馬尿酸(para-aminohippuric acid, PAH)清除率：PAH 在通過腎絲球時不會被完全過濾，還有部分殘留在血液中，必須透過管周微血管主動分泌到腎小管內，故 PAH 的清除率可以用來測量腎臟總血流量。C_{PAH} 約為 600 mL/min。

(4) 葡萄糖清除率(C_{glu})≒0 mL/min，尿素清除率(C_{urea})≒54~75 mL/min。

(5) 清除率大小為 $C_{PAH} > C_{inulin} (= GFR) > C_{urea} > C_{Na^+} > C_{glucose}$。

(四) 影響腎絲球過濾的因素

1. **入球小動脈**的收縮或舒張會影響腎絲球血流速率，進而**影響腎絲球過濾率**（例如腎絲球血壓上升，過濾率上升，所以尿量增加）。因此調控入球小動脈的因素有二，分別為（表 16-1）：
   (1) **交感神經作用**：在「戰鬥或逃跑」反應及運動時所發生的交感神經活性的增加，會刺激入球小動脈的收縮，有助於將血液分流至肌肉及心臟，使腎絲球過濾率降低，並造成尿液形成速率減少，可調節血壓。
   (2) **腎臟的局部自我調節**(renal autoregulation)：為**調節腎血流量最重要的因素**，此控制機轉可維持腎血流及腎絲球過濾率的恆定。
2. 腎絲球總面積減少，如一顆腎臟被切除，則淨過濾壓下降；腎臟疾病如腎絲球腎炎，使微血管通透性上升，則淨過濾壓增加。
3. 血液中的大分子蛋白質濃度，例如**血漿蛋白濃度**（血液膠體滲透壓）**下降，使淨過濾壓增加**，尿量亦增加。
4. **輸尿管阻塞導致鮑氏囊的靜水壓上升，則淨過濾壓下降**。

表 16-1 腎絲球過濾率(GFR)的調節

調節	刺激	入球小動脈	GFR
交感神經	由感壓反射或是高級腦部中樞所活化	收縮	降低
自我調節	血壓降低	舒張	不變
自我調節	血壓增加	收縮	不變

(五) 腎小管的再吸收作用

保留身體所需的物質（例如**葡萄糖、胺基酸**等有機物，水及離子），排除代謝廢物（例如**肌酸酐**），以及調節體內 pH 值（例如將 H^+**分泌**到濾液中）。腎小管的再吸收方式分為下列幾種：

1. 被動運輸：
   (1) 小分子物質，例如：**尿素**。
   (2) **脂溶性的有機物質**，例如：殺蟲劑 DDT 等。
   (3) Cl^-：在近曲小管的再吸收是受 Na^+的電性吸引。
   (4) 水分：鈉離子移動造成的滲透壓差使水分藉由滲透作用再吸收回血液，遠曲小管與集尿管水分的再吸收受 ADH 調控。
2. 主動運輸：
   (1) 初級主動運輸：**約 75% Na^+在近曲小管再吸收**。
   (2) **次級主動運輸**（共同運輸）：**Na^+再吸收**進入組織的同時，被運輸物質透過**轉運蛋白**一起再吸收。因此次級主動運輸**有最大轉運量**(transport maximum, T_m)**的限制，如葡萄糖**、維生素 C、胺基酸，在近曲小管被完全再吸收。
3. 尿中有**葡萄糖**：未受控制的糖尿病患者，血糖濃度太高，使腎小管中葡萄糖濃度**超過腎小管葡萄糖的 T_m**，造成**腎小管內滲透壓的增加**，阻礙水的再吸收，引起利尿作用。

(六) 腎小管的分泌作用

排除血中的離子或化學物質、調節血液的 pH 值（表 16-2）。

1. 腎小管分泌的物質有：
   (1) 陽離子，如 K^+、H^+（最重要的分泌物）。
   (2) 有機陰離子，如膽鹼、肌酸酐(creatinine)。
   (3) 化學物質，如青黴素、對胺基馬尿酸(PAH)。

2. 腎小管的分泌作用常與 Na^+的再吸收結合，例如 K^+、H^+的分泌受醛固酮(aldosterone)調節，並靠 Na^+的**主動運輸**來進行，即**Na^+的再吸收伴隨 K^+與 H^+的分泌**。

表 16-2 腎小管的再吸收與分泌

腎小管		再吸收	分泌
近曲小管		**水**(75%)、Na^+(75%)、K^+、Cl^-、HCO_3^-(100%)、尿素、胺基酸(100%)、葡萄糖(100%)	K^+、H^+、NH_3、尿酸、肌酸酐、PAH
亨利氏環	下降枝	水(5%)、Cl^-、尿素	無
	上升枝	Na^+、K^+、Cl^-、尿素	無
遠曲小管		水(15%)、Na^+、HCO_3^-、尿素	K^+、H^+、NH_3、肌酸酐、藥物
集尿管		水(5%)、Na^+、Cl^-、尿素	K^+、H^+、NH_3

(七) 尿液濃縮機制

即**逆流放大系統**(countercurrent multiplier system)。

1. 在近曲小管及亨利氏環再吸收共 85%的鹽及水分。這些**再吸收的量是固定的，且不受激素影響**。
2. 亨利氏環：主要功能為濃縮尿液，以降低腎小管管腔內的滲透度(100 mOsm/L)。**髓質**的高滲透度是由**亨利氏環**和**直血管**來達成。
   (1) **上升枝**：對 Na^+進行大量的主動再吸收，但對水不通透，造成髓質滲透度增加。
   (2) **下降枝**：只對**水**具通透性。
3. 直血管：會將亨利氏環及集尿管再吸收的鹽類和水分帶走。

4. 遠曲小管：
   (1) 藉由調節再吸收及分泌作用，來決定最終尿液的排出量。
   (2) 大部分恆定的調控，都作用在遠曲小管的段落。
   (3) 在**醛固酮**(aldosterone)的作用下，調控 Na^{+}**及水**的再吸收。
5. **集尿管**：
   (1) 集尿管對**水的再吸收，受到 ADH 所調控**。ADH 會刺激集尿管上皮細胞〔**主細胞**(principal cells)〕增加細胞膜上**水通道蛋白**(aquaporin)的數量，增進集尿管對水的再吸收，造成尿液濃縮。
   (2) 過濾液在通過集尿管時，因**水的再吸收而被濃縮成高滲透度的尿液**。**高鉀食物會造成集尿管增加鉀的分泌**。

三、排尿作用

1. 尿液的生成在腎元內完成。
2. 過濾液**經過集尿管後，只會剩下 1%的過濾液**（此時稱為**尿液**），再依序經過腎乳頭(renal papillae)、腎盞(renal calyx)、腎盂(renal pelvis)、輸尿管(ureter)、膀胱(bladder)、尿道(urethra)，而後排出。
3. 正常尿液的組成有尿素（最多）、尿酸、肌酸酐、酮體及無機離子(Na^{+}、K^{+}、Cl^{-}、$H_2PO_4^{-}$、NH_4^{+}、SO_4^{2-})。
4. 血中**尿酸過多**，會造成**尿酸鹽**沉積在關節而發生紅腫、疼痛等症狀的**痛風**。
5. 當**雙側尿路不完全阻塞**時，常有**多尿**(polyuria)的表現。

(一) 輸尿管

1. 輸尿管連接腎臟的腎盂與膀胱，經**薦髂關節**(sacroiliac joint)進入骨盆腔，因此大約有一半長度位在**骨盆腔**，其後方是腰大肌。

2. 輸尿管長度約 25~30 公分，管徑約 4~5 毫米。
3. 位於腹膜後面，輸尿管由膀胱底部的外上角進入膀胱。輸尿管進入到膀胱的開口處並沒有解剖上的瓣膜，卻有生理上的瓣膜替代。
4. 在男性，輸尿管入口位在膀胱後面及輸精管壺腹的下面。
5. 有一段長約數公分的輸尿管在膀胱壁上斜行通過，所以在排尿時，防止尿液的逆流。
6. 輸尿管管壁包括三層組織：
   (1) **內層為黏膜層**：由結締組織與變形**上皮組織**所形成，分必黏液防止尿液與細胞相接觸。
   (2) 中層是肌肉層：由**內層縱肌層**與**外層環肌層**所組成。功能為蠕動，每分鐘約有 1~5 次蠕動波。
   (3) 最外層為漿膜層：屬結締組織，具有固定輸尿管位置的功能。
7. **輸尿管壁口徑由上往下逐漸增寬，但在輸尿管上有三處狹窄，分別為腎盂、髂動脈交接及進入膀胱等**，在此三狹窄處易發生腎結石阻塞輸尿管。
8. 由**腎神經叢**管制功能為：
   (1) 收集尿液，並將它導入膀胱內暫時儲存。
   (2) 藉著有節律的收縮（蠕動），壓迫尿液下行。

(二) 膀 胱

1. 男性：位於直腸正前方與前列腺上面。
2. 女性：位置較低，位於**恥骨聯合與子宮之間**。
3. 膀胱三角：在膀胱底部的倒三角形區域，由二個輸尿管進到膀胱的入口處之間形成三角形底部，尿道開口形成倒三角形的頂點，位於膀胱最底處。為迫尿肌所在位置。

4. 膀胱壁包括：
   (1) 黏膜層（最內層）：為變形上皮組織，黏膜摺疊成襞，使膀胱能夠伸張。
   (2) 黏膜下層（第二層）：為一緊密結締組織。
   (3) 肌肉層（最外層）：有三層平滑肌，由最**內層的縱肌、中層的環肌**與**外層的縱肌**所組成的迫尿肌。**在通往尿道的開口處有內括約肌和外括約肌**。內括約肌為平滑肌，不可控制；**外括約肌為環狀骨骼肌，可以意識控制**。
   (4) 漿膜層：由腹膜所形成，只覆蓋在膀胱的表面。
5. 膀胱為**尿液的主要儲存場所**。
6. 膀胱的平均容量為 600~800 mL。當膀胱內的**尿量超過 200~400 mL** 時，可刺激膀胱壁的伸張接受器，**使膀胱大呈卵圓形**，引起膀胱壁的**排尿反射**，經由**迫尿肌收縮**、**腹壁肌收縮**、尿道內括約肌及外括約肌鬆弛、**泌尿生殖膈鬆弛**的共同作用後，引起排尿。
7. 尿道**外括約肌**是由**薦部神經控制**，其隨意識控制收縮，阻止排尿。
8. 尿道**內括約肌**由**自主神經控制**，排尿時，**副交感神經**衝動由骶部脊髓經**由骨盆神經，傳至膀胱的迫尿肌而引起收縮，並引起尿道內括約肌鬆弛**。

(三) 尿 道

1. 女性：尿道長約 4 cm，位於恥骨聯合的正後方，並包埋在陰道的前壁，斜斜地朝向前下方，尿道口位於陰蒂與陰道口之間。而其**尿道旁腺**相當於男性的**前列腺**。
2. 女性的尿道壁包括三層構造：
   (1) 內層為黏膜層：往外以陰道為連續。
   (2) 中層為**海綿組織**：含有靜脈。
   (3) 外層為肌肉層：由環形排列的平滑肌纖維所組成。

3. 男性：尿道長約 20 cm，位在膀胱正下方，**垂直通過前列腺（尿道前列腺部），然後穿過生殖膈膜（尿道膜部），最後穿過陰莖（尿道陰莖海綿體部）。**
4. 男性尿道包括兩層構造：
   (1) 內層為黏膜層：為膀胱膜層之延續。
   (2) 外層為黏膜下組織：連接尿道與尿道所通過的構造。
5. 由尿道括約肌和深橫會陰肌組成了泌尿生殖膈(urogenital diaphragm)。
6. 尿道功能為尿液排出通道，但在男性亦為精液排出共同通道。

四、無機離子的調節

(一) Na^+及水的控制

1. **腎臟消耗大部分的能量在對 Na^+的再吸收**，其中大部分(2/3)的再吸收在**近曲小管**進行，其餘部分(1/3)則發生在遠曲小管和集尿管的部位。
2. Na^+的再吸收的特點：
   (1) Na^+的再吸收為**主動運輸**，發生在**所有的腎小管**（除了亨利氏環下降枝外）。
   (2) 水的再吸收是被動的滲透作用，並且依賴 Na^+的再吸收。
   (3) Na^+的再吸收帶動了葡萄糖、胺基酸的再吸收（同向運輸），以及 H^+的分泌（反向運輸）。
3. **腎素－血管收縮素－醛固酮**(RAA)：系統為長期控制體內 Na^+再吸收的重要機制（圖 16-3）。
   (1) **當血中 Na^+濃度降低造成血壓下降**，或腎交感神經興奮時，**刺激近腎絲球器**(juxtaglomerular apparatus)**分泌腎素**(renin)**到血液中。支配腎動脈的交感神經興奮也會刺激腎素的分泌。**

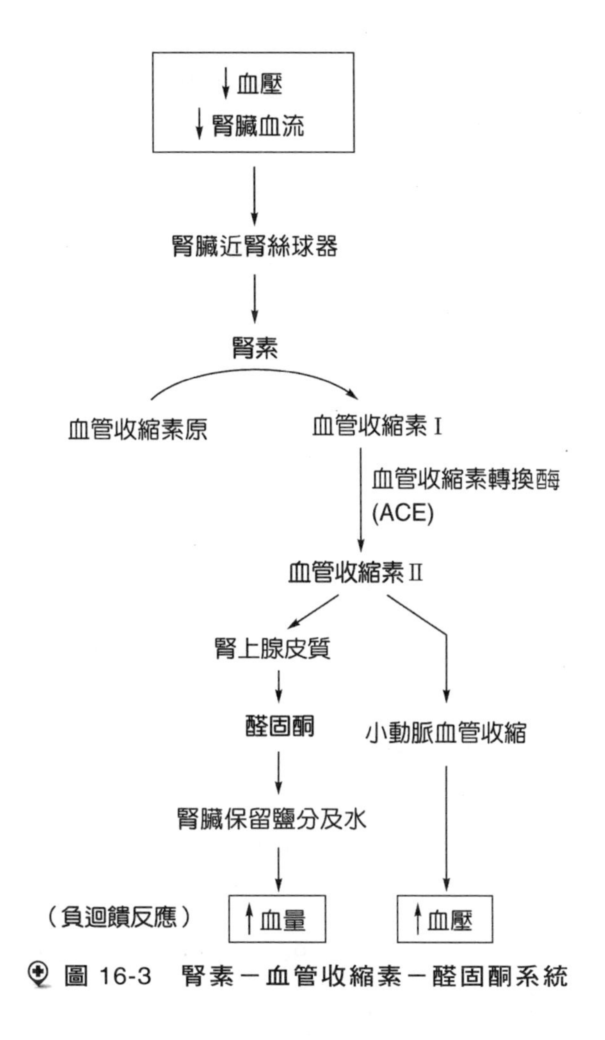

圖 16-3 腎素－血管收縮素－醛固酮系統

(2) **腎素**將**肝臟**分泌的**血管收縮素原**(angiotensinogen)轉化成**血管收縮素 I** (angiotensin I)。

(3) **血管收縮素 I** 會被**肺臟**微血管分泌的**血管收縮素轉化酶**(ACE)轉化成**血管收縮素 II** (angiotensin II)。

(4) **血管收縮素 II** 刺激**腎皮質**分泌**醛固酮**、**血管收縮**（**血壓上升**）及刺激**下視丘口渴中樞**，促使鈉及水再吸收。

(5) **血中 K^+ 濃度上升**會直接刺激**腎上腺皮質分泌醛固酮，不透過 RAA 系統**。

(二) 鉀(K^+)的控制

1. 尿液中 K^+ 排泄量的多寡，是由**遠曲小管及集尿管**主動分泌 K^+ 的量來決定。
2. 醛固酮分泌量增加，會增加尿液中 K^+ 的排泄。

(三) H^+ 的調節

1. 血漿中 H^+ 濃度太高($pH<7.4$)稱為酸中毒(acidosis)；H^+ 濃度太低($pH>7.4$)則稱為鹼中毒(alkalosis)。
2. 腎可藉由排泄多餘的酸或鹼來維持血漿中 H^+ 的濃度。
3. 體內主要的緩衝劑是碳酸鹽(HCO_3^-)，HCO_3^- 在腎小管（近曲小管、亨利氏環上行枝和集尿管）是經由主動運輸再吸收。
4. 腎將血漿中過多的 H^+ 分泌到尿中，以二種方式排出：
   (1) H^+ 在尿中會與**酸式磷酸鹽**(HPO_4^{2-})結合成 $H_2PO_4^-$ 排出。
   (2) H^+ 在尿中也會與**麩胺酸**(glutamine)**分解而來的 NH_3 結合**成 NH_4^+ 排出。
5. 一般尿液的 pH＝5.5~7.0，但 **900 倍濃縮的 H^+ 可使 pH 值降到 4.5**（最酸狀況）。

QUESTION 題庫練習

1. 葡萄糖之再吸收作用，發生於腎小管哪一部位？(A)近曲小管 (B)亨利氏環 (C)遠曲小管 (D)集尿管 (101專普一)

 解析 80%的腎小管再吸收作用發生於近曲小管。

2. 醛固酮(aldosterone)作用於下列何種腎臟細胞，而影響鈉離子的再吸收與鉀離子的分泌？(A)網狀細胞(lacis cells) (B)間質細胞(mesangial cells) (C)主細胞(principal cells) (D)近腎絲球細胞(juxtaglomerular cells) (101專高二)

 解析 遠端腎小管及集尿管主要由主細胞及間盤細胞(intercalated cells)組成。醛固酮及抗利尿激素可作用在主細胞，以調節腎臟功能。

3. 腎錐體與腎錐體間的構造稱為：(A)腎柱 (B)腎竇 (C)腎盂 (D)腎盞 (101專高二)

4. 下列何者會進入腎錐體？(A)腎小體 (B)近曲小管 (C)亨利氏環 (D)遠曲小管 (101專普二)

5. 下列有關腎臟功能的敘述，何者錯誤？(A)調節血量和血壓 (B)調節血液的pH值 (C)刺激紅血球細胞的生成 (D)可排除體內的白蛋白 (101專普二)

6. 有關腎絲球的敘述，下列何者錯誤？(A)腎絲球位於髓質 (B)腎絲球是小動脈微血管所構成 (C)腎絲球是腎臟過濾單位 (D)正常狀況下，腎絲球無法過濾白蛋白 (101專普二)

 解析 腎絲球、鮑氏囊、近曲小管及遠曲小管皆位於腎皮質；亨利氏環的下降支會由皮質進入髓質，再由上升支回到皮質。

7. 與血漿的內容物相比較，正常人鮑氏囊(Bowman's capsule)中的濾液組成，下列何者正確？(A)有較高的紅血球數目 (B)有較低的鈉離子含量 (C)有較低的球蛋白含量 (D)有較高的淋巴球數目 (102專高一)

 解析 正常情況下，血球及蛋白質等大分子無法通過腎絲球及鮑氏囊。

解答： 1.A 2.C 3.A 4.C 5.D 6.A 7.C

8. 當葡萄糖在腎絲球的濾出量超過葡萄糖的最大運轉量(maximal transport)時會產生下列何種反應？(A)尿中帶糖(glucosuria) (B)代謝性酸中毒(metabolic acidosis) (C)代謝性酮體中毒(metabolic ketosis) (D)鹼血症(alkalosis) (102專高二)

9. 下列何者可由意志力控制？(A)膀胱壁逼尿肌 (B)外尿道括約肌 (C)輸尿管縱走肌 (D)腎盂平滑肌 (102專高二)

解析 外尿道括約肌為骨骼肌，可由意識控制。

10. 下列有關腎元的敘述，何者錯誤？(A)由腎小體(renal corpuscle)及腎小管組成 (B)為製造尿液的基本構造及功能單位 (C)近髓質腎元的數量約為皮質腎元的七倍 (D)近髓質腎元濃縮尿液的功能較皮質腎元強 (103專高一)

解析 皮質腎元數目較多，皮質腎元的數量約為近髓質腎元的七倍。

11. 何種物質可促使腎臟間質細胞(mesangial cells)舒張？(A)血小板活化因子(platelet-activating factor) (B)血管張力素II (angiotensin II) (C)多巴胺(dopamine) (D)組織胺(histamine) (103專高一)

12. 下列有關尿道內、外括約肌的敘述，何者正確？(A)尿道外括約肌位於膜部尿道，屬不隨意肌 (B)尿道外括約肌位於膀胱頸，屬隨意肌 (C)尿道內括約肌位於膀胱頸，屬不隨意肌 (D)尿道內括約肌位於膜部尿道，屬隨意肌 (103專高二)

解析 (A)位於膜部尿道，屬隨意肌；(B)位於膀胱頸，屬不隨意肌；(D)位於膜部尿道，屬不隨意肌。

13. 緻密斑(macula densa)是由下列何者特化而成？(A)遠曲小管的上皮細胞 (B)近曲小管的上皮細胞 (C)入球小動脈的平滑肌細胞 (D)出球小動脈的平滑肌細胞 (103專高二)

14. 下列何者可偵測腎臟內鈉離子濃度？(A)腎盂(renal pelvis) (B)弓狀動脈(arcuate arteriole) (C)緻密斑(macula densa) (D)入球小動脈(afferent arteriole) (103專高二)

解析 緻密斑會因低Na^+濃度而興奮，為滲透壓感受器。

解答： 8.A 9.B 10.C 11.C 12.C 13.A 14.C

15. 下列何者輸送尿液至小腎盞？(A)腎盂 (B)大腎盞 (C)集尿管 (D)遠曲小管 （104專高一）

解析 集尿管會合各個腎元的過濾液送入小腎盞。

16. 下列何者之血漿清除率(renal clearance)可以間接反映腎臟之過濾功能？(A)肌酸酐(creatinine) (B)對胺馬尿酸(para-aminohippuric acid) (C)碘司特(iodrast) (D)甘露醇(mannitol)

解析 臨床上，一般使用肌酸酐清除率(creatinine clearance, Ccr)來估算腎絲球過濾率(GFR)。 （104專高一）

17. 下列何者收縮最可能引發排尿作用？(A)逼尿肌(detrusor) (B)外尿道括約肌(external urethra sphincter) (C)內尿道括約肌(internal urethra sphincter) (D)輸尿管(ureter) （104專高一）

解析 膀胱經由逼尿肌收縮、腹壁肌收縮、尿道內括約肌及外括約肌鬆弛、泌尿生殖膈鬆弛的共同作用後，引起排尿。

18. 腎絲球中位於鮑氏囊(Bowman's capsule)和基底膜之間的細胞是哪一種？(A)內皮細胞(endothelial cell) (B)環間質細胞(mesangial cell) (C)足細胞(podocyte) (D)血球細胞(blood cell) （104專高一）

解析 鮑氏囊囊腔內層為臟層（外層），是由足細胞所組成。

19. 當雙側尿路不完全阻塞時，常會造成何種臨床表現？(A)少尿(oligouria) (B)多尿(polyuria) (C)血尿(hematuria) (D)蛋白尿(proteinuria) （104專高一）

20. 下列何者不包括在腎絲球之過濾屏障中？(A)腎絲球微血管內皮 (B)鮑氏囊臟層 (C)鮑氏囊壁層 (D)基底膜 （105專高一）

解析 構成腎小體的過濾作用形成腎絲球過濾液的為內皮層囊膜，其組成構造包括：腎絲球微血管的內皮細胞、腎絲球的基底膜及鮑氏囊臟層。

21. 下列何者最容易造成腎絲球過濾率(glomerular filtration rate)增加？(A)入球小動脈(afferent arteriole)擴張 (B)平均動脈壓降低 (C)腎絲球靜水壓(hydrostatic pressure)降低 (D)腎絲球血漿膠體滲透壓(oncotic pressure)增加 （105專高一）

解答： 15.C 16.A 17.A 18.C 19.B 20.C 21.A

解析 入球小動脈的收縮或舒張會影響腎絲球血流速率，進而影響腎絲球過濾率。

22. 腎絲球的微血管屬於下列何種類型？(A)竇狀微血管 (B)孔狀微血管 (C)連續性微血管 (D)不連續性微血管 (105專高二)

解析 腎絲球是鮑氏囊所包圍的微血管網，其是由具孔狀的微血管所組成，以利血液由入球及出球小動脈進出腎絲球。

23. 腎臟中的何種酵素可活化維他命D (vitamin D)？(A) 1-羥化酶(1-hydroxylase) (B) 1, 25-雙氫氧膽固鈣三醇(1, 25-dihydroxycholecalciferol) (C)血管張力素轉化酶(angiotensin converting enzyme) (D)單胺氧化酶B (monoamine oxidase B) (105專高二)

24. 下列何者的血漿清除率(clearance)最接近腎絲球過濾率(glomerular filtration rate)？(A)菊糖 (B)代糖 (C)肝醣 (D)葡萄糖 (105專高二)

解析 因菊糖分子量很小，完全不會被腎小管再吸收及分泌，故菊糖的腎清除率等於腎絲球過濾率。

25. 下列何者在組織學特徵上可區分為絲球帶(zona glomerulosa)、束狀帶(zona fasciculata)、網狀帶(zona reticularis)？(A)胰臟 (B)腎上腺皮質 (C)腎上腺髓質 (D)腎臟 (106專高一)

解析 腎上腺皮質由外而內可分為三層：(1)外層：稱為絲球帶或顆粒層，主要分泌礦物性皮質素；(2)中間層：最寬，又稱為束狀帶，主要分泌葡萄糖皮質素；(3)內層：網狀帶，可分泌性激素。

26. 下列何者會導致腎絲球過濾率(glomerular filtration rate)下降？(A)入球小動脈(afferent arteriole)擴張 (B)出球小動脈(efferent arteriole)收縮 (C)血中白蛋白(albumin)濃度增加 (D)超過濾膜(ultrafiltration membrane)通透性增加 (106專高二)

解析 血液的膠體滲透壓是決定腎絲球過濾的相對壓力之一，其是透過血漿白蛋白所產生，此壓力會對抗過濾作用，將水拉回血液內，故血漿白蛋白濃度增加，對抗過濾作用即會增加，過濾率下降。

解答： 22.B 23.A 24.A 25.B 26.C

27. 有關腎素－血管張力素系統(renin-angiotensin system)之敘述，下列何者正確？(A)腎素可作用於血管平滑肌細胞，使血壓升高 (B)血管張力素原(angiotensinogen)分泌自肝臟 (C)失血可造成醛固酮(aldosterone)分泌減少 (D)缺水可造成血管張力素II (angiotensin II)生成減少 （106專高二補）

解析 (A)血壓上升會抑制腎素分泌；(C)血管收縮素II會刺激腎皮質分泌醛固酮(aldosterone)並造成血管收縮（血壓上升）及下視丘口渴中樞；(D)刺激口渴的二個因素：(1)血漿滲透度增加及(2)血管收縮素II。

28. 正常生理狀態下，下列何種物質之尿液與血漿濃度比值(U/P ratio)最小？(A)葡萄糖 (B)鈉離子 (C)肌酸酐 (D)尿素

解析 正常狀態下，尿液中不能含有葡萄糖，故其與血漿濃度之比值應為最小。 （106專高二補）

29. 男性尿道，由尿道口為近端至遠端貫穿下列構造的順序為何？(1)尿道海綿體 (2)泌尿生殖橫膈 (3)前列腺。(A) (1)(2)(3) (B) (2)(1)(3) (C) (1)(3)(2) (D) (3)(2)(1) （105專高二、107專高一）

30. 下列構造何者可以進行腎臟之逆流交換(counter-current exchange)？(A)入球小動脈(afferent arteriole) (B)腎絲球(glomerulus) (C)出球小動脈(efferent arteriole) (D)直血管(vesa recta) （107專高一）

31. 腎臟(kidney)的何部位具有腎絲球(glomerulus)的構造？(A)腎皮質(renal cortex) (B)小腎盞(minor calyx) (C)腎錐體(renal pyramid) (D)腎乳頭(renal papilla) （107專高二）

32. 若腎臟之水分過濾(filtration)體積為X，水分分泌(secretion)體積為Y，水分重吸收(reabsorption)體積為Z，則水分排除體積為何？(A) X+Y－Z (B) 2X－Y+Z (C) X/Y+X/Z (D) X/Y－X/Z

（107專高二）

解答： 27.B 28.A 29.A/D 30.D 31.A 32.A

33. 當每分鐘腎臟之葡萄糖過濾量大於葡萄糖之最大運輸速率(transport maximum)時，下列何者最可能發生？(A)糖尿 (B)寡尿 (C)血尿 (D)無尿 （108專高一）

34. 下列哪一段腎小管(renal tubule)的管壁細胞最為扁平？(A)近曲小管(proximal convoluted tubule) (B)亨利氏環(loop of Henle) (C)遠曲小管(distal convoluted tubule) (D)集尿管(collecting duct)

解析 亨利氏環下降枝為單層鱗狀扁平上皮組織。 （108專高二）

35. 腎小球濾液與血漿的組成，主要差異為下列何者？(A)白血球 (B)紅血球 (C)蛋白質 (D)核甘酸 （108專高二）

解析 濾液的組成接近血漿(300 mOsm)，但不含白蛋白(albumin)及其他大的血漿蛋白和血球。

36. 下列何者是維持亨利氏環下行支水分再吸收的因素？(A)氫離子 (B)氯離子 (C)尿素 (D)鉀離子 （108專高二）

解析 尿素從集尿管內部擴散到亨利氏環下行支，亨利氏環下行支呈高滲透壓使水分再吸收。

37. 下列何者是由入球小動脈(afferent arteriole)的管壁平滑肌細胞特化形成，能分泌腎活素(renin)調節血壓？(A)緻密斑細胞(macula densa cells) (B)近腎絲球細胞(juxtaglomerular cells) (C)腎小球系膜細胞(mesangial cells) (D)足細胞(podocytes) （109專高一）

38. 哪一段腎小管對水的滲透性最低？(A)近曲小管 (B)亨式彎管上行支 (C)遠曲小管 (D)集尿管 （109專高一）

解析 亨式彎管上升枝為立方及柱狀上皮所組成，對水不通透。

39. 有關排尿，副交感神經興奮會造成下列何種現象？(A)膀胱逼尿肌與尿道內括約肌皆收縮 (B)膀胱逼尿肌收縮，尿道內括約肌放鬆 (C)膀胱逼尿肌與尿道內括約肌皆放鬆 (D)膀胱逼尿肌放鬆，尿道內括約肌收縮 （109專高二）

解析 排尿作用是經由逼尿肌收縮、腹壁肌收縮、尿道內括約肌及外括約肌鬆弛、泌尿生殖膈鬆弛的共同作用後，引起排尿。

解答： 33.A 34.B 35.C 36.C 37.B 38.B 39.B

40. 高鉀食物會造成下列哪一段腎小管增加鉀的分泌？(A)近曲小管 (B)亨式彎管上行支 (C)亨式彎管下行支 (D)集尿管 (109專高二)

解析 鉀離子在近曲小管再吸收，遠曲小管與集尿管進行分泌作用。

41. 下列哪一種器官主要負責尿液(urine)的形成？(A)腎臟(kidney) (B)輸尿管(ureter) (C)膀胱(urinary bladder) (D)尿道(urethra) (110專高一)

42. 在腎臟的近曲小管中，鈉離子主要與下列何種物質共同運輸進入上皮細胞？(A)氫離子 (B)鈣離子 (C)葡萄糖 (D)碳酸氫根離子 (110專高一)

解析 葡萄糖透過Na^+進行次級主動運輸，在近曲小管被完全再吸收。

43. 腎臟對水的再吸收與下列何種離子最為相關？(A)鈉離子 (B)鉀離子 (C)磷離子 (D)氫離子 (110專高一)

44. 腎小體(renal corpuscle)的過濾膜(filtration membrane)，不含下列哪一構造？(A)腎絲球血管的內皮(glomerular endothelium) (B)腎絲球的基底膜(basal membrance of glomerulus) (C)鮑氏囊的壁層(parietal layer of Bowman's capsule) (D)鮑氏囊的臟層(visceral layer of Bowman's capsule) (110專高二)

45. 有關體內維持酸鹼平衡的敘述，下列何者錯誤？(A)腎臟近曲小管可藉由次級主動運輸分泌氫離子 (B)重碳酸根離子與氫離子結合後分解成二氧化碳和水 (C)醛固酮過量分泌會造成腎小管性酸中毒 (D)降低血管收縮素II分泌會降低氫離子分泌

解析 血管收縮素II能刺激醛固酮分泌，而醛固酮加速腎小管對鈉離子的再吸收及鉀離子、氫離子的排除。 (110專高二)

46. 健康檢查中檢測腎功能的常用指標，下列何者正確？(A)肌酸酐 (B)菊糖 (C)葡萄糖 (D)脂肪酸 (110專高二)

解析 近曲小管藉由主動可分泌肌酸酐或藥物，這些物質的分泌作用與主動運輸有關，故肌酸酐分泌速率可用以檢測腎功能。

解答： 40.D 41.A 42.C 43.A 44.C 45.D 46.A

47. 正常成年男子之腎絲球過濾率(glomerular filtration rate)約為多少 mL/min？(A) 1,250 (B) 125 (C) 12.5 (D) 1.25 （111專高一）

48. 下列有關人體缺血性休克後造成排尿量下降的主要原因，何者最不可能？(A)動脈壓下降 (B)腎素分泌下降 (C)出球小動脈收縮 (D)入球小動脈不收縮 （111專高一）

解析 血量↓血壓↓→近腎絲球細胞受到的張力↓→分泌腎素→血管收縮素II合成。血管收縮素II能刺激醛固酮和ADH，使腎臟保留鹽類和水分，同時引起口渴的衝動、升高血壓。

49. 下列何者具有最低的腎臟血漿清除率(renal clearance)？(A)葡萄糖(glucose) (B)尿素(urea) (C)肌酐酸(creatinine) (D)對胺基馬尿酸(para-aminohippuric acid) （111專高二）

解析 (A)葡萄糖於近曲小管100%再吸收，因此尿液中不含葡萄糖，否則為糖尿病。

50. 口渴時，腎小管增加水分再吸收的機轉為下列何者？(A)抑制醛固酮分泌 (B)抑制血管收縮素分泌 (C)增加抗利尿激素分泌 (D)降低細胞膜水通道蛋白的量 （111專高二）

51. 腎動脈是下列何者的直接分支？(A)腹主動脈 (B)腹腔動脈幹 (C)腸繫膜上動脈 (D)腸繫膜下動脈 （112專高二）

解析 腹主動脈約在第二腰椎的位置，水平分出對稱的左、右腎動脈，兩側腎動脈向外側延伸，經腎門進入腎臟。

52. 下列器官的血液供應何者不是源自腹腔動脈幹？(A)肝 (B)胰 (C)腎 (D)脾 （112專高二）

解析 腎臟主要由腎動脈供應血液。腎動脈源自腹主動脈。

53. 尿素和下列哪一種物質的累積會造成腎臟髓質組織間的高滲透度(hyperosmolar medullary renalinterstitium)？(A)二氧化碳 (B)葡萄糖 (C)麩醯胺酸 (D)氯化鈉 （112專高二）

解答： 47.B 48.B 49.A 50.C 51.A 52.C 53.D

54. 當物質經腎臟排出至尿液的量大於其腎絲球過濾率(glomerular filtration rate)時，則表示該物質在腎臟中經過下列何種處理？(A)被腎小管代謝分解 (B)被腎小管再吸收 (C)被腎小管分泌 (D)被腎小管過濾 （112專高三）

解析 腎小管分泌作用是腎小管上皮細胞將體液中的某些物質或自身代謝的產物移至腎小管濾液的過程，主要發生在遠曲小管和集尿管。

55. 在沒有抗利尿激素(antidiuretic hormone)介入的情況下，下列何處對鈉離子的再吸收(reabsorption)最多？(A)近曲小管(proximal convoluted tubule) (B)遠曲小管(distal convoluted tubule) (C)亨利氏管上行枝(ascending limb of loop of Henle) (D)亨利氏管下行枝(descending limb of loop of Henle) （113專高一）

解析 75% Na^+在近曲小管再吸收。

56. 下列腎臟構造中，何者最靠近腎門(renal hilum)？(A)腎柱(renal column) (B)腎盂(renal pelvis) (C)腎盞(renal calyx) (D)腎錐體(renal pyramid) （113專高一）

解答： 54.C 55.A 56.B

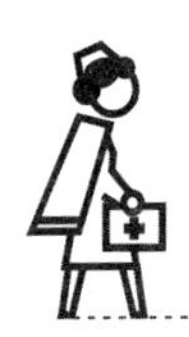

MEMO

電解質與酸鹼平衡

出題率：♥♡♡

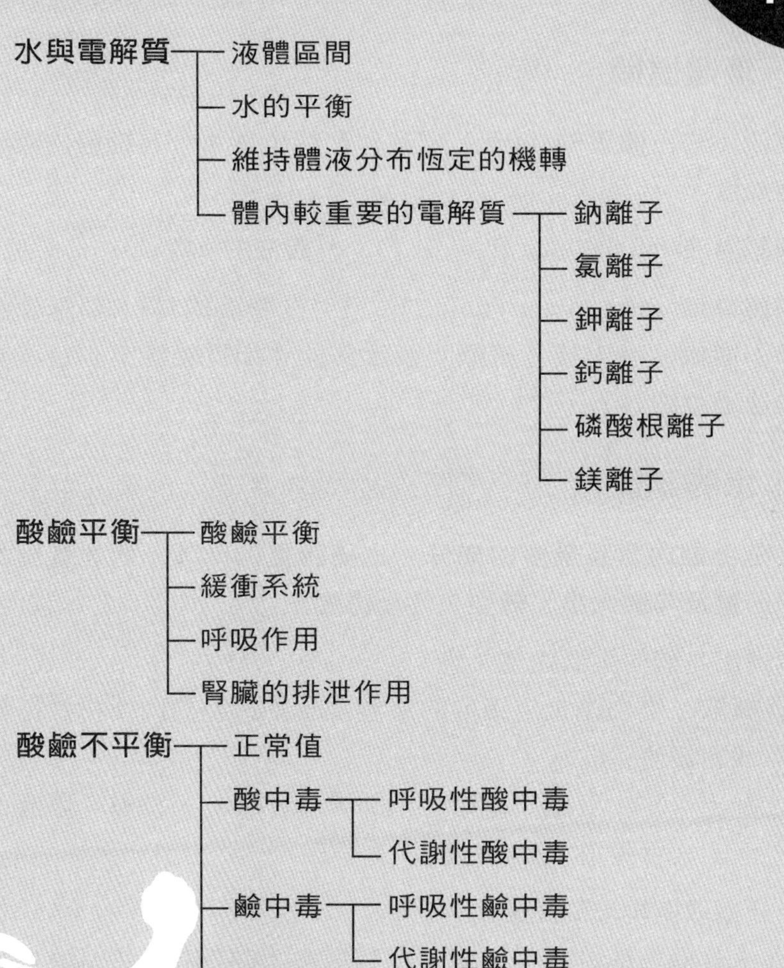

Physiology and Anatomy

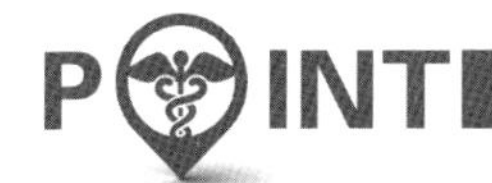

重點彙整

17-1 水與電解質

一、液體區間

1. 體液（約占**體重的 60%**）依其存在的位置可分為細胞內液與細胞外液。
2. **細胞內液**(intracellular fluid, ICF)：占**體液的 2/3**。
3. **細胞外液**(extracellular fluid, ECF)：占**體液的1/3**。細胞外液包括：血液、淋巴液、組織間液及其他（如胃腸液、心包液及腎絲球過濾液等）。

二、水的平衡

1. **水是身體內含量最多的成分，占總體重的60%，此含量受身體脂肪量及年齡大小、體型、性別影響**。
2. 水進出身體的主要途徑（表 17-1）：
   (1) 攝取：經由消化道攝取的液體及食物以及體內食物進行氧化代謝後產生的水。
   (2) 排出：經由腎臟（排尿）、肺臟（呼吸）、皮膚（擴散、發汗）、胃腸道（糞便中的水）排出。
3. 水分攝取與排出的調節：
   (1) 水分攝取與排出受口渴、抗利尿激素(ADH)、醛固酮等的調節（圖 17-1）。

表 17-1 水分的攝取量及排出量

攝取量		排出量	
飲水	1,300 mL	腎臟（尿液）	1,500 mL
食物中的水分	800 mL	肺臟（呼吸中的水）	350 mL
氧化代謝產生的水分	300 mL	皮膚	
		藉擴散排出	350 mL
		藉出汗排出	100 mL
		腸（糞便）	100 mL
總　量	2,400 mL	總　量	2,400 mL

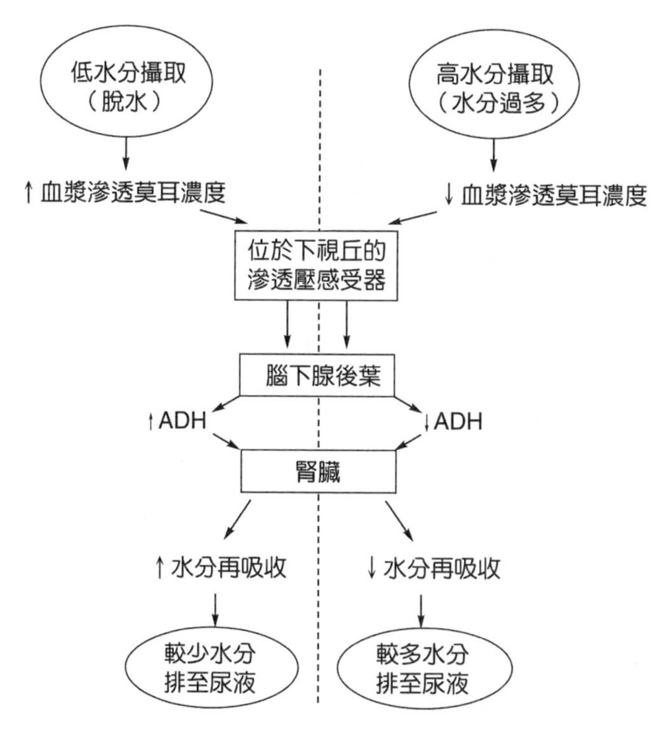

圖 17-1　ADH 維持血漿濃度的恆定

(2) 當水的排出量較攝取量大時，造成脫水。脫水引起血液**滲透壓增加**，因而刺激**下視丘**的口渴中樞與**滲透壓感受器**，引起口渴的感覺，而產生飲水慾望，同時減少水分排至尿液。大量喝水則會因**負迴饋而使 ADH 分泌減少**，排出過多水分。

(3) 體內水分的平衡受**抗利尿激素**(ADH)與**醛固酮**(aldosterone)等激素透過**調節尿量**來維持。細胞外液體積控制 ADH 之分泌，而 ADH 則控制腎小管對水分之再吸收。細胞外液之電解質濃度控制醛固酮之分泌，而醛固酮則控制腎小管對鈉離子的再吸收，因此控制水分之再吸收（圖 13-7）。

三、維持體液分布恆定的機轉

(一) 體液的分布

表 17-2 體液含量

體液	占比	主要陽離子	主要陰離子
細胞內液	占體重的 40%	K^+	**磷酸根離子**(HPO_4^{2-})，蛋白質濃度＞組織間液
細胞外液	占體重的 16%	Na^+	Cl^-及 HCO_3^-
血漿	占體重的 4%	比組織間液含有較多的電解質、蛋白質、Na^+及較少的 Cl^-之外，兩者的成分幾乎完全相同	

(二) 血漿與組織間隙的恆定

1. 細胞外液之血漿與組織間液的分布，處在一個動態平衡的狀態。液體在血管與組織間隙的移動是透過微血管壁過濾來進行。

2. 史達林驅力(Starling forces)：影響微血管內外液體分布的相互對抗力量，液體的移動決定於四種主要的壓力：

(1) 微血管靜水壓(P_c)：可將水壓出血管外，在微血管脈端為 30 mmHg，靜脈端為 15 mmHg。

(2) 組織間液靜水壓(P_i)：可將水壓入血管，趨近於 0 mmHg。

(3) 血漿膠體滲透壓(π_p)：可將水吸回血管，**為 26 mmHg**。

(4) 組織間液膠體滲透壓(π_i)：可將水吸入組織間，**為 6 mmHg**。

3. **促進液體移動的淨壓力值＝$(P_c+\pi_i)-(P_i+\pi_p)$＝有效過濾壓。**

4. 在微血管的動脈端，有效過濾壓將液體由血漿移至組織間液；而在靜脈端，有效過濾壓為相反方向作用，將液體推回微血管內。

5. 由微血管動脈端所過濾的液體，相等於回流至微血管靜脈端的液體再加上由淋巴系統回流的液體量，而達到近乎平衡的狀態，稱為微血管的史達林定律(Starling's law of the capillaries)。

(三) 組織間液與細胞內液的恆定

1. 鈉離子與鉀離子的移動及醛固酮與抗利尿激素的分泌，決定液體在組織間與細胞內的移動。

2. 體內鈉及水的平衡受**醛固酮**及**抗利尿激素**的控制：

(1) 抗利尿激素(ADH)：利用調節腎臟之遠曲小管與集尿管對水的再吸收來調節細胞外液水分的含量。

(2) 醛固酮（留鹽激素）：作用在腎臟之遠曲小管，主要功能為留 Na^+、留水、排 K^+、排 H^+；利用腎臟對 Na^+的再吸收來調節細胞外液容積，所以當**醛固酮過量會造成高血鈉、低血鉀、高血壓、鹼中毒**等現象。

四、體內較重要的電解質

(一) 鈉離子 (Na^+)

1. **Na^+為細胞外液中含量最豐富的陽離子，占細胞外陽離子的 90%**（表 17-3）。

表 17-3 主要電解質

離子	正常值	過高原因	過低原因
Na^+	136~146 mEq/L	高鈉血症：脫水、庫欣氏症候群、高醛固酮血症	低鈉血症：愛迪生氏症、低醛固酮血症
Cl^-	96~106 mEq/L	高氯血症：脫水、呼吸性鹼中毒與代謝性酸中毒（血中 HCO_3^- ↓）	低氯血症：水過量、呼吸性酸中毒與代謝性鹼中毒（血中 HCO_3^- ↑）
K^+	3.6~5.0 mEq/L	高血鉀症：低醛固酮、愛迪生氏病、代謝性酸中毒與腎衰竭	低鉀血症：高醛固酮、庫欣氏症候群、代謝性鹼中毒
Ca^{2+}	4.5~5.5 mEq/L	高鈣血症：副甲狀腺機能亢進與維生素 D 中毒	低血鈣症：副甲狀腺機能不足與維生素 D 缺乏
HPO_4^{2-}	1.7~2.6 mEq/L	高磷酸鹽血症：維生素 D 中毒與副甲狀腺機能不足	低磷酸血症：維生素 D 缺乏與副甲狀腺機能亢進
Mg^{2+}	1.5~2.5 mEq/L	高血鎂症：引起昏迷、低血壓	低血美症：使用利尿劑

2. Na^+的含量受**醛固酮（由腎上腺皮質所分泌）的控制**。

3. 造成醛固酮分泌的因素：血量或心輸出量減少、細胞外鈉離子減少、細胞外鉀離子的增多、物理性的危急（例如承受壓力時）。

4. Na^+的主要功能：參與神經衝動的傳導、肌肉的收縮作用、體液與電解質的平衡及細胞外液之容積維持、調節血液 pH 值、影響血壓等。

(二) 氯離子 (Cl^-)

1. Cl^-**為細胞外液主要陰離子**，可形成 HCl，是胃液的主要成分。
2. 受醛固酮控制：醛固酮調節鈉離子的再吸收，而 Cl^-會隨著 Na^+被動地再吸收，故 Cl^-的吸收及排泄和 Na^+有平行關係。
3. Cl^-的主要功能是調節滲透壓、維持酸鹼平衡、維持水分平衡等，雖然血清中 Cl^-與 Na^+會同時增減，但在酸鹼平衡障礙時，Cl^-會與 HCO_3^-成反比關係（與氯轉移有關）。
4. **霍亂毒素**(cholera toxin)可間接活化氯離子通道，使氯離子大量分泌至腸腔造成水瀉。

(三) 鉀離子 (K^+)

1. K^+**為細胞內液中含量最豐富的陽離子**，K^+**在細胞內的濃度高於在細胞外**。
2. K^+的含量**受到醛固酮（又稱留鹽激素）所控制**：
   (1) 當鉀離子濃度高時，會刺激**醛固酮**分泌，因而有較多的鉀離子被排泄。
   (2) 排泄 K^+的過程發生在腎的遠曲小管與集尿管。
3. K^+的主要功能：參與體液容積的維持，為細胞內滲透壓之主要維持者。參與神經衝動的傳導、肌肉收縮作用、調節 pH 等。
4. K^+**通道開啟**所引起之電流會導致心肌、神經等動作電位之再極化。
5. **神經細胞**在靜止狀況下對鉀離子的通透性最大。

(四) 鈣離子 (Ca^{2+})

1. Ca^{2+}在細胞外液較細胞內液多。
2. 體內 Ca^{2+}含量受**副甲狀腺素及降鈣素的調節**，而維生素 D 可促進消化道對 Ca^{2+}的吸收。

3. 主要功能：Ca^{2+}為牙齒及骨頭的構造成分，為血液凝固、化學傳遞物質的釋放、肌肉的收縮以及正常心跳所必需。

(五) 磷酸根離子 (HPO_4^{2-})

1. HPO_4^{2-}為細胞內液的主要陰離子。

2. HPO_4^{2-}含量受副甲狀腺素及降鈣素的調節。
   (1) 副甲狀腺素的作用包括：刺激蝕骨細胞作用以釋放骨中鈣離子及磷酸根進入血液內；增加胃腸道對鈣的吸收作用；造成腎小管細胞排出磷酸根離子。
   (2) 降鈣素：由甲狀腺分泌。藉由刺激造骨細胞及抑制蝕骨細胞以降低血中的鈣含量。在降鈣素的存在下，造骨細胞由血中移除鈣及磷酸根離子，並將它們儲存在骨內。

3. 主要的功能：為牙齒及骨骼的構造成分。合成核酸、磷蛋白和ATP，亦為緩衝反應所必需。

(六) 鎂離子 (Mg^{2+})

1. 為細胞內液僅次於鉀的重要陽離子。

2. 含量受到醛固酮與副甲狀腺素的調節：副甲狀腺素分泌增加時會作用在腎臟，以使更多的鎂離子被再吸收，而醛固酮則會降低血清鎂。

3. 主要功能：在很多酵素反應中，鎂可作為酵素的輔酶或活化劑，尤其是磷酸轉移酶，另外鎂還參與胺基酸與蛋白質的合成、RNA 及 DNA 的代謝反應以及安定神經肌肉的功能。

17-2 酸鹼平衡

一、酸鹼平衡 (Acid-Base Balance)

人體不斷代謝產生能量及酸性物質（例如：CO_2 及 H^+）而此二者的製造和排泄始終是維持在穩定的狀態，如此體內的 pH 便會被維持在狹小的範圍之中。

1. 定義：體內 H^+濃度保持恆定的狀態。
2. 血液的正常 pH 為 7.35~7.45（表 17-4）。
3. **酸鹼值**(pH)的定義：$pH = -\log[H^+]$。
4. **維持體液 pH 恆定之機轉**：體內調節體液酸鹼值主要是透過**緩衝系統**、**呼吸作用**及**腎臟的排泄作用**來達成。

二、緩衝系統 (Buffer System)

緩衝系統是由血液中弱酸與該弱酸的鹼性鹽所組成。當強酸或強鹼加入血液時，緩衝系統可防止血液的 pH 值發生明顯變化，而將 pH 值緩衝為弱酸或弱鹼。

表 17-4 各種體液的 pH 值

體液名稱	pH 值	體液名稱	pH 值
血 液	7.35~7.45	尿 液	5.5~7.0
膽 汁	7.6~8.6 [註]	胃 液	1.0~3.5
胰 液	8.0~8.3	小腸液	7.0~8.0
唾 液	6.35~6.85		

註：肝臟膽汁的 pH 比膽囊的膽汁更鹼性。

◆ 體液的主要緩衝系統

1. **碳酸－重碳酸鹽**緩衝系統($H_2CO_3-HCO_3^-$)：
   (1) 為血液 pH 的重要調節者，亦是**組織間液內（細胞外液）**最重要的緩衝系統。
   (2) H^+過多時，HCO^-可當弱鹼，以下列方式移除過多的 H^+：

$$HCl + NaHCO_3 \rightleftharpoons NaCl + H_2CO_3$$

酸＋碳酸氫鈉 ⇌ 氯化鈉＋碳酸
（強酸）（弱鹼）　（鹽）（弱酸）

   (3) H^+過少時，H_2CO_3 可當弱酸，以下列方式提供 H^+：

$$NaOH + H_2CO_3 \rightleftharpoons H_2O + NaHCO_3$$

氫氧化鈉＋碳酸 ⇌ 水＋碳酸氫鈉
（強鹼）（弱酸）　（弱鹼）

2. 磷酸鹽緩衝系統($H_2PO_4^- - HPO_4^{2-}$)：
   (1) 由酸性磷酸鹽(NaH_2PO_4)及鹼性磷酸鹽(Na_2HPO_4)所組成：
      a. 酸性磷酸鹽當作弱酸而能緩衝強鹼。

$$NaOH + NaH_2PO_4 \rightleftharpoons H_2O + Na_2HPO_4$$

氫氧化鈉＋酸性磷酸鹽 ⇌ 水＋鹼性磷酸鹽
（強鹼）（弱酸）　（弱鹼）

      b. 鹼性磷酸鹽當作弱鹼而能緩衝強酸。

$$HCl + Na_2HPO_4 \rightleftharpoons NaCl + NaH_2PO_4$$

酸＋酸性磷酸鹽 ⇌ 氯化鈉＋酸性磷酸鹽
（強酸）（弱鹼）　（中性鹽）（弱酸）

(2) 為腎小管液體的重要 pH 調節者，是**細胞內液**的重要緩衝系統。

a. 過剩的 H^+會分泌至管腔，與管腔內的 Na_2HPO_4 結合形成 NaH_2PO_4，反應所釋放的 Na^+則由管腔進入腎小管上皮細胞形成 $NaHCO_3$，再進入血液之內。H^+取代 Na^+變成 NaH_2PO_4的部分則進到尿中。

b. 是腎臟利用尿的酸化作用幫助維持體液 pH 的機轉之一。

3. 血紅素—氧合血紅素緩衝系統（圖 17-2）：紅血球內主要的緩衝系統。

(1) 當血液自微血管動脈端移至靜脈端時，細胞釋放的 CO_2 進入紅血球，與紅血球內的 H_2O 經碳酸酐酶催化形成 H_2CO_3，進一步形成 HCO_3^-與 H^+，其中 HCO_3^-當作重要的緩衝劑向外擴散，Cl^-則因電位差進入紅血球，此即**氯轉移**。

(2) 氧合血紅素(HbO_2)放出 O_2 給體細胞，因而變成不帶氧的還原血紅素(Hb)。

(3) 還原血紅素吸引由 H_2CO_3 分解所釋出的 H^+，而形成弱酸 HbH。

(4) 當 P_{CO_2}高時，紅血球趨向於放出 O_2。

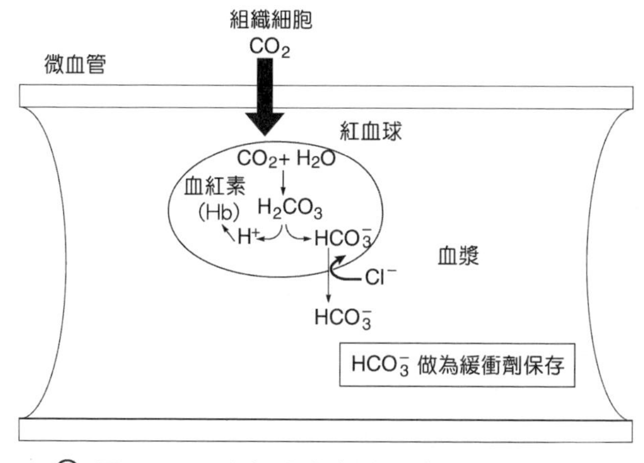

圖 17-2 血紅素與氧合血紅素緩衝系統

4. 蛋白質緩衝系統：
   (1) 血漿的蛋白質及細胞內蛋白質也有弱緩衝作用，**尤其骨骼的蛋白質間質為慢性酸中毒的重要緩衝劑**。
   (2) 由胺基酸所組成：含有一羧基(-COOH)與一胺基($-NH_2$)。
   (3) 可當作酸性緩衝劑及鹼性緩衝劑。

三、呼吸作用

1. 呼吸次數增加時，可減少體液內 CO_2 的濃度，而增高 pH 值；反之，則 pH 值降低：

$$CO_2 + H_2O \rightleftharpoons H_2CO_3 \rightleftharpoons H^+ + HCO_3^-$$

2. 體液的 pH 會影響呼吸速率。
3. 呼吸的機轉比所有的緩衝系統聯合起來能排出更多的酸。

四、腎臟的排泄作用

1. 當體內 pH 值趨向酸性時，**腎臟**能再吸收更多 HCO_3^-，而**排除更多 H^+**，使 pH 回復正常。
2. 當體內 pH 值趨向鹼性時，腎臟能再吸收較少 HCO_3^-，而排除較少量 H^+。
3. 控制血液 pH 值的機轉：
   (1) 當血液內 CO_2、H_2CO_3、H^+含量超過正常時，遠曲小管能分泌更多的 H^+進入腎小管管腔中，同時再吸收管腔過濾液中鹽類的鹼性離子（主要是 Na^+）進入血液內（Na^+–H^+交換）。
   (2) 當血液中 H^+濃度上升時，遠曲小管可分泌更多的 NH_3 而與腎小管管腔內過濾液中的 H^+結合形成 NH_4^+，同時再吸收過濾液中鹽類的鹼性離子進入血液內。

17-3 酸鹼不平衡

呼吸性酸鹼不平衡影響 P_{CO_2}，代謝性酸鹼不平衡影響 HCO_3^-。

一、酸中毒

血液的 pH＜7.35 時稱為酸中毒（表 17-5）。

(一) 呼吸性酸中毒 (Respiratory Acidosis)

1. 原因為抑制中樞神經系統(CNS)的作用（如麻醉）、呼吸道病變（例如：肺炎）或神經肌肉疾病（如重症肌無力）。
2. 多由於換氣**不足**所造成，如：巴比妥酸鹽中毒、**肺氣腫**、**肺水腫**、呼吸中樞損傷以及**氣喘**等。
3. 血中 P_{CO_2} **升高＞45 mmHg**，以腎臟排泄 H^+與再吸收 HCO_3^-代償，使 HCO_3^-增加。

(二) 代謝性酸中毒 (Metabolic Acidosis)

1. 因**酸性代謝產物不正常增加**（如酮酸、乳酸堆積）、**H^+排泄減少**（如**腎小管酸中毒**）或鹼性離子流失所造成（如腹瀉）。
2. HCO_3^-降低，以急促呼吸代償，使排 CO_2 增加，血中 P_{CO_2} 降低。

表 17-5 酸鹼不平衡

種類	pH	HCO_3^-(mmol/L)	PCO_2 (mmHg)
正常值	7.35~7.45	22~26	40~45
呼吸性酸中毒	＜7.35	＞26	＞45
代謝性酸中毒	＜7.35	＜22	＞45
呼吸性鹼中毒	＞7.45	＜22	＜40
代謝性鹼中毒	**＞7.45**	**＞26**	＜40

二、鹼中毒

血液的 pH＞7.45 時稱為鹼中毒。

(一) 呼吸性鹼中毒 (Respiratory Alkalosis)

1. 多**由於過度換氣所造成**。包括由於處在高處所造成的缺氧、**嚴重的焦慮**及 aspirin 服用過量。
2. pH＞7.45，P_{CO_2}＜40 mmHg，由腎臟排除 HCO_3^- 來代償，使血中 HCO_3^- 減少

(二) 代謝性鹼中毒 (Metabolic Alkalosis)

1. 由於身體非呼吸性的酸流失或攝取過量的鹼性藥物所造成。**過度的吐出胃內容物**，造成持續性的鹽酸流失是造成代謝性鹼中毒最常見的原因。
2. pH＞7.45，[HCO_3^-]＞26 mmol/L，由緩慢呼吸來代償，使血中 P_{CO_2} 濃度增加。

三、酸鹼不平衡的判讀步驟

步驟 1. 先判讀 pH：pH＜7.35 為酸中毒，pH＞7.45 為鹼中毒。

步驟 2. 若為酸中毒 → 若找出 P_{CO_2} ＞ 40 mmHg → 呼吸性
若找出 HCO_3^- ＜ 22 mmol/L → 代謝性

步驟 3. 若為鹼中毒 → 若找出 P_{CO_2} ＜ 40 mmHg → 呼吸性
若找出 HCO_3^- ＞ 26 mmol/L → 代謝性

QUESTION 題庫練習

1. 當動脈血中之pH=7.55、$[HCO_3^-]$=44 mEq/L、PCO_2=55 mmHg時，最可能之情況為何？(A)呼吸性酸中毒 (B)呼吸性鹼中毒 (C)代謝性酸中毒 (D)代謝性鹼中毒 （98專高一）

   解析 pH＝7.55大於正常狀態，故為鹼中毒。$[HCO_3^-]$與代謝有關，當其值大於正常(22~26 mmole/L)時，為代謝性鹼中毒。而PCO_2=55 mmHg（正常為40~45 mmHg）則為代償性的呼吸變慢，使CO_2留在血中所致。

2. 人體組織間液(interstitial fluid)最主要的緩衝劑為何？(A)蛋白質 (B)磷酸根(HPO_4^{2-}) (C)重碳酸氫根(HCO_3^-) (D)血紅素 （99專高二）

3. 下列陰離子中，何者在細胞外液中之含量最高？(A) SO_4^{2-} (B) PO_4^{3-} (C) HCO_3^- (D) Cl^- （99專高二）

   解析 含量由高至低依序為Cl^-＞HCO_3^-＞PO_4^{3-}＞SO_4^{2-}。

4. 一個62公斤重的人，細胞內液(intracellular fluid)有多少公升？(A) 10.2 (B) 12.4 (C) 20.8 (D) 24.8 （99專普一）

   解析 成人總液體量占體重3/5，細胞內液占總液體量2/3；故62×3/5×2/3＝24.8。

5. 有關血液酸鹼平衡之敘述，下列何者錯誤？(A)正常動脈血漿pH值7.4 (B)動脈血漿pH值低於7.4會造成酸中毒 (C)動脈血漿pH值高於7.4會造成鹼中毒 (D)靜脈血漿pH值高於7.4 （99專普一）

   解析 靜脈血漿因較動脈血漿攜帶更多的二氧化碳，與水作用形成碳酸，故靜脈血漿pH值低於7.4。

6. 在一般情況下，下列哪種離子，在細胞外液中的濃度遠低於在細胞內液中的濃度？(A)鈉離子 (B)鉀離子 (C)氯離子 (D)鈣離子 （99專普二）

   解析 鉀離子是細胞內液含量最豐富的陽離子。

解答： 1.D 2.C 3.D 4.D 5.D 6.B

7. 一般細胞內含量最多的單價陽離子為：(A) Na^+　(B) Rb^+　(C) K^+　(D) Choline　（99專普二）

8. 一位70公斤重的人，其細胞外液(extracellular fluid)有多少公斤？(A) 14　(B) 28　(C) 35　(D) 42　（101專高一）

解析 人體體液占體重60%，其中2/3為細胞內液，1/3為細胞外液，因此70公斤×60%×1/3＝14公斤。

9. 有關電解質的敘述，下列何者錯誤？(A)部分電解質為體內必要之礦物質，為細胞新陳代謝所需要　(B)在身體各區間控制水的滲透度　(C)電解質包括葡萄糖、尿素、肌酸等物質　(D)維持正常細胞活動之酸鹼平衡　（101專普一）

解析 電解質在水中能分解為帶電的離子，葡萄糖、尿素等物質不會分解成離子。

10. 血漿中鈉離子濃度的調節主要受哪兩種荷爾蒙的影響？(A)雌性激素與雄性激素　(B)甲狀腺素與副甲狀腺素　(C)醛固酮與抗利尿激素　(D)生長激素與催產素　（101專普二）

11. 下列哪一種物質不能活化 H^+/K^+-ATP 水解酶？(A)體抑素(somatostatin)　(B)乙醯膽鹼(acetylcholine)　(C)組織胺(histamine)　(D)胃泌素(gastrin)　（103專高二）

12. 由於腎臟無法排除氫離子所引發的酸鹼失衡屬於：(A)代謝性酸中毒(metabolic acidosis)　(B)代謝性鹼中毒(metabolic alkalosis)　(C)呼吸性酸中毒(respiratory acidosis)　(D)呼吸性鹼中毒(respiratory alkalosis)　（104專高二）

解析 血漿中 H^+ 濃度太高($pH<7.4$)稱為酸中毒，腎臟無法排除氫離子是由於酸性代謝產物不正常的增加，故屬於代謝性酸中毒。

13. 若腎小管無法將氫離子有效排除時，在代償作用發生之前最可能發生下列何種現象？(A)代謝性酸中毒　(B)代謝性鹼中毒　(C)呼吸性酸中毒　(D)呼吸性鹼中毒　（106專高一）

解析 代謝性酸中毒是由於酸性代謝產物不正常的增加，好比腎小管中 H^+ 排泄減少。

解答：　7.C　8.A　9.C　10.C　11.A　12.A　13.A

14. 一位65公斤重的人，其細胞內液(intracellular fluid)有多少公斤？
(A) 13　(B) 20　(C) 26　(D) 39　(107專高一)

15. 下列何種情況最可能導致代謝性鹼中毒(metabolic alkalosis)？(A)嚴重嘔吐(vomiting)　(B)嚴重腹瀉(diarrhea)　(C)長期便祕(constipation)　(D)肥胖(obesity)　(107專高二)

16. 下列何者是人體細胞外液最重要的緩衝系統？(A)重碳酸根　(B)蛋白質　(C)磷酸根　(D)血紅素　(109專高一)

解析 磷酸根是細胞內液最重要緩衝系統。

17. 下列有關微血管及組織液交換的敘述，何者錯誤？(A)組織液的膠體滲透壓比血漿大　(B)組織液的靜水壓比血漿小　(C)組織液中葡萄糖與鹽的濃度與血漿相同　(D)組織液中蛋白質的濃度比血漿低　(111專高一)

解析 血漿中蛋白質濃度1.2 mOsm/L，組織液中蛋白質的濃度0.2 mOsm/L，故血漿的膠體滲透壓比組織液大。

解答：　14.C　15.A　16.A　17.A

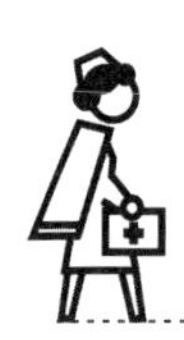

MEMO

新陳代謝

出題率：♥♡♡

營養物質的代謝
- 碳水化合物代謝
- 脂質代謝
- 蛋白質代謝

新陳代謝與體溫及其調節
- 代謝速率
- 體溫及調節

維生素
- 脂溶性維生素
- 水溶性維生素

礦物質

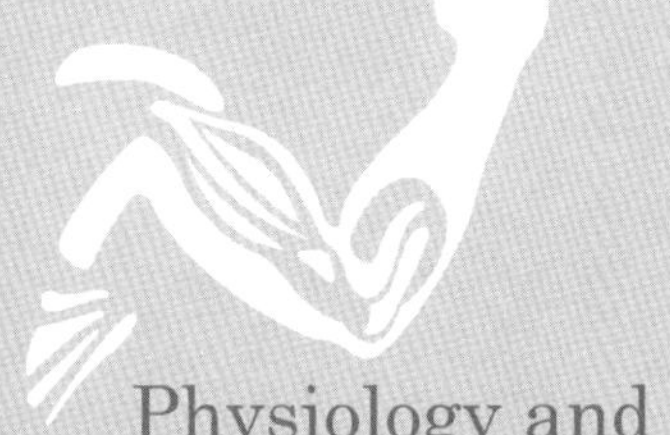

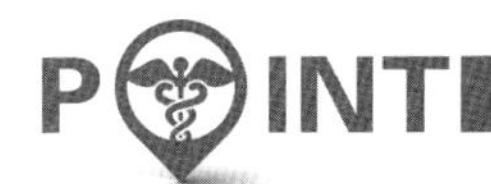

重點彙整

18-1 營養物質的代謝

一、新陳代謝 (Metabolism)

1. 同化代謝：即合成反應，為需能反應。
2. 異化代謝：即分解反應，為釋能反應。

二、碳水化合物代謝

醣類經消化後主要以單醣的形式被吸收，每公克醣類可以產生 4 仟卡熱量。

(一) 醣類同化

1. **糖質新生**(gluconeogenesis)：把脂肪、蛋白質轉為醣類，發生在肝臟。
2. 促使糖質新生的激素：T_4、腎上腺素、糖皮質素、升糖素。
3. 肝醣合成：
   (1) 葡萄糖進入肝細胞後，經由**葡萄糖激酶**(glucokinase)轉變為6-磷酸葡萄糖，再轉變為肝醣而儲存。
   (2) 肝醣除了儲存在肝臟外，亦可儲存在骨骼肌細胞。
   (3) 當需要能量時，肝醣再由**磷酸酶**(phosphatase)分解為葡萄糖釋入血液。除了肝細胞外，腎小管上皮與腸上皮細胞亦可使葡萄糖的磷酸化反應逆行。

(二) 醣類異化

1. **糖解作用**(glycolysis)：
   (1) 葡萄糖可分解成 2 分子丙酮酸，並得到 4 分子 ATP，在反應過程消耗 2 分子 ATP，因此淨得 2 分子 ATP。
   (2) 在**無氧狀態**下，丙酮酸會轉變為乳酸，並得到 2 分子 ATP。若有氧參與，則丙酮酸可進入克氏循環。
2. **克氏循環**(Krebs cycle)：又稱檸檬酸循環。其過程為：
   (1) 丙酮酸以輔助運輸到粒線體的介質，並轉變為**乙醯輔酶 A**。
   (2) 每個葡萄糖代謝形成 2 分子乙醯輔酶 A，經檸檬酸循環時各可以形成一個 ATP，因此共形成 2 分子 ATP。
   (3) 葡萄糖分解時放出 4 個氫原子，丙酮酸變成乙醯輔酶 A 進入克氏循環時產生 20 個氫原子。因此共得 24 個氫原子。
   (4) 其中 20 個氫原子與**菸鹼胺腺嘌呤雙核苷酸**(NAD)結合，並游離出電子，以進入電子傳遞鏈。
3. **電子傳遞鏈：**
   (1) 在粒線體內膜上有黃色素蛋白、數種鐵硫化物蛋白及**細胞色素** B、C_1、C、A 與 A_3，形成電子傳遞鏈。
   (2) 電子在電子傳遞鏈移動，會釋放大量的能量，經氧化磷酸化將 ADP 轉變為 ATP 並形成高能磷酸鍵。
   (3) 每莫耳葡萄糖完全氧化後可形成 38 莫耳的 ATP。

三、脂質代謝

1. 脂質包括：中性脂肪（又稱為三酸甘油酯）、磷脂質、膽固醇。
2. 脂質是僅次於碳水化合物的能量來源，每公克脂質燃燒可產生 9 仟卡熱量。

3. 脂質同化：
   (1) 葡萄糖與胺基酸都可分解為乙醯輔酶 A，再轉變為脂質。
   (2) 體內大部分的脂質儲存在脂肪組織或肝組織中，脂肪組織因此稱為**脂肪庫**。

4. 脂質異化：
   (1) 中性脂肪先水解為**甘油**及**脂肪酸**。
   (2) 甘油經細胞內酵素轉變為 3-磷酸甘油，並進入葡萄糖分解中的糖解反應，以產生能量。
   (3) 脂肪酸經 β 氧化作用而分解成乙醯輔酶 A，並進入克氏循環以產生大量能量。
   (4) **促脂肪分解的激素：GH、T_4、NE、動情素、糖皮質素**。

四、蛋白質代謝

1. 蛋白質占身體固體組成的四分之三，包括結構蛋白、酶、核蛋白質、運輸蛋白、肌肉蛋白等。
2. 蛋白質在體內燃燒後，可產生的能量為 **4 仟卡**／公克。
3. 胺基酸分解：
   (1) 胺基酸在肝臟中進行去胺基作用，形成酮酸進入克氏循環。
   (2) 胺基中的氨與二氧化碳形成**尿素**與水後，再自尿液排出。
   (3) 胺基酸可轉變為葡萄糖或肝醣，即糖質新生；若胺基酸轉變為酮酸或脂肪酸，則稱為**酮生成**(ketogenesis)。
4. **促蛋白質同化的激素：GH、T_4、動情素、睪固酮、胰島素**。

18-2 新陳代謝與體溫調節

一、代謝速率

1. 影響代謝速率的因素：運動、工作、內分泌激素、交感神經、體溫、食物、年齡、氣候、睡眠、懷孕、月經。
2. 成年男子的正常基礎代謝率(BMR)約 40 $kcal/m^2/h$，即每天約 2,000 kcal，女性較男性低。
3. 體表面積可影響 BMR，嬰兒因單位體表面積大，故 BMR 高。
4. 與**甲狀腺**功能有關，但不受血漿中甲狀腺結合球蛋白(TBG)濃度的影響。
5. 當飢餓時，BMR 會降低。

二、體溫及調節

1. 平均正常體溫約在 36.7~37℃，並且維持恆定。
2. 熱是由代謝過程中產生的，因此必須不斷的排除，以維持正常的體溫。體熱散失的方式：
   (1) 輻射：熱經由紅外線的方式散失，約占總散熱量的 60%。
   (2) 傳導：經由物理性接觸，將熱傳至另一物體。
   (3) 對流：熱先傳導至空氣中，再利用空氣的移動將熱帶走。
   (4) 蒸發：水分會藉由吸收皮膚的熱而蒸發掉。每蒸發 1g 的水需要 0.58 卡熱量。
3. 下視丘為人體的體溫調節中樞。**前部為散熱中樞，後部為產熱中樞**。體溫過低時，下視丘產熱中樞提高體溫的機制：
   (1) 全身皮膚血管收縮，以減少體熱散失。
   (2) 豎毛肌收縮使毛髮豎起，以隔絕皮膚表面的空氣，減少散熱。
   (3) 藉由顫抖、交感神經興奮及甲狀腺素分泌而增加產熱。

4. 當體溫過高時，下視丘散熱中樞降低體溫的機制：
 (1) 全身皮膚血管舒張，以增加散熱。
 (2) 利用流汗，以蒸發方式散熱。
 (3) 降低體內熱量的產生。

18-3 維生素

一、脂溶性維生素

1. **維生素 A：**
 (1) 以**視黃醇**形式存於動物組織。
 (2) 植物的**類胡蘿蔔素**可在肝臟中轉變成維生素 A。
 (3) 可合成視色素以執行暗視覺功能。
 (4) 缺乏維生素 A 時，會有**上皮結構角化**的情形，並會導致**夜盲症**。
2. **維生素 D：**
 (1) 可促進鈣通過迴腸上皮細胞的主動運輸，以增加鈣的吸收。
 (2) 協助控制骨中鈣的沉積。
3. **維生素 E：**
 (1) 與不飽和脂肪酸的代謝有關，可防止不飽和脂肪酸氧化。
 (2) 缺乏會造成粒線體、溶小體、細胞膜等胞器的結構及功能異常。
4. **維生素 K：**
 (1) 可參與肝臟合成**凝血酶原**及第七、第九、第十凝血因子；**若缺乏會造成凝血不全**。
 (2) 可由大腸中的正常菌叢所合成。

二、水溶性維生素

1. 硫胺素（維生素 B_1）：
   (1) 可影響醣類及胺基酸的代謝。
   (2) 缺乏時無法代謝醣類以供神經組織使用，並會造成心肌虛弱及末梢血管弛張。
   (3) **長期酗酒者**最常缺乏此維生素。

2. 核黃素（維生素 B_2）：
   (1) 與磷酸結合形成核**黃單核苷酸**(FMN)及**核黃腺嘌呤雙核苷酸**(FAD)，兩種輔酶。
   (2) 此兩種輔酶與粒線體的氧化系統有關，若缺乏會造成衰弱。

3. 抗皮炎素（維生素 B_6）：
   (1) 合成胺基酸時，擔任氨基轉移作用的輔酶。
   (2) 可運輸某些胺基酸通過細胞膜。

4. 維生素 B_{12}：
   (1) 將核糖核酸還原成去氧核糖核酸，與基因複製有關，因此可促進生長與**促進紅血球的成熟**。
   (2) 缺乏胃黏膜壁細胞所分泌之**內在因子**，會阻礙維生素 B_{12} 的吸收而導致**惡性貧血**。

5. 葉酸：
   (1) 可合成**嘌呤**及**胸腺嘧啶**，對紅血球的成熟很重要。
   (2) 缺乏葉酸會造成**巨母紅血球性貧血**。

6. 菸鹼酸（尼古丁酸）：
   (1) 形成**菸醯胺腺嘌呤雙核苷酸**(NAD)及**菸醯腺嘌呤雙核磷酸**(NADP)兩種輔酶。
   (2) 此兩種輔酶為**氫**的接受者，與粒線體製造 ATP 有關。

7. 抗壞血酸（維生素 C）：
   (1) 可將普羅林羥基活化並執行**羥基化作用**，以合成羥脯胺酸，以構成膠原。
   (2) 缺乏膠原導致傷口無法癒合，血管壁亦變得脆弱，而導致壞血病。

表 18-1 各種維生素整理

	維生素	生理功能	缺乏症	食物來源
脂溶性維生素	維生素 A	1. 維持正常視反應（**視網膜視紫質形成的要素**） 2. 維持上皮組織和角膜健康	角質化、乾眼病、發育障礙、**夜盲症**	魚肝油、肝臟、深綠色和深黃色蔬菜、水果
	維生素 D	促進鈣、磷的吸收利用、維持正常的骨骼	**佝僂病**	魚肝油、肝臟、蛋黃、牛奶
	維生素 E	1. 維持健康的肌肉系統 2. **與生殖作用有關** 3. 降低細胞老化	猴子肌肉萎縮及老鼠不孕	麥、米胚芽中的油脂、蛋、肝臟、堅果、莢豆類
	維生素 K	為肝臟產生**凝血酶原**所必需	**血液凝固時間延長**，新生兒有出血現象	綠色蔬菜、肝臟
水溶性維生素	維生素 B_1	1. 醣類的代謝 2. 有效的體內水之交換	**腳氣病**	糙米、瘦肉、牛奶、肝臟、酵母、莢豆類
	維生素 B_2	體內組織氧化	**口角炎**、眼、唇損害、脂溢性皮膚炎、舌炎	肝臟、酵母、牛奶、蛋、綠色蔬菜
	維生素 B_6（吡哆醇）	與胺基酸代謝有關	少見	肉、肝、蔬菜、麥胚、酵母

表 18-1 各種維生素整理（續）

	維生素	生理功能	缺乏症	食物來源
水溶性維生素（續）	**維生素 B_{12}**	**紅血球的成熟**	惡性貧血	動物性食品如肝臟、牛奶類、肉、酵母
	葉酸	**與紅血球的形成有關**	貧血	綠葉蔬菜、肝、腎
	菸鹼酸 (B_3)	組織氧化	長期缺乏引起癩皮病，即：皮膚炎、失智、腹瀉，又稱三 D	酵母、魚、豆類、麥類（在體內可由色胺酸合成）
	維生素 C	1. 促進膠原（細胞間質）的形成 2. 紅血球的成熟	1. 多發性出血 2. 貧血 3. **壞血症**	綠色蔬菜、枸櫞類水果

18-4 礦物質

人體內常見礦物質列於表 18-2。

表 18-2 人體內常見礦物質

礦物質	說明
氧(O)	構成水及有機分子，也負責細胞的呼吸作用
碳(C)	存在於所有有機分子中
氫(H)	構成水、所有的食物及大部分的有機分子
氮(N)	為所有核酸及蛋白質分子的成分
鈣(Ca)	構成牙齒及骨骼，為**血液凝固第 4 因子**；鈣扮演訊息傳訊路徑的**第 2 傳訊者**之角色，亦為**肌肉的收縮所必需**
磷(P)	組成很多核酸、蛋白質、ATP 及 cAMP 的成分；為正常的骨骼及牙齒構造所必需，亦存在於神經組織。磷在細胞內的含量較其他離子高，磷酸氫(HPO_4^{2-})則為**細胞內的主要陰離子**

表 18-2 人體內常見礦物質（續）

礦物質	說明
氯(Cl)	為**細胞外最多之陰離子**，維持酸鹼平衡、滲透壓及水分平衡等生理作用
鉀(K)	為生長所必需，且在神經的傳導及肌肉的收縮扮演重要的角色，鉀亦是**細胞內最多之陽離子**
鈉(Na)	在體內維持水的平衡，是**細胞外最多之陽離子**。與細胞之電位，神經傳導、肌肉收縮有關
鎂(Mg)	很多酶的成分含有鎂，是催化許多酵素反應所需之活化劑
碘(I)	影響甲狀腺的功能，甲狀腺素即含有碘
鐵(Fe)	**構成血紅素的血紅蛋白**，以**與鐵蛋白結合的形式儲存**
鋅(Zn)	參與酵素及白血球組成，為碳酸酐酶、乳酸去氫酶成分之一

QUESTION 題庫練習

1. 惡性貧血是因缺乏下列何者所致？(A)維生素B_{12} (B)二價鐵離子 (C)鋅離子 (D)銅離子 (98專普二)
2. 哪一種維生素(vitamine)可在皮膚中生成？(A)維生素C (B)維生素D (C)維生素E (D)維生素K (98專普二)
3. 惡性貧血是因缺乏下列何種維生素？(A)維生素B_{12} (B)維生素B_1 (C)維生素B_6 (D)維生素C (100專高一)
4. 脂肪在消化道之消化產物為：(A)脂肪酸與甘油 (B)胜肽與胺基酸 (C)脂肪酸與胜肽 (D)甘油與胺基酸 (101專普一)

   解析 胜肽與胺基酸是蛋白質在消化道之消化產物。
5. 尿液中所含的尿素(urea)主要來自何物質的代謝產物？(A)核酸 (B)蛋白質 (C)葡萄糖 (D)脂肪 (101專高二)
6. 下列何種物質可被成人之消化道直接吸收？(A)膠原蛋白 (B)免疫球蛋白 (C)纖維質 (D)脂肪酸 (102專高一)
7. 碳水化合物經消化後，主要以何種形式被吸收？(A)多醣 (B)寡醣 (C)雙醣 (D)單醣 (103專高二)
8. 長期酗酒最易導致何種維生素的缺乏？(A)維生素A (retinol) (B)維生素B_1 (thiamine) (C)維生素C (ascorbic acid) (D)維生素B_2 (riboflavin) (104專高一)
9. 有關鐵代謝之敘述，下列何者正確？(A)鐵是生成血紅素與許多酵素所需，故食物中超過半數的鐵會被吸收 (B)鐵經由輔助擴散(facilitated diffusion)的方式，進入小腸上皮細胞 (C)鐵進入體內，會與鐵蛋白(ferritin)結合被儲存起來 (D)控制腸道吸收與增加尿液排除在調控人體鐵恆定時同等重要 (107專高二)

解答： 1.A 2.B 3.A 4.A 5.B 6.D 7.D 8.B 9.C

10. 肌肉收縮使用無氧呼吸時，主要使用的能量來源為何？(A)乳酸 (B)蛋白質 (C)葡萄糖 (D)脂肪 （111專高一）

解析 肌肉收縮時如果供應的氧氣不足，在無氧代謝的狀態下，肌漿質內每個葡萄糖分子代謝生成2個ATP。

解答： 10.C

消化系統

出題率：♥♥♥

- 緒論
  - 消化系統簡介
  - 消化道的組織學
  - 腹膜
- 口腔、咽部及食道
- 胃
  - 解剖學
  - 組織學
  - 胃內的消化
  - 胃液分泌的調節
  - 胃的吸收及排空
  - 消化道的內分泌調節
  - 消化性潰瘍
- 胰臟
  - 解剖學
  - 組織學
  - 胰液
  - 胰液分泌的調節
- 肝臟
  - 解剖學
  - 組織學
  - 血液供應
  - 膽汁
  - 肝臟的功能
  - 相關疾病
- 膽囊
- 小腸
  - 解剖學
  - 小腸內的消化作用
  - 小腸分泌作用的調節
  - 腸反射
  - 吸收作用
- 大腸
  - 解剖學
  - 大腸內的消化作用
  - 吸收作用及糞便的形成
  - 排便

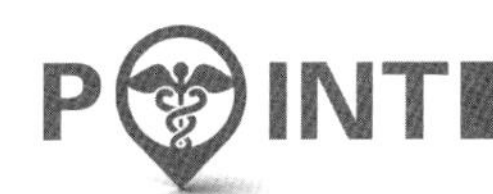

重點彙整

19-1 緒論

一、消化系統簡介

(一) 消化系統的功能

消化系統的主要功能是消化與吸收。食物中的大分子利用消化系統將其水解成小分子，再經由吸收過程將這些小分子運輸經過消化道管壁進入血液及淋巴液中；消化道最要的推進運動為**蠕動**。

(二) 消化系統組成

1. 消化道(alimentary tract)：由上至下分別為口腔、咽、食道、胃、小腸（十二指腸、空腸、迴腸）、大腸（分為盲腸、升結腸、橫結腸、降結腸、乙狀結腸）、直腸、肛管及肛門，**總長約 9 公尺**。
2. 附屬消化器官：包括三對唾液腺（耳下腺、頷下腺及舌下腺）、舌、牙齒、肝臟、膽囊、胰臟及闌尾。

二、消化道的組織學

構成胃腸道的四層被膜組織，由內到外分別敘述如下：

(一) 黏膜層 (Mucosa)

黏膜層是胃腸道管腔的內襯，主要功能為吸收及分泌。構成此黏膜的三層構造為黏膜上皮、固有層及黏膜肌層。

1. 黏膜上皮(lining epithelium)：直接與胃腸道的內容物相接觸。**在口腔與食道為複層鱗狀上皮**，其功能為保護及分泌作用。**在消**

化道的其他部分則為單層柱狀上皮，可行分泌及吸收作用。腺體性上皮組織可分泌消化酶。特殊的杯狀細胞可分泌黏液。

2. **固有層**(lamina propria)：
   (1) 位於黏膜上皮的下方，由疏鬆的結締組織所構成，固有層含有**血管**、**淋巴管**、分散的淋巴小結、**淋巴組織**以及**腺體**。
   (2) 功能：連接上皮組織與黏膜肌層。供應上皮組織血液及淋巴液，作為運輸營養素之介質。淋巴組織可以對抗由食物所帶入的細菌。因胃腸道的黏膜層不具角質化構造來防止外來細菌的入侵，因此淋巴組織於此更形重要。
3. 黏膜肌層(muscularis mucosa)：含少量平滑肌纖維，可造成小腸黏膜的皺摺層，以**增加消化吸收的表面積**。

(二) 黏膜下層 (Submucosa)

1. 此層由疏鬆結締組織所組成，它將黏膜層連結到肌肉層。
2. 黏膜下層富含血管及**黏膜下神經叢**，黏膜下神經叢或稱**梅氏神經叢**(Meissner's plexus)，**為自主神經系統**的一部分，可管制胃腸道的分泌作用。

(三) 肌肉層 (Muscularis)

1. 口腔、咽及**食道上 1/3 肌肉層**含有**骨骼肌**可產生隨意動作，**中 1/3 肌肉層則為骨骼肌與平滑肌共同組成，下 1/3 則為平滑肌。**
2. 除上述外，整個消化道的肌肉層皆由**平滑肌**所組成。
3. 胃之肌肉層依其走向**由內而外之排列為：內斜、中環、外縱**。除了胃多了一層**斜走肌**有三層肌肉外，其他器官的平滑肌一般可分為兩層：內層的環狀肌和外層的縱走肌。
4. **鈣離子**為調節消化道平滑肌收縮主要的離子。平滑肌收縮具有三種功能：幫助食物進行物理性分解、幫助食物與消化液的混合、使食物能在整個胃腸道內推進。

5. 位於兩層肌肉層之間的**腸肌神經叢**(myenteric plexus)或稱**歐氏神經叢**(Auerbach's plexus)，亦為自主神經的一部分，控制大部分的胃腸道的運動。

(四) 漿膜層 (Serosa)

1. 為大部分胃腸道之最外層，由結締組織及上皮組織所構成。
2. 又稱為腹膜臟層(visceral peritoneum)，形成腹膜的一部分，具有保護及連結的功能。

三、腹 膜

1. 可分為兩層構造：
   (1) 腹膜壁層(parietal peritoneum)：襯於腹腔的內壁。
   (2) 腹膜臟層(visceral peritoneum)：覆蓋並構成某些器官的漿膜。
2. **腹膜腔**(peritoneal cavity)：在腹膜壁層與臟層間的空腔，其內含有漿液稱為腹膜液。某些疾病，會使腹膜腔堆積大量漿液，稱為腹水(ascites)。
3. 根據腹膜覆蓋內臟的程度不同，可分成 2 類（表 19-1）。

表 19-1 內臟器官分類

名稱	定義	器官
腹膜內器官	由**腸繫膜**固定於後腹壁上，器官表面均被腹膜包覆	**胃**、**肝**、脾、**乙狀結腸**
腹膜後器官	器官位於腹膜後方，僅一面被腹膜覆蓋	**胰**、**腎**、**升結腸**、十二指腸下 2/3、降結腸、腹主動脈、**腎上腺**

4. 腹膜與心包膜及胸膜不同的是它有表 19-2 幾個衍伸構造。

表 19-2 腹膜衍伸構造

名稱	構造	功能
腸繫膜	呈扇形放射，是小腸漿膜層向外突出的摺層，包圍住小腸的部分長達 6 公尺	將小腸黏結到後腹壁上
結腸繫膜	於大腸背側，與橫結腸、乙狀結腸附著	將結腸連到腹壁上
鐮狀韌帶	腹膜壁層的翻轉，將肝臟分為左右兩葉	**將肝臟附著到前腹壁及橫膈上**
小網膜	分成二部分：肝胃韌帶、肝十二指腸韌帶（內含**肝動脈、肝門靜脈及總膽管**）	將**肝臟**附於**胃小彎**及**十二指腸**第一段
大網膜	由**胃大彎**及十二指腸第一段到**橫結腸**的四層摺層，它如同圍裙般掛在腸子上。因儲存大量的脂肪組織，**又叫「脂肪圍裙」**	含有大量淋巴結，當小腸發生感染時，可對抗感染，防止感染的擴散

19-2 口腔、咽部及食道

一、口 腔

(一) 腭

1. **硬腭**：由上頷骨及腭骨所構成，**可分隔口腔與鼻腔。**

2. **軟腭**：為口腔與鼻咽之間一弓形的肌肉分隔，**由腭咽肌、腭舌肌、提腭帆肌、張腭帆肌等肌肉構成**。

   (1) 咽門(fauces)：為弓形分隔的開口，連通口與口咽部。

   (2) 懸壅垂(uvula)：懸掛於軟腭的游離緣之圓錐形突起。

   (3) 腭舌弓(palatoglossal arch)及腭咽弓(palatopharyngeal arch)：

      a. 在懸壅垂的每一邊沿著軟腭外側往下的肉質摺層。

b. **在前面的為腭舌弓，又稱為前柱；在後面的為腭咽弓，又稱為後柱。**

c. 腭扁桃腺(palaline tonsil)：位於腭舌弓及腭咽弓之間；舌扁桃腺則位於舌的基部。

(二) 舌(Tongue)

1. 舌是由骨骼肌外覆黏膜所形成，它由正中隔膜分成對稱的兩側葉。
2. 舌的肌肉：可分成外在肌與內在肌。
   (1) 外在肌與舌頭的運動有關，內在肌可改變舌頭的形狀及大小。
   (2) 舌繫帶(lingual frenulum)：位於舌下方正中線處，為一黏膜皺摺，它限制舌向後的移動。

(三) 唾液腺(Salivary Gland)

人體**唾液腺有三對**，為唾液(saliva)的主要來源（表 19-3）。

1. 腮腺炎：耳下腺受病毒感染，造成發炎與腫大，且伴有發燒。
2. **耳下腺腫瘤：可能壓迫到下方的顏面神經，致麻痺、疼痛。**

表 19-3 唾液腺

項目	耳下腺（腮腺）	頷下腺	舌下腺
腺體位置	**耳前下方，嚼肌淺層**	口腔底後部	口腔底前部、舌下
大小	**最大**	第二大	最小
導管開口	穿過**頰肌**，開口於**上頷第二臼齒前庭部**	**口腔底板舌繫帶兩旁**	**口腔底部**
神經支配	**舌咽神經**	**鼓索神經（顏面神經分枝）**	**鼓索神經（顏面神經分枝）**
組成	**漿液腺泡**	漿液及黏液腺泡	**黏液腺泡**
唾液量	約 25%	約 70%	約 5%

◆ 唾液的成分

1. 健康成人**每天約分泌 1~1.5 升的唾液**，其中**水占 99.5%，溶質則占** 0.5%。
2. 唾液溶質中含有鹽類、有機物質、溶菌素(lysozyme)、黏液素(mucin)、**唾液澱粉酶**(amylase)及少許溶解的氣體。
3. 唾液的功能為清潔並保護咀嚼器，溶菌素具殺菌功用。唾液之 pH 保持在 6.35~6.85，可提供唾液澱粉酶作用的適當 pH 值。可水解多醣類、潤滑食物、控制水分的攝取、排除廢物、當作介質等。

◆ 唾液的分泌

1. 唾液含有碳酸氫鹽及碳酸鹽，具有緩衝作用，而使其酸鹼度約保持在 pH 6.35~6.85 的弱酸性環境。
2. **當副交感神經被刺激時，可增加唾液的分泌**。

(四) 牙 齒 (Tooth)

◆ 結 構

1. 牙齒是咀嚼食物的工具，一顆典型的牙齒可分為：
   (1) 牙冠(crown)：**被琺瑯質**(enamel)**覆蓋著，為牙齦向上生長的部分。琺瑯質為全身最硬**及化學性最安定的一種組織，它含有 97%左右的鈣化物，適於咀嚼時的摩擦。
   (2) 牙頸(cervix)：牙冠與牙根接合處被牙齦圍繞的部分。
   (3) 牙根(root)：由 1~3 個突起所組成，它以牙周膜種植於牙槽的凹陷內。
2. 牙齒主要由象牙質(dentin)所組成：象牙質內有一空腔，此空腔的擴大部分稱為**牙髓腔**，其內有血管、神經及淋巴管等。牙髓腔在牙根部分變成狹長的根管構造，每一個根管在其底部有一開口，稱為牙尖孔。血管、神經及淋巴管由牙尖孔進入牙髓。

3. 牙齒的血液主要來自**上頜動脈**。

◆ 齒 列

每個人一生當中有兩組齒列：

1. **乳齒**(deciduous teeth)：上下頜骨各有 10 顆，**總共 20 顆**。約在出生第六個月之後陸續長出，**最先長出的是下中門齒**。所有的乳齒會在 6~12 歲之間全部脫落，而由恆齒取代。如乳齒中的臼齒日後將會被恆齒中的前臼齒所取代。
2. 恆齒(permanent dentition)：**上下頜骨**各 16 顆，**總共 32 顆**。一般在 6 歲開始長，上下腭共有 4 顆門齒、2 顆犬齒、4 顆小臼齒以及 6 顆大臼齒，第三大臼齒又稱為智齒，通常在 17~21 歲之間長出來。但有些會埋在齒槽骨中長不出來，稱為阻生齒。

(五) 口腔內的消化作用

消化作用可分為兩類：物理性消化與化學性消化。

1. 物理性消化：經由咀嚼，食物受到牙齒的磨碎、舌頭的處理以及唾液的混合，使其易於吞嚥及進一步的消化。
2. 化學性消化：口腔只有**唾液澱粉酶**的作用，主要可將多醣類的澱粉分解成**雙醣類**的**麥芽糖**。但口中的食物通常很快被吞下去而來不及水解澱粉，然而在吞下食物中所含的唾液澱粉酶在胃中通常還會繼續作用 15~30 分鐘，直到胃酸將其活性抑制為止。

(六) 吞 嚥

唾液及黏液可幫助吞嚥，吞嚥可分為三期（表 19-4）。

表 19-4 吞嚥

分期	動作
口腔期	食團從口到口腔，為隨意之動作
咽部期	1. 食團從口咽到食道，為不隨意動作，一旦開始便無法停止 2. 有三處開口要關閉；(1)口腔：由舌頭底部向上頂造成；(2)鼻咽：由軟腭造成；(3)喉：由會厭將喉的入口關閉 3. **進食所誘發的吞嚥反射包括呼吸受到抑制、聲門關閉、上食道括約肌鬆弛**
食道期	1. 食團從食道到胃為不隨意的動作 2. 由食道黏膜受到食團的刺激而引發 3. 食物進入食道後，上食道括約肌就關閉，**食道肌肉產生蠕動**

二、咽(Pharynx)

1. 咽可分為三部分，口咽及喉咽為骨骼肌形成的管壁。
   (1) 鼻咽：位於鼻腔後方。
   (2) **口咽**：位於口咽之後，是**兼具消化及呼吸的通道**，口咽的內襯上皮為**複層扁皮上皮**。
   (3) 喉咽：是咽頭的最下段。
2. 食物由口經口咽及喉咽而進入食道。

三、食 道(Esophagus)

1. 位置：食道位於脊椎之前與氣管之後，為**上縱膈最後方**的構造；食道**起始處相當於環狀軟骨下緣的高度**，由橫膈的食道裂孔(esophageal hiatus)穿過胸腔並到達腹腔，為**長約 25 公分**的肉質管子。
2. 不具有消化或吸收的功能，僅能當作食物的通道。

3. 食道內襯為非角質化的**複層鱗狀上皮**。

4. 食道的肌肉層上三分之一為**橫紋肌**（即**骨骼肌**），**中間三分之一為橫紋肌及平滑肌混合**，而**下三分之一為平滑肌**。

5. 食道有兩處生理括約肌（並非真正的括約肌，而是由環走肌增厚所形成）：上食道括約肌及下食道括約肌，可防止食物逆流。

6. 食道藉**每秒 2~4 公分**的速度將食團往下送到**胃的賁門**。

19-3 胃

一、解剖學

1. "J" 字形的胃是腸胃道中最具伸縮性的部分。

2. 位於橫膈之下，在腹部的腹上區、臍區及左季肋區等處，胃主要位於中線的左側。

3. **胃與食道交接處的高度相當於第十胸椎**(T_{10})。

4. 賁門(cardia)：環繞著下食道括約肌，**位置相當於第十一胸椎的高度**。

5. 胃底(fundus)：胃的最高點，同時也是消化道**平滑肌節律點**所在位置。

6. 胃體(body)：胃之中央部分。

7. 幽門(pylorus)或稱胃竇(antrum)：在胃的末端開始較寬處為胃竇，末端狹窄的區域為幽門括約肌。

8. 胃有兩處彎曲：
   (1) 胃小彎：即胃的右上凹緣（內側）。
   (2) 胃大彎：即胃的左下凸緣（外側）。

9. 胃有二個重要的括約肌：
   (1) 賁門括約肌以控制食物由食道入胃。
   (2) 幽門括約肌可控制食物由胃入十二指腸。

二、組織學

1. 皺襞(rugae)：胃排空時，胃壁黏膜層呈現大摺層以縮小體積。
2. **胃腺**(gastric gland)：**位於黏膜層**，其分泌物統稱為**胃液**，胃腺由數種細胞所構成（表 19-5）。

表 19-5 胃腺細胞

項 目	分泌物
杯狀細胞	分泌黏液
主細胞	**分泌胃蛋白酶原**(pepsinogen)
壁細胞	1. **鹽酸**(HCl)： (1) 使胃蛋白酶原活化為胃蛋白酶(pepsin)，具殺菌作用，維持胃 pH 值在 1~2 (2) ACh、**組織胺**、**胃泌素**可促使壁細胞分泌 HCl (3) 副交感興奮時胃泌素分泌增加而導致 HCl 分泌增加 2. **內在因子**(intrinsic factor)：**可幫助維生素** B_{12} 於**迴腸**被吸收。維生素 B_{12} 是紅血球製造所需維生素，**缺乏內在因子（如胃切除）會造成惡性貧血**，同時**增加胃泌素分泌**
黏液細胞	**分泌黏液及鹼性黏液**(HCO_3^-)**以保護胃壁不受胃酸之傷害**
G 細胞	1. 為**腸內分泌細胞**(enteroendocrine cells)，又稱嗜銀細胞(argentaffin) 2. **胃泌素**(gastrin)：分泌至血液**刺激 HCl 及胃蛋白酶原的分泌**。**胺基酸類**食物、胜肽類的食物與胃被食物撐開都能刺激胃泌素分泌
D 細胞	**分泌體抑素**(somatostatin)

3. 胃的肌肉層：由三層平滑肌所構成，**外層是縱肌層，中層是環肌層，內層是斜肌層**（胃的特有層）。

4. 以下四個機制對胃提供了多重的保護免於 H^+的侵蝕：
   (1) 胃黏膜細胞間為**緊密結合**，是為**防止 H^+滲入黏膜下層**。
   (2) 胃黏膜上覆蓋一層含 HCO_3^-之鹼性黏液。
   (3) 胃內襯細胞快速分裂以取代受損細胞。
   (4) 胃黏膜製造前列腺素。

三、胃內的消化

1. 物理性消化：利用肌肉層產生的混合波之蠕動，將食物與胃液混合變成**食糜**，並迫使其進入十二指腸內。

2. 化學性消化：
   (1) **胃蛋白酶**(pepsin)：胃的主要化學消化為蛋白質的水解，**可將蛋白質水解成胜肽類，在 pH＝2 之酸性環境下才有作用**。蛋白質的消化開始於胃。腎上腺糖皮質素(glucocorticoid)可促進胃蛋白酶的分泌。
   (2) 胃脂肪酶(gastric lipase)：可水解脂肪分子，但其在 pH=5~6 時最有效，故在胃中作用有限。
   (3) **凝乳酶**(rennin)：可凝集乳汁中的酪蛋白原，使其停留在胃內的時間加長。只有**嬰兒的胃會有凝乳酶**，成人的胃液中並不含凝乳酶。

四、胃液分泌的調節

胃液的分泌及胃蠕動是由神經及內分泌系統共同來調節，胃液分泌每天約 2,000 mL。其分泌可分為三期（表 19-6）。

表 19-6 胃分泌的三階段

階段	說明
頭期	1. 看見、聞到或嚐到食物刺激迷走神經核引起的**反射作用** (1) **血糖**降低，使迷走神經興奮，造成**胃蠕動** (2) **體溫下降**、**胰島素缺乏**會引起**食慾** 2. **迷走神經刺激胃酸分泌** (1) 間接刺激壁細胞（主要作用） (2) 刺激胃泌素分泌（次要作用） 3. 衝動傳導：大腦皮質或下視丘的進食中樞 → 延腦 → **迷走神經之副交感神經纖維** → 胃腺分泌
胃期	1. **食物進到胃內**，對**胃壁**造成**物理性擴張或化學性食物分子的刺激**而引發胃液分泌及蠕動 2. **蛋白質**、**酒精**、**咖啡及膨脹的胃會刺激迷走神經**，使 G 細胞分泌胃泌素，經**血液循環到胃部刺激胃腺，使大量胃液分泌** 3. **若胃內無食物，或胃酸** pH<2，便會抑制胃泌素的分泌
腸期	1. 食糜進入十二指腸引起膨脹、**酸性食糜**、**滲透壓上升**、**蛋白質食物**引發腸抑胃反射，抑制胃的活動，同時**促進小腸運動活性**並增加腸腔內的滲透壓 2. 受食糜中脂肪影響，十二指腸分泌激素以抑制胃酸分泌，包括**胰泌素**、**膽囊收縮素**(CCK)、**抑胃胜肽類**(GIP)等，經血液循環刺激胃壁，使胃腺分泌及胃蠕動減低，**抑制胃排空**

五、胃的吸收及排空

1. 胃壁對大部分物質不具通透性，故大部分的物質不會在胃內吸收。
2. 胃可直接吸收的有：**水**、電解質、**酒精**及某些藥物，**先喝牛奶再喝酒可避免酒醉**。
3. 胃的內容物通往十二指腸的速率，即胃排空的速率，受以下因素影響：

(1) 胃內容物的**體積大者**排空速率較**快**。

(2) **液體食物**的排空速率較固體**快**。

(3) **固體食物排空速率：醣類＞蛋白質＞脂肪**。

(4) **胃泌素分泌增加、幽門括約肌放鬆、迷走神經興奮**可促進胃排空。**小腸內的脂肪及酸會抑制胃的排空**。

六、消化道的內分泌調節

消化道受內分泌激素調控，主要是胃腸黏膜和胰腺的內分泌細胞，及胃腸壁神經末梢釋放的物質（表 19-7）。

表 19-7 胃腸激素

分泌處	激　素	刺激因素	作　用
胃	胃泌素	**消化後的蛋白質、咖啡因、胃擴張**	刺激壁細胞 HCl 分泌、主細胞分泌胃蛋白酶原、維持胃黏膜構造，促進**胃腸道蠕動**、使幽門括約肌及迴盲括約肌鬆弛，**以利排空**
小腸	胰泌素	酸性食糜增加	刺激胰液中**水及** HCO_3^-的分泌，加強膽囊收縮素對胰臟的作用
小腸	膽囊收縮素 (CCK)	胜肽、胺基酸、脂肪酸	刺激膽囊收縮、排出膽汁、**胰液**分泌，抑制胃運動和分泌、維持胰臟腺泡構造
小腸	胃抑素(GIP)	葡萄糖、脂肪	抑制胃運動和分泌、刺激**胰島素**分泌
迴腸和結腸	類升糖素胜肽-1(GLP-1) 鳥苷素	－	抑制胃運動和胃酸，刺激**胰島素**分泌、腸道 Cl^-分泌，使 NaCl 和水排出

七、消化性潰瘍 (Peptic Ulcers)

1. 十二指腸潰瘍：通常因胃酸及胃蛋白酶分泌過多，使胃腸道黏膜被破壞所致。
2. 胃潰瘍：主要與幽門螺旋桿菌(*Helicobacter pylori*)感染有關，或由非類固醇抗發炎藥物(NSAIDs)如阿斯匹靈及 Ibuprofen 引起。
3. 卓艾氏症候群(Zollinger-Ellison syndrome)：十二指腸或胰臟腫瘤分泌大量胃泌素，引起胃腸道潰瘍。

19-4 胰 臟

一、解剖學

1. 胰臟為長圓管形腺泡腺體。**位於胃大彎後面**，即在腹盆腔之**左季肋區**，胰液注入十二指腸，幫助小腸的消化。
2. 主胰管：
   (1) 由肝膽而來的**總膽管**與**主胰管**匯合，合稱為**肝胰壺腹**(hepatopancreatic ampulla)**導入十二指腸**。
   (2) 此壺腹開口於十二指腸乳頭(duodenal papilla)稱歐迪氏(Oddi)括約肌，約在胃幽門下方 10 公分處，控制消化液分泌。
3. 胰臟的血液引流至肝門靜脈(portal vein)。

二、組織學

1. **胰臟 99%由腺泡細胞所組成**，分泌胰液，參與消化作用，為胰臟的外分泌腺。
2. 約 1%為蘭氏小島(islets of Langerhans)，又稱為胰島，為胰臟內分泌腺（詳見第 11 章）。

三、胰 液

1. 為澄清、無色的液體。每天分泌量約 1,200~1,500 mL。

2. 組成：

   (1) 酶：

      A. **胰澱粉酶**：消化碳水化合物，分解多醣類，形成麥芽糖。

      B. **胰蛋白酶**、胰凝乳蛋白酶(chymotrypsin)及羧多胜肽酶：消化蛋白質，形成**胜肽**。

      C. 胰脂肪酶：消化脂肪，形成甘油及脂肪酸。

      D. 核糖核酸酶、去氧核糖核酸酶：消化核酸。

   (2) HCO_3^-：**使胰液呈微鹼性**(pH 7.1~8.2)，可**中和胃酸**且終止胃蛋白酶之作用，並製造適合於小腸酶作用的鹼性環境。

   (3) 水及其他鹽類。

3. 胰臟所分泌的**胰蛋白酶原**(trypsinogen)**不具活性**，必須藉小腸黏膜的**刷狀緣酵素—腸激酶**(enterokinase)，將**胰蛋白酶原活化成胰蛋白酶**(trypsin)之後才有作用。胰蛋白酶本身亦可促進越多胰蛋白酶原轉變為胰蛋白酶，這是身體正迴饋控制的例子。

4. 胰臟所製造的胰凝乳蛋白酶原及羧多胜酶原，在小腸內受胰蛋白酶的活化作用之後才轉變為具有活性的胰凝乳蛋白酶及羧多胜酶。

四、胰液分泌的調節

1. 當胃的分泌在頭期及胃期時，迷走神經衝動同時被傳送至胰臟只造成少量胰臟消化酶的分泌。而**腸期才是胰液大量分泌的主要時期**。

2. 進入小腸**食糜中的酸、脂肪、高張的液體**造成**小腸**分泌**胰泌素**(secretin)及**膽囊收縮素**(CCK)。

3. **當十二指腸的 pH 值低於 4.5 時，便刺激胰泌素的釋放**。

4. **胰泌素**(secretin)（表 19-7）：
   (1) 受食糜的低 pH 值刺激而分泌，導致**胰臟腺管分泌大量富含 HCO_3^- 及水的胰液**中和酸性食糜，形成一種負迴饋迴路，間接抑制了自己的分泌。
   (2) **刺激肝細胞分泌膽汁**及刺激小腸液的分泌。
   (3) **抑制胃液分泌**。
6. **膽囊收縮素**(cholecystokinin, CCK)是受十二指腸食糜中的**蛋白質**及**脂肪**刺激而分泌（表 19-7）。
   (1) 刺激胰臟腺泡細胞分泌大量富含**胰消化酶**的胰液。
   (2) 造成**膽汁由膽囊射出**。
   (3) 打開肝胰壺腹的括約肌、刺激小腸液的分泌。
   (4) 抑制胃液分泌，減少胃腸道之運動性。
   (5) 膽囊收縮素刺激胰臟分泌含酵素的胰液，胰液中的蛋白酶造成食糜中蛋白質的分解；部分消化的蛋白質又可刺激膽囊收縮素分泌，如此會持續分泌食糜通過十二指腸及空腸前段為止。

19-5 肝 臟

一、解剖學

1. 肝臟位於橫膈底下、緊鄰胃旁、膽囊上方，在右季肋區的大部分及部分的腹上區，為人體內最大的腺體。成人的肝總重約 1.4 公斤。

2. 肝臟可分為左右葉，左葉只占 1/6；而右葉可再分為右葉本部、方葉及尾葉。

3. 肝臟主要被鐮狀韌帶分為左右兩葉並固定在前腹壁上，**靜脈韌帶**位於**肝左葉**與**尾葉**之間（**肝的後上方**），而**下腔靜脈則**位於**肝右葉**的**尾葉**之間。

4. 肝臟的韌帶：
   (1) **鐮狀韌帶**：將肝臟分為左右兩葉，為腹膜壁層的翻轉。
   (2) **肝圓韌帶：為鐮狀韌帶的游離緣，由肝臟延伸至臍部，是胎兒臍靜脈所演化而來的一個纖維索**。
   (3) 冠狀韌帶。
   (4) 左右三角韌帶。

二、組織學

1. 肝葉是由很多肝小葉所構成，肝小葉為肝臟的功能單位。
2. 肝小葉(hepatic lobule)（圖 19-1）：
   (1) 為六角形或五角形的圓柱狀，高約 2 mm，直徑約 1 mm。
   (2) **肝小葉的中央為中央靜脈**，為肝靜脈的小分枝，周圍為肝細胞呈放射狀排列，稱肝細胞索。
   (3) 每一**肝小葉周圍轉角處**都有**肝動脈**的分枝、**肝門靜脈**的分枝（稱小葉間靜脈）和**膽管**，**合稱肝的三合體**(triad)。

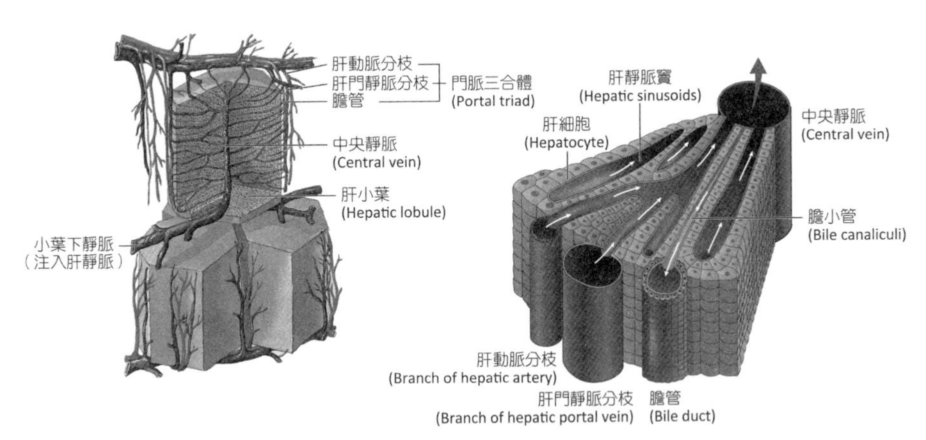

圖 19-1 肝臟的顯微結構

(4) 膽小管亦排列於相鄰肝細胞索之間。肝細胞製造膽汁並進入每一個膽小管，膽小管再將膽汁注入肝小葉周圍的膽管，接著注入肝管，並將膽汁帶離肝臟。

(5) 肝臟的**吞噬細胞**又稱**庫佛氏細胞**(Kupffer's cell)，位於**竇狀隙**內，可摧毀破壞後的白血球，紅血球及外來的細菌。

三、血液供應

1. 肝臟同時接受來自腹腔動脈幹的**肝動脈**及來自腸道血液的**肝門靜脈**雙重血液注入，**肝動脈**及**肝門靜脈**分枝的血液會注入**肝靜脈竇**(sinusoids)，再匯入**中央靜脈**，後注入**肝靜脈**，**最後導入下腔靜脈**。
2. 肝動脈攜帶充氧血，供給肝細胞氧氣，而**肝門靜脈將消化道吸收之富含養分血液帶入肝臟**，雖含有營養物質，但為缺氧血。
3. **肝動脈和肝門靜脈通過肝門注入肝臟。**

四、膽 汁

(一) 膽汁的成分及特性

1. 肝細胞每天分泌約 500~1,000 mL 的膽汁(bile)。
2. 膽汁為黃色、褐色或橄欖綠的液體。pH 7.6~8.6，為鹼性。
3. **主要成分：水(97%)、膽鹽(0.7%)、卵磷脂、膽色素(0.2%)、膽固醇(0.06%)及一些離子(0.7%)，但不含酵素。**
4. 膽汁主要的膽色素為膽紅素(bilirubin)。**膽紅素來自血紅素的分解與代謝。**

(二) 膽汁分泌的途徑

1. **膽汁由肝細胞分泌後**，進入**微膽小管**，之後導進**膽管**。
2. 這些膽管合併形成較大的左肝管與右肝管。

3. 左、右肝管再匯合形成**總肝管**離開肝臟。

4. **總肝管**與來自膽囊的**膽囊管匯合**形成**總膽管**。

5. 總膽管與來自胰臟的胰管匯合形成肝胰壺腹(hepatopancreatic ampulla)**進入十二指腸**。

(三) 膽汁分泌的調節

1. **迷走神經的刺激**可增加膽汁的製造速率。

2. **胰泌素是肝臟膽汁的主要刺激者，而膽囊收縮素則增強其作用。**

3. 流經肝臟的血流增加，則膽汁的分泌亦增加；血液內有大量的膽鹽亦可增加膽汁的製造。

五、肝臟的功能

表 19-8 肝臟的功能

功 能	作 用
製造膽汁	1. **膽汁中的膽鹽**可將脂肪**乳化**以利脂肪酶的消化作用 2. 約 **80%膽鹽可藉腸肝循環在迴腸再吸收**而進入**肝門靜脈，回到肝臟再利用**，再由肝臟分泌出來，在腸肝間重複循環
製造抗凝血劑	肝素(heparin)由肝臟與肥大細胞製造，是一種抗凝血劑
製造血漿蛋白	1. **如血管收縮素原**(angiotensinogen)、凝血酶原、**纖維蛋白原**(fibrinogen)、白蛋白、類胰島素生長因子-1 (IGF-1)等 2. 血漿中的蛋白質，除了抗體之外幾乎都在肝臟製造
吞噬作用	肝臟的竇狀隙含有**庫佛氏細胞**，具吞噬的功能，吞噬已破壞的血球及細菌
解毒作用	肝臟酵素可將毒素破壞或轉變為較無害的化合物： 1. 胺基酸經代謝後產生的**氨**，被肝臟轉變為尿素(urea)，再由腎臟及汗腺排除 2. 把血中較毒的紫質轉變成膽紅素及將嘌呤轉變成尿酸

表 19-8 肝臟的功能（續）

功 能	作 用
儲存	儲存肝醣、銅、**鐵及維生素 A、D、E、K**。肝臟亦會累積不能被破壞及排除的毒素，如 DDT
營養物的代謝反應	肝可將過剩的**單醣**轉變成**肝醣**或脂肪。反之，亦可將肝醣、脂肪及蛋白質轉變成葡萄糖
活化維生素 D	**皮膚、肝臟及腎臟參與了維生素 D 的活化作用**。具活性的維生素 D，可促進**十二指腸吸收鈣離子**
儲存膽固醇	肝細胞表面具脂蛋白的接受器，可捕捉血漿中的膽固醇（脂蛋白的成分），因而可減少血中膽固醇的含量

六、相關疾病

1. 膽結石(gall stones)：假如膽汁中的膽鹽或卵磷脂不足，或是膽固醇過剩，則膽固醇易發生結晶形成膽結石。
2. 黃疸(jaundice)：
   (1) 若因為紅血球破壞過多使未結合型膽紅素增加或膽道阻塞使結合型膽紅素增加，致使肝臟無法排除過多的膽紅素，則大量膽紅素積存在血液，造成黃疸。
   (2) 由過多紅血球破壞所造成的黃疸，稱為溶血性黃疸(hemolytic jaundice)。
   (3) 由膽道阻塞而造成的黃疸，稱為阻塞性黃疸(obstructive jaundice)。
3. **總膽管阻塞**的影響有：**黃疸、脂肪吸收不良**、血中結合型膽紅素增加。

19-6 膽囊

1. 解剖學：
   (1) 膽囊(gall bladder)為一梨形的囊，長約 7~10 公分，最寬處有 2 公分。
   (2) **膽囊後上方狹窄部為膽囊頸**。
   (3) **膽囊管由膽囊頸分出，與肝管匯合成總膽管**。
   (4) **位於肝臟下面右葉與方形葉之間**。
2. 功能：**儲存膽汁**以及濃縮膽汁 5~10 倍的濃度。
3. 膽囊的排空：
   (1) 進到**十二指腸**的食糜含**高濃度脂肪**或部分消化的蛋白質時，會刺激**小腸黏膜層分泌膽囊收縮素**，刺激**膽囊收縮**。
   (2) **膽囊收縮素(CCK)引起膽囊的肌肉層收縮**，同時使肝胰壺腹括約肌鬆弛，因而造成膽囊的排空。

19-7 小腸

一、解剖學

(一) 外形及位置

小腸平均直徑約為 3.5 公分，長約 6.3 公尺，是消化道最長的部分。自**胃的幽門括約肌開始**，纏繞經過腹腔的中央及底部，最後開口於盲腸（盲腸為大腸的第一段）。

(二) 小腸分區

表 19-9 小腸

名稱	長度	構造
十二指腸 (duodenum)	小腸最短的部分，長約 25 cm	1. 源於**胃幽門括約肌**，形狀像字母"C"字 2. 大部分的十二指腸位於腹膜後 3. **黏膜下層兼具有內、外分泌的腺體** 4. **肝胰壺腹開口**於此，**胰液與膽汁共同由此進入十二指腸** 5. 臨床上以**特力芝韌帶**(Treitz ligament)來區分上、下胃腸道，此韌帶並可固定十二指腸和空腸
空腸 (jejunum)	長約 2.5 m	**空腸管壁比迴腸厚，管徑也比迴腸大**，正常情形下，在空腸吸收的水分最多
迴腸 (ileum)	約 3.6 m，**占小腸總長度一半以上**	1. 與盲腸結合於迴盲瓣(ileocecal valve) 2. **培氏斑淋巴結**(Peyer's patch)**位於迴腸**

(三) 小腸壁的組織學構造

1. **黏膜層**：表面覆蓋**單層柱狀上皮，腸黏膜延伸的皺摺提供相當大的表面積**。
   (1) **微絨毛**(microvilli)：黏膜層的上皮細胞膜指狀突起，可**增加腸道的消化與吸收表面積**。在柱狀上皮邊緣形成刷狀緣，具有刷狀緣酵素，不必分泌至管腔中，而是附著於細胞膜將活化端暴露於食糜中。
   (2) **絨毛**(villi)：黏膜上的微細皺摺。每一絨毛內含一條微動脈、一條微靜脈、**一條微淋巴管（又稱乳糜管**(lacteal)**）及微血管網。微淋巴管吸收消化後的脂肪**。

(3) **環狀皺襞**(plica circularis)：為黏膜層及黏膜下層的深皺摺。**空腸的環狀皺襞較迴腸明顯**。

(4) 小腸腺(intestinal gland)：又稱為李培昆氏隱窩(crypts of Lieberkühn)，由絨毛根部的上皮向下形成凹陷，為簡單管狀腺體，主要由吸收細胞、杯狀細胞、腸內分泌細胞、潘氏細胞(Paneth cell)和幹細胞組成。

(5) 小腸表層細胞約每隔 **5 天**就更新一次，新的細胞由絨毛底部凹窩中的上皮細胞經有絲分裂而產生。

2. **黏膜下層**：**十二指腸**的黏膜下層含有十二指腸腺(duodenal gland)，又稱**布隆納氏腺**(Brunner's bland)，它**分泌鹼性黏液**(HCO_3^-)以**保護**小腸壁免於受到消化酶的作用，亦可**中和**來自胃的酸性食糜。

3. **肌肉層**：外層較薄，為**縱走肌**，內層較厚，為**環狀肌**。

4. **漿膜層**：除十二指腸的部分以外，漿膜層（腹膜臟層）完全覆蓋小腸，功能為固定。

二、小腸內的消化作用

(一) 物理性消化

食物造成小腸的擴張，如此刺激腸壁上的張力接受器而引起反射動作，促進食物的推送。小腸的運動有兩種：

1. **分節運動**(segmentation)：為小腸主要的運動，目的是**將食糜與消化液混合，並使食物顆粒與黏膜接觸以便消化與吸收**。

2. **蠕動**(peristalsis)：**將食糜在消化道內向前推進**。正常小腸的蠕動速度較食道及胃的蠕動為慢。食糜在小腸每分鐘移動 10 公分，停留約 3~5 小時，此有助於食物的消化與吸收之進行。

小腸平滑肌的運動具有內在的節律性，此節律性是由慢波(slow waves)的層級去極化(graded deplorization)所調節的，主要是由**鈣離子**流入所致。

(二) 化學性消化

1. 小腸液為一透明的黃色液體，呈微鹼性(pH=7~8)，成人每天分泌約 2~3 L。
2. 小腸的消化酵素為刷狀緣酵素，包括：
   (1) 雙醣酶：蔗糖酶可將蔗糖分解為葡萄糖及果糖；**麥芽糖酶**將麥芽糖分解成葡萄糖；**乳糖酶**將**乳糖**分解為**葡萄糖**及**半乳糖**。
   (2) **胜肽酶**：胺基胜肽酶分解胜肽形成胺基酸、雙肽與三肽。**腸激酶為一種胜肽酶，可活化胰蛋白酶**。
   (3) 磷酸酶：如鹼性磷酸酶可移除有機分子的磷酸根。
   (4) 核酸酶：如**核糖核酸酶**及去氧核糖核酸酶，可消化核酸。
3. 碳水化合物、蛋白質及脂肪的完全消化必須藉助胰液、膽汁及小腸之刷狀緣酵素集體作用（表 19-10）。

表 19-10 消化酵素總整理

分泌處	酵素	消化物	產物
口腔	唾液澱粉酶	澱粉	麥芽糖
胃	胃蛋白酶	蛋白質	短多胜肽
胰液	**胰澱粉酶**	澱粉	麥芽糖、麥芽三糖及寡糖
	胰蛋白酶	蛋白質	**胜肽類**
	胰凝乳蛋白酶	蛋白質	胜肽類
	羧基胜肽酶	胺基酸	胺基酸
	胰脂肪酶	三酸甘油酯	脂肪酸及單酸甘油酯

表 19-10 消化酵素總整理（續）

分泌處		酵素	消化物	產物
胰液、小腸	核酸酶	核糖核酸酶	核酸	五碳糖、含氮鹼基
		去氧核糖核酸酶	核酸	五碳糖、含氮鹼基
小腸刷狀緣	雙醣酶	**麥芽糖酶**	麥芽糖	葡萄糖
		蔗糖酶	蔗糖	葡萄糖＋果糖
		乳糖酶	乳糖	葡萄糖＋半乳糖
	胜肽酶	**胺基胜肽酶**	胺基酸	胺基酸
		雙胜肽酶	雙胜肽	胺基酸
		多胜肽酶	三胜肽	胺基酸

三、小腸分泌作用的調節

1. 最主要是利用食糜的存在所產生的局部反射。
2. 胰泌素及膽囊收縮素能刺激小腸液的製造。
3. 小腸黏膜受**酸及食糜刺激**時，會分泌**胰泌素**於血中，刺激腸道刷狀緣酵素的製造。
4. 刺激交感神經會減少十二指腸黏液的分泌，但對胃沒有影響。
5. 在腸期時，食物進入小腸會引起腸胃反射。當**十二指腸內脂肪**、**酸**、部分消化之蛋白質或十二指腸肌肉被擴張皆會引發**腸抑胃反射**，而抑制胃的活動與排空。

四、腸反射

腸反射有許多種，其局部是經由**腸神經系統**和**旁分泌調節分子**控制。

1. 胃迴腸反射：胃的消化活動增加會導致迴腸的運動增加而使食糜通過迴盲瓣的速率上升。

2. 迴腸胃反射：迴腸擴張時會導致胃的運動減低。

3. 腸－腸反射：某段腸子過度擴張會導致其他腸子放鬆。

五、吸收作用

消化後的營養物由消化道進入血管或淋巴管的過程稱為吸收。**90%的吸收作用發生在小腸，10%則發生在胃及大腸**。

(一) 碳水化合物的吸收

1. **澱粉屬多醣類**，經澱粉酶水解為**麥芽糖及少數葡萄糖**。

2. **澱粉酶可來自唾液與胰液，大部分澱粉的消化**發生在食物進入小腸時，**胰液**分泌進入**小腸**，將澱粉水解成麥芽糖。**麥芽糖必須再經麥芽糖酶水解產生可吸收之葡萄糖**。

3. 所有碳水化合物都以**單醣**形式被吸收：
   (1) **葡萄糖**及半乳糖以**主動運輸**進入絨毛的上皮細胞，跟隨**鈉**的主動運輸吸收，屬於**次級主動運輸之同向運輸**。
   (2) **果糖以促進性擴散**(facilitated diffusion)**方式被輸送入上皮細胞**。

4. 進入小腸細胞後的單醣以擴散方式進入絨毛的微血管，經**門脈系統導到肝臟**，由肝臟回流至心臟的血液最後經心臟推向全身循環。

5. 長期禁食，最先消耗盡的養分便是**碳水化合物**。

(二) 蛋白質的吸收

1. 蛋白酶可消化蛋白質，胃液與胰液含蛋白酶，消化蛋白質而產生胜肽，胜肽必須再經刷狀緣酵素之胜肽酶水解才能產生可吸收之**胺基酸**，此過程發生在十二指腸及空腸。

2. **胺基酸**以**次級主動運輸**的方式進入絨毛的上皮細胞，然後以擴散的方式進入血流，循環途徑與單醣相同。

3. 有時雙肽類及三肽類可以次級主動運輸的方式進行到上皮細胞，然後被水解為胺基酸，再進入絨毛的微血管。
4. **新生兒能夠吸收相當量的未消化蛋白質**，所以能吸收母親初乳中的**抗體**，然而在成人只有游離的**胺基酸可進入肝門靜脈**。

(三) 脂肪的吸收

1. 脂肪必須先經**膽鹽乳化成**較小的**脂肪小滴懸浮液，降低脂肪分子的表面張力，增加與胰脂肪酶作用的表面積**。
2. 胰脂肪酶將三酸甘油酯被分解成單酸甘油酯及脂肪酸。
3 短鏈脂肪酸以擴散方式進入上皮細胞，隨單醣及胺基酸的途徑被吸收。而**中鏈脂肪酸**不需膽鹽可被吸收。
4. **微膠粒(micelle)促進脂肪消化和吸收**：大部分脂肪酸為**長鏈脂肪酸**，它與單酸甘油酯及**膽鹽**形成**微膠粒**，藉微膠粒進入**絨毛的上皮細胞**，長鏈脂肪酸**透過乳糜管吸收**，而微膠粒則留在食糜中繼續重複此種擺渡作用。
5. 單酸甘油酯被消化酶分解成甘油及脂肪酸。
   (1) 被吸收的脂肪酸與甘油會在上皮細胞的平滑內質網內再度形成三酸甘油酯，並與磷脂質及膽固醇凝集成小球，外層覆蓋蛋白質，稱為**乳糜微粒**(chylomicron)。乳糜微粒存有**脂溶性維生素**，因脂溶性維生素具有非極性分子之結構，需利用乳糜小滴儲存於肝臟及脂肪組織，並以此方式於血液中輸送。
   (2) 乳糜微粒藉胞吐作用離開上皮細胞後，**進入乳糜管**（是一種淋巴管）。由此淋巴管送至胸管，胸管會在鎖骨下靜脈導入循環系統。
6. **膽管閉塞**時會影響脂肪的吸收，**缺乏膽汁**易引起脂肪性**腹瀉**現象。
7. **脂肪所產生熱量為最高**，每公克產生 9 仟卡之熱量。

19-8 大 腸

一、解剖學

(一) 外形及位置

大腸(large intestine)長約 1.5 公尺，寬約 6.5 公分。大腸由盲腸延伸至肛門，以結腸繫膜連結後腹壁上。

(二) 大腸可分為四個主要區域

1. 盲腸(cecum)：
   (1) 位於迴盲瓣底下，長約 6 公分的盲端腸管。
   (2) 闌尾(vermiform appendix)：附著到盲腸的一扭曲管子，長約 8 公分，**開口於盲腸**，壁層中含有豐富的**淋巴組織**。
   (3) 闌尾以**闌尾繫膜**連結到迴腸下部及後腹壁。
   (4) 闌尾感染造成的發炎稱為闌尾炎(appendicitis)。闌尾根部一般**位於右髂前上棘到臍連線的外 1/3 處**，闌尾炎時，此處常有明顯壓痛，是為判斷急性闌尾炎患者的**麥氏點**。
2. **結腸**(colon)：可再細分為以下部分：
   (1) **升結腸**(ascending colon)：在腹部右邊往上升，到達肝臟下表面時以 90°轉向左邊，並形成**結腸右曲**（結腸肝曲）。
   (2) **橫結腸**(transverse colon)：位於肝與胃之下方，水平的橫過腹部，小腸的上方。在左邊脾臟底下以 90°彎曲往下，形成結腸左曲（**結腸脾曲**）。
   (3) **降結腸**(descending colon)：
      A. 位於腹部左邊，胃的下方，**無腸繫膜**。
      B. 由橫結腸左端急轉彎，下行到左髂骨之高度。
   (4) **乙狀結腸**(sigmoid colon)：由左髂骨嵴開始，往內走向中線，並終止在第三骶（薦）椎高度的直腸。

3. **直腸**(rectum)：胃腸道的最後 20 公分的部分。

4. 肛管(anal canal)：
   (1) 直腸末端的 2~3 公分的部分。
   (2) 肛管的對外開口稱為肛門(anus)，受內括約肌（平滑肌）及外括約肌（骨骼肌）管制。
   (3) 直腸與肛管間的角度由**恥骨直腸肌**形成。

(三) 大腸壁的組織學構造

1. 黏膜層：不含絨毛及環形摺層。含單層柱狀上皮細胞及許多杯狀細胞，**杯狀細胞分泌黏液，可潤滑大腸內容物**，使其易於通過結腸。**大腸是消化道中分泌量最少且不分泌消化酶之器官**。

2. 黏膜下層：與其他消化道相似。

3. 肌肉層：內環外縱的排列。
   (1) **結腸帶**(taeniae coli)：**縱走肌**並非連續的環繞著大腸壁，而是斷裂成三條平坦的結腸帶，**三條結腸帶在闌尾處會合**。
   (2) **結腸袋**(haustra)：由於結腸帶的長度不如大腸的長度，又因為結腸帶的張力收縮，使結腸聚集成一系列的囊袋構造，造成結腸袋狀的外表。

4. 漿膜層：腹膜臟層的一部分，充滿**腸脂垂**掛在結腸帶上。

二、大腸內的消化作用

(一) 物理性消化

1. 大腸平常保持輕微的收縮，但在**用餐之後**立刻產生**胃迴腸反射**(gastroileal reflex)。
   (1) 胃迴腸反射中，迴腸的蠕動被加強，食糜被推進盲腸。胃泌素亦可使迴盲瓣鬆弛，有利食糜推進，又稱為**團塊運動**(mass peristalsis)，是最易引起排便欲望的結腸運動。

(2) 當盲腸擴張時，迴盲瓣(ileocecal valve)收縮程度被加強，限制食糜再進到盲腸。

2. 大腸的運動：
   (1) 結腸袋性攪拌運動(haustral churning)：當食糜進入結腸，結腸壁收縮將內容物擠進另一結腸袋，縱使大腸蠕動較其他部分慢，此運動仍可發生。
   (2) 總蠕動(mass peristalsis)：
      a. **又稱胃結腸反射**(gastrocolic reflex)，**為起源於橫結腸中間的一個強烈蠕動波**，將結腸內容物擠進直腸。
      b. 胃內食物可引發此反射的動作，因此總蠕動經常在一天內發生 3~4 次，且在飯後或胃充滿食物時發生。
      c. **逆蠕動**(antiperistaltic movement)發生在**升結腸**和**橫結腸**。

(二) 化學性消化

1. 食糜在大腸內受到微生物的作用，其中殘存的碳水化合物被發酵而釋放氫、二氧化碳及甲烷氣體，造成結腸內的脹氣。

2. 腸道微生物將殘餘蛋白質轉為胺基酸，分解成較簡單的物質。

3. 大腸內微生物將膽紅素分解成較簡單的尿膽色素原，造成糞便的棕色。

4. 腸道微生物群**可合成一些正常代謝所需的維生素**，包括某些維生素 B 及**維生素 K** 及葉酸，同時被大腸吸收。腸道微生物還可使食糜中未消化的物質與分泌的黏液發酵其所產生的短鏈脂肪酸，可供作結腸上皮細胞的能量來源，如此可促進大腸吸收鈉、鈣、鎂、鐵等離子與重碳酸根離子。

三、吸收作用及糞便的形成

1. 食糜停留在大腸內約 3~10 小時，經吸收水作用的結果，變成固體或半固體的糞便。
2. 進入大腸的水（約 0.5~1 L）除了 100 mL 外幾乎全部被吸收，**水的吸收**作用在盲腸及升結腸最大。大腸主要的吸收是水。
3. 大腸再吸收部分的**電解質**，包括**鈉離子**、氯離子、鎂離子等。
4. 細菌產生的**短鏈脂肪酸**，多在結腸被吸收。

四、排 便

1. 大腸的總蠕動將糞便擠進直腸，造成直腸壁的擴張，因而刺激壓力接受器而引發的反射－排便，將直腸排空。
2. 直腸縱走肌的收縮，使直腸縮短；橫膈及腹肌的隨意收縮，都使腸內壓力增加，迫使括約肌打開，將糞便由肛門排出。
3. **嬰兒**常在餐後排便是因**胃結腸反射**(gastrocolic reflex)使直腸的自動排空，並不包含肛門外括約肌的隨意控制。
4. 痔瘡(hemorrhoids)是由於**直腸**之**肛門管**部位**靜脈**發炎及膨大現象（靜脈瘤）。

QUESTION 題庫練習

1. 大腸的最後一段是指：(A)迴腸 (B)直腸 (C)迴盲瓣 (D)歐迪氏括約肌 (104專高二)

解析 胃腸道的最後20公分的部分是直腸。

2. 胃腺分泌氫離子(H^+)的機制是：(A)一級主動運輸(primary active transport) (B)二級主動運輸(secondary active transport) (C)簡單擴散(simple diffusion) (D)促進擴散(facilitated diffusion)

解析 初級主動運輸（一級主動運輸）是物質在細胞膜上離子幫浦幫助下，直接消耗ATP完成逆濃度梯度的跨膜運輸，運輸的物質有Na^+、K^+、Ca^{2+}、Cl^-、H^+、I^-及其他離子；故胃腺分泌氫離子(H^+)之機制應屬此種運輸方式。 (104專高二)

3. 下列何者不是肝小葉三合體的構造？(A)中央靜脈 (B)肝動脈 (C)肝門靜脈 (D)膽管 (105專高一)

解析 每一肝小葉周圍轉角處都有肝動脈的分枝、肝門靜脈的分枝及膽管，三者合稱為肝的三合體(triad)。

4. 下列哪一器官內襯複層扁平上皮？(A)食道 (B)胃 (C)十二指腸 (D)直腸 (105專高一)

解析 (B)(C)(D)胃、十二指腸、直腸：內襯單層柱狀上皮。

5. 下列何種結腸運動最容易引發排便的慾望？(A)結腸袋運動(haustration) (B)質塊運動(mass movement) (C)分節運動(segementation) (D)蠕動(peristalsis) (105專高一)

6. 下列何者被腸肝循環(enterohepatic circulation)重吸收的比例最高？(A)膽鹽 (B)腸激酶 (C)果糖 (D)肝醣 (105專高一)

解析 膽汁中的膽鹽可將脂肪乳化以利脂肪酶的消化作用。大約80%膽鹽可藉腸肝循環在迴腸被再吸收回到肝臟再利用。

7. 下列何者不是十二指腸特有的構造？(A)肝胰壺腹的開口 (B)副胰管的開口 (C)布魯納氏腺(Brunner's gland) (D)乳糜管

解析 小腸腸黏膜中皆具絨毛，絨毛中即含有乳糜管的構造，並非十二指腸特有之構造。 (105專高二)

解答： 1.B 2.A 3.A 4.A 5.B 6.A 7.D

8. 下列何者與增加小腸吸收面積無關？(A)環形皺襞　(B)腸脂垂　(C)微絨毛　(D)絨毛　（105專高二）

解析 腸脂垂位於結腸，故與小腸的吸收無關。

9. 下列何者是消化道最重要的推進運動？(A)蠕動(peristalsis)　(B)分節運動(segmentation)　(C)鐘擺運動(pendular movement)　(D)蠕動的急流(peristaltic rush)　（105專高二）

10. 在正常的膽汁中，下列何者所占的比率最高？(A)水　(B)膽鹽　(C)膽色素　(D)卵磷脂　（105專高二）

解析 (A)水(97%)；(B)膽鹽(0.7%)；(C)膽色素(0.2%)；(D)卵磷脂(0.2%)。

11. 大腸的哪一構造，是由縱走的平滑肌束構成？(A)結腸袋　(B)結腸帶　(C)腸脂垂　(D)肛柱　（106專高一）

解析 結腸帶是三條斷裂、平坦的縱走肌，在闌尾處會合。

12. 庫佛氏細胞(Kupffer's cell)位於肝小葉的何處？(A)中央靜脈　(B)肝動脈　(C)肝門靜脈　(D)竇狀隙　（106專高一）

解析 肝臟的吞噬細胞又稱庫佛氏細胞(Kupffer's cell)，位於竇狀隙內，可摧毀破壞後的白血球，紅血球及外來的細菌。

13. 下列哪一構造發生腫瘤時，經常會壓迫到顏面神經？(A)耳下腺　(B)頷下腺　(C)舌下腺　(D)腭扁桃腺　（106專高一）

解析 耳下腺又稱腮腺，為最大之唾液腺體，占唾液分泌之25%，耳下腺腫大會造成顏面神經麻痺。

14. 胃腺之何種細胞負責分泌胃泌素(gastrin)？(A)壁細胞(parietal cell)　(B)主細胞(chief cell)　(C) G細胞(G cell)　(D)嗜鉻細胞(enterochromaffin-like cell)　（106專高一）

解析 胃腺中的G細胞又稱嗜銀細胞，可分泌胃泌素至血液中。

15. 食糜中的何種成分最容易刺激空腸黏膜分泌膽囊收縮素(cholecystokinin)？(A)醣類　(B)蛋白質　(C)脂質　(D)鈉離子

解析 膽囊收縮素是受十二指腸食糜中的蛋白質及脂肪刺激而分泌，最易刺激空腸黏膜分泌的則是脂肪。　（106專高一）

解答：　8.B　9.A　10.A　11.B　12.D　13.A　14.C　15.C

16. 下列何者分別與食道及十二指腸相接？(A)胃體部與胃底部 (B)胃底部與幽門部 (C)賁門部與幽門部 (D)胃體部與賁門部

解析 食道藉每秒2~4公分的速度將食團往下送到胃的賁門；十二指腸為小腸最短的部分，起源於胃的幽門。 (106專高二)

17. 下列哪兩種皆屬於腹膜後器官？(A)脾臟與肝臟 (B)胰臟與升結腸 (C)橫結腸與降結腸 (D)盲腸與乙狀結腸 (106專高二)

解析 腹膜後器官有：腎臟、胰臟、升結腸、十二指腸下2/3、降結腸、腹主動脈、腎上腺。

18. 小腸上具備有免疫功能的細胞位在何處？(A)派亞氏結區(Peyer's patches) (B)乳糜管(lacteal) (C)腸上皮細胞(enterocyte) (D)杯狀細胞(goblet cell) (106專高二)

解析 派亞氏結區又稱培氏斑，其為位於小腸壁的淋巴組織。

19. 下列何者的肌肉層含骨骼肌？(A)食道 (B)胃 (C)十二指腸 (D)直腸 (106專高二補)

解析 食道的肌肉層上三分之一為橫紋肌（即骨骼肌），中間三分之一為橫紋肌及平滑肌混合，而下三分之一為平滑肌。

20. 有關膽固醇吸收之敘述，下列何者正確？(A)由小腸上皮細胞吸收後進入微血管及門脈循環 (B)由小腸上皮細胞吸收後形成乳糜微粒進入乳糜管 (C)由大腸上皮細胞吸收後進入微血管及門脈循環 (D)由大腸上皮細胞吸收後形成乳糜微粒進入乳糜管

解析 (A)吸收後形成乳糜微粒進入乳糜管；(C)(D)由小腸吸收。 (106專高二補)

21. 肝臟的血液主要來自：(A)肝動脈與肝門靜脈 (B)肝門靜脈與肝靜脈 (C)肝靜脈與腸繫膜上動脈 (D)腸繫膜上動脈與肝動脈

解析 肝臟同時接受來自腹腔動脈幹的肝動脈及來自腸道血液的肝門靜脈雙重血液注入，肝動脈和肝門靜脈的血液會導入肝臟的竇狀隙。 (107專高一)

22. 有關肝圓韌帶的敘述，下列何者錯誤？(A)位於肝鐮韌帶下緣 (B)一端連至前腹壁的肚臍 (C)由胚胎期的臍動脈閉鎖而成 (D)介於肝左葉與方形葉之間 (107專高一)

解答： 16.C 17.B 18.A 19.A 20.B 21.A 22.C

23. 肌神經叢(myenteric plexus)位於消化道的何處？(A)黏膜層(mucosa) (B)黏膜下層(submucosa) (C)肌肉層(muscularis externa) (D)漿膜層(serosa) (107專高一)

解析 位於兩層肌肉層之間的腸肌神經叢為自主神經的一部分，控制大部分的胃腸道的運動。

24. 有關小腸絨毛的敘述，下列何者錯誤？(A)由小腸上皮細胞形成之指狀突起 (B)絨毛中心僅有一條乳糜管，吸收所有的營養物質並送入血液中 (C)其功能為增加消化吸收之面積 (D)在十二指腸中可見到 (107專高二)

25. 有關牙齒之敘述，下列何者錯誤？(A)一般而言，乳齒為20顆，恆齒32顆 (B)乳齒中沒有犬齒 (C)第二前臼齒為恆齒 (D)牙齒固定於上下頷骨 (107專高二)

26. 有關食道之敘述何者正確？(A)位於氣管之前方 (B)食道上段為平滑肌所構成 (C)以蠕動(peristaltic contraction)之方式將食物向下推送 (D)以分節運動(segmentating contraction)將食物充分混合

解析 (A)食道位於脊椎之前與氣管之後；(B)食道的肌肉層上三分之一為橫紋肌（即骨骼肌）；(D) 食道不具有消化或吸收的功能，僅能當作食物的通道。 (108專高一)

27. 關於碳水化合物消化和吸收的敘述，下列何者正確？(A)碳水化合物消化從胃開始 (B)乳糖不耐症是因為澱粉酶不足 (C)多醣被分解成可被吸收的單醣 (D)蔗糖可通過腸道上皮細胞被吸收

解析 (A)從口腔開始消化；(B)是因乳糖酶(lactase)不足；(D)蔗糖須經蔗糖酶分解為葡萄糖及果糖才能吸收。 (108專高一)

28. 在進食之頭期(cephalic phase)，下列何者會被激活？(A)嗅覺導致胰泌素(secretin)的分泌 (B)小腸與胃之間的短反射(short reflex) (C)交感神經(sympathetic nerves)至腸神經系統(enteric nervous system) (D)副交感神經(parasympathetic nerves)至腸神經系統

解析 進食之頭期衝動的傳導為：大腦皮質或下視丘的進食中樞 → 延腦 →迷走神經之副交感神經纖維 → 胃腺分泌。 (108專高一)

解答： 23.C 24.B 25.B 26.C 27.C 28.D

29. 有關竇狀隙(sinusoid)的敘述，下列何者錯誤？(A)其管壁由肝細胞構成 (B)與肝小葉的中央靜脈連通 (C)接收肝門靜脈的血液 (D)接收肝動脈的血液 (108專高二)

解析 竇狀隙含有庫佛氏細胞，功能是吞噬已破壞的血球及細菌。

30. 大網膜附著於下列哪兩個部位？(A)胃小彎與肝臟 (B)胃小彎與橫結腸 (C)胃大彎與肝臟 (D)胃大彎與橫結腸 (108專高二)

解析 大網膜附著於胃大彎及十二指腸第一段到橫結腸，它如同圍裙般掛在腸子上。

31. 下列有關蛋白質消化和吸收的敘述，何者正確？(A)胰臟管細胞(duct cell)能分泌蛋白酶，於小腸協助蛋白質分解 (B)吸收後，蛋白質消化產物直接通過血液進入肝臟 (C)胃蛋白酶(pepsin)可於小腸與胰臟分泌的蛋白酶協同消化蛋白質 (D)蛋白酶皆以具活性的形式從製造的細胞分泌出來 (108專高二)

解析 (A)胰臟分泌的是沒有活性的胰蛋白酶原；(C)胃蛋白酶在胃中將蛋白質水解成胜肽類；(D)主細胞分泌胃蛋白酶原，需要HCl才能使胃蛋白酶原活化為胃蛋白酶。

32. 下列哪一項不屬於進食誘發吞嚥反射(swallowing reflex)？(A)呼吸受到抑制 (B)聲門(glottis)關閉 (C)上食道括約肌(upper esophageal sphincter)鬆弛 (D)下食道括約肌(lower esophageal sphincter)收縮 (108專高二)

33. 下列有關膽囊的敘述何者正確？(A)黏膜層由單層柱狀上皮組成 (B)位於肝臟方形葉之左側 (C)主要功能為製造及儲存膽汁 (D)胃分泌之膽囊收縮素能夠促使膽囊排空 (109專高一)

解析 (B)位於肝臟下面右葉與方形葉之間；(C)主要功能為儲存膽汁（約30~50mL）以及濃縮膽汁；(D)小腸黏膜層分泌膽囊收縮素，以刺激膽囊收縮。

解答： 29.A 30.D 31.B 32.D 33.A

34. 有關胰臟之敘述何者錯誤？(A)胰液偏弱鹼性 (B)位於胃之後方 (C)其中約九成細胞屬於腺泡細胞 (D)胰管與副胰管都注入空腸

解析 總膽管與主胰管匯合，合稱為肝胰壺腹，導入十二指腸。

（109專高一）

35. 下列何者藉由輔助擴散(facilitated diffusion)的方式，通過小腸上皮細胞之頂膜被吸收？(A)葡萄糖(glucose) (B)半乳糖(galactose) (C)麥芽糖(maltose) (D)果糖(fructose) （109專高一）

36. 下列哪個維生素(vitamin)會出現在乳糜微粒(chylomicron)中？(A)維生素 A (B)維生素 B_6 (C)維生素 B_{12} (D)維生素 C

解析 脂溶性維生素具有非極性分子之結構，需利用乳糜微粒儲存於肝臟及脂肪組織，並以此方式於血液中輸送。 （109專高一）

37. 消化道的梅氏神經叢(Meissner's plexus)位於下列何處？(A)黏膜層 (B)黏膜下層 (C)肌肉層 (D)漿膜層 （109專高二）

38. 膽汁之製造及注入消化道的位置，下列何者正確？(A)肝臟製造，注入十二指腸 (B)肝臟製造，注入空腸 (C)膽囊製造，注入十二指腸 (D)膽囊製造，注入空腸 （109專高二）

解析 膽汁由肝細胞分泌，進入微膽小管，再進入膽管，膽管合併成左右肝管，再形成總肝管離開肝臟，總肝管與膽囊的膽囊管形成總膽管再與胰臟的胰管形成肝胰壺腹進入十二指腸。

39. 下列有關腮腺的敘述，何者錯誤？(A)主要位於嚼肌之內側 (B)為最大的唾液腺 (C)其導管穿過頰肌開口於口腔 (D)分泌液內含唾液澱粉酶 （109專高二）

解析 腮腺位於耳朵的前下方。

40. 下列何者為刺激胃泌素(gastrin)分泌之直接且重要的因子？(A)膨脹的胃 (B)胃腔內$[H^+]$增加 (C)胰泌素(secretin)分泌 (D)食道的蠕動(peristalsis) （109專高二）

解析 刺激胃泌素的因子有：消化後的蛋白質、咖啡因、胃擴張。

解答： 34.D 35.D 36.A 37.B 38.A 39.A 40.A

41. 下列何者為胰臟內分泌細胞與胃壁的細胞皆可分泌的物質？(A)胰蛋白酶原(trypsinogen) (B)澱粉酶(amylase) (C)胃蛋白酶原(pepsinogen) (D)體抑素(somatostatin) （109專高二）

42. 下列哪個胃腺細胞，主要產生鹽酸與內在因子？(A)黏液頸細胞(mucous neck cell) (B)壁細胞(parietal cell) (C)主細胞(chief cell) (D)腸內分泌細胞(enteroendocrine cell) （110專高一）

解析 (A)黏液頸細胞分泌醣蛋白黏液及富含HCO_3^-的鹼性液體，中和胃酸；(C)主細胞分泌胃蛋白酶原；(D)腸內分泌細胞分泌多種激素至固有層，如胃泌素。

43. 總膽管與胰管匯聚形成肝胰壺腹(hepatopancreatic ampulla)，開口於下列何處？(A)胃的幽門部 (B)胃的賁門部 (C)十二指腸 (D)空腸 （110專高一）

44. 依照大腸(large intestine)前後排列之順序，下列何者在最前端？(A)升結腸 (B)降結腸 (C)盲腸 (D)迴腸 （110專高一）

解析 大腸前後排列之順序為盲腸、升結腸、橫結腸、降結腸、乙狀結腸。

45. 下列何者不是由腹膜(peritoneum)衍生形成的構造？(A)大網膜 (B)小網膜 (C)肝圓韌帶 (D)腸繫膜 （110專高一）

解析 肝圓韌帶為鐮狀韌帶的游離緣，由肝臟延伸至臍部，是胎兒臍靜脈所演化而來的一個纖維索。

46. 下列何者在小腸液中的含量最低？(A)蔗糖酶(sucrase) (B)肝醣酶(glycogenase) (C)乳糖酶(lactase) (D)麥芽糖酶(maltase)

解析 (B)用於肝醣分解，主要發生在肝臟及肌肉。 （110專高一）

47. 有關脂溶性維生素的敘述，下列何者錯誤？(A)吸收不受膽汁分泌的影響 (B)包含維生素A、D、E與K (C)溶解在微膠粒(micelle)中 (D)在小腸中被吸收進入人體 （110專高一）

解析 膽汁與胰脂肪酶共同作用形成微膠粒，可幫助脂肪及脂溶性維生素的吸收，故膽管閉塞時會影響其吸收。

解答： 41.D 42.B 43.C 44.C 45.C 46.B 47.A

48. 有關消化道肌肉層的敘述，下列何者正確？(A)除口腔、咽部外，所有消化道的肌肉層皆由平滑肌構成 (B)除口腔、咽部外，所有消化道的肌肉層皆分為內層環向、外層縱向 (C)咽部主要由骨骼肌所構成 (D)口腔的硬腭是骨骼肌構成，而軟腭是平滑肌所構成 (110專高二)

解析 (A)除口腔、咽及食道，整個消化道的肌肉層皆由平滑肌所組成；(B)除了胃有三層肌肉以外，其他器官的平滑肌內層為環狀肌和外層為縱走肌；(D)硬腭：由上頜骨及腭骨所構成，軟腭由骨骼肌構成。

49. 消化道的奧氏神經叢(Auerbach's plexus)，主要位於下列何處？(A)黏膜層 (B)黏膜下層 (C)肌肉層 (D)漿膜層 (110專高二)

解析 奧氏神經叢位於兩層肌肉層之間的腸肌神經叢，亦為自主神經的一部分，控制大部分的胃腸道的運動。

50. 橫結腸不具下列何種構造？(A)腸脂垂 (B)縱走之肌肉帶 (C)結腸袋 (D)小網膜 (110專高二)

51. 有關腸道中脂解酶(lipase)的敘述，下列何者正確？(A)主要由肝臟製造分泌 (B)協助乳化脂肪 (C)使乳糜微粒(chylomicron)分解成單酸甘油酯(monoglyceride)和游離脂肪酸(free fatty acid) (D)將三酸甘油酯(triglyceride)分解為單酸甘油酯和游離脂肪酸 (110專高二)

解析 (A)主要由胃與胰臟分泌；(B)脂肪先經膽鹽乳化；(C)使中性脂肪（三酸甘油酯）被分解成單酸甘油酯及脂肪酸。

52. 下列哪個物質不會出現在乳糜微粒(chylomicron)中？(A)特低密度脂蛋白(very-low-density lipoprotein) (B)維生素D (vitamin D) (C)磷脂質(phospholipid) (D)膽固醇(cholesterol) (110專高二)

解析 三酸甘油酯與磷脂質及膽固醇凝集成小球，外層覆蓋蛋白質，稱為乳糜小滴。除維生素K外，脂溶性維生素可儲存在肝臟和乳糜小滴。

解答： 48.C 49.C 50.D 51.D 52.A

53. 下列何者不屬於小腸的一部分？(A)十二指腸 (B)迴腸 (C)盲腸 (D)空腸 (111專高一)

解析 盲腸屬於大腸的一部分。

54. 下列何者位於肝臟尾葉(caudate lobe)的右側？(A)膽囊 (B)肝門(porta hepatis) (C)小網膜 (D)下腔靜脈 (111專高一)

55. 下列何者是位於迴腸最外層之結構？(A)漿膜層 (B)黏膜層 (C)黏膜下層 (D)肌肉層 (111專高一)

解析 漿膜層為大部分胃腸道之最外層，由結締組織及上皮組織所構成。

56. 下列何者不屬於胰臟的外分泌蛋白質？(A)胰島素(insulin) (B)胰蛋白酶(trypsin) (C)胰乳糜蛋白酶(chymotrypsin) (D)胰澱粉酶(pancreatic alpha-amylase) (111專高一)

解析 蘭氏小島(islets of Langerhans)分泌胰島素，為胰臟內分泌腺。

57. 下列有關胃腸道神經反射的受體(receptor)角色，何者錯誤？(A)包括化學感受器、滲透壓感受器和機械感受器 (B)位於胃腸道管壁上 (C)將信息傳遞給中樞神經系統或腸道神經叢 (D)激活前饋路徑(feedforward pathway) (111專高一)

58. 下列何種胃腺細胞，其分泌物質與大腸杯狀細胞所分泌的相似？(A)黏液頸細胞 (B)壁細胞 (C)主細胞 (D)腸內分泌細胞

解析 大腸杯狀細胞可分泌大量的黏液。(A)分泌黏液及富含HCO_3^-的鹼性液體；(B)分泌胃蛋白酶原；(C)分泌HCl、內在因子；(D)分泌多種激素。 (111專高二)

59. 下列哪一構造，不是完全由腹膜反摺構成的？(A)肝鐮韌帶 (B)肝圓韌帶 (C)小網膜 (D)腸繫膜 (111專高二)

解析 (B)是胎兒臍靜脈所演化而來的一個纖維索。

60. 體制素(somatostatin)主要由消化道何處分泌？(A)唾腺 (B)胃 (C)膽囊 (D)十二指腸 (111專高二)

解析 (B)胃部D細胞會分泌體制素。

解答： 53.C 54.D 55.A 56.A 57.D 58.A 59.B 60.B

61. 總膽管是由下列何者會合而形成？(A)膽管與總肝管 (B)總肝管與膽囊管 (C)膽囊管與胰管 (D)總肝管與胰管 （112專高一）

62. 升糖素(glucagon)會刺激下列哪一器官產生肝醣分解作用(glycogenolysis)？(A)肝臟 (B)肌肉 (C)腎臟 (D)脂肪組織

解析 肝醣分解作用是肝醣分解成葡萄的過程，發生肝臟及肌肉細胞，而升糖素主要是加速肝臟中的肝醣分解。 （112專高一）

63. 總膽管是由哪兩者匯聚形成？(A)左肝管與右肝管 (B)總肝管與胰管 (C)膽囊管與胰管 (D)總肝管與膽囊管 （112專高二）

解析 左、右肝管匯合形成總肝管離開肝臟，與來自膽囊的膽囊管匯合形成總膽管。

64. 分泌鹼性黏液之布氏腺(Brunner's glands)主要位於消化道何處？(A)胃的黏膜層 (B)十二指腸黏膜下層 (C)迴腸黏膜層 (D)胰臟 （112專高二）

解析 布氏腺(Brunner's glands)主要分泌鹼性黏液(HCO_3^-)，以保護小腸壁免於受到消化酶的作用，亦可中和來自胃的酸性食糜。

65. 下列何者將消化道吸收之富含養分血液帶入肝臟？(A)肝固有動脈 (B)上腸繫膜動脈 (C)肝門靜脈 (D)肝靜脈 （112專高二）

解析 肝門靜脈輸送集胰臟、胃、脾臟、腸（如闌尾、直腸）及膽囊之靜脈血及含小腸所吸收之營養物至肝臟。

66. 下列血管何者與下腔靜脈(inferior vena cava)直接相連？(A)肝靜脈(hepatic vein) (B)脾靜脈(splenic vein) (C)腸繫膜上靜脈(superior mesenteric vein) (D)腸繫膜下靜脈(inferior mesenteric vein) （112專高三）

解析 (A)(B)(C)肝臟接受肝動脈及肝門靜脈血液，再注入肝靜脈竇，匯入中央靜脈，後注入肝靜脈，最後導入下腔靜脈。注入肝門靜脈的血管有：脾靜脈、腸繫膜上靜脈、左右胃靜脈等；(D)腸繫膜下靜脈血液是注入脾靜脈。

67. 下列何者不會通過肝門(porta hepatis)？(A)肝動脈(hepatic artery) (B)肝門靜脈(hepatic portal vein) (C)肝管(hepatic duct) (D)下腔靜脈(inferior vena cava) （112專高三）

解答： 61.B 62.A 63.D 64.B 65.C 66.A 67.D

解析 肝門是肝臟主要管道和神經的出入口，包括肝門靜脈、肝動脈。另外，左、右肝管離開肝門，匯合成總肝管進入膽囊儲存膽汁。

68. 胃壁之肌肉層依其走向由內而外之排列為何？(A)內環，外縱 (B)內縱，外環 (C)內斜，中環，外縱 (D)內縱，中環，外斜 (112專高三)

69. 下列何者屬於腸道神經系統(enteric nervous system)？(A)腹腔叢(celiac plexus) (B)黏膜下神經叢(submucosa plexus) (C)薦神經叢(sacral plexus) (D)腹下神經叢(hypogastric plexus) (112專高三)

解析 內在神經系統又稱為腸道神經系統，包括腸肌神經叢(myenteric plexus)、黏膜下神經叢(submucosal plexus)，由腸壁大量的神經元和神經纖維組成的複雜神經網路。黏膜下神經叢或稱梅氏神經叢(Meissner's plexus)。

70. 下列何者為微粒(micelle)在消化系統中的主要功能？(A)收集和運輸水溶性維生素 (B)分解蛋白質成胺基酸 (C)促進脂肪消化和吸收 (D)產生胃酸以幫助消化 (112專高三)

解析 大部分脂肪酸為長鏈脂肪酸，它與單酸甘油酯及膽鹽形成微膠粒，藉微膠粒（亦稱微粒(micelle)）進入絨毛的上皮細胞，長鏈脂肪酸透過乳糜管吸收，而微膠粒則留在食糜中繼續重複此種擺渡作用。

71. 調節消化道平滑肌收縮，最主要的離子為下列何者？(A)鈣離子 (B)鈉離子 (C)鉀離子 (D)氯離子 (113專高一)

解析 存在於平滑肌的蕈毒鹼類接受器，活化後開啟Ca^{2+}通道產生極化，使平滑肌收縮。

72. 下列何者是負責供應肝臟充氧血的血管？(A)腸繫膜上動脈 (B)腹腔動脈幹 (C)肝門靜脈 (D)肝靜脈 (113專高一)

解析 腹腔動脈幹的肝總動脈供應肝臟、胃、胰、膽、十二指腸的血液。

解答： 68.C 69.B 70.C 71.A 72.B

73. 肝胰壺腹是由下列哪兩者會合而形成？(A)肝管與主胰管 (B)肝管與副胰管 (C)總膽管與主胰管 (D)總膽管與副胰管

（113專高一）

解析 總膽管與來自胰臟的胰管匯合形成肝胰壺腹，進入十二指腸。

74. 下列何者調控並可加速肝臟分泌膽汁？(A)交感神經(sympathetic nerve) (B)迷走神經(vagus nerves) (C)胸腰段脊神經(spinal nerves) (D)舌咽神經(glossopharyngeal nerve) （113專高一）

解析 迷走神經釋放的乙醯膽鹼，會作用於肝臟與膽囊平滑肌，刺激膽汁分泌與膽囊收縮。

解答： 73.C 74.B

生殖系統

出題率：♥♥♥

- 胚胎的生殖系統發育
  - 內生殖器官
  - 外生殖器官

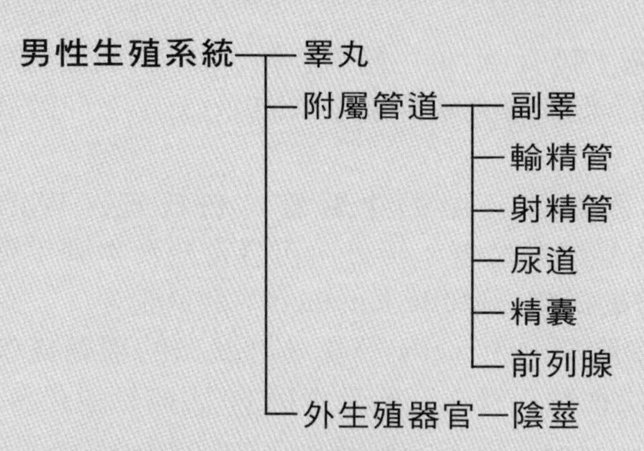

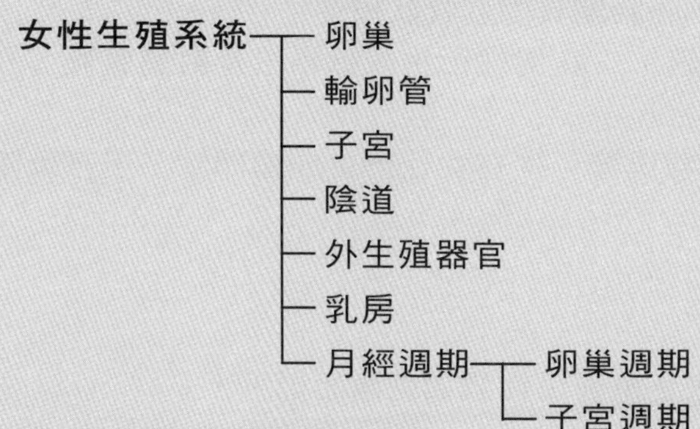

- 懷孕生理
  - 受精
  - 胚胎發育
  - 分娩
  - 泌乳

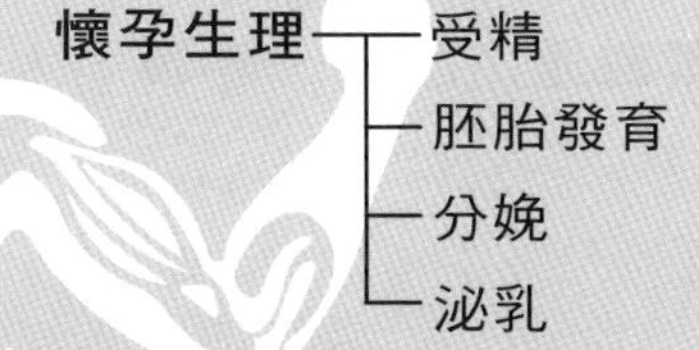

Physiology and Anatomy

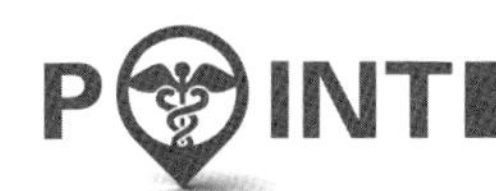

重點彙整

20-1 胚胎的生殖系統發育

一、內生殖器官

1. 卵巢與睪丸之分化：
   (1) 胚胎發育第 6 週，帶有 Y 染色體之胚胎，其 Y 染色體短臂上的 **SRY 基因**，促使**睪丸決定因子**(TDF)的分泌，而致胚胎分化出睪丸。
   (2) 睪丸分泌的**睪固酮**使胚胎的**中腎管**（**伍氏管**，Woffian ducts）發育成男性副生殖器；另外，可發育為女性副生殖器的**副中腎管**（**穆勒氏管**，Müllerian ducts）則退化。
   (3) 睪丸中的**賽氏細胞**(sertoli cells)分泌多胜肽類的**穆勒氏管抑制因子**(MIF)，使穆勒氏管在胚胎發育第 60 天開始退化。
2. 副生殖器之分化：胚胎期具兩套管狀構造：
   (1) 中腎管（伍氏管）：在男性衍生成輸精管及附屬腺體，在女性則退化。
   (2) 副中腎管（穆勒氏管）：在女性衍生成輸卵管、子宮及陰道的一部分。

二、外生殖器官

1. 胚胎發育時由泌尿生殖竇受性激素刺激而衍生。
2. 雖來自於同樣的泌尿生殖竇，但男性與女性各發展出不同外形的器官，稱為**同源構造**。例如**陰莖龜頭**／**陰蒂**、**陰囊**／**大陰唇**、尿道球腺體／前庭大腺。

20-2 男性生殖系統

一、睪 丸 (Testes)

睪丸為男性的主要生殖器官及性腺。

(一) 結 構

1. 呈卵形，重約 10~14 克，長約 4~5 公分，寬約 2.5 公分。在出生前會完全降至陰囊內。
2. 睪丸外有三層膜包裹：
   (1) 外層：睪丸鞘膜，為由腹骨盆腔的腹膜延伸而來。
   (2) 中層：白膜，向睪丸內部延伸，將睪丸分隔成許多小葉。
   (3) 內層：血管膜，為血管網絡。
3. **曲細精管**：管壁上有精原細胞與支持細胞，**是精子形成的位置**。
   (1) 精原細胞：經有絲分裂形成初級精母細胞，初級精母細胞再經由減數分裂的兩次分裂而生成精子。
   (2) **賽氏細胞**(sertoli cells)：為**支持細胞**，構成**血睪屏障**(blood-testis-barrier)，並參與精子的成熟。
   (3) 萊氏細胞(Leydig cells)：曲細精管間的間質細胞，受 LH 調控而分泌睪固酮。
4. 精子的結構：
   (1) **頭部**：含有細胞核，其攜帶 23 **條染色體**（**遺傳物質** DNA 位於此處），頂端有穿孔體（acrosome，或稱尖體），內含**玻尿酸酶及蛋白水解酶**可協助精子進入卵細胞內。
   (2) **中節**：含螺旋狀**粒線體，提供精子運動所需的能量**。
   (3) **尾部**：由微小管構成的**鞭毛，使精子運動**。

(二) 功 能

1. 精子發生(spermatogenesis)：
   (1) **精子的發生自青春期開始**，可持續進行。
   (2) 青春期開始，曲細精管的生殖上皮細胞大部分進行有絲分裂以維持一定的數量。複製後的兩個精原細胞中，其中一個會受到 FSH 及**睪固酮**的刺激，而開始進行減數分裂，這個細胞稱為初級精母細胞(2n)。

初級精母細胞(2n) —第一次減數分裂→ 2 個次級精母細胞(n) —第二次減數分裂→ 4 個精細胞(n)

   (3) **精細胞**尚未具有受精能力，需在**移行至副睪**的過程中，**進一步成熟**，此時細胞質與大部分胞器被**賽氏細胞**吸收。
   (4) 最後形成的精子儲存在**副睪與輸精管**內，正常精子生成需費時約 **60~70 天，合適的生存溫度為** 35.5~36℃。
   (5) 賽氏細胞除了參與精子成熟外，亦環繞在曲細精管周圍構成一連續的障壁，稱為**血睪屏障**，以保護精子的形成。
2. 分泌激素：
   (1) **睪固酮：由間質細胞**（萊氏細胞）分泌，可受 LH 調控。
      a. 具蛋白質同化作用，可促進肌肉及骨骼生長。
      b. 促進骨骺封閉，停止骨骼生長。
      c. 促進男性第二性徵出現。
      d. 可增加性慾及性能力。
      e. 負迴饋控制腦下腺前葉分泌 FSH 及 LH。
   (2) **抑制素：由賽氏細胞**分泌，可調節精子生成並負迴饋抑制 FSH 分泌。

二、附屬管道

(一) 副　睪 (Epididymis)

1. 位置：位於睪丸的上部及側面。

2. 形態：呈新月形，長度約 4 公分。

3. 結構：由彎曲的輸出管道形成，管腔由偽複層柱狀上皮構成，**腔面有許多靜纖毛**，可增加睪丸液吸收的表面積及養分輸送。

4. 功能：
   (1) 將**精子貯存**至成熟為止，以備射精用。
   (2) 從睪丸運送精子至射精管。
   (3) 具環狀平滑肌，可使成熟的精子藉**蠕動方式**移向陰莖。

(二) 輸精管 (Ductus Deferens)

1. 位置：介於副睪與射精管之間，由副睪沿著睪丸後面上行，**經過腹股溝管**，進入腹腔並越過膀胱，下行至膀胱後側，與來自精囊的導管相連，組成射精管。

2. 形態：**為副睪變粗後的延伸**，成對存在。

3. 結構：
   (1) 在副睪末端後被精索覆蓋，精索含有結締組織、睪丸動脈、睪丸靜脈、自主神經及淋巴組織。
   (2) 內緣有偽複層柱狀上皮組織，中間為三層厚的平滑肌，內有骨盆神經叢分佈，外層為結締組織外膜。

4. 功能：為運輸精子的管道，亦是進行男性結紮的位置。

(三) 射精管 (Ejaculatory Duct)

1. 位置：在輸精管後，由輸精管壺腹與精囊導管相交會形成，並**通過前列腺，開口於尿道前列腺部**。

2. 結構：內層為柱狀上皮組織，外層為纖維結締組織。

3. 功能：在交感神經興奮時，將精液射入尿道。

(四) 尿 道 (Urethra)

1. 位置：從膀胱經前列腺進入**陰莖球與尿道海綿體**，為生殖管道系統的最後一段。

2. 結構：分成**前列腺尿道**、**膜性尿道**及**陰莖尿道**三部分。
   (1) 前列腺尿道：從膀胱底部開始，而貫通前列腺，並接受前列腺與射精管的分泌物。
   (2) 膜性尿道：穿越泌尿生殖橫膈後，為膜性尿道，此處有尿道外括約肌，**球尿道腺的導管**位於此處。
   (3) 陰莖尿道：貫穿陰莖至龜頭頂點的尿道外開口，可將尿液或精液排出體外。

3. 功能：
   (1) 為精液與尿液的共同排出管道。
   (2) 在射精時，膀胱的**尿道內括約肌**會收縮，而阻止尿液排出。

(五) 精 囊 (Seminal vesicles)

1. 位置：位於輸精管壺腹旁邊。

2. 結構：
   (1) 外層為結締組織，含有血管及神經。
   (2) 中層為平滑肌，外為縱肌，內為環肌。
   (3) 內層為黏膜層，具有皺摺可增加分泌表面積。

3. 功能：
   (1) 由黏膜分泌含有水分、果糖、前列腺素及維生素 C 的**鹼性分泌物，為構成精液的主要成分**。
   (2) 其鹼性可中和女性陰道的酸性，**果糖**可提供精子活動的能量。

(六) 前列腺 (Prostate gland)

1. 位置：**膀胱正下方，直腸正前方**。圍繞尿道最初 3 公分區域。
2. 形態：大小如核桃，長約 4 公分，寬約 3 公分，深約 2 公分。
3. 構造：
   (1) 由薄且強韌的結締組織與平滑肌構成的包囊所圍繞。
   (2) 內部由許多個別的腺體構成，並經個別的管道將分泌物釋入前列腺尿道。
      a. 內層：黏膜層腺體，可分泌黏液。
      b. 中間：黏膜下層腺體。
      c. 外層：主要的腺體，其分泌物占了前列腺分泌物的大部分。前列腺癌通常發生於此。
4. 功能：
   (1) 分泌物為乳狀鹼性液體，可構成精液(semen)的成分，約占 33%（表 20-1）。
   (2) 含有檸檬酸、鈣鹽、磷酸鹽、凝血酶和胞漿素原等。
   (3) 鹼性分泌物可以**提高精子活動力**和使卵子受精的能力。
   (4) 當前列腺肥大時會壓迫尿道，造成尿道阻塞而導致排尿困難。可以外科手術切除。

表 20-1 精 液

項 目	說 明
來源	由**副睪、精囊、前列腺、尿道球腺（開口於陰莖部尿道）的分泌液**與精子混合而成
成分	90%以上的水分、果糖（濃度 150~600 mg/100 mL）、維生素 C、肌醇、鈣、鋅、鎂、銅、硫礦物質
射精量	每次射精量約 1.5~5 mL
濃度	6 千萬～1 億精子 / mL 精液
pH 值	7.2~7.8

三、外生殖器官

(一) 陰莖(Penis)

1. 構造：
   (1) 背側為兩個平行排列的陰莖海綿體，以結締組織形成的白膜覆蓋。
   (2) 腹側為一個內含尿道的**尿道海綿體**，其**遠端膨大處形成龜頭**。
   (3) 海綿體內包含許多靜脈竇。
   (4) 龜頭外有包皮覆蓋。
2. 功能：
   (1) 內含尿道，為泌尿器官。
   (2) 性衝動時，因**副交感神經**興奮，藉由神經傳遞物質：**一氧化氮**(NO)，**使髂內動脈擴張造成陰莖海綿體充血**，當陰莖充血而變得腫脹時，會壓迫部分靜脈血回流而更**促進勃起**。
   (3)可受**交感神經**興奮之調控而**射精**，為生殖器官。

(二) 陰囊(Scroturm)

1. 構造：由筋膜結締組織組成，將陰囊分隔成兩個腔室，每一陰囊內皆有睪丸、副睪丸及精索。
2. 功能：其**肉膜肌**(dartos muscle)屬平滑肌，可調節陰囊溫度。

20-3 女性生殖系統

一、卵 巢 (Ovaries)

卵巢為女性的主要生殖器官。

(一) 形態與位置

1. 大小形態與杏仁相近。
2. 位於骨盆腔內，子宮兩旁各一個。
3. 藉由**卵巢繫膜**與腹腔中**闊韌帶**相連，卵巢繫膜外緣變厚為卵巢韌帶，並由懸韌帶懸吊於骨盆腔。
4. 卵巢繫膜包含**卵巢動脈**，由**腹主動脈分支而來**，可供應卵巢血流。

(二) 構 造

卵巢的構造包括內層的髓質與外層的皮質。

1. 髓質：又稱內質，由疏鬆的結締組織、血管、淋巴組織、神經和平滑肌所組成。
2. **皮質**：含有圓狀上皮囊泡，稱為**濾泡**。每一濾泡內含一**初級卵母細胞**(primary oocyte)。
   (1) **皮質**的表層是一層薄的結締組織，稱為**白膜**；在其表面有一層特化的立方形的細胞，稱為**生殖上皮**。
   (2) 皮質的基質簡稱間質，上有一層特化的生殖上皮，基質內含各種不同成熟階段的濾泡（表 19-2）。
   (3) 排卵後 LH **刺激濾泡顆粒細胞形成黃體**，可分泌黃體素，黃體素在月經末期退化而形成白體。
   (4) 女性約在 45~50 歲停經，此時**卵巢對 FSH 的敏感度降低**，濾泡會漸漸消失。

表 20-2 濾泡

階段	說明
原始濾泡	出生時即存在，至青春期約 30~40 萬個，由顆粒細胞所構成
初級濾泡	受 FSH 的作用，青春期時由原發濾泡發育而開始增殖，其內的初級卵母細胞開始繼續生長
次級濾泡	濾泡顆粒細胞變大並增殖，**形成有液體的濾泡腔，內含一個初級卵母細胞**，外圍的顆粒細胞可分泌動情素
成熟濾泡	又稱**葛氏濾泡**(Graafian follicle)，內含的卵已完成減數分裂的第一次分裂而形成次級卵母細胞，在大量的 LH 潮放刺激下，將**次級卵母細胞**排出進入輸卵管，如有受精作用發生，第二次減數分裂才能完成，而發育出卵子
閉鎖濾泡	其他同時受 FSH 作用而發育的濾泡，在成熟濾泡排卵後，均萎縮並閉鎖形成結締組織疤痕

(三) 功能

1. 卵的生成(oogenesis)：
   (1) 胚胎發育時，胎兒卵巢內的卵原細胞大部分在出生前經由細胞凋亡的方式死亡，且卵原細胞的數量也不再增加。在母體懷孕末期，這些剩餘的卵原細胞開始進行減數分裂，然後**停在第一次減數分裂的前期**，這些細胞稱為**初級卵母細胞**。
   (2) 胚胎發生至 30 週時，卵巢內約有 600 萬個卵，至出生前約剩 200 萬個卵。到青春期時卵巢剩下約 30 萬個卵。而從青春期到更年期，大約只有 400 個卵可發育成熟而排出。
   (3) 青春期後，每個月經週期間，受到 FSH 的作用，卵巢內同時約有十多個初級濾泡開始發育，並分泌**動情素**。
   (4) 成熟度最高的 1 個濾泡受 LH 作用而排卵，其餘則閉鎖。
   (5) 由初級卵母細胞至卵的過程，可生成 **1 個成熟卵子**(ovum)，形成 **2~3 個極體**。

卵原細胞(2n) —有絲分裂/胚胎期→ **初級卵母細胞**(2n)（停在減數分裂 I 前期） —第一次減數分裂/青春期排卵→ **次級卵母細胞**(n)（**停在減數分裂 II 中期**）＋第一極體(n)（退化） —第二次減數分裂/受精→ **卵子**(n)＋第二極體(n)（退化）

2. 激素的分泌：
   (1) **雌激素**(estrogen)：又稱**動情素**，由**濾泡**外圍的顆粒細胞分泌。可促進子宮內膜功能層增生，以修補因月經而剝落的子宮內膜，同時貯留鹽分及水，並使**血脂肪及血中膽固醇濃度上升**。
   (2) 黃體素(progesterone)：又稱助孕酮，由**黃體**分泌。可維持子宮內膜，並刺激子宮腺體生長，以便受精卵著床，抑制卵巢內濾泡的生長。

二、輸卵管 (Uterine tubes)

(一) 位　置

十分靠近卵巢，但**並未與卵巢相連**。其上方開口於腹腔，下方開口於子宮。

(二) 構造與形態

1. 長約 10 公分，分成明顯的三部分：
   (1) 漏斗部：靠近卵巢，邊緣有許多羽狀的繖部，其纖毛可將卵巢排的卵移入輸卵管中。
   (2) **壺腹**：中間部分，**為精卵結合處。為子宮外孕最常發生之處**。
   (3) 峽部：最狹窄部分，開口於子宮。結紮手術即在此處執行。
2. 管壁可分三層：
   (1) 外層：漿膜層，屬於內臟腹膜的一部分。

(2) 中層：肌肉層，內側為環狀肌，外側為縱行肌，可產生蠕動以協助卵子移動。

(3) 內層：包含單層纖毛柱狀細胞與分泌性柱狀細胞，可協助卵子移動及滋養卵子。

(三) 功 能

為卵巢排卵之導管，並做為精卵受精之處，可利用纖毛及蠕動，協助受精卵的移動。

三、子 宮 (Uterus)

(一) 形態與位置

1. 形狀：長約 7.5 公分，寬約 5 公分，厚約 2.5 公分，重約 50 克，在未受孕之正常狀態下，其大小形狀如扁平**倒立的梨子**。

2. 位**於骨盆腔內，膀胱與直腸之間，呈前傾、前屈狀**。其中子宮體往前傾斜，靠在膀胱上方。並在直腸前形成直腸子宮陷凹、在膀胱後形成子宮膀胱陷凹，並**與陰道後穹窿相鄰，為腹腔的最底點**。

3. 子宮的各部外觀構造：

   (1) 底部：子宮較寬的上半部，其外側下方連接輸卵管。

   (2) **體部**：子宮較窄的中間部分，其內腔呈倒三角形。

   (3) **子宮頸：子宮與陰道相連的部分，呈圓柱形，其內腔呈梭狀**。

   (4) 峽部：體部與子宮頸之間狹窄的部分，其內開口與子宮相接，外開口與陰道相接。

4. **當子宮體與子宮頸呈約 70 度時，稱為子宮的前屈**(anteflexion)；而子宮頸朝向後下方並與陰道前壁成直角（90 度），稱為子宮的前傾(anteversion)。

5. 子宮壁的構造分為三層：
   (1) 外層：漿膜層，覆蓋在子宮外層並形成子宮與骨盆側壁相連的兩條闊韌帶。
   (2) 中層：**肌肉層**，由三層**平滑肌**構成，為子宮壁中最厚的一層。具有伸張與收縮能力，以完成懷孕及分娩功能。
   (3) 內層：稱為**子宮內膜**，含有豐富血管及腺體。可再分二層：
      A. **基底層**：靠近肌層的永久性結構，**不隨月經週期的變化而改變**，可由此長出功能層。
      B. **功能層**：每個月經週期中，受到動情素的刺激而生長，其中的血管與腺體會增生，在排卵後雌激素與黃體素的共同作用會使子宮內膜變厚、充滿血管，子宮腺體也充滿肝醣，以為著床做準備。若沒有著床則最終剝落，並混合血液形成月經。
6. 韌帶：將子宮固定在骨盆腔中的正常位置。
   (1) **圓韌帶**：在子宮與輸卵管交界處下方，**穿越腹股溝管連結到大陰唇**，可將子宮拉近靠在膀胱上方，防止子宮後傾，維持子宮的前傾、前屈。
   (2) **闊韌帶**：連接子宮底部與骨盆的側壁，主要由**腹膜**構成，將子宮與骨盆壁固定。
   (3) 薦韌帶：連接子宮頸與薦椎，維持子宮前傾姿勢。
   (4) 主韌帶：由子宮頸兩側和陰道上部連結至骨盆壁，可限制子宮過度向下運動，避免子宮掉落。
   (5) 後韌帶：連接子宮與直腸。
   (6) 前韌帶：連接子宮與膀胱。
7. 血液供應：主要來自**子宮動脈**（**髂內動脈**之分枝），另外尚有來自卵巢動脈及陰道動脈的交通枝參與供血。
8. 調控：可受**自主神經**及**催產素**的調控。

(二) 功 能

子宮的主要功能為提供胚胎發育生長的場所。

1. 子宮內膜之功能層隨著月經週期，受性激素的刺激而增生，以提供胚胎著床的環境。
2. 胎兒在子宮內受到完整的保護並發育。
3. 隨著胎兒增大，子宮血液循環量會**增加**，以提供胎兒生長所需。
4. 胎兒成熟時，子宮受神經及激素的相互作用而產生節律性的強烈收縮以完成分娩。

(三) 胎 盤

1. 胎盤約在胚胎第 **5~6 週**才發育完成，因此胚胎第 3 週開始，由胚胎發育的卵黃囊可做為負責運送營養物質的工具。
2. 胚胎發育至第 6 週，由胎兒的絨毛膜、尿膜及母體的部分子宮內膜共同組成。
3. 可分為二層：
   (1) 絨毛膜：位於表面，由胚胎發育而來，並被滋養層所覆蓋。
   (2) 基底**蛻膜**：位於深層，由**子宮內膜**高度發育而來。
4. 母體及胎兒之間藉胎盤以**擴散**方式完成氣體與養分交換。
5. 分泌激素：動情素(estrogen)、黃體素(progesterone)、**人類絨毛膜促性腺激素**(hCG)及人類絨毛膜促乳激素(hCS)（表 20-3）。

四、陰 道 (Vagina)

1. 位於膀胱與尿道的後面，肛門與直腸的前面，長約 8~10 公分。
2. 構造：外層主要由彈性纖維組織構成；中間為肌肉組織；內面由非角質的複層鱗狀上皮組織覆蓋，形成許多皺襞的黏膜層。

表 20-3 胎盤激素

激素	作用
動情素	1. 子宮擴大 2. 乳房膨大及乳房管腺構造生長 3. 外生殖器變大 4. 薦骨與髖骨間關節與恥骨聯合變柔軟
黃體素	1. 協助子宮內膜的蛻膜細胞發展 2. **降低**懷孕中的**子宮收縮力**以避免流產 3. 協助受精卵著床
人類絨毛膜促性腺激素 (hCG)	1. 由受精卵發展出的滋養層細胞分泌 2. 阻止黃體退化並促使分泌黃體素與動情素，維持子宮內膜繼續生長 3. 與 LH 的功能相似
人類絨毛膜促乳激素 (hCS)	1. 又稱**胎盤泌乳素**，有類似生長素的功能 2. 可促進蛋白質合成並沉積在組織中 3. 降低母體的胰島素敏感性，以減少母體對葡萄糖的利用，而提供胎兒大量葡萄糖 4. 增加母體的游離脂肪酸，以轉換母體的能量來源

3. 功能：
   (1) 性交時容納陰莖，及分娩時容納胎兒的通道，並做為排泄經血的通道。
   (2) **子宮頸腺體**可分泌黏液以潤滑陰道。
   (3) **陰道上皮組織**內的細菌發酵，導致的酸性環境可預防感染。

五、外生殖器官

1. 陰阜：覆蓋在恥骨聯合上的脂肪組織，上有陰毛。
2. **大陰唇**：陰阜下方的兩片皮膚，外側有陰毛，含有脂肪、平滑肌、皮脂腺、結締組織及感覺接受器。**與陰囊為同源構造**。

3. **小陰唇**：大陰唇內側的兩片皮膚，含有皮脂腺、血管及神經末梢，但不含脂肪與毛髮。大、小陰唇共同環繞陰道與尿道開口，其上方會合處**形成陰蒂包皮**。
4. **陰蒂**：小陰唇上方交會處，含有神經末梢，在性興奮時其海綿體充血而膨大。**與陰莖龜頭為同源構造**。
5. 前庭：小陰唇之間的空間，含有**前庭大腺**及尿道與陰道的開口。其中前庭大腺可與前庭小腺共同分泌鹼性黏液，以協助潤滑並中和陰道酸性。
6. 尿道口：**介於陰蒂與陰道口之間**，為泌尿道的開口。
7. 陰道口：尿道下方，往內延伸為陰道。
8. 處女膜：位於**陰道入口的黏膜皺摺**。
9. **會陰**：前為陰阜，後為尾椎下端，兩旁為坐骨粗隆。上半部稱為**泌尿生殖三角**，後半部稱為**肛門三角**。

六、乳 房 (Breast)

(一) 位 置

位於覆蓋胸大肌與胸小肌的深筋膜上方，從胸骨側面向腋部的中央延伸，並受到**乳房懸韌帶**支持。

(二) 結 構

1. 乳房內含乳腺，屬於變形汗腺，可分泌乳汁。
2. 每個乳腺由 15~20 個腺泡小葉構成。
3. 腺泡製造的乳汁由輸乳道排出，並在到達乳頭前擴張、會合成輸乳竇，此處可暫存乳汁。
4. 乳房內除了腺泡與輸乳道外，其餘則填充脂肪。
5. 乳頭由平滑肌與緻密結締組織構成，內含許多神經末梢與血管。

(三) 功 能

1. 在懷孕期，可受黃體素、泌乳素、胰島素、皮質醇與甲狀腺素等激素的交互作用。
2. 分娩後可受催產素的作用而完成射乳動作。
3. 以**神經內分泌反射**方式來執行其生理功能。

七、月經週期

女性的性腺及性器官會隨著性腺激素的分泌而產生週期性的變化，每一週期約 28 天且不同的部位會有不同的變化。

(一) 卵巢週期

1. 濾泡期：又稱**排卵前期**。
   (1) 每個月經週期開始，卵巢受腦下腺前葉 FSH 的作用，其濾泡開始成熟。
   (2) 濾泡的**顆粒細胞**可分泌**動情素**。
   (3) **排卵前一天，動情素對 LH 分泌產生正迴饋效應，引發 LH 潮放**(LH surge)**，導致排卵**。
2. 排卵：**LH 潮放**一般約發生於**排卵前 16 小時**，引發**顆粒細胞分泌酵素使成熟的葛氏濾泡破裂，透明層**(zona pellucida)、**第一個極體**(first polar body)、**放射冠細胞**(corona rediata cell)隨濾泡液流出至腹腔，形成排卵。通常發生在 28 天月經週期的**第 14 天**，因此在週期開始後**第 12 天至第 17 天**最容易受孕。
3. **黃體期**：又稱**排卵後期**。
   (1) 排卵的濾泡形成**黃體**，並受 LH 的調控而分泌黃體素及少量動情素。**黃體素分泌量增加，使基礎體溫升高 0.2~0.5℃**。
   (2) 若排出的卵子發生受精作用，則黃體可受胚胎絨毛膜分泌之 hCG 作用而繼續存在約 8~12 週的時間，否則在月經週期末即變成白體而退化。

(二) 子宮週期

1. 行經期：
   (1) 月經週期開始，約 4~5 天。
   (2) 子宮內膜功能層因無黃體素之維持，內膜上之**螺旋動脈**因過度緊縮導致組織缺血壞死而剝落，並連血管一起脫落而出血。
   (3) 排出之經血約 **3/4 是動脈血**，1/4 是靜脈血。
   (4) 經血內含**抗凝血物質**，因此不會凝固；若出血量太大，則抗凝血物質相對減少，便可能產生血塊。

2. 增殖期：
   (1) 受卵巢分泌之**動情素**作用，**子宮內膜功能層開始增生**。
   (2) 其內之螺旋動脈開始生長。
   (3) 內膜受動情素的刺激而製造黃體素接受器。

3. 分泌期：
   (1) **黃體素濃度較高**，刺激子宮腺體增生。
   (2) 內膜受動情素與黃體素共同作用而變厚並充滿血管。
   (3) 黃體素並可繼續維持內膜之穩定。

20-4 懷孕生理

一、受 精

1. 精卵的受精發生在**輸卵管**內。
2. 精子頭部的頂體內含**蛋白水解酶**及**玻尿酸酶**。
3. 精卵相遇時產生**頂體反應**，頂體內的酶可水解卵的**透明帶**及**放射冠**，讓精子進入卵內。

4. 當第一個精子進入卵後，卵周圍之透明帶及卵的電位產生變化，以防止其他精子再進入卵內。

5. 若無受精作用，則排出之次級卵母細胞無法完成第二次減數分裂，約在 24 小時內退化。

二、胚胎發育

1. 受精約 36 小時後，合子以有絲分裂增殖。約 3 天可增殖為球狀**桑椹體**(morula)。

2. 桑椹體進入子宮後增殖為中空的囊胚。內層可發育為胎兒；外層的絨毛膜又稱**滋養細胞**，可發育為胎盤的一部分。

3. 滋養細胞分泌的酶可水解子宮內膜，以便囊胚植入，約受精後 **7~10 天**才完全著床。

4. 著床後，絨毛膜細胞會分泌**人類絨毛膜促性腺激素**(hCG)，其**作用與 LH 相似**，可維持黃體的活性約六週之久。

5. 六週後黃體退化，但胎盤形成，則可接續分泌黃體素以維持血中穩定濃度。

6. 胎盤是由著床的**子宮內膜**與胚胎的**絨毛膜**，形成的**蛻膜基部**所發育而來。

7. 絨毛膜下方的羊膜形成羊膜腔，內有羊水可保護胎兒。

8. 羊水內含**胎兒**、**胎盤**及**羊膜**脫落的死細胞，可藉由**羊膜穿刺術**篩檢胎兒的基因性疾病。

9. 胎兒藉由 **2 條臍動脈**將含有代謝廢物的缺氧血送至胎盤，以**擴散**方式完成氣體與養分交換，再由 **1 條臍靜脈**運回胎兒。

三、分 娩

1. 懷孕末期，胎盤分泌**皮釋素**(CRH)並刺激腦下腺前葉分泌腎上腺皮質刺激素(ACTH)，此 CRH 與 ACTH 都可刺激胎兒腎上腺皮質分泌皮質醇及**硫酸脫氫異雄固酮**(DHEAS)。
2. DHEAS 由胎兒血中送至胎盤並轉化成**雌激素**，主要為**雌三醇**。可造成子宮：
   (1) 產生催產素接受器。
   (2) 產生前列腺素接受器。
   (3) 在子宮肌層細胞間產生間隙接合。
3. 由下視丘所分泌的**催產素**及子宮本身分泌的**前列腺素**作用於子宮肌層，加上**間隙接合**使子宮產生**同步收縮**，而**引發分娩**動作。

四、泌 乳

1. 懷孕期間，乳腺的生長發育需要**胰島素**、**皮質醇**及**甲狀腺素**共同作用。
2. 同時，高濃度黃體素會刺激**乳腺體小泡**發育，動情素則刺激**次級小管**及**乳管增殖**。
3. 腦下腺前葉的泌乳素可刺激乳汁分泌。但在懷孕期間，高量動情素可刺激下視丘分泌**多巴胺**類的**泌乳素抑制激素**(PIH)，此外，動情素也可直接作用在乳腺，抑制乳腺接受泌乳素的刺激。
4. 分娩後，胎盤排出，導致動情素下降，而失去對泌乳素的抑制功能。
5. 嬰兒的吮乳動作經由**神經內分泌反射**，會刺激腦下垂體前葉分泌大量**泌乳素**，促進**乳汁的分泌**，並可**抑制排卵**的發生，而出現無月經現象；亦可刺激腦下垂體後葉分泌**催產素**，促成**乳汁射出**反射。同時可促進子宮收縮，協助惡露排出。

QUESTION 題庫練習

1. 懷孕後，黃體(corpus luteum)最長約可存在幾日？(A) 10 (B) 90 (C) 180 (D) 270 （101專高二）
2. 射精管穿過何種構造而將精子送到尿道？(A)前列腺 (B)泌尿生殖膈 (C)尿道海綿體 (D)陰莖海綿體 （101專普二）
3. 有關輸卵管的敘述，下列何者錯誤？(A)漏斗部開口於骨盆腔 (B)壺腹部是輸卵管最長的部分 (C)峽部是精子與卵受精的位置 (D)子宮部開口於子宮腔 （102專高一）

 解析 受精主要發生於輸卵管的壺腹部。
4. 女性週期(menstrual cycle)排卵前黃體促素的高峰(LH surge)，主要受到哪一種類固醇的影響？(A)動情素(estrogen) (B)黃體素(progesterone) (C)雄性素(androgen) (D)皮質醇(cortisol) （102專高一）
5. 下列有關子宮的敘述，何者錯誤？(A)子宮的正常姿勢為前屈和前傾 (B)直腸子宮陷凹為骨盆腔之最低點 (C)月經時，子宮內膜的基底層會脫落而排出體外 (D)子宮圓韌帶起始於子宮上外側角，終止於大陰唇 （102專高二）

 解析 月經時，子宮內膜的功能層會脫落而排出體外，基底層不隨月經週期而變化。
6. 有關精囊的敘述，下列何者錯誤？(A)左、右各一 (B)主要的功能為儲存精子 (C)位於膀胱的後面 (D)位於輸精管壺腹的外側

 解析 精囊之主要功能：其分泌物為構成精液的主要成分。 （102專高二）
7. 下列何者具有產生配子的功能？(A)睪丸 (B)輸精管 (C)陰囊 (D)前列腺 （102專高二）
8. 下列有關月經週期之描述，何者正確？(A)黃體素之分泌主要發生於子宮內膜增生期 (B)子宮內膜增生期發生於濾泡生長期 (C)子宮內膜分泌期發生於濾泡生長期 (D)月經出現於濾泡分化成為黃體之時 （102專高二）

解答： 1.D 2.A 3.C 4.A 5.C 6.B 7.A 8.B

9. 下列子宮的韌帶中，何者主要由腹膜構成？(A)闊韌帶(broad ligament) (B)子宮圓韌帶(round ligament of uterus) (C)卵巢韌帶(ovarian ligament) (D)主韌帶(cardinal ligament) （103專高一）

10. 下列何者的分泌物占精液體積的最高百分比？(A)副睪 (B)精囊 (C)前列腺 (D)尿道球腺 （103專高二）

解析 精囊由黏膜分泌含有水分、果糖、前列腺素及維生素C的鹼性分泌物為構成精液的主要成分。

11. 下列何者是手術移除睪丸後產生的現象？(A)減少濾泡刺激素之分泌 (B)提高精子之生產與製造 (C)降低前列腺素之生成 (D)增加黃體刺激素之製造 （103專高二）

解析 睪丸分泌的睪固酮可抑制黃體刺激素於腦下垂體前葉之分泌，故切除睪丸後黃體刺激素之製造會增加。

12. 就讀幼兒園的男童，其曲細精管內所含的生殖細胞主要是：(A)精原細胞 (B)初級精母細胞 (C)次級精母細胞 (D)精細胞

解析 精子的發生自青春期開始，青春期前的男童生殖細胞皆為精原細胞。 （104專高一）

13. 下列有關黃體素之分泌，何者正確？(A)排卵前由黃體分泌 (B)排卵後由濾泡顆粒層分泌 (C)胎盤生成前由滋養細胞分泌 (D)胎盤生成後由胎盤分泌 （104專高一）

解析 (A)排卵後濾泡形成黃體，才會開始分泌黃體素；(B)排卵後是由黃體分泌；(C)滋養細胞分泌hCG，胎盤生成前是由黃體分泌。

14. 尿道球腺開口於下列何處？(A)膜部尿道 (B)球部尿道 (C)前列腺尿道 (D)陰莖部尿道 （104專高二）

15. 有關射精管的敘述，下列何者正確？(A)由輸精管與副睪管會合而成 (B)射精管開口於陰莖尿道 (C)射精管開口於膜部尿道 (D)射精管穿過前列腺 （104專高二）

解析 (A)由輸精管與精囊導管會合而成；(B)(C)射精管開口於尿道前列腺部。

解答： 9.A 10.B 11.D 12.A 13.D 14.D 15.D

16. 下列何者是嬰兒吸吮引發母體乳汁射出之反射所需？(A)鬆弛素 (B)催產素 (C)前列腺素 (D)泌乳素 （105專高一）

解析 嬰兒的吮乳動作經由神經內分泌反射，可刺激腦下垂體後葉分泌催產素，促成乳汁射出反射。

17. 於雄性生殖細胞中，何者具單套23條不成對之染色體？(A)精原細胞 (B)初級精母細胞 (C)次級精母細胞 (D)精細胞 （105專高一）

18. 卵巢動脈由下列何者直接分出？(A)腹主動脈 (B)髂內動脈 (C)子宮動脈 (D)腸繫膜下動脈 （105專高二）

19. 下列有關影響懷孕時子宮收縮之陳述，何者正確？(A)於妊娠後期，前列腺素有效抑制子宮自發性收縮 (B)於妊娠前期，催產素有效增加子宮自發性收縮 (C)於分娩前期，前列腺素引發子宮收縮，發動分娩 (D)於分娩後期，催產素加速子宮收縮使其回復正常大小 （105專高二）

解析 (A)於妊娠後期，前列腺素有效引發子宮自發性收縮；(B)於妊娠後期，催產素有效增加子宮自發性收縮；(C)於妊娠後期，前列腺素引發子宮收縮，發動分娩。

20. 次級卵母細胞於何時完成第二次減數分裂？(A)出生 (B)青春期 (C)排卵 (D)受精 （106專高一）

解析 排卵時排出的次級卵母細胞進行第二次減數分裂後就停在中期，直到受精後才會繼續進行減數分裂，形成卵子與第二極體。

21. 下列何者抑制泌乳素分泌？(A)促甲狀腺素釋素(TRH) (B)促腎上腺皮質素釋素(CRH) (C)生長素釋素(GHRH) (D)多巴胺(Dopamine) （106專高一）

解析 懷孕期間，高量動情素可刺激下視丘分泌多巴胺類的泌乳素抑制激素(PIH)。

22. 下列何時期，血液中雌激素與黃體素濃度接近懷孕初期之濃度？(A)月經期 (B)濾泡期 (C)排卵期 (D)黃體期 （106專高一）

解答： 16.B 17.D 18.A 19.D 20.D 21.D 22.D

解析 排卵後期又稱為黃體期，此時LH會刺激黃體分泌黃體素、雌性（激）素來使子宮內膜準備接納受精卵之著床，若無受精則黃體會退化成白體；若受精，黃體則會持續維持此時期的狀態分泌黃體素與雌性（激）素約8~12週的時間。

23. 下列何者是生成睪固酮(testosterone)最主要的細胞？(A)萊迪氏細胞(Leydig cell) (B)賽托利氏細胞(Sertoli cell) (C)嗜色細胞(Chromophage) (D)前漿細胞(Proplasmacyte) （106專高一）

解析 曲細精管之間充滿萊迪氏細胞，可受LH調控而分泌睪固酮。

24. 下列有關男性生殖器官的敘述，何者錯誤？(A)曲細精管可以產生精子 (B)精囊儲存並促使精子成熟 (C)輸精管穿過腹股溝管進入骨盆腔 (D)前列腺位在恥骨聯合的後面，膀胱的下方

解析 具儲存並促使精子成熟功能的為副睪；精囊的功能為由黏膜分泌鹼性分泌物，其鹼性可中和女性陰道的酸性，果糖可提供精子活動的能量。 （106專高二）

25. 關於子宮的敘述，下列何者正確？(A)子宮肌層是由骨骼肌形成 (B)子宮血液供應主要來自髂外動脈的分枝 (C)子宮圓韌帶幫助子宮維持前傾 (D)子宮內膜之基底層會於月經期剝落而排出

解析 (A)由平滑肌形成；(B)主要來自髂內動脈；(D)會剝落的為功能層。 （106專高二）

26. 於雌性生殖細胞中，何者具單套23條成對之染色體？(A)卵原細胞 (B)初級卵母細胞 (C)次級卵母細胞 (D)卵細胞

解析 具雙套染色體的卵原細胞進行有絲分裂而形成初級卵母細胞（仍為雙套染色體），直至青春期時初級卵母細胞在發育中之濾泡內開始進行減數分裂，第一次減數分裂時會形成具單套23條成對染色體的次級卵母細胞及第一極體，第二次減數分裂是在受精時才會發生，此時由次級卵母細胞會分裂出具23條未成對染色體的卵細胞及第二極體。 （106專高二）

27. 下列何者不開口於前列腺段的尿道？(A)射精管 (B)球尿道腺的導管 (C)前列腺小囊(prostatic utricle) (D)前列腺的導管(duct of prostate) （106專高二補）

解析 球尿道腺的導管屬於膜性尿道。

解答： 23.A 24.B 25.C 26.C 27.B

28. 下列有關男女生殖系統之敘述，何者錯誤？(A) FSH可促進卵巢濾泡的成熟 (B) LH可促進排卵 (C) Sertoli cells會形成血－睪丸障蔽(blood-testis barrier) (D)曲細精管內可見到許多Leydig cells （106專高二補）

解析 萊氏細胞(Leydig cells)存在於曲細精管之間而非於曲細精管內。

29. 下列何種激素濃度下降，為更年期婦女必有之現象？(A)雌激素 (B)濾泡刺激素 (C)促性腺素釋放激素 (D)黃體刺激素

解析 停經後卵巢功能便逐漸退化，卵巢主要功能為排卵及分泌女性荷爾蒙，如雌激素、黃體素及鬆弛素。 （106專高二補）

30. 正常精子生成(spermatogenesis)之全部過程，至少約需幾日完成？(A) 10~20 (B) 30~40 (C) 60~70 (D) 100~200

（106專高二補）

31. 下列何者具有雙套(diploid)染色體？(A)精子 (B)精細胞 (C)初級精母細胞 (D)次級精母細胞 （107專高一）

32. 偵測人類絨毛膜性腺激素是確定懷孕之重要指標。請問人類絨毛膜性腺激素何時開始分泌？(A)受精卵完成第一次有絲分裂 (B)囊胚發育後進入子宮腔之時 (C)胚胎滋養層細胞著床於子宮時 (D)胚胎侵入子宮內膜胎盤形成之時 （107專高一）

33. 下列何者含有血睪丸障壁(blood-testis barrier)？(A)曲細精管 (B)輸精管 (C)儲精管 (D)射精管 （107專高一）

解析 曲細精管支持細胞為賽氏細胞(sertoli cells)，可構成血睪屏障(bloodtestis-barrier)，並參與精子的成熟。

34. 男性睪丸中，何種細胞主要負責分泌雄性激素(androgen)？(A)精原母細胞(spermatogonia) (B)支持細胞(sustentocyte; Sertoli cell) (C)間質細胞(interstitial cell; Leydig cell) (D)精細胞(spermatid)

（107專高二）

解答： 28.D 29.A 30.C 31.C 32.C 33.A 34.C

35. 於月經週期中，何時期黃體素之分泌達最高值？(A)月經期 (B)增值期 (C)分泌期 (D)缺血期 （107專高二）

解析 在分泌期時黃體素濃度較高，因為此時期要刺激子宮腺體增生。

36. 下列何種狀況有助於治療男性勃起(erection)障礙？(A)高濃度的cGMP (B)高活性的G protein (C)低濃度的NO (D)低活性的G protein （107專高二）

37. 下列何者直接與副睪相連？(A)睪丸網 (B)輸精管 (C)射精管 (D)直小管 （108專高一）

解析 輸精管介於副睪與射精管之間，從睪丸運送精子至射精管。

38. 卵巢排卵(ovulation)時，下列何者不會隨著卵母細胞(oocyte)一起排出？(A)透明層(zona pellucida) (B)第一個極體(first polar body) (C)放射冠細胞(corona rediata cell) (D)內鞘細胞(theca interna cell) （108專高一）

39. 精子產生後在下列何處成熟，而獲得運動能力？(A)睪丸 (B)副睪 (C)儲精囊 (D)輸精管 （108專高一）

解析 精細胞尚未具有受精能力，需再移行至副睪進一步成熟，此時細胞質與大部分胞器被賽氏細胞吸收。最後形成的精子儲存在副睪與輸精管內。

40. 男性生殖構造中何者具有肉膜肌(dartos muscle)？(A)陰莖(penis) (B)陰囊(scrotum) (C)副睪(epididymis) (D)精索(spermatic cord) （108專高二）

解析 肉膜肌屬平滑肌；遇冷時收縮，遇熱時舒張，以調節陰囊溫度。

41. 進入青春期，由下列何種激素刺激卵巢濾泡發育，使初級卵母細胞完成第一次減數分裂？(A)濾泡刺激素(FSH) (B)黃體生成素(LH) (C)雌激素(estrogen) (D)黃體素(progesterone) （108專高二）

解答： 35.C 36.A 37.B 38.D 39.B 40.B 41.A

42. 下列何種原因抑制懷孕時乳汁的製造？(A)泌乳素(prolactin)濃度過低，不足以刺激乳腺 (B)人類胎盤泌乳素(human placental lactogen)過低 (C)多巴胺(dopamin)抑制腦下腺合成泌乳素 (D)雌激素(estrogen)與黃體素(progesterone)濃度高 （108專高二）

43. 下列哪一條動脈的分枝會造成男性陰莖海綿體充血勃起？(A)生殖腺動脈(gonadal artery) (B)閉孔動脈(obturator artery) (C)髂內動脈(internal iliac artery) (D)髂外動脈(external iliac artery)

解析 髂內動脈供應骨盆內臟器及臀部。性衝動時，因副交感神經興奮，藉由一氧化氮(NO)使髂內動脈擴張造成陰莖海綿體充血勃起。 （109專高一）

44. 下列何者是由數層濾泡細胞及有液體之濾泡腔組成，其內並包含一個初級卵母細胞？(A)原始濾泡(primordial follicle) (B)葛氏濾泡(Graafian follicle) (C)初級濾泡(primary follicle) (D)次級濾泡(secondary follicle) （109專高一）

45. 人類絨毛性腺促素(hCG)與下列何者之生理作用及化學組成相似？(A)胰島素(insulin) (B)黃體生成素(LH) (C)腎上腺皮質刺激素(ACTH) (D)抗利尿素(ADH) （109專高一）

解析 hCG可阻止黃體退化並促使分泌黃體素與動情素，以維持子宮內膜繼續生長。與黃體生成素(LH)的功能相似。

46. 在排卵後一天，與排卵日相比，下列何種激素在血中的濃度不會下降？(A)濾泡刺激素(FSH) (B)黃體生成素(LH) (C)動情激素(estrogen) (D)黃體激素(progesterone) （109專高一）

解析 排卵後黃體素分泌量增加，使基礎體溫升高0.2~0.5℃。

47. 18歲女性外表，沒有月經，性染色體為XY，其細胞對雄性素不敏感，在此病人所表現的病徵中，下列何者是因為缺乏雄性素接受器所造成？(A)基因型(genotype)為46, XY (B)沒有子宮頸和子宮 (C)睪固酮(testosterone)濃度上升 (D)沒有月經週期

解析 題幹為雄性素不敏感症候群(androgen insensitivity syndrome)，病人睪固酮、LH、雌二醇濃度呈現正常或升高。 （109專高二）

解答： 42.D 43.C 44.D 45.B 46.D 47.C

48. 女性會陰部的三個構造，由前往後的排序為何？(1)陰蒂 (2)外尿道口 (3)陰道口。(A) (1)(2)(3) (B) (1)(3)(2) (C) (2)(1)(3) (D) (2)(3)(1) (109專高二)

49. 下列男性生殖系統，何者具有靜纖毛(stereocilia)構造，以及儲存精子的功能？(A)睪丸(testis) (B)副睪(epididymis) (C)精囊(seminal vesicle) (D)前列腺(prostate gland) (110專高一)

解析 副睪具有纖毛，負責將精子貯存至成熟為止，以備射精用。

50. 下列何者包覆陰蒂(clitoris)，形成陰蒂的包皮(prepuce of clitoris)？(A)陰阜(mons pubis) (B)大陰唇(labia majora) (C)小陰唇(labia minora) (D)陰道前庭(vaginal vestibule) (110專高一)

51. 何時次級卵母細胞(secondary oocyte)會完成第二次減數分裂？(A)胚胎時期 (B)出生時 (C)排卵時 (D)受精時 (110專高一)

解析 排卵後，次級卵母細胞開始進行第二次減數分裂，並停止於第二次減數分裂的中期。等到次級卵母細胞與精子接觸，才會繼續完成第二次減數分裂，形成一個成熟的卵細胞(ovum)。

52. 12歲的王同學因為外傷造成兩側睪丸嚴重受損被迫切除，下列何者為手術後的生理變化？(A)聲音變得低沉且毛髮增生 (B)血液中黃體生成素(LH)濃度上升 (C)血液中睪固酮(testosterone)濃度上升 (D)尿液中雄性素(androgen)濃度上升 (110專高一)

解析 LH可以刺激睪丸分泌睪固酮(testosterone)。GnRH經由負迴饋機制受動情素、黃體素和雄性激素調控，故當兩側睪丸切除後GnRH分泌增加，刺激LH生成。

53. 睪丸主要負責產生精子，是下列哪一構造？(A)睪丸網(rete testis) (B)直管(straight tubule) (C)輸出小管(efferent ductule) (D)曲細精管(seminiferous tubule) (110專高二)

解析 曲細精管壁上有精原細胞與支持細胞，是精子形成的位置。

解答： 48.A 49.B 50.C 51.D 52.B 53.D

54. 有關促進睪固酮分泌之敘述，下列何者正確？(A)濾泡刺激素(FSH)直接作用於萊氏細胞(Leydig cell) (B)黃體刺激素(LH)直接作用於賽氏細胞(Sertoli cell) (C)促性腺素釋放激素(GnRH)間接作用於萊氏細胞(Leydig cell) (D)抑制素(inhibin)間接作用於賽氏細胞(Sertoli cell) (110專高二)

解析 曲細精管外的間質細胞受到來自腦下腺前葉分泌的黃體生成素(LH)的刺激，可製造睪固酮。曲細精管內的賽氏細胞(Sertoli cells)分泌抑制素，抑制FSH之分泌。

55. 有關排卵過程的敘述，下列何者正確？(A)單一高劑量雌激素(estrogen)即可促進排卵 (B)濾泡刺激素(FSH)使顆粒細胞黃體化 (C)前列腺素(prostaglandin)減少濾泡液 (D)顆粒細胞分泌酵素促進濾泡膜分解 (110專高二)

解析 (A) (C)成熟濾泡受到動情素的正迴饋引發LH的刺激作用，使卵泡壁溶解，卵泡液流出包圍卵細胞的透明帶及載卵丘會隨著卵子一起排至腹腔，形成排卵；(B)LH刺激濾泡顆粒細胞形成黃體。

56. 下列何者具有產生配子的功能？(A)卵巢 (B)輸卵管 (C)子宮 (D)子宮頸 (111專高一)

解析 配子來自於性腺，分別是男性的睪丸和女性的卵巢。

57. 有關前列腺的敘述，下列何者錯誤？(A)位於膀胱下方 (B)位於泌尿生殖橫膈上方 (C)位於直腸後方 (D)位於精囊下方

解析 前列腺位於膀胱正下方，直腸正前方。 (111專高一)

58. 下列器官的主要養分來源，何者不是來自髂內動脈？(A)卵巢 (B)子宮 (C)陰道 (D)膀胱 (111專高一)

解析 卵巢動脈來自腹主動脈。

59. 卵巢排卵(ovulation)時，卵母細胞(oocyte)的減數分裂(meiosis)，停留在哪一時期？(A)第一次減數分裂的中期(metaphase of meiosis I) (B)第一次減數分裂的末期(telophase of meiosis I) (C)第二次減數分裂的中期(metaphase of meiosis II) (D)第二次減數分裂的末期(telophase of meiosis II) (111專高一)

解答： 54.C 55.D 56.A 57.C 58.A 59.C

60. 下列何種激素在懷孕過程中不會大量增加？(A)人類胎盤泌乳素(hPL) (B)催產素(oxytocin) (C)雌激素(estrogen) (D)泌乳素(prolactin) （111專高一）

解析 分娩前數小時內催產素大量分泌，使子宮平滑肌收縮，將胎兒推出產道。生產後，催產素會刺激乳腺管的收縮，引起乳汁的排放。

61. 鼠蹊部疝氣(inguinal hernia)嚴重時，擠入鼠蹊管(inguinal canal)的腸子，最容易直接壓迫到下列何者，造成睪丸的血液循環受阻？(A)睪丸(testis) (B)副睪(epididymis) (C)精索(spermatic cord) (D)儲精囊(seminal vesicle) （111專高二）

解析 精索經由腹股溝管進入腹腔，深腹股溝環為前腹壁上的一個薄弱處，腹壓大時易迫使腹腔內臟被擠入腹股溝管甚至到達陰囊，形成疝氣。

62. 下列何者是由勃起組織(erectile tissue)構成，與男性的陰莖(penis)有相似的構造，受刺激時會充血勃起？(A)陰阜(mons pubis) (B)陰蒂(clitoris) (C)大陰唇(labia majora) (D)小陰唇(labia minora)

（111專高二）

63. 正常情形下，卵子從卵巢排出後，通常在輸卵管的那一部分受精？(A)漏斗部(infundibulum) (B)壺腹部(ampulla) (C)狹窄部(isthmus) (D)繖部(fimbriae) （112專高一）

解析 壺腹部為精卵結合處，也是為子宮外孕最常發生之處。

64. 子宮的哪一部分直接與陰道(vagina)相接，可以藉由陰道擴張器(vaginal dilator)直接觀察檢測？(A)子宮體部(body) (B)子宮底部(fundus) (C)子宮頸部(cervix) (D)子宮峽部(isthmus)

（112專高二）

解析 子宮頸是子宮與陰道相連的部分，呈圓柱形，其內腔呈梭狀。

解答： 60.B 61.C 62.B 63.B 64.C

65. 有關人類精子的敘述，下列何者正確？(A)包含23對染色體 (B)最合適的生存溫度為38℃ (C)濾泡刺激激素(FSH)有助其生成 (D)主要儲存在儲精囊(seminal vesicle) （112專高二）

解析 (A)包含23條染色體；(B)最合適的生存溫度為35.5~36℃；(D)主要儲存在副睪與輸精管內。

66. 支持子宮的韌帶中，下列何者會經過鼠蹊管(inguinal canal)連結到大陰唇(labia majora)？(A)子宮闊韌帶(broad ligament) (B)子宮主韌帶(cardinal ligament) (C)子宮圓韌帶(round ligament) (D)子宮薦韌帶(uterosacral ligament) （112專高三）

解析 (A)連接子宮底部與骨盆的側壁，主要由腹膜構成；(B)由子宮頸兩側和陰道上部連結至骨盆壁，可限制子宮過度向下運動，避免子宮掉落入陰道中；(D)連接子宮頸與薦椎。

67. 人類胚胎時期性激素(sex hormone)的分泌量與青春期前(prepuberty)相比，下列敘述何者正確？(A)胚胎時期較高 (B)青春期前較高 (C)兩者相等 (D)個體間無一致性 （112專高三）

68. 下列有關卵巢內成熟濾泡(mature follicle)的敘述，何者錯誤？(A)濾泡外圍的內鞘膜(theca interna)細胞可合成雄性素(androgen) (B)濾泡內部的顆粒細胞(granulosa cells)參與雌激素(estrogen)的合成 (C)濾泡內含23條染色體的卵子(ovum) (D)濾泡內含單一大濾泡腔(antrum) （113專高一）

解析 成熟濾泡內含的是次級卵母細胞，在大量的LH刺激下，將次級卵母細胞排出。

解答： 65.C 66.C 67.A 68.C

題庫練習 113年第二次專技高考

1. 下列何者能傳遞表皮的觸覺？(A)蘭氏細胞(Langerhan's cell) (B)牟克耳氏細胞(Merkel's cell) (C)巴齊尼小體(Pacinian corpuscles) (D)角質細胞(keratinocyte)

   解析 Merkel's cell分布於表皮層基部，負責持續的觸及壓覺。

2. 女性體內黃體素(progesterone)的含量在下列子宮週期中何時最高？(A)月經期(menstrual phase) (B)增生期(proliferative phase) (C)分泌期(secretory phase) (D)濾泡期(follicular phase)

   解析 分泌期黃體素濃度較高，可刺激子宮腺體增生。

3. 下列哪一條肌肉的收縮可繃緊聲帶？(A)杓肌(arytenoid) (B)環甲肌(cricothyroid) (C)後環杓肌(posterior cricoarytenoid) (D)外側環杓肌(lateral cricoarytenoid)

   解析 (A)可使聲帶變短變鬆；(C)可使聲門變大；(D)可使聲門變窄。

4. 下列何者為隔開心臟的右心房與右心室之間的瓣膜？(A)肺動脈瓣 (B)三尖瓣 (C)二尖瓣 (D)心房中膈

   解析 (A)肺動脈瓣位於肺動脈幹之基部；(C)二尖瓣位於左心房和左心室之間；(D)心房中膈分隔左右心房。

5. 尿道外括約肌(external urethral sphincter)位於：(A)骨盆膈(pelvic diaphragm) (B)泌尿生殖膈(urogenital diaphragm) (C)膀胱底(base of urinary bladder) (D)膀胱頸(neck of urinary bladder)

   解析 泌尿生殖膈由會陰深橫肌、尿道括約肌以及筋膜構成，圍繞泌尿生殖器，加強骨盆底板。

6. 有關女性外生殖器(vulva)的敘述，下列何者錯誤？(A)前庭球(bulb of vestibule)是位於陰道口兩側的腺體 (B)尿道外口(external urethral orifice)介於陰蒂與陰道口之間 (C)陰蒂包皮(prepuce)是連接兩側小陰唇的皮膚皺褶 (D)陰道前庭(vaginal vestibule)是介於兩側小陰唇之間的區域

解答： 1.B 2.C 3.B 4.B 5.B 6.A

解析 陰道開口兩側皮膚下，各有一個約3公分長的勃起體存在，稱為前庭球。

7. 下列何者將肝臟連接至前腹壁及橫膈？(A)鐮狀韌帶(falciform ligament) (B)冠狀韌帶(coronary ligament) (C)靜脈韌帶(ligamentum venosum) (D)十字韌帶(cruciate ligament)

8. 下列何器官只被腹膜(peritoneum)覆蓋住其前表面？(A)胃 (B)胰臟 (C)子宮 (D)肝臟

解析 腹膜後器官有：腎臟、胰臟、升結腸、十二指腸下2/3、降結腸、腹主動脈、腎上腺。

9. 支配橫膈的膈神經(phrenic nerve)，主要是來自下列何者？(A)頸神經叢(cervical plexus) (B)肋間神經(intercostal nerve) (C)心臟神經叢(cardiac plexus) (D)肺臟神經叢(pulmonary plexus)

解析 頸神經叢的分枝有耳大神經、枕小神經、橫頸神經、鎖骨上神、頸神經、膈神經、節分枝。

10. 傳導相鄰細胞間神經訊息的電性突觸是下列何種結構？(A)緊密結合(tight junction) (B)裂隙結合(gap junction) (C)胞橋小體(desmosome) (D)黏著帶(adhesive belt)

解析 裂隙結合讓兩細胞膜上的特定蛋白接合，形成通道，只有相連細胞間的離子可以通過。

11. 骨骼肌收縮所需要的鈣離子主要來自下列何種胞器？(A)肌漿質網 (B)細胞核 (C)溶小體 (D)高基氏體

解析 肌漿質網與其他細胞的內質網構造相似，用以運輸及儲存Ca^{2+}。

12. 活化副交感神經(parasympathetic nervous system)，將會降低心跳速率，此作用主要媒介的受體為：(A)adrenergic α_1 receptor (B)adrenergic β_1 receptor (C)nicotinic acetylcholine receptor (D)muscarinic acetylcholine receptor

解析 存在心肌的muscarinic acetylcholine receptor活化後K^+通道產生過極化，以降低去極化速率。

解答： 7.A 8.B 9.A 10.B 11.A 12.D

13. 耳石復位術(epley maneuver)經由改變頭部動作的方向，可以緩解良性陣發性姿勢暈眩(benign paroxysmalpositional vertigo)，此動作主要是恢復下列何者功能？(A)橢圓束(utricle)與圓囊(saccule) (B)鼓膜(tympanic membrane) (C)砧骨(incus) (D)歐氏管(Eustachian tube)

解析 耳石位於橢圓囊和圓囊。

14. 下列何種激素的分泌對血糖濃度的影響最小？(A)醛固酮(aldosterone) (B)皮質醇(cortisol) (C)甲狀腺素(thyroxine) (D)腎上腺素(epinephrine)

解析 醛固酮主要是加速腎小管對鈉離子的再吸收及鉀離子、氫離子的排除。

15. 下列何種激素最主要透過肌醇三磷酸(IP_3)和鈣離子(Ca^{2+})執行其生理功能？(A)皮質醇(cortisol) (B)胰島素(insulin) (C)雌激素(estrogen) (D)性釋素(GnRH)

16. 有關增強抗凝血作用，下列敘述何者正確？(A)巨噬細胞可吞噬凝血因子 (B)主要靠抗凝血酶III的快速作用 (C)活化腎臟合成的蛋白質C (D)降低肝素與抗凝血酶的結合

解析 (C)蛋白質C是肝臟生合成的醣蛋白，具有抗凝血的功能；(D)肝素(heparin)可活化抗凝血酶III (antithrombin III)，以抑制凝血酶的作用。

17. 下列何種生理調控現象，會使動脈壓上升？(A)醛固酮分泌降低 (B)腎臟鹽和水的保留降低 (C)血管收縮素II分泌增加 (D)心房利鈉尿胜肽分泌增加

解析 (A)醛固酮過量會造成高血鈉、低血鉀、高血壓、鹼中毒；(B)Na^+及水的再吸收，使血量上升，因此血壓上升；(D)心房利鈉尿胜肽會抑制腎素、ADH分泌來利鈉、利尿，減少醛固酮分泌，引起血管擴張等方式來達到降血壓作用。

解答： 13.A 14.A 15.D 16.A 17.C

18. 抗利尿激素(antidiuretic hormone)最能增加下列何處對水分的再吸收(reabsorption)？(A)近曲小管(proximal convoluted tubule) (B)亨利氏管上行枝(ascending limb of loop of Henle) (C)亨利氏管下行枝(descending limb of loop of Henle) (D)集尿管(collecting tubule)

解析 集尿管位於遠曲小管最後的終止處，會合各個腎元的過濾液送入小腎盞，此處易受抗利尿激素(ADH)影響。

19. 平靜呼氣中止後，正常吸入一口空氣到肺臟，此吸入的氣體體積稱為：(A)肺活量 (B)吸氣儲備容積 (C)潮氣容積 (D)肺餘容積

解析 (A)肺活量：指進出肺的最大氣體量，為吸氣儲備容積、潮氣容積及呼氣儲備容積的總和；(B)吸氣儲備容積：指平靜吸氣末，再繼續用力吸氣所能吸入的氣體量；(D)肺餘容積：為盡力呼氣後，仍滯留在肺臟內的氣體量。

20. 下列哪個腦區與吞嚥的訊息傳導最為直接相關？(A)腦幹 (B)下視丘 (C)小腦 (D)運動皮質

解答： 18.D 19.C 20.A

MEMO

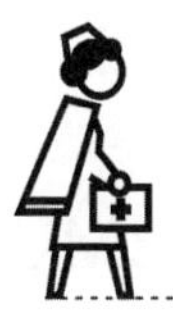

MEMO

MEMO

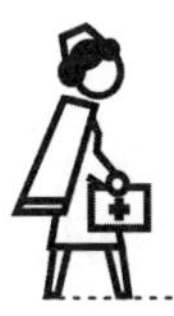

MEMO

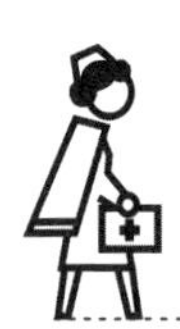

MEMO

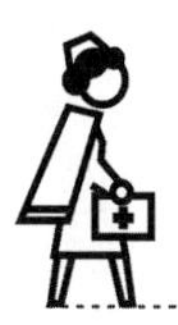

MEMO

國家圖書館出版品預行編目資料

全方位護理應考e寶典：解剖生理學／李意旻、吳泰賢、莊曜禎、陳淑瑩編著.－第十六版.－新北市：新文京開發出版股份有限公司，2024.09

面；　公分

ISBN　978-626-392-051-4（平裝）

1. CST：人體解剖學　2. CST：人體生理學

397　113011599

全方位護理應考e寶典－解剖生理學（書號：B268e17）

編著者　李意旻　吳泰賢　莊曜禎　陳淑瑩

出版者　新文京開發出版股份有限公司

地　址　新北市中和區中山路二段362號9樓

電　話　(02) 2244-8188（代表號）

F A X　(02) 2244-8189

郵　撥　1958730-2

第十三版　2020年3月15日

第十四版　2021年3月26日

第十五版　2022年9月15日

第十六版　2023年9月1日

第十七版　2024年9月15日

建議售價：420元

法律顧問：蕭雄淋律師

ISBN　978-626-392-051-4

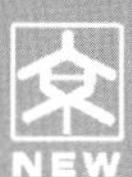

New Wun Ching Developmental Publishing Co., Ltd.

New Age · New Choice · The Best Selected Educational Publications—NEW WCDP